7·9급 **공무원 시험대비 최신판**

박문각 공무원

신희원
보건행정
길라잡이

기본 이론서

신희원 편저

합격까지! 보건행정 만점 기본서

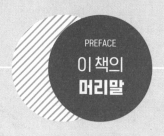

네 시작은 미약하였으나 네 나중은 심히 창대하리라 (욥기 8:7)

위의 성경 내용은 지금은 어려움이 있을 지라도 참고 굳건히 나아가면 분명히 합격할 수 있다는 승리의 고백입니다.

보건직 시험을 앞둔 우리도 당당히 이러한 확신을 가져야 할 것입니다.

갈수록 광범해지는 보건직 준비에 어떻게 방향을 잡아야 할까 어떤 식으로 1년 동안 준비해야 하나 가이드가 필요한 시작점입니다.
우선 자신의 기본적 실력을 쌓아야 합니다.

시작이 반이다!
어쩌면 그것이 모두일 수 있습니다.

간절함이 답이다!
엄청나게 많은 노하우가 저변에 깔려 있을 것입니다. 그러나 노하우만 쫓아다니다가는 두려움과 불안만 증가시킬 수 있습니다. 간절함을 키워봅시다. 간절함은 떨림을 가져오고 신중해지기 위해 지금 여기서 내가 해야 할 일에 집중시켜 줍니다. 꼭 해야 할 것들을 하나씩 하나씩 채워 나간다면 반드시 앞서 나아갈 수 있습니다.

노하우?
있습니다. 그러나 그 노하우는 공개되어진 전략입니다.
자신의 노하우를 키워 나아가면서 자신의 약점을 채워 나가 봅시다.

신희원 보건은 그 방향을 제시해 드릴 겁니다.

저는 지금까지의 수많은 기출문제를 접해왔습니다.

그 경험을 바탕으로 여러분들이 준비해야 할 기출방향의 핵심내용을 빠르게 습득할 수 있는 방편을 마련해 드릴 겁니다.

동시에 출제자가 추구하는 방향을 파악해 드리겠습니다.

우선 국가 보건의료 보건복지정책의 방향전환을 파악하여 올해의 기출 가능성을 분석해 드리겠습니다.

두 번째 현장 보건문제 해결입니다. 기본적인 보건행정 및 건강사정에 초점을 두어 근본적 실력을 거뜬히 쌓아가도록 돕겠습니다.

세 번째 새롭게 떠오르는 문제들, 지금껏 간과해 왔던, 그러나 지금부터는 중요할 수 있는 문제들, 즉 환경문제, 인종문제(다문화주의), 현대인들의 정신건강증진(스트레스, 우울증, 자살, 불안장애, 인격장애등)이 기존의 이론들에 어떻게 활용될 수 있는지 예측해 드리고 함께 문제해결능력을 키워갈 것입니다.

출제자가 어떤 문제를 낼까 걱정하지 말고 어떤 문제가 나와도 나는 답안을 선택할 수 있다는 자신감과 자기만의 원칙이 필요합니다.

최신 출제경향에 충실히 편찬한 「신희원 보건직 길라잡이」 시리즈는 수험생들의 확연한 버팀목이 됨과 동시에 합격방향을 분명히 잡아줄 것임을 확신합니다.

올 한 해의 과정에 발맞추어 나아가 꼭 합격라인에 같이 도달합시다.

여러분의 꿈의 도전에 무한한 박수와 응원을 보냅니다.

함께 해내어 봅시다.

신희원

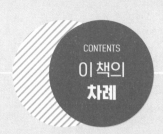

CONTENTS
이 책의
차례

PART 01
보건행정의 이론적 기초

Chapter 01 보건학의 기초 ·· 10
01 건강의 개념 ·· 10
02 건강 – 질병 결정요인 ······························ 13
03 질병발생이론 모형 ································· 14
04 건강 모형 ·· 15
05 질병의 자연사와 예방 ···························· 18
06 건강행위(건강행동) 모형 ························· 20

Chapter 02 보건의료의 이해 ·································· 31
01 보건의료의 개념 ·································· 31
02 보건의료의 분류 ·································· 34
03 공중보건학 ·· 35
04 양질의 보건의료 ·································· 38
05 일차보건의료 ······································ 45

Chapter 03 보건행정의 기초 ·································· 49
01 행정의 이해 ·· 49
02 보건행정 ·· 53
03 보건행정의 과정 및 범위 ······················· 56
04 보건행정의 체계모형 ···························· 60

Chapter 04 보건행정의 역사 ·································· 65
01 서양 보건행정의 역사(고대) ··················· 65
02 서양 보건행정의 역사(중세) ··················· 67
03 근세 보건의료(여명기, 요람기, 태동기: 1500~1850) ········ 69
04 근대 보건의료(확립기, 세균학설 시대 : 1850~1900) ········ 72
05 현대 보건의료(발전기, 탈미생물학 시대 : 1900~현재) ········ 73
06 국제회의 ·· 74

Chapter 05 우리나라 보건행정의 역사 ················· 78
01 삼국 시대 ·· 78
02 고려 시대 ·· 79
03 조선 시대 ·· 80
04 일제 강점기(1910~1945) ······················ 84
05 대한민국 정부 수립(1948.8.15.) 이후 ········· 84

PART
02

보건의료의
체계와 자원

Chapter 01 **보건의료 전달체계** ·· 88
01 보건의료체계의 이해 ·· 88
02 보건의료체계의 시스템이론 ······················· 91
03 보건의료체계의 유형 ·· 92

Chapter 02 **보건의료자원** ··· 99
01 보건의료자원의 이해 ·· 99
02 보건의료자원의 종류 ·· 100

PART
03

보건의료
조직

Chapter 01 **보건행정조직** ··· 112
01 보건행정조직 ·· 112
02 중앙 보건행정조직 ·· 113
03 지방 보건행정조직 ·· 125

Chapter 01 **병원조직** ·· 135
01 병원조직 ··· 135
02 병원표준화 사업 ··· 140
03 의료법 ··· 143

PART
04

사회보장

Chapter 01 **사회보장** ·· 156
01 사회보장의 이해 ··· 156
02 사회보장 제도의 역사 ····································· 160
03 사회보장의 종류 ··· 166
04 사회보험 ··· 167

Chapter 02 **의료보장** ·· 175
01 의료보장의 이해 ··· 175
02 의료보장의 유형 ··· 176
03 건강보험 ··· 178
04 본인일부 부담제 ··· 181
05 우리나라 건강보험제도 ··································· 183
06 진료비 지불 수가체계 ····································· 194
07 노인장기요양보험제도 ····································· 198
08 의료급여제도 ·· 203

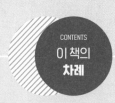

CONTENTS
이 책의
차례

PART
05

조직 및
인사행정

Chapter 01 **보건행정 조직과 조직 이론** ································· 212
01 조직 이해 ·· 212
02 조직의 기초 이론 ·· 213
03 조직의 원리 ·· 217
04 조직의 유형 ·· 221
05 조직과 조직원 관리(조직의 인간 관리) ··················· 227
06 조직의 형태 및 구조 ·· 236

Chapter 02 **조직관리** ··· 248
01 리더십 ·· 248
02 의사소통 ·· 263
03 갈등관리 ·· 272
04 행정 PR(공공 관계 · 대민 관계) ·························· 278
05 조직의 혁신 ·· 280
06 조직의 발전 ·· 282
07 조직의 환경변화에 대한 전략 ······························ 287
08 조직의 동태화 방안 ·· 291

Chapter 03 **인사행정** ··· 295
01 인사행정의 개념 ·· 295
02 인사행정의 전개과정 ·· 296
03 공직의 분류 ·· 302
04 채용과 임용 ·· 312
05 능력 발전 ·· 315
06 보수 ·· 329

PART
06

정책이론과
기획이론

Chapter 01 **정책이론** ··· 334
01 정책의 기본이념 ·· 334
02 정책과정 ·· 338
03 정책결정 ·· 341
04 정책결정의 이론적 모형 ······································ 350
05 보건의료의 정책평가 ·· 358
06 보건의료정책 과정에서의 형평성 ··························· 365

Chapter 02 **기획이론** ··· 369
01 기획의 기본개념 ·· 369
02 보건기획의 원칙과 과정 및 한계 ·························· 374
03 보건기획의 방법 ·· 378
04 지역사회 보건사업의 목표와 전략 ························· 384

PART
07

재무행정
및 보건경제

Chapter 01 재무행정 ·········· 388
01 일반재무행정 ·········· 388
02 예산 ·········· 389
03 예산 과정 ·········· 395
04 예산 제도 ·········· 398
05 재무제표 ·········· 404

Chapter 02 보건경제 ·········· 408
01 보건경제학의 개념 ·········· 408
02 우리나라의 보건의료제도 ·········· 410
03 보건의료의 수요와 공급 ·········· 412
04 보건의료의 시장의 경쟁 구조 ·········· 419
05 보건의료비 시장의 실패와 정부개입 ·········· 422
06 의료비와 국민의료비 ·········· 424
07 병원의 경제론적 형태론 ·········· 429

PART
08

보건사업

Chapter 01 지역보건사업 ·········· 434
01 지역사회 보건사업 ·········· 434
02 일차보건의료 ·········· 436
03 건강증진 ·········· 438
04 국민건강증진법 ·········· 452

Chapter 02 보건통계사업 ·········· 462
01 보건통계의 개념 ·········· 462
02 측정 지표 ·········· 465

신희원
보건행정
길라잡이
기본 이론서

PART

____

01

보건행정의
이론적 기초

Chapter 01 보건학의 기초

Chapter 02 보건의료의 이해

Chapter 03 보건행정의 기초

Chapter 04 보건행정의 역사

Chapter 05 우리나라 보건행정의 역사

보건학의 기초

01 건강의 개념 ^{1994 기출}

1 건강의 정의

1. WHO의 건강

1948년	• "건강이란 다만 질병이 없거나 허약하지 않다는 것만을 말하는 것이 아니라 신체적·정신적 및 사회적으로 완전히 안녕한 상태에 놓여 있는 것이다." • 사회적 안녕이란 사회에 있어서 그 사람 나름대로의 역할을 충분히 수행하는, 사회생활을 영위할 수 있는 상태로서, 사회 속에서 자신에게 부과된 사회적 기능을 다한다는 의미이다.
1957년	• "건강이란 유전적으로나 환경적으로 주어진 조건하에서 적절한 생체기능을 나타내고 있는 상태이다." • 연령, 성, 지역 등 기본적인 특성에 따라 정해진 기준 가치의 정상 범위 내에서 정상적으로 기능을 영위하고 있는 사람을 건강하다고 보았다.
1974년	'총체성(Wholeness)'과 건강의 긍정적인 질적 측면을 강조
1998년 5월 제네바	"건강은 단순히 질병이 없거나 허약하지 않은 상태만을 의미하는 것이 아니라 신체적, 정신적, 사회적 그리고 영적으로 완전한 역동적 상태를 말한다." "Health is a dynamic state of complete physical, mental and social and spiritual well-being and not merely the absence of disease or infirmity." • "건강이란 단순히 질병이나 불구가 없는 상태가 아니라 신체적, 정신적, 사회적으로 완전히 안녕인 상태이다."라고 정의 • 신체적, 정신적 안녕의 상호의존성을 강조 • 가족과 지역사회 내에서 평안과 흥미를 가지고 일을 하는 것도 포함 • 건강이란 신체적 요인 및 생리기능, 정신적 기능뿐만이 아니라 사회적 활동기능을 포함하는 포괄적 개념으로 널리 알려지게 되었다.

2. 라론드(Lalonde)의 건강장모형(Health Field Concept) ^{16 전북보건연구사·서울 / 20 전북 / 21 경기7급}

정의	Lalonde(1974, 캐나다 보건복지부장관)의 Health Field Concept에 의한 건강의 정의는 인간의 건강수준이 보건의료제도, 환경요인, 생활습관 및 인체의 생리적 조건에 의하여 복합적으로 결정된다고 보는 것이다. • 인간은 생물로서 포착되어 인간생물학의 범주 안에 들어왔으며, 생물로서의 한계가 있음을 암시하며, 또한 환경과 보건의료체제 역시 건강에 영향을 끼치는 중요 요소이지만 무엇보다도 신선한 것은 생활방식이 건강을 결정하는 요인 중 하나라고 명시 • 건강은 생활방식(life style)으로 결정되며, 생활방식을 바꿈으로써 병을 예방할 수 있고 보다 건강해질 수 있다는 관점에서 건강증진의 원형으로 간주됨.
모형	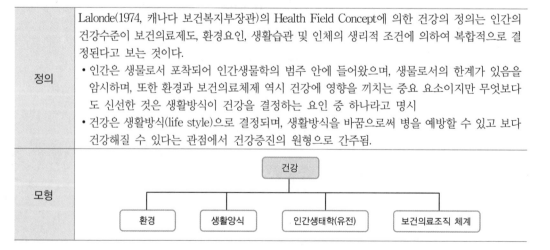

3. Smith(1981)의 건강모형

임상적 모형	연속선상의 한쪽 끝에서 질병의 증상이나 징후가 있는 상태이고, 반대편 끝은 질병의 증상이나 징후가 없는 상태이거나 불구가 없는 상태로 이를 건강이라고 봄.
역할수행 모형	건강의 기준을 적절한 역할수행으로 보아 그 자신의 역할을 효과적으로 수행하면 건강하다고 보고 자신의 업무 수행을 방해하는 무력을 질병으로 보는 것
적응모형	건강은 유기체가 그의 물리적, 사회적 환경과 효과적인 상호작용을 할 수 있는 상태, 즉 적응적 행위를 할 수 있으면 건강, 적응에 실패하면 질병이라고 보는 견해
행복모형	건강을 일반적인 안녕과 자아실현까지 확대하여 자아실현을 완성시키는 잠재력이 현실화되거나 실현된 상태를 건강, 생리학적인 상태의 치료가 완전하지 않아서 자아실현을 저해하는 상태를 질병으로 봄. <table><tr><th>구분</th><th>건강의 의미</th><th>질병의 의미</th></tr><tr><td>행복모형</td><td>풍족한 안녕과 자아실현</td><td>무기력</td></tr><tr><td>적응모형</td><td>환경에 지속적인 적응</td><td>환경으로부터 유기체 소외</td></tr><tr><td>역할수행모형</td><td>사회적 역할의 수행</td><td>역할수행의 실패</td></tr><tr><td>임상적 모형</td><td>불구, 증상, 증후의 부재</td><td>불구, 질병 증상, 증후 있음.</td></tr></table>

4. 기타 건강정의

Hippocrates	환경과 체질 간의 조화
베르나르 Claude Bernard(1859)	건강이란 외부환경의 변화에 대하여 내부환경의 항상성이 유지된 상태
와일리	건강이란 유기체가 외부 환경조건에 부단히 잘 적응해 나가는 것
던 Dunn(1959) 16 보건복지부7급	건강 - 불건강의 연속선 개념 제시(최고의 건강 ↔ 최저의 건강) 건강과 질병은 연속선상에서 유동적으로 변화하는 상태이다. • 건강상태 : 일상생활에서 효율적으로 대처하고 기능하는 상태 • 불건강상태 : 적절히 대처하지 못하거나 통합하지 못하는 상태 • 최적의 건강상태(optimal health) : 자신에게 가능한 안녕상태 사소한 결함이 있다 하더라도 일상생활을 유지할 수 있는 상태
파슨스 Parson	각 개개인이 사회적인 역할과 임무를 효과적으로 수행할 수 있는 최적의 상태
뉴먼 Neuman	단순히 질병이 없는 상태가 아니고 신체적·정신적·도덕적으로 최상의 상태가 완전히 조화된 상태
윌슨 wilson	건강이란 행복하고 성공된 생활을 조상하는 인체상태로서 신체장애가 있다 해도 건강하다고 할 수 있는 경우가 있다. 건강과 신체조건을 무관하게 취급했다.
Seyle(1956)	인간의 반응과 행동을 스트레스로써 설명하는 적응모형 개발
라론드 Lalonde	건강장모형

2 기본권으로서의 건강

1. 건강권

건강권	건강권이란 "인종, 종교, 정치적 신념 그리고 경제적·사회적 여건에 따른 구애를 받지 않고 누구나 최고의 건강수준을 향유할 수 있는 인간의 기본적인 권리"를 말한다. • 건강할 권리(Right to Health) • 건강돌봄을 받을 권리(Right to Health Care) • 건강돌봄 과정에서의 권리(Right to Health Care) 즉, 건강에 대한 사회구조적 차별 위협으로부터 균등하게 보장받을 권리, 보건의료서비스에 차별받지 않고 공평하게 접근할 수 있는 권리, 신분에 관계없이 공평하게 진료를 받을 수 있는 권리라고 할 수 있을 것이다.

2. 대한민국 헌법

헌법 제10조	모든 국민은 인간으로서의 존엄과 가치를 가지며, 행복을 추구할 권리를 가진다. 국가는 개인이 가지는 불가침의 기본적 인권을 확인하고 이를 보장할 의무를 진다.
헌법 제34조	① 모든 국민은 인간다운 생활을 할 권리를 가진다. ② 국가는 사회보장, 사회복지의 증진에 노력할 의무를 진다. ③ 국가는 여자의 복지와 권익의 향상을 위하여 노력하여야 한다. ④ 국가는 노인과 청소년의 복지 향상을 위한 정책을 실시할 의무를 진다. ⑤ 신체장애자 및 질병, 노령, 기타의 사유로 생활능력이 없는 국민은 법률이 정하는 바에 의하여 국가의 보호를 받는다. ⑥ 국가는 재해를 예방하고 그 위험으로부터 국민을 보호하기 위하여 노력하여야 한다.
헌법 제35조	① 모든 국민은 건강하고 쾌적한 환경에서 생활할 권리를 가지며, 국가와 국민은 환경보전을 위하여 노력하여야 한다. ② 환경권의 내용과 행사에 관하여는 법률로 정한다. ③ 국가는 주택개발정책 등을 통하여 모든 국민이 쾌적한 주거생활을 할 수 있도록 노력하여야 한다.
헌법 제36조	① 혼인과 가족생활은 개인의 존엄과 양성의 평등을 기초로 성립되고 유지되어야 하며, 국가는 이를 보장한다. ② 국가는 모성의 보호를 위하여 노력하여야 한다. ③ 모든 국민은 보건에 관하여 국가의 보호를 받는다.

3. 보건의료기본법

제2조(기본이념)	이 법은 보건의료를 통하여 모든 국민이 인간으로서의 존엄과 가치를 가지며 행복을 추구할 수 있도록 하고 국민 개개인이 건강한 삶을 영위할 수 있도록 제도와 여건을 조성하며, 보건의료의 형평과 효율이 조화를 이룰 수 있도록 함으로써 국민의 삶의 질을 향상시키는 것을 기본 이념으로 한다.
제10조(건강권 등) 15 전북의료기술직 / 16 인천·전북의료기술직 / 17 경북의료기술직	① 모든 국민은 이 법 또는 다른 법률에서 정하는 바에 따라 자신과 가족의 건강에 관하여 국가의 보호를 받을 권리를 가진다. ② 모든 국민은 성별, 나이, 종교, 사회적 신분 또는 경제적 사정 등을 이유로 자신과 가족의 건강에 관한 권리를 침해받지 아니한다.

02 건강 – 질병 결정요인

1 라론드Lalonde(1974, 캐나다 보건복지부장관) 16 전북보건연구사·서울 / 20 전북 / 21 경기7급

라론드 장 모형	라론드보고서 "Health Field Concep" 제시
건강결정 4요인	보건의료제도, 환경요인, 생활습관 및 인체의 생리적 조건
생활습관 강조	• 건강은 생활방식(life style)으로 결정 • 생활방식을 바꿈으로써 병을 예방할 수 있고 보다 건강해질 수 있다는 관점에서 건강증진의 원형으로 간주됨. 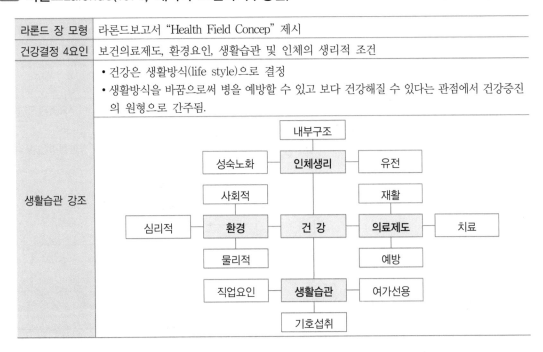

2 질병의 주요 결정요인

유전요인		대부분 다른 요인과 상호작용으로 영향을 미치는 일종의 감수성 요인 중 하나
생활습관 건강행태요인		흡연, 신체활동 및 운동, 음주, 식이, 사회활동
환경적요인	생물학적 환경	세균(bacteria), 바이러스, 리케치아, 기생물
	물리화학적 환경	기후, 물, 기상조건, 소음, 환경오염물질
	사회적 환경	보건의료체계, 사회관습, 인구밀도와 분포, 환경위생상태 등
보건의료체계		정치 경제상태는 보건의료체계에 영향을 미치며, 전체인구집단 건강에 영향을 준다.

03 질병발생이론 모형

1 삼각형모형

역학적 삼각형모형	개인 혹은 지역사회의 건강상태는 병인, 숙주, 환경요인들이 평형을 이루어 어느 쪽으로도 기울지 않는 상태이며, 이 세 가지의 요인이 변동을 일으켰을 때 평형은 깨어지고 질병이 모형이다.
평형상태	• 개인 혹은 지역사회의 건강상태 • 병원체, 숙주, 환경요인들이 평형을 이루어 어느 쪽으로도 기울지 않는 상태
질병과정	질병과정은 숙주, 환경, 병인의 3요인 사이의 상호관계로 이루어지며, 건강은 이 3요인의 평형상태를 유지할 때 가능하다고 봄.
한계점	감염성질환을 설명에는 적합하나 특정병인이 불분명한 정신질환 등 비감염성 질환설명은 부적합 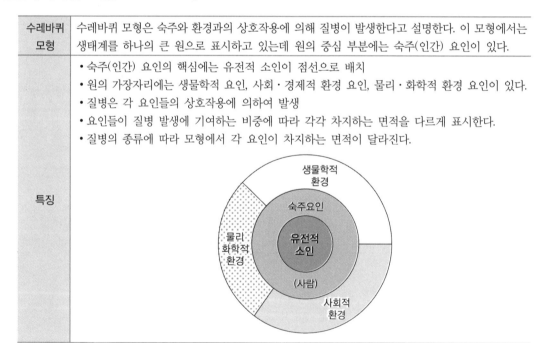

2 수레바퀴 모형(Wheel Model) [11 서울]

수레바퀴 모형	수레바퀴 모형은 숙주와 환경과의 상호작용에 의해 질병이 발생한다고 설명한다. 이 모형에서는 생태계를 하나의 큰 원으로 표시하고 있는데 원의 중심 부분에는 숙주(인간) 요인이 있다.
특징	• 숙주(인간) 요인의 핵심에는 유전적 소인이 점선으로 배치 • 원의 가장자리에는 생물학적 요인, 사회·경제적 환경 요인, 물리·화학적 환경 요인이 있다. • 질병은 각 요인들의 상호작용에 의하여 발생 • 요인들이 질병 발생에 기여하는 비중에 따라 각각 차지하는 면적을 다르게 표시한다. • 질병의 종류에 따라 모형에서 각 요인이 차지하는 면적이 달라진다. 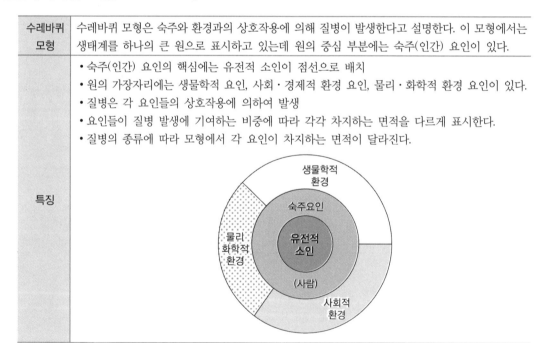

3 거미줄 모형

거미줄모형	• 질병발생에 관여하는 여러 직·간접적인 요인들이 거미줄처럼 서로 얽혀 복잡한 경로가 있다는 모형
특징	• 질병발생이 어느 한 가지 원인에 의한 것이 아니라 여러 가지 원인이 서로 연관되어 있고 반드시 선행하는 요소가 거미줄처럼 복잡하게 얽혀 어떤 질병이 발생됨을 설명하는 모형 • 거미줄 모형은 만성병이 사람의 내부와 외부의 여러 환경이 서로 얽히고 연결되어 발생됨을 설명하는 모형 • 질병발생의 많은 요인 중 몇가지를 제거하면 질병예방이 가능하다는 것을 보여주는 모형
관상심장 질환의 발생을 설명한 원인망모형	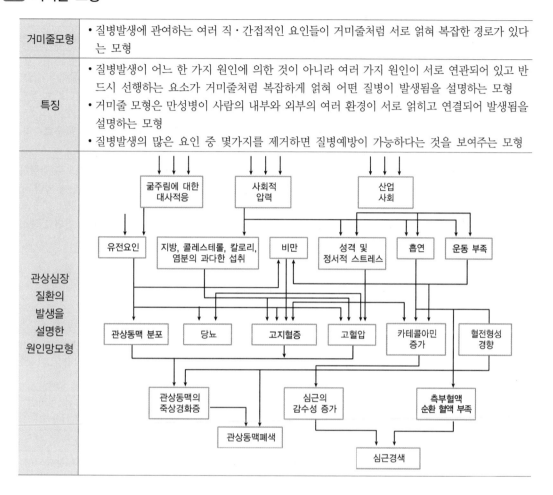

04 건강 모형

1 생의학적 모델(Biomedical Model)

특징	• 정신과 유체를 분리하는 데카르트(Descartes의 정신과 육체의 이원론에서 출발) • 건강과 질병의 이분법 • 19세기 세균설의 발전을 더욱 심화시켰다. • 생의학적 모델은 질병을 설명할 때 사회적·환경적·심리적 요인을 상대적으로 무시함으로써 만성 퇴행성질환의 증가를 정확히 설명하지 못하였다. • 기술적인 개인의 장점이 과대평가되기 쉬우며, 의학이 기술 만능주의에 빠지는 결과를 초래하였다. • 급성 감염성질환, 응급질환의 처치에 적용하였다. • 인공장기 이식수술과 항생제 개발로 인한 감염성 질병의 치료로 인간수명이 연장되었다.

생명의 기계론 관점	육체를 기계나 부품처럼 생각해서 질병은 이 기계의 고장이고 의사는 기계를 고치는 기술자의 역할을 수행하는 것으로 간주한다.
생물학적 일탈로의 질병	생물학적으로 질병을 정상상태를 벗어난 것으로 규정 즉 건강은 기능에 이상이 없고 질병이 없는 상태
특정병인설 (단일 병인론) 15 보건복지부7급	• 특정 질병은 특정한 세균에 의해 발생된다고 보고, 이러한 특정 원인을 약물이나 수술 등의 국소적인 방법으로 치료하였다. 따라서 질병의 예방보다는 치료를 중시하므로 질병의 개인적인 차원을 강조하였다. • 콜레라의 원인이 비브리오 병원체라는 것이 알려지며 개인위생 및 환경위생(음료수의 위생적 처리) 등을 중시하지 않는 경향이 만들어졌다.
과학적 중립성과 전문가 중심의 보건의료체계	• 질병 발생기 전은 모든 사람에게 똑같이 적용되고, 의학은 질병을 객관적으로 관찰하며 원인과 기전을 파악하는 과학적으로 중립적 자세를 취하며 정치·경제요인에 영향을 받지 않는 것으로 봄. • 결과 질병치료에 사회문화적 영향은 배제되고 제도화된 환경에서 전문 보건의료 중심의 보건의료체계가 되었다.

2 생태학적 모형(Ecological Model, 지렛대 이론, 평행이론, 존 고든) 15 울산 / 19 인천

정의	지역사회의 건강상태는 병원체, 숙주, 환경요인들이 평형을 이루어 어느 쪽으로도 기울지 않는 상태이며, 이 세 가지의 요인이 변동을 일으켰을 때 평형은 깨지고 질병이 모형이다. • 질병과정은 숙주, 환경, 병원체의 3요인 사이의 상호관계로 이루어지며, 건강은 이 3요인의 평형상태를 유지할 때 가능하다고 봄.	
	숙주	병원과 접촉한 상태, 개인 또는 집단의 습관·체질·유전·방어기전, 심리적·생물학적 특성
	병원체	병원체의 특성, 민감성에 대한 저항, 전파 조건
	환경	물리·화학적 환경, 사회적 환경, 경제적 환경, 생물학적 환경으로 분류되며, 환경을 가장 중요한 요소라 하였다.
	한계점	감염성 질환을 설명에는 적합하나 특정병인이 불분명한 정신 질환 등 비감염성 질환설명은 부적합
존고든의 평행이론		

3 사회생태학적 모델 (Social Ecological Model)

특징	• 개인의 사회적 · 심리학적 · 행태적 요인을 중시한 모델로, 특히 개인의 행태적 측면을 강조하고 있다. • 개인의 행태는 심리적 사회적 요인과 밀접히 연관된다는 배경에서 사회학자나 심리학자의 입장을 대변하는 모형이다.		
숙주 요인(내적요인) 16 대구 / 17 보건복지부7급	선천적(유전적) 소인과 후천적(경험적) 소인이 있다. 이러한 숙주 요인은 질병에 대한 감수성과 관련이 있다.		
외부환경 요인(외적요인)	생물학적 환경	병원소, 활성전파체인 매개곤충, 기생충	
	사회적 환경	인구 밀도, 직업, 사회적 관습, 경제생활의 상태 등	
	물리 · 화학적 환경	계절의 변화, 기후, 실내외의 환경 등	
개인행태 요인	음주, 흡연, 운동, 식생활, 스트레스 등 개인의 생활습관이나 생활양식과 관련된 요인으로, 특히 개인의 행태적 측면을 강조하고 있다.		

📝 **사회생태적 모형**

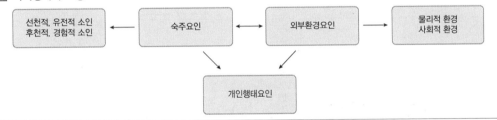

4 전인적 모형 (총체적인 모델, Holistic Model) 건강정책분석을 위한 역학적 모형

개념	건강과 질병을 단순히 이분법인 것이 아니라 그 정도에 따라 연속선상에 있으며 질병은 다양한 복합요인에 의해 생긴다. • 건강이란 사회 및 내부상태가 역동적인 균형 상태를 이루고 있는 것을 의미하며, 질병은 개인의 적응력이 감퇴하거나 조화가 깨질 때 발생한다. • 치료의 목적은 단순히 질병을 제거하는 것만이 아니라 개인이 더 나은 건강을 성취하기 위한 건강증진, 자가치료 능력을 확대하는 포괄적 개념을 포함한다. • 건강의 주체는 개인 자신이며, 의료인은 개인이 질병을 극복하고 건강한 삶을 누릴 수 있도록 교육하고 도와주는 역할을 할 뿐이다.	
구성요인	환경	인간주변의 생활환경, 물리적, 사회적, 심리적환경
	생활 습관	여가 활동, 소비 패턴, 식생활 습관 등은 개인의 건강에 지대한 영향을 끼치고 있다.
	생물학적 특성 (인체 생리)	유전적 소인 등과 같은 개인의 생물학적 요인은 질병 발생에 영향
	보건의료체계	전인적 모형의 특징, 예방적요소, 치료적요소, 재활적요소 등 포함

전인적 모형 15 인천 / 17 경남	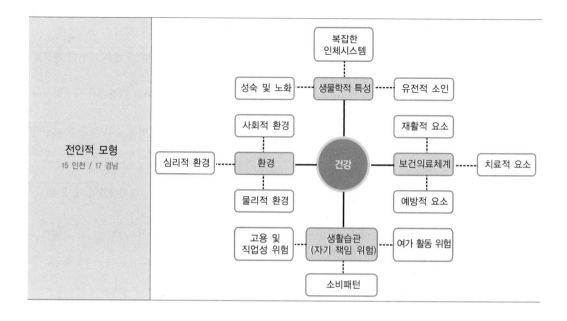

05 질병의 자연사와 예방

1 질병의 자연사와 예방적 조치수준[리벨(Leavell) & 클락(Clark), 1965]

질병발생은 병인, 숙주, 환경의 균형이 파괴되었거나 병인쪽으로 유리하게 작용되었음을 의미하며, 증상이 없는 병원성 이전 시기에서 시작하여 병원성기를 지나 완전히 회복되거나 사망에 이르게 된다. [리벨(Leavell) & 클락(Clark), 1965]은 질병의 자연사 과정을 5단계로 구분하여 각 단계마다 예방조치를 제시하였다.

질병발생 이전기 (병원성 이전기)	1단계	비병원성기	숙주, 환경, 병인간의 균형이 유지되어 건강이 유지되고 있는 기간	건강증진	1차 예방
				보건교육, 생의 발달단계에 따른 좋은 영양수준, 인성발달, 적절한 주거, 여가 활동, 결혼상담, 유전, 주기적인 선택검진 등 적극적 예방	
	2단계	초기병원성기	• 자극생성 • 병원체의 자극이 시작되는 질병 전기 −숙주의 면역강화로 인하여 질병에 대한 저항력이 요구되는 단계	건강보호	
				예방접종, 위생관리, 안전관리(사고예방), 특정 영양 섭취, 암 예방 등 소극적 예방시기	

				조기발견과 조기치료	
질병발생기 (병원성기)	3단계	불현성 감염기	• 숙주와 자극의 반응 • 병원체의 자극에 의해 숙주의 반응이 시작되는 조기의 병적 변화기 • 잠복기로 병의 증상이 나타나지 않는 시기, 불현성단계 / 만성 질환(자각증상 없는 초기단계) 例 자궁암 0기 / 증상이 없는 심혈관의 동맥경화증	• 집단검진 • 검진조사 • 개별, 집단측정을 통한 사례발견 (목적) • 질병치료와 예방 • 감염질환 전파방지 • 합병증 후유증 예방 • 장애기간 단축	2차 예방
	4단계	현성단계	임상적 증상이 나타나는 단계	악화방지 장애의 극소화 • 후유증 예방을 위한 적 절한 치료 • 불능 최소화하기 위한 시설제공	
	5단계	회복기 재활의 단계	질병으로 인한 후유증, 불구를 최소화 시키는 단계	재활 • 사회적응훈련 • 남은 능력의 최대화 위 한 재훈련 • 재활을 돕는 공공기관과 산업체 교육 • 고용확대 • 병원에서의 작업치료	3차 예방

2 1차 · 2차 · 3차 예방

1차 예방 (질병발생 억제)		• 건강한 상태에 있는 개인 또는 인구집단의 건강을 보호 또는 증진하는 것 • 질병발생을 예방하는 것
	건강증진	• 질병예방의 가장 기본적단계는 적극적 건강상태를 유지하고 증진하는 일 • 좋은 생활환경, 영양섭취, 쾌적한 의복, 오락, 운동, 휴식확보 • 보건교육의 역할 중요 • 만성질환예방을 위해 생활양식 개선이 가장 중요하다.
	특이적 예방	개별적 질환의 병인대책으로 병인확인이 우선 • 감염병 예방을 위한 예방접종, 예방목적의 약품, 사고의 방지대책, 직업병 예방을 위한 환경대책 등
2차 예방 (조기발견 조기치료)		질병발생 억제를 못한 경우 조기발견 치료하는 단계
	전염성질환	전염의 기회를 최소화하여 질병의 전파차단
	비전염성질환	질병을 조기발견하여 치료기간을 단축하고 생존율 증가
3차 예방 (재활, 복귀)		질병으로 인한 신체적 정신적 손상에 대한 후유증 최소화 단계
	의학적재활	장애를 남긴 사람들에게 물리치료를 실시하여 기능회복
	직업적재활	기능장애를 최소한으로 경감시키고 남아있는 기능을 최대한 활용하여 정상 적 사회생활을 할 수 있도록 훈련하는 것

PART 01

06 건강행위(건강행동) 모형

1 Suchman모형

증상 경험(Symptom Experience)	무엇인가 잘못되었다는 인지
	약을 먹거나 민속요법 등 시행
	저절로 해결, 진료 또는 지연으로 심각하게 발전
환자 역할의 시작(Assumption of the sick role)	본인과 주위에서 '아프다'는 것을 인정
	가족, 친지, 이웃에 대한 비전문가적 의뢰
의료인과의 접촉(Medical Care Contact)	의료전문가 찾기: '환자 - 의사 관계' 구성
	치료자 고르기
	비전문가적 의뢰체계는 계속 작용
의존적 환자 역할(Dependent-Patient Role)	의존적 '환자 - 의사 관계' 구성
회복 또는 재활(Recovery or Rehabilitation)	정상적인 사회생활로 돌아감.

2 Parson 모형

특징	환자는 정상적인 사회적 역할에서 면제된다.
	환자의 사회적 일탈(Deviance) 상태에 대한 책임이 없다.
	환자는 나아지려고 노력할 의무가 있다. 환자 역할의 부차적 이익을 즐길 때는 인정하지 않는다.
	환자는 능력이 있는 자의 도움을 구해야 하며 의사에게 협조해야 한다. 의사 - 환자 관계는 부모 - 자식, 교수 - 학생과 같은 관계이며, 일정한 관계를 유지한다.

3 Anderson 모형 14 전남의료기술직 / 16 부산·경기·경북 / 17 전북 / 20 서울

소인성 요인 (Predisposing Factor)	질병발생 이전에 존재하는 것이며, 보건 의료정책이나 보건사업에 관계없이 개인의 의료이용에 영향을 미치는 변수로써, 성, 연령, 교육수준, 결혼상태 등이 있다.	인구학적 변수: 성, 연령, 결혼상태 등
		사회구조적 변수: 직업, 교육정도, 인종 등
		개인의 건강믿음: 질병과 보건의료에 대한 태도
기능성 요인 (Enabling Factor)	개인의 의료이용을 가능하게 하여 의료서비스에 대한 필요를 충족시키는 요인으로써 소득, 의료보상 수혜 등의 개인적 변수와 의료기관과의 거리, 의료이용 소요시간 등의 지역 변수들이 포함된다.	가족 지원: 가구 소득, 재산, 의료보험 등
		지역사회 지원: 의료 자원, 의료기관까지의 교통시간
필요 요인 (Need Factor)	개인의 인식하는 요구로 상병의 존재나 상병 발생을 인지하는 것을 말하며, 가장 직접적인 요인이 될 수 있다.	환자가 느끼는 필요 (Perceived Need = Want)
		의학적 필요 (Evaluated Need = Need)

4 카슬(Kasl)과 콥(Cobb, 1966)의 건강행동 15 서울보건연구사 / 19 서울

예방행동	자신이 건강하며 질병의 징후나 증상이 없다고 믿는 사람들이 계속 건강하기 위한 목적으로 시행되는 활동
질병행동	자신이 건강에 대해 확신하지 못하거나, 자신이 믿는 신체의 감각이나 느낌이 질병의 증후나 증상일 것으로 의심스러워한다든지, 건강하지 못할 때 무엇을 해야 하는지를 알기를 원하는 사람들에 의해 취해지는 행동
환자역할행동	자신이나 다른 사람들에 의해 이미 아프다고 인정된 사람에 의해 수행되는 행동

5 건강신념모형 17 부산보건연구사 · 충북

① 건강행위를 예측하는 데 사용되는 이론, 질병예방이나 질병 조기 발견을 위한 행위들을 설명하는 데 적합하다.
② 사람들의 특정 질병예방행위를 하는 데 유의하게 관련되는 개념들이 무엇인지를 설명하는 모델이다.
③ '사람들이 질병예방행위를 할 가능성'을 높이는 것이 궁극적인 목표이다.
④ 질병예방행위를 할 가능성은 혜택과 장애의 차이와 질병에 대한 인지된 위협의 두 가지에 의하여 달라진다.

모형	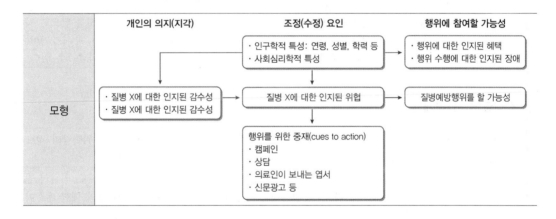

1. '개인의 지각' 하위개념 3가지

인지된 민감성	• 인지된 민감성은 질병에 걸릴 위험이 높다고 느끼는 정도를 말한다. • 예를 들어 독감에 걸릴 위험이 높다고 느끼는 것은 인지된 민감성이 높은 것이다.
인지된 심각성	• 질병이 얼마나 심각한지에 대한 개인의 생각으로 객관적 심각성보다 주관적 심각성에 의한 믿음의 정도를 나타내는 것이다. • 실제로 독감에 걸릴 확률이 10%정도라 하더라도 많은 사람들이 자신이 독감에 걸릴 수 있다고 믿으면 인지적 심각성이 높은 것이다.
자기효능감	• 행동을 할 수 있는 능력에 대한 확신으로 생활습관과 같이 장기간 변화를 요구하는 행동설명에서 중요한 요인이 된다. • 독감에 걸리지 않기 위해 독감예방접종을 하고 균형된 식이 및 위생습관 등으로 저항력을 강화시킬 수 있다는 확신을 갖는 것을 말한다. 1988년 건강신념모형의 요소로 추가되었다.

2. '행위가능성'의 하위개념 2가지

인지된 혜택	질병에 대한 위험이나 심각성을 감소시킬 수 있는 효과가 있다고 생각하는 믿음으로, 어떤 행동을 하여 얻을 수 있는 혜택을 말한다. 건강행동을 하는 데 투자되는 비용에 비해 혜택이 높다고 인지하면 건강행동을 할 가능성이 높아진다. 즉, 독감예방주사를 맞으면 독감에 걸리지 않을 것이라고 믿으면 독감예방주사를 맞을 가능성이 더 높아질 것이다.
인지된 장애	건강행동을 하는데 필요한 시간적, 비용적, 심리적 비용을 말한다. 독감예방주사를 맞으면 독감에 걸리지 않을 것이라고 믿지만, 독감예방주사 비용, 병원에 가야 하는 시간, 주사를 맞았을 때의 아픔 등이 독감예방주사 맞기를 망설이게 한다면 이것이 인지된 장애라 할 수 있다.

3. '조정요인' 하위개념

인지된 위협감	인지적 민감성과 인지적 심각성의 영향을 받으며, 질병에 걸릴 위험에 대한 위협감의 정도가 어느 정도인지를 나타낸다.
행동의 계기	행동을 하게 하는데 필요한 자극으로 질병 증상같은 내적요인과 대중매체의 홍보, 의사의 권고 같은 외적 요인이 포함된다. 이는 건강행동 가능성에 영향을 미친다. 독감유행에 대한 매스미디어의 광고와 홍보가 있으면 독감예방주사를 맞을 가능성이 높아질 것이다.
기타	그 외 건강행동의 조절요인으로 인구사회학적 요인인 연령, 성, 민족, 성격, 사회경제적 특성, 지식수준 등이 있다.

6 Pender의 건강증진행위모형

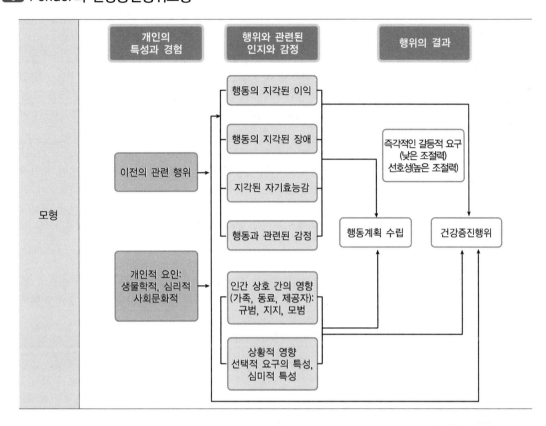

1. 영역 1: 개인적 특성과 행위의 결과 경험

이전의 연관된 행위	• 종종 과거에 행했던 유사한 행동이나 자동적 습관들 • 현재와 비슷하거나 같은 행위를 과거에 얼마나 자주 했는지를 의미하는 것
개인적 요인	• 생물학적 요인의 변수: 나이, 성, 체중, 사춘기 상태, 폐경 상태, 운동 능력, 힘, 민첩성, 균형성 • 심리적 요인의 변수: 자존감, 자기동기화, 개인의 능력, 지각된 건강상태, 건강의 정의 • 사회 문화적 요인의 변수: 인종, 민족, 문화이입, 교육수준, 사회경제적 상태

2. 영역 2: 행위와 관련된 인지와 감정 영역

건강증진모형 내에서 이 변수들은 간호활동에 의해 수정이 가능하므로 중재의 핵심을 이룬다.	

행위의 지각된 이익(지각된 유익성)	• 이전의 직접적 경험의 결과나 다른 사람을 관찰함으로써 얻은 대리경험
	• 행위를 수행함으로써 얻는 이익에는 내적인 것과 외적인 것이 있다.
	  − 내적인 이익: 운동을 통해 정신이 맑아지거나 피로감이 감소되는 것
	  − 외적인 이익: 금전적 보상이나 행위에 참여함으로써 친한 친구와 자주 만나는 계기
	• 대상자에게 바람직한 행위를 할 때 예상되는 이익을 강조함으로써 대상자에게 참여의 동기를 부여할 수 있는 것이다.

행동의 지각된 장애 (지각된 장애성)	• 어떤 행위를 하는 데 장애가 되는 것 • 장애는 이용하기 불가능함, 만족감의 감소, 쓸모없음, 불편함, 비용부담, 어려움, 시간소모 등과 관련된 개념이다.
지각된 자기효능감	• 수행을 확실하게 성취할 수 있는 개인의 능력에 대한 판단을 의미 • 자기효능감은 행위와 관련된 감정에 영향을 받을 수 있으며 긍정적인 감정을 가질수록 자기효능감은 커진다.
행동과 관련된 감정	• 긍정적인 감정과 관련된 행위는 반복되는 경향이 있는 반면 부정적인 감정과 관련된 행위는 회피된다.
인간 상호 간의 영향	• 다른 사람의 태도, 신념, 행위를 인지하는 것을 의미한다. • 일차적인(직접적인) 인간 상호 간의 영향의 원천은 가족(부모, 형제), 또래집단, 보건의료 제공자 등이며, 이차적인(간접적인) 인간 상호 간의 영향의 원천은 규범(의미 있는 타인의 기대), 사회적 지지(도구적·정서적 격려), 모델링(특정 행위에 참여하는 타인을 관찰하여 대리 학습함) 등으로 사회적 압력이나 행동계획 수립의 격려를 통해 직·간접적으로 행위에 영향을 미친다.
상황적 영향	• 상황에 대한 개인의 지각과 인지로 행위를 촉진하거나 저해한다. • 개인은 부적합하다기보다 적합하다고 느끼고, 동떨어져 있기보다 관련되어 있으며, 불안하고 위협적이기보다는 안전하고 안심할 수 있는 환경이나 상황에서 보다 능력껏 행동할 수 있게 된다. • 건강행위를 실행하도록 바람직한 배경을 조성하는 것이 중요하다.

3. 영역 3 : 행위의 결과

행동계획 수립		주어진 시간과 장소에서 특정한 사람과 함께 또는 혼자 구체적인 활동을 하거나 행위를 수행 또는 강화하기 위한 명확한 전략을 확인하는 인지적 과정을 의미한다.
즉각적인 갈등적 요구와 선호		계획된 건강행위를 하는 데 방해가 되는 다른 행위로 건강증진행위를 계획하기 이전에 이미 의식 속에 자리 잡고 있는 대안적 행위를 의미한다.
	갈등적 요구	운동참여 직전 다른 일이 발생하는 것. 외부적 요구에 따라 예상하지 않은 일을 실행해야 하거나 좋지 못한 결과가 일어날 가능성이 높을 때 발생한다.
	갈등적 선호	선호성 때문에 저지방 음식물보다 고지방 음식물을 택하는 것. 긍정적인 건강행위 계획으로부터 이탈하도록 하는 선호도 순위에 기반한 강력한 충동이 일어난다. 갈등적 선호성을 차단하기 위해서는 자기 조절과 통제 능력을 훈련시켜야 한다.
건강증진행위		• 건강증진행위는 개인이나 집단이 최적의 안녕상태를 이루고 자아실현 및 개인적 욕구 충족을 유지·증진하려는 행위로서 질병을 예방하는 것 이상을 의미한다. 건강증진행위는 균형과 안정성을 지키게 하고 최적의 기능상태로 만들며 조화를 증진시키며 적응을 강화시키고 안녕을 극대화하고 의식을 확대시키는 것이다. • 건강생활양식은 개인의 건강을 위협하는 활동에 대해 개인이 조절할 수 있는 행위이며, 건강상태와 수명에 영향을 미치는 자발적 행위로서 개인의 일상적인 삶의 유형이 규칙적인 부분이다.

7 Green의 PRECEDE-PROCEED 모형 15 부산 / 16 전북

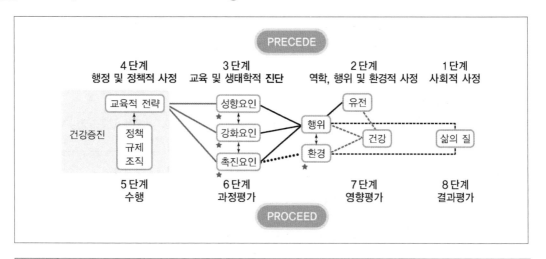

	사회 진단		삶의 질에 영향을 미치는 사회적 요인을 사정
진단 (4단계)	역학·행위· 환경 진단		• 1진단에서 확인된 문제에 영향 미치는 건강문제 확인 • 건강문제에 원인 되는 행위(환경)문제 확인
		역학사정	사회 문제와 연관되는 구체적 보건의료문제(건강문제) 사정
		행위요인사정	• 행위적 요인과 비행위적 요인 구별 • 변경가능한 행위의 등급화 목표행위선택
		환경요인사정	예방행위에 기여하는 환경요소 사정
	교육 진단 • 성향요인 • 촉진요인 • 강화요인 15 부산 / 16 전북·경기·대구·경북 / 17 부산		• 건강행동에 영향 주는 요소 규명 • 건강행위에 영향을 주는 성향요인, 촉진요인, 강화요인으로 분류된다. • 학습자가 다른 사람으로부터 받아들이는 영향도와 관련되며, 행위변화의 격려나 축소 등이 포함된다.
		성향 요인	동기화에 관련된 인지적, 정서적 요인으로 개인의 지식, 태도, 신념, 가치, 자기효능 등
		강화 요인	• 가까운 사람들(가족, 동료 등)이 특정 건강행동을 했을때 보내는 보상, 칭찬, 처벌 등으로 행위를 계속 유지하게 하거나 중단하게 하는 요인 • 사회적·신체적 유익성, 대리, 보상, 사회적 지지, 친구의 영향, 충고과 보건의료 제공자에 의한 긍정적 혹은 부정적 반응 등이 있다.
		촉진 요인	동기가 실현가능하도록 하는 데 필요한 기술과 자원(의료기관 이용가능성, 수입, 경제상태, 보험 종류 등) 예를 들어 흡연의 경우 담뱃값, 흡연 예방프로그램의 저렴한 비용, 금연관련 용품 제공 등이 속함.
	행정·정책 진단		프로그램 수행에 긍정 or 부정 영향 미치는 행정(정책)요인 확인 즉, 건강증진프로그램에 이용 가능한 예산, 자원, 시간, 프로그램 수행시 극복해야 할 장애, 프로그램 지원 정책 등이 있는지 사정한다.

8 사회학습이론 ^{16서울}

개요	• 환경과 행동이라는 측면외 인간의 인지적 측면이 인간의 행동을 결정하는 요인이 된다. • 환경과 행동, 인간의 인지적 능력 이 3가지 구성요인의 상호작용으로 인간의 행동이 결정된다고 본다. • 환경을 그대로 수용하여 행동하기보다 자신에게 유리한 상황을 만들어 행동한다.	
구성개념	결과기대와 자기효능감이 가장 중요시됨.	
	개인적요소: 자기효능감	• 자기효능감을 강화: 수행경험, 대리경험, 언어적 설득, 생리적 상태 • 자기효능감의 영향요소: 효능기대, 결과기대
	행동요소: 자기조절행동	자기조절행동단계: 자기관찰 → 자기평가 → 자기반응
	환경요소: 관찰학습	• 관찰학습유형: 대리강화, 대리처벌, 모방 • 관찰학습의 과정: 주의집중 → 파지 → 운동재생 → 동기화 • 관찰학습과 강화: 직접강화, 대리강화, 자기강화

9 합리적 행동이론(TRA), 계획된 행위이론(TPB)

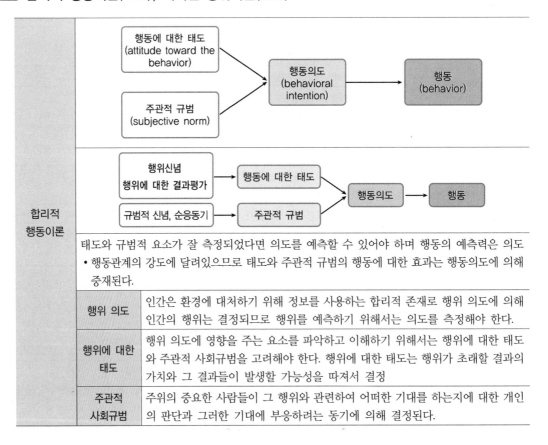

합리적 행동이론	태도와 규범적 요소가 잘 측정되었다면 의도를 예측할 수 있어야 하며 행동의 예측력은 의도 • 행동관계의 강도에 달려있으므로 태도와 주관적 규범의 행동에 대한 효과는 행동의도에 의해 중재된다.
행위 의도	인간은 환경에 대처하기 위해 정보를 사용하는 합리적 존재로 행위 의도에 의해 인간의 행위는 결정되므로 행위를 예측하기 위해서는 의도를 측정해야 한다.
행위에 대한 태도	행위 의도에 영향을 주는 요소를 파악하고 이해하기 위해서는 행위에 대한 태도와 주관적 사회규범을 고려해야 한다. 행위에 대한 태도는 행위가 초래할 결과의 가치와 그 결과들이 발생할 가능성을 따져서 결정
주관적 사회규범	주위의 중요한 사람들이 그 행위와 관련하여 어떠한 기대를 하는지에 대한 개인의 판단과 그러한 기대에 부응하려는 동기에 의해 결정된다.

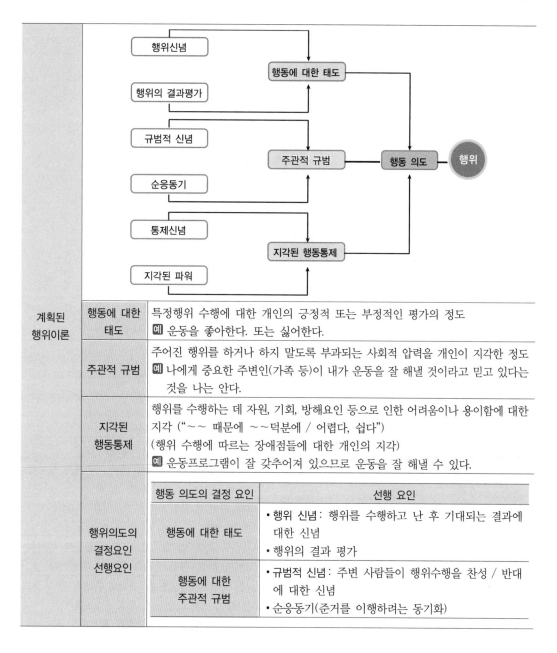

계획된 행위이론	행동에 대한 태도	특정행위 수행에 대한 개인의 긍정적 또는 부정적인 평가의 정도 예 운동을 좋아한다. 또는 싫어한다.
	주관적 규범	주어진 행위를 하거나 하지 말도록 부과되는 사회적 압력을 개인이 지각한 정도 예 나에게 중요한 주변인(가족 등)이 내가 운동을 잘 해낼 것이라고 믿고 있다는 것을 나는 안다.
	지각된 행동통제	행위를 수행하는 데 자원, 기회, 방해요인 등으로 인한 어려움이나 용이함에 대한 지각 ("~~ 때문에 ~~덕분에 / 어렵다, 쉽다") (행위 수행에 따르는 장애점들에 대한 개인의 지각) 예 운동프로그램이 잘 갖추어져 있으므로 운동을 잘 해낼 수 있다.

행위의도의 결정요인 선행요인	행동 의도의 결정 요인	선행 요인
	행동에 대한 태도	• 행위 신념 : 행위를 수행하고 난 후 기대되는 결과에 대한 신념 • 행위의 결과 평가
	행동에 대한 주관적 규범	• 규범적 신념 : 주변 사람들이 행위수행을 찬성 / 반대 에 대한 신념 • 순응동기(준거를 이행하려는 동기화)

PART 01

10 PATCH(Planned Approach to Community Health)모형

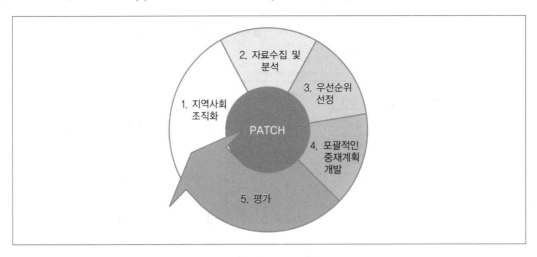

정의	PATCH 모형은 미국 질병통제예방센터(CDC)에서 개발한 지역사회 보건사업의 기획지침이다.		
단계	1단계: 지역사회 조직화	추진위원회를 조직하고 지역 회의를 개최하며, 실무 작업팀을 구성	
	2단계: 자료수집 및 분석 (collecting and organizing data)	• 사망률, 유병률, 지역주민의 의식, 건강행동 등 자료수집과 분석을 한다. • 건강문제와 행위가 밀접하게 연결되어 있다.	
	3단계: 우선순위선정	우선순위 결정과 대상 집단을 선정한다.	
		중요성	문제의 크기, 문제의 심각도
		변화가능성	영향, 경중도, 경제적 부담
		1순위	긴급히 해결하지 않으면 많은 사람에게 영향을 주는 문제와 대상 집단을 찾는 것
		2순위	투자하면 효과가 높은 사업, 정부가 중요하게 강조하는 사업
	4단계: 포괄적 중재안 개발	선택된 사업의 목표 설정, 중재 및 평가계획, 주요 활동에 일정표 준비, 자원봉사자의 모집과 훈련, 사업 중재의 홍보와 수행이다.	
	5단계: 평가 (evaluating PATCH)	• 지속적이고 필수적인 과정으로 PATCH 각각의 단계가 잘 진행되고 있는지, 중재활동은 잘 수행되고 있는지 등을 모니터한다. • 평가는 사업 중재활동으로 지역사회의 변화를 확인한다.	

11 MATCH(Multi-level Approach to Community Health)의 단계

1단계 : 목적설정	• 건강상태의 목적설정 • 우선순위설정 • 건강행위의 목적확인 • 환경요소의 목적확인

2단계 : 중재계획	• 중재대상 확인
	  – 개인, 개인 간(가족, 동료, 친구 등), 조직(조직의 의사결정자), 지역사회
	    (지역사회지도자), 정부수준(정부의 의사결정자, 규칙제정자, 집행자)
	• 중재목적설정
	• 중재목적확인
	• 중재접근법선택

3단계 : 지역사회 보건 사업개발	• 지역사회 보건 사업단위결정 및 구성요소확인 • 지역사회 보건 사업계획안 수립
4단계 : 실행	• 변화를 위한 계획안 작성 • 실무자 훈련
5단계 : 평가	• 과정평가 • 영향평가 • 결과평가

12 MAPP(Mobilizing for Action Planning & Partnership)모형

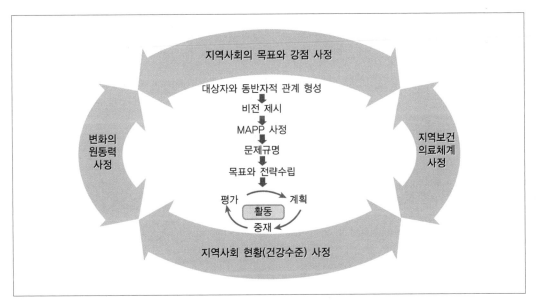

1단계: 지역사회의 조직화와 파트너십 개발 (organize for success)	• 기획과정을 조직화하고 기획에 참여할 동반자를 개발하는데 초점을 둔다. • 목적은 기획과정의 틀을 구축함으로써 참여자들이 적극적인 파트너로 활동하고, 참여자의 시간을 적절히 활용하며, 그 결과 현실적으로 실현가능한 기획안을 개발하는데 있다.		
2단계: 비전 제시 (visioning)	• 지역사회로 하여금 협조적이고 창의적인 과정을 통해 지역사회의 비전과 공동의 가치관에 도달하도록 하는 것 • MAPP의 목적, 주요 관심사, 그리고 나아가야 할 방향을 좀 더 명확히 할 수 있으며, 참여자들은 이러한 비전과 가치관에 도달하기 위해 공동의 노력을 하게 된다.		
3단계: 사정 (the assessments)	지역사회의 건강 수준, 지역사회 핵심주제와 강점, 지역보건체계 및 변화의 역량 등 지역사회 현황 4가지 영역에 대해서 포괄적이고 심층적으로 사정이 이루어진다.		
	MAPP사정	지역의 건강 수준 사정(사망, 질병, 부상, 감염 질환 등)	
		지역사회 핵심주제와 장점 사정	
		지역보건체계 사정(우리 지역 공중보건체계의 활동, 장점, 역량)	
		변화의 역량 사정(법적, 기술적, 기타 문제들을 확인)	
4단계: 전략적 이슈 확인	진단 결과에 따라 지역사회 보건 전략의 우선순위 이슈를 선정한다.		
5단계: 목표와 전략 수립	우선순위 이슈에 대한 구체적 목표와 전략을 수립한다.		
6단계: 순환적 활동 (action cycle)	• 활동주기에는 3가지 활동 즉 기획, 수행 및 평가가 포함된다. • 각 활동끼리는 서로 연관되어 있으며, 지속적으로 상호작용하게 된다.		

01 보건의료의 개념

1 의료와 보건의료

의료		의학적 지식, 수단방법, 의술로써 질병을 진단하고 치료하는 것	
	의료인	의사, 치과의사, 한의사, 조산사 및 간호사	
보건의료		국민의 건강을 보호 증진하기 위하여 국가, 지방자치단체, 보건의료기관 또는 보건의료인이 행하는 모든 활동	
	보건의료인	보건의료관계법령에 의하여 자격 면허 등을 취득하거나 보건의료서비스에 종사하는 것이 허용된 자(보건의료기본법 제3조)	
		의료법	의료인, 약사, 한약사
		의료기사 등에 관한 법률	임상병리사, 방사선사, 물리치료사, 작업치료사, 치과기공사, 치과위생사, 보건의료정보관리사, 안경사
		식품위생법	영양사
		응급의료에 관한법률	응급구조사
보건의료기본법 제3조(정의)	보건의료	국민의 건강을 보호·증진하기 위하여 국가·지방자치단체·보건의료기관 또는 보건의료인 등이 행하는 모든 활동	
	보건의료서비스	국민의 건강을 보호·증진하기 위하여 보건의료인이 행하는 모든 활동	
	보건의료인	보건의료 관계 법령에서 정하는 바에 따라 자격·면허 등을 취득하거나 보건의료서비스에 종사하는 것이 허용된 자	
	보건의료기관	보건의료인이 공중(公衆) 또는 특정 다수인을 위하여 보건의료서비스를 행하는 보건기관, 의료기관, 약국, 그 밖에 대통령령으로 정하는 기관	
	공공보건의료기관	국가·지방자치단체, 그 밖의 공공단체가 설립·운영하는 보건의료기관	
	보건의료정보	보건의료와 관련한 지식 또는 부호·숫자·문자·음성·음향·영상 등으로 표현된 모든 종류의 자료	

2 보건의료기본법

1. 책임과 권리

목적(제1조)	이 법은 보건의료에 관한 국민의 권리·의무와 국가 및 지방자치단체의 책임을 정하고 보건의료의 수요와 공급에 관한 기본적인 사항을 규정함으로써 보건의료의 발전과 국민의 보건 및 복지의 증진에 이바지하는 것을 목적으로 한다.
기본이념(제2조)	이 법은 보건의료를 통하여 모든 국민이 인간으로서의 존엄과 가치를 가지며 행복을 추구할 수 있도록 하고 국민 개개인이 건강한 삶을 영위할 수 있도록 제도와 여건을 조성하며, 보건의료의 형평과 효율이 조화를 이룰 수 있도록 함으로써 국민의 삶의 질을 향상시키는 것을 기본 이념으로 한다.
국가와 지방자치단체의 책임 (제4조)	① 국가와 지방자치단체는 국민건강의 보호·증진을 위하여 필요한 법적·제도적 장치를 마련하고 이에 필요한 재원(財源)을 확보하도록 노력하여야 한다. ② 국가와 지방자치단체는 모든 국민의 기본적인 보건의료 수요를 형평에 맞게 충족시킬 수 있도록 노력하여야 한다. ③ 국가와 지방자치단체는 식품, 의약품, 의료기기 및 화장품 등 건강 관련 물품이나 건강 관련 활동으로부터 발생할 수 있는 위해(危害)를 방지하고, 각종 국민건강 위해 요인으로부터 국민의 건강을 보호하기 위한 시책을 강구하도록 노력하여야 한다. ④ 국가와 지방자치단체는 민간이 행하는 보건의료에 대하여 보건의료 시책상 필요하다고 인정하면 행정적·재정적 지원을 할 수 있다.
보건의료인의 책임 (제5조)	① 보건의료인은 자신의 학식과 경험, 양심에 따라 환자에게 양질의 적정한 보건의료서비스를 제공하기 위하여 노력하여야 한다. ② 보건의료인은 보건의료서비스의 제공을 요구받으면 정당한 이유 없이 이를 거부하지 못한다. ③ 보건의료인은 적절한 보건의료서비스를 제공하기 위하여 필요하면 보건의료서비스를 받는 자를 다른 보건의료기관에 소개하고 그에 관한 보건의료 자료를 다른 보건의료기관에 제공하도록 노력하여야 한다. ④ 보건의료인은 국가나 지방자치단체가 관리하여야 할 질병에 걸렸거나 걸린 것으로 의심되는 대상자를 발견한 때에는 그 사실을 관계 기관에 신고·보고 또는 통지하는 등 필요한 조치를 하여야 한다.
환자 및 보건의료인의 권리 (제6조)	① 모든 환자는 자신의 건강보호와 증진을 위하여 적절한 보건의료서비스를 받을 권리를 가진다. ② 보건의료인은 보건의료서비스를 제공할 때에 학식과 경험, 양심에 따라 환자의 건강보호를 위하여 적절한 보건의료기술과 치료재료 등을 선택할 권리를 가진다. 다만, 이 법 또는 다른 법률에 특별한 규정이 있는 경우에는 그러하지 아니하다.

2. 보건의료에 관한 국민의 권리와 의무

건강권 등(제10조) 15 전북의료기술직 / 16 인천·전북의료기술직 / 17 경북의료기술직	① 모든 국민은 이 법 또는 다른 법률에서 정하는 바에 따라 자신과 가족의 건강에 관하여 국가의 보호를 받을 권리를 가진다. ② 모든 국민은 성별, 나이, 종교, 사회적 신분 또는 경제적 사정 등을 이유로 자신과 가족의 건강에 관한 권리를 침해받지 아니한다.
보건의료에 관한 알 권리(제11조) 19 경북의료기술직 20 서울의료기술직	① 모든 국민은 관계 법령에서 정하는 바에 따라 국가와 지방자치단체의 보건의료시책에 관한 내용의 공개를 청구할 권리를 가진다. ② 모든 국민은 관계 법령에서 정하는 바에 따라 보건의료인이나 보건의료기관에 대하여 자신의 보건의료와 관련한 기록 등의 열람이나 사본의 교부를 요청할 수 있다. 다만, 본인이 요청할 수 없는 경우에는 그 배우자·직계존비속 또는 배우자의 직계존속이, 그 배우자·직계존비속 및 배우자의 직계존속이 없거나 질병이나 그 밖에 직접 요청을 할 수 없는 부득이한 사유가 있는 경우에는 본인이 지정하는 대리인이 기록의 열람 등을 요청할 수 있다.
보건의료서비스에 관한 자기결정권 (제12조) 18 전북의료기술직 20 서울의료기술직	모든 국민은 보건의료인으로부터 자신의 질병에 대한 치료 방법, 의학적 연구 대상 여부, 장기이식(臟器移植) 여부 등에 관하여 충분한 설명을 들은 후 이에 관한 동의 여부를 결정할 권리를 가진다.
비밀 보장(제13조) 18 전북의료기술직	모든 국민은 보건의료와 관련하여 자신의 신체상·건강상의 비밀과 사생활의 비밀을 침해받지 아니한다.
보건의료에 관한 국민의 의무 (제14조) 20 서울의료기술직	① 모든 국민은 자신과 가족의 건강을 보호·증진하기 위하여 노력하여야 하며, 관계 법령에서 정하는 바에 따라 건강을 보호·증진하는 데에 필요한 비용을 부담하여야 한다. ② 누구든지 건강에 위해한 정보를 유포·광고하거나 건강에 위해한 기구·물품을 판매·제공하는 등 다른 사람의 건강을 해치거나 해칠 우려가 있는 행위를 하여서는 아니 된다. ③ 모든 국민은 보건의료인의 정당한 보건의료서비스와 지도에 협조한다.

02　보건의료의 분류

1　서비스주체에 의한 분류

공공의료	국가나 지역사회가 공공의 이익 실현을 위해 제공하는 의료 예 결핵, 정신질환, 한센병과 같은 사회적 문제가되는 질병이나 의료급여수급권자와 같은 특정 집단에 대해 국가가 맡아서 의료담당
민간의료	• 민간이 주체가 되는 의료 • 우리나라 병원급이상 의료기간 중 90%

2　질병예방 관점의 분류

1차 예방 서비스	질병발생을 미리 예방하기 위해 제공되는 서비스 예 금연프로그램, 비만관리서비스, 영양관리서비스, 운동처방서비스, 스트레스관리서비스, 환경위생서비스, 산업재해예방서비스, 예방접종 서비스 등
2차 예방 서비스	질병발생억제를 못한 경우 조기발견 치료하여 질병의 진행을 막고 심각한 장애가 남지 않도록 제공되는 보건의료 서비스 예 질병의 진단과 치료
3차 예방 서비스	질병으로 인한 신체적 정신적 장애가 남아 정상적 신체적, 정신적, 사회적 기능발휘가 어려운 경우 이를 정상적으로 되돌리기 위해 제공되는 모든 서비스 예 재활서비스

3　의료기술 복잡성에 따른 분류

1차 보건 의료서비스	• 전문훈련을 거치지 않은 일반숙련의사들이 제공할 수 있는 영역 • 시설 장비도 간단하여 적은 수의 진료 보조인력을 요구하는 영역 　예 예방접종, 보건교육, 건강서비스, 감기, 단순외상, 정상분만 등
2차 보건 의료서비스	• 1차 보건의료서비스 수준에서 해결하기 어려운 환자 중 지역사회단위에서 설립될 수 있는 의료기관 • 1차 서비스에 비해 전문인력과 보조인력이 필요하고 입원시설과 복잡한 장비필요 　예 급성충수염 수술, 제왕절개분만술 등
3차 보건 의료서비스	• 2차 보건의료서비스 수준에서 해결할 수 없는 질병 • 전문적 훈련을 받은 분과전무의 중심으로 여러 전문인력이 팀을 이루어 제공 • 특수시설 장비가 필요

4　인구집단을 대상으로 하는 보건의료

1차 보건의료	알마아타 선언에서 강조된 일차보건의료
2차 보건의료	주로 응급처치를 요하는 질병이나 사고로 인한 응급환자관리, 급성질환자의 관리사업과 병의원에 입원치료를 받아야 하는 환자관리사업 등
3차 보건의료	회복기 환자의 재가치료사업이나 재활을 요하는 환자 및 노인간호 등 장기요양이나 만성질환자의 관리사업 등

03 공중보건학

1 공중보건학의 정의

윈슬로 Dr. C. E. A. Winslow (1920, Yale대 교수)	공중보건이란 조직적인 지역사회의 노력으로 환경위생 관리, 감염병 관리, 개인위생에 관한 보건교육, 질병의 조기발견과 예방적 치료를 할 수 있는 의료 및 간호사업의 체계화 및 모든 사람들이 자기의 건강을 유지하는데 적합한 생활수준을 보장하도록 사회적 제도를 발전시킴으로써 질병을 예방하고 수명을 연장하며 건강을 유지 및 증진시키는 과학이요 기술이다. 15 보건복지부 / 20 서울 📋 **조직적인 지역사회의 노력** • 환경위생관리 • 전염병관리 • 개인위생에 관한 보건교육 • 질병의 조기발견과 예방적 치료를 할 수 있는 의료 및 간호서비스의 조직화 • 자신의 건강을 유지하는데 적합한 생활수준을 보장받도록 사회제도 발전
할론Hanlon(1984)	주어진 시, 공간에서 이용 가능한 지식과 자원을 가지고 교육체적·정신적·사회적 안녕과 장수에 도달하도록 노력하는 학문
WHO의 25차 회의	지역사회의 노력을 통해서 질병을 예방하고, 생명을 연장하며, 건강과 인간적 능률의 증진을 꾀하는 과학이자 기술이다.
Banta(1979)	인간이 생물학적, 정신적, 연대적인 잠재성을 실현하도록 그리고 비교적 질병에서 벗어나 편안히 살도록 허용된 환경에 잘 적응하는 것
스마일리Simile	공중보건학은 본질적으로 지역사회가 책임져야 할 질병예방과 건강증진을 위하여 실시하는 사업에 관한 학문

2 애슈턴과 세이머(Ashton & Seymour)의 공중보건변천 4단계

1차 단계 (산업보건 대두시기)	19세기 중반 산업화, 도시화로 인한 보건문제 대처 단계
2차 단계 (개인위생 중점시기)	1870년 이후 개인중심의 개인위생, 예방접종 중요 시기
3차 단계 (치료의학 전성기)	신의약품 개발로 감염성 질환이 급격히 감소
4차 단계 16 충남	• 1970년 이후 인구구조가 노령화되면서 만성병 중심으로 상병 구조가 전환되자 국민의료비가 급증하게 되었다. → 새로운 관리 방법 필요 절감 • 1990년대 들어 선진국들은 국민의료비를 획기적으로 줄일 수 있는 방안은 질병 발생을 근본적으로 줄이는 예방 보건서비스의 확충에 있음을 인식하게 되었다. 이 시기를 '신 공중보건 단계'라 하면서 보건문제를 단순히 개인적인 문제로 보기보다는 사회적인 문제로 보았다. • 보건행정의 4가지 고려요소는 보건의료서비스의 제공, 생활습관, 환경위생, 생리적 요인(생체적 요인)이 있다.

3 구 공중보건사업과 신 공중보건사업의 비교 16 충남 / 17 교육청·전북

구 공중보건사업	신 공중보건사업
물리적 기반, 특히 물, 위생, 주거에 초점	물리적 기반 + 사회적 지원, 사회적 자본, 행태와 생활양식에 초점
입법과 정책 기전, 19세기 공중보건법	입법과 정책의 재발견, 청지기 의료
의료가 중심	부문 간 활동 중요성 인식, 의료는 일부
생활여건 향상, 사회운동 전문가 주도	지역사회 연구 조사법 적용
역학 조사가 주된 연구 수단	다양한 연구 조사법 적용
질병 예방에 초점, "건강은 질병 없음"이라는 부정적·소극적 건강 개념	질병 예방과 건강 증진, 적극적 건강 개념
주로 인체의 감염, 토착적 건강 위협에 관심	만성 및 정신 질환 포함, 지속 가능성과 생태환경의 건강 영향에 관심
취약계층과 특수욕구 그룹의 여건 향상에 관심	형평과 사회정의가 명시화된 목표

🔵 신 공중보건사업에서의 건강증진사업 16 전북보건연구사

- 생활습관 개선: 영양 개선(영양 과잉 및 실조), 운동, 휴식 및 정신 안정, 금연, 절주
- 건강지원환경 조성: 식품 안전, 산업장 안전, 학교 안전, 주거 안전, 지역사회 안전, 지역사회 건강생활환경 조성
- 질병 예방: 만성질병 예방, 장애 예방, 구강질환 예방, 감염병 예방과 통제, 여행관련 질병 통제 및 예방, 조기검진

4 공중보건사업의 내용

환경보건 분야	환경위생학, 위생곤충학, 환경학, 의복보건, 주택보건, 식품위생학, 보건공학, 산업보건학, 환경오염 관리
보건관리 분야	보건행정, 보건교육, 학교보건, 국민영양, 모자보건, 간호학, 인구보건, 정신보건, 보건법규, 보건통계, 성인병 관리, 정신병 관리
질병관리 분야	역학, 감염병 관리, 보건기생충 관리, 성인병 관리

5 공중보건 응용의학

치료의학	개체의 질병, 손상 및 기형 등을 치료하여 주는 소극적 의학
예방의학	건강을 해치는 요인을 사전에 예방하여 주는 적극적 의학
재활의학	일단 발생한 건강장해 요인을 최소한으로 줄여 후유증을 극소화 시키며, 남아 있는 기능에 대한 활용방안을 강구하는 사후적 의학
건설의학	최고수준의 건강을 목표로 심신을 육성하는 건강증진 이념을 포함한 적극적 의학

> **📖 지역사회의학**
> 1. 개념 : 지역사회의 인구집단이 가지는 보건문제를 다루는 학문
> 2. 역사 : 1968년 영국의 왕립 의학교육위원회 보고서에서 처음 개념이 대두
> 3. 목표 : 치료를 중심으로 하는 임상의학과 대비되어 지역사회가 자발적으로 질병 예방 및 건강증진이라는 목표를 달성하는 것을 추구한다.

6 공중보건학, 예방의학, 치료의학의 비교 [16 울산]

구분	공중보건학	예방의학	치료의학
목적	질병의 예방, 수명의 연장, 육체적·정신적 건강과 능률의 향상	질병의 예방, 생명의 연장, 육체적·정신적 건강과 능률의 향상	조기진단, 조기치료
책임의 소재	국가와 지역사회	각 개인과 가정	–
연구 대상	지역사회, 국가, 인류	각 개인과 가정	개인, 환자
연구 방법	적극적인 연구방법	소극적인 연구방법	–
기본 사상	지역사회, 국가, 인류를 전제	개인과 가정을 전제	–
내용	불건강의 원인이 되는 사회적 요인 제거, 집단건강의 향상	질병 예방, 건강 증진	치료, 재활, 불구예방

7 공중보건의 정신 : 자주·자립·자조·협동의 정신

8 공중보건사업의 최소 단위 : 지역사회 주민

9 앤더슨(Anderson)의 공중보건사업의 3대 수단(3대 사업, 3대 요소) [19 경기 / 21 서울]

보건교육	◉ **조장 행정(가장 능률적)** • 교육에 의한 조장행정으로서 가장효과적이고 능률적인 공중보건사업의 접근방법이다.
보건행정	◉ **봉사 행정** • 보건서비스에 의한 봉사행정으로 다양한 보건문제의 해결을 위한 제도나 장치를 개발하고 집행한다(보건사업수행).
보건법규	◉ **통제 행정** • 법규에 의한 통제행정으로 강력한 통제를 통한 보건사업으로 주로 후진국에서 효과적이다.

04 양질의 보건의료

1 보건의료의 목표

보건의료의 목표	• 보건의료의 목표는 양질의 총괄적인 의료를 국민에게 언제, 어디서든지, 누구에게나 필요할 때 제공을 해 주는 것이다. • 국민 누구나 필요할 때 국가 또는 사회로부터 양질의 총체적이고 포괄적인 의료를 균등하게 제공받을 수 있어야 한다. 보건의료서비스의 형평성 · 접근의 형평성 ☑ 보건의료서비스에 대한 접근 용이 · 의료의 형평성 ☑ 사회 경제적 불이익으로 필요한 보건의료서비스를 받지못하면 안된다 · 질적 형평성 ☑ 동등한 양질의 보건의료서비스 제공

2 리와 존스의 양질의 의료요건

양질의 의료	지역사회나 인구집단에 사회와 문화, 전문분야의 발전에 즈음하여 의료계의 지도자들에 의해서 서비스되고 가르쳐지는 것
양질의 의료요건	• 의과학에 근거한 합리적인 의료 • 예방의료 • 의사와 환자 간의 긴밀한 협조 • 전인적 진료 • 의사와 환자 간의 지속적이고 긴밀한 인간관계 유지 • 사회복지사업과의 긴밀한 연계 • 다양한 보건의료서비스의 협조 • 필요충족에 요구되는 모든 보건의료서비스의 제공

3 마이어스(Mayers, 1978)의 양질의 보건의료요건(구성요소)

13 전남 / 14 전북·서울 / 15 서울·경북·울산 / 16 경기·전남 / 17 서울 / 19 경기·경남 / 20 경북 / 21 경기

Mayer는 보건의료체계의 궁극적 목표는 모든 주민이 이용할 수 있는 좋은 보건의료를 만드는 것이라고 하였으며, 4가지의 구성요소를 강조하였다.

구성요소	주요내용
접근용이성 (accessibility)	재정적, 지리적, 사회문화적 측면에서 필요한 보건의료 서비스를 쉽게 이용할 수 있어야 하며 개인의 접근성, 포괄적 서비스, 양적인 적합성을 말한다. • 시간과 공간적인 접근의 용이성 • 보건의료를 필요로 할 때 쉽게 접근하여 적절한 보건의료를 이용할 수 있어야 한다. • 질병의 치료는 물론 예방까지도 포함하는 포괄적인 보건의료서비스
질(quality)적 적절성	• 전문적인 능력을 가진 의료공급자가 양질의 의료를 제공할 수 있어야 한다. • 보건의료의 의학적 적정성과 사회적 적정성을 동시에 달성할 수 있어야 한다. • 전문적인 자격, 개인적 수용성, 양질의 의료서비스 즉 질적 적합성을 말한다.
지속성 (continuity)	• 시간적 지리적으로 지속적 연결 • 보건의료의 전문화와 세분화 　- 예방, 치료, 사회로의 복귀가 연결 　- 육체적인 치료 뿐아니라 정신적인 안녕까지도 성취되어야 한다. • 개인중심의 진료, 중점적인 의료제공, 서비스의 조정을 말한다.
효율성 (efficiency)	• 보건의료서비스의 제공에 있어서 자원이 불필요하게 소모되지 않는 정도를 의미 • 불필요한 입원, 과잉진료 등을 제거함은 물론 조기진단과 치료를 강조하여 최소의 비용으로 최대의 효과를 얻을 수 있도록 한다. • 합리적인 재정 지원, 타당한 보상, 능률적 관리 등의 효율성이 보장되어야 한다. • 평등한 재정, 적정한 보상, 효율적인 관리

4 미국 공중보건학외의 양질의 의료구성요소

접근용이성	개인의 접근성, 포괄적 서비스, 양적인 적합성
질적 적절성	전문적인 자격, 개인적 수용성, 질적 적합성
지속성	개인중심의 진료, 중점적인 의료제공, 서비스의 조정
효율성	평등한 재정, 적정한 보상, 효율적인 관리

5 Donabedian의 양질의 보건의료서비스의 정의

Donabedian은 양질의 보건의료란 "진료의 모든 과정에서 예상되는 이익과 손해의 균형을 맞춘 상태에서 대상자의 복지를 가장 높은 수준으로 높일 수 있는 것으로 예상되는 보건의료"로 보았으며 질의 구성요소와 속성에 대해 다음과 같이 정의하였다.

1. 구성요소

구성요소	주요내용
의학기술	의과학 및 보건의료기술의 적용과 관련된 측면으로 의학기술을 개인의 건강문제에 적용하는 것
인간관계	보건의료제공자와 대상자와의 인간관계 측면으로 대상자와 치료자 간의 사회적, 심리적 작용을 관리하는 것
쾌적성	보건의료서비스를 제공하는 시설이나 제도의 편안함으로 쾌적한 대기실, 편안하고 따뜻한 진찰실, 깨끗한 입원실 침대와 침상 옆 전화, 좋은 음식 등

2. 속성

구성요소	주요내용
효능성 (Effectacy)	보건의료의 과학과 기술을 가장 바람직한 환경하에 사용하였을 때 건강을 향상시키는 능력
효과성 (Effectiveness)	• 현재 가능한 건강개선의 정도에 비해 실제로 취득된 개선의 정도 • 현재 수준에서 수명연장, 기능개선 및 안녕 등에서 가장 나은 개선을 가져오는 것
효율성 (Efficiency)	• 가능한 건강개선을 줄이지 않고 의료비를 낮출 수 있는 능력 • 건강과 기능의 개선을 가장 낮은 비용으로 얻을 수 있어야 한다는 것을 의미
적정성 (Optinality)	건강개선과 그 건강개선을 얻는 비용 간의 균형
수용성 (Acceptability)	대상자 및 가족의 희망, 바람 및 기대에 대한 순응 정도
합법성 (Legitimacy)	사회적 선호도(윤리적 원칙, 가치, 법, 규제)와 개인의 수용성의 일치 정도
형평성(Equity)	보건의료서비스의 분포와 편익이 인구집단에게 얼마나 공평하게 제공되는가를 말함.

6 미국 의학 한림원의 질 유지를 위한 보건의료가 갖추어야 할 구성요소(특성)

효과성	예방서비스, 진단적 검사 또는 치료와 같은 어떠한 개입조치가 더 나은 결과를 가져올 것인지에 대해 의료를 제공하는 것
안전성	효과뿐 아니라 이용자를 위험하게 하거나 손상을 일으키지 않아야 한다.
환자중심성	• 환자의 가치, 선호 및 가시화된 필요에 대한 존중 • 진료의 조정 및 통합 • 정보, 의사소통 및 교육 • 신체적 안락함 • 정서적지지 • 가족의 참여가 중요하다.
적시성	대기시간 단축, 제공자와 이용자 모두 불필요한 의료 제공 지연 감소
효율성	사용되는 자원, 시간 단위당 산출, 효용 또는 효과
형평성	통상적으로 공정성 또는 정의와 같은 뜻으로 사용되고 있으며, 형평성을 벗어난 상태를 불형평(inequity) 또는 격차(disparity)라고 한다.

7 의료의 질 개선에 대한 개념변화

1. 질 개선 용어

질 보장 QA (Quality Assurance)	질 보장, 적정진료 보장이란 용어로 사용되어 왔으며, 진료행위에 대한 통제의 느낌이 강하다는 측면에서 요즘은 '질 관리'란 용어로 통일되게 사용하고 있다. 의료서비스의 질을 평가하고, 그 문제점을 개선하여 질을 향상시키는 관리기법을 말한다.
질 향상 QI (Quality Improvement)	질 개선은 고정으로 정해진 목표가 아니라 조직이 계속적으로 노력해야 할 과정으로 파악한다는 취지에서 '질 향상' 또는 지속적 질 향상(CQI/Continuous Quality Improvement)이라는 용어를 사용하기도 한다.

2. TQM(Total Quality Management, 총체적 질 관리)

개념	• 총체적 질 관리란 고객만족을 1차적 목표로 하며, 조직구성원의 광범한 참여하에 조직의 과정·절차를 장기적·지속적으로 관리하기 위한 관리 원칙 • 지속적 질 향상을 계획하고 수행하는데 전체 조직구성원의 참여를 유도하는 구조화되고 체계적인 과정	
특성	목표	환자와 고객을 위한 모든 서비스와 진료에 대한 질의 향상
	초점	과정과 결과
	고객	고객만족 목표
	참여자	전체 직원
	기간	장기
성격	• 서비스의 질을 고객 기준으로 파악(친절과 안전, 신뢰성, 치료의 효과성 등 만족도↑) • 과정·절차의 개선 • 직원에게 권한 부여 • 거시적 안목 • 장기적 전략	

3. QA와 TQM 비교

구분	QA(Quality Assurance)	TQM(Total Quality Management)
목표	환자 진료의 질 향상	환자와 고객을 위한 모든 서비스와 진료에 대한 질의 향상
범위	• 임시적 과정 및 결과 • 연구대상인 환자에게 취해진 활동	• 모든 시스템과 진행 과정 • 진행 과정을 향상시키기 위해 취해진 모든 활동
리더십	의사 및 임상측면에서의 리더: 임상 각 과장, QA위원	모든 임상 및 비임상 부서의 리더: 변혁적 리더십
목적	문제 해결	지속적 향상
참여하는 사람들	• QA프로그램에 임명된 위원 • 제한된 참여	• 과정에 참여하는 모든 이 • 전체 직원의 참여
결과	강조된 소수의 개인의 성과 향상	• 과정에 참여한 개개인의 성과 향상 • 과정에 중점 • 팀 정신 고양

cf) QA(Quality Assurance, 질 보장): 기존에 설정된 기준에 부응하는 것을 목표로 한다.

8 도나베디안의 질 관리

1. 구조평가

개념	구조는 의료서비스가 제공되는 시설이나 시술여건, 환경, 소요되는 자원을 의미하며 인적, 물리적, 재정적 자원에 대한 평가이다(의료의 질에 대한 간접적 평가).	
투입요소	사업에 들어간 시설, 자원, 설비, 장비	
조직체계	관리, 인력, 재정	
장점	평가지표가 상대적으로 변화의 여지가 적기 때문에 측정이 용이하고 안정적이다.	
단점	• 지속적인 평가자료로서는 부적당 • 대형의료기관에 대한 과대평가의 가능성	
구조적 질 개선 제도	신임제도, 면허제도, 자격부여제도	
	신임제도	정부기관이나 민간조직이 평가항목을 미리 제시하고 의료기관이 이를 충족하고 있는지 여부조사
	면허제도 자격부여제도	의료인력의 구조적 요건을 관리하는 방법으로 정부나 전문조직이 개인에게 일정한 수준의 능력을 갖추었음을 증명해줌으로써 특정한 직업에 종사할 수 있도록 허가해 주는 제도

2. 과정평가

개념	• 의료제공자가 실제로 환자를 진료하는 과정과 행위의 적절성을 평가하는 가장 직접적인 의료의 질 평가로서, 적절한 약품사용 같은 기술적 측면부터 환자에게 바람직한 태도를 취하였는가와 같은 인간관계 문제도 모두 포함한다. • 관심의 대상이 전문적인지, 수용된 기준은 적합한지를 평가하고, 질적 측면의 심사, 동료집단평가, 신용, 확인, 감독 등 다양한 수단으로 살펴 볼 수 있도록 해야 한다(지표 : 만족도 / 흥미도, 프로그램참여율, 도구 적절성, 준비자료 적절성, 대상자의 적절성).	
장점	• 구조지표와 비교하여 의료서비스 질과 높은 관련성 • 결과평가보다 비용과 시간이 덜 소요 • 평가결과를 진료행위 교정에 바로 적용 가능	
단점	• 과학적인 기준 설정의 어려움. • 교육병원에서 제공하는 의료서비스의 질에 대한 과대평가가 가능	
과정적 질 개선 제도	의료이용도 조사, 의료전문인들의 상호감시, 임상진료지침, 의료감사, 보수교육, PSRO	
	의료이용도 조사	보험자에게 제출하는 진료비청구명세서나 의무기록 등을 이용하여 환자에게 제공된 의료서비스가 필수적인지, 서비스가 적정한 수준과 강도, 비용으로 제공되었는지를 조사하는 방법
	의료전문인들의 상호감시	미국에서 진료비심사조직에 속한 동료의사들이 다른 병의원 의사들의 진료내용을 심사하는 제도
	임상진료지침	특정한 임상상황에서 임상의사와 환자의 의사결정을 돕기 위해 근거자료에 기반하여 체계적으로 정리한 자료로, 진료행위가 설정된 지침에 따라 수행되었는지 검토하는 프로그램
	의료감사	환자의 의무기록을 정기적 조직적으로 검토하여 환자진료의 질을 평가하고 문제점을 확인하여 해결하도록 조치함으로써 진료의 질적 향상을 추구하는 프로그램

보수교육	신의료기술이나 신지식 등 보건의료전문인들이 시대에 뒤떨어지지 않게 하기 위해 필요하며, 진료 시 발견된 문제점을 고치기 위해서도 보수교육이 필요하다.
전문가표준검토 기구	PSRO : Professional Standard Review Organization
내외부평가	내부평가는 의료기관이 자발적으로 관리하는 활동이며, 외부평가는 전문가협회, 교육기관, 법적기구, 연구집단 등 기관 외부에 있는 단체들이 평가자 된다.

3. 결과평가(Outcome)

개념	• 환자에게 실제 제공된 의료서비스로 인해 현재 또는 미래의 건강상태가 어떻게 변화되었는지에 초점을 두는 접근법으로 결과는 의료행위의 궁극적 목표가 되며 건강수준이 향상된 결과는 양질의 의료가 제공되었음을 보증한다는 전체에서 출발한다. • 건강상태의 변화가 의료행위 이외의 다른 요소들에 의해서도 영향을 받을 수 있기 때문에 과정평가보다 간접적인 지표이다.
장점	의료의 질을 표괄적으로 보여줄 수 있는 지표
단점	측정하기 어렵고 시간과 비용이 많이 소요
결과평가제도	• 고객만족도 조사, 의료서비스 평가, 진료결과 평가 • 이환율, 사망률, 합병증 등의 지표를 산출하여 의료소비자에게 제공하고 의료소비자가 의료기관 선택 시 정보로 활용하는 방안 　－효과 : 설정된 목표에 도달했는가에 대한 평가(지표 : 목표달성정도, 사업만족도) 　－효율 : 실제로 투입된 노력과 사업결과를 비교하여 효율을 평가(지표 : 총 소요 비용, 대상자수, 사업으로 인해 변화된 결과)

9 우리나라의 질 관리 정책

병원신임평가 (병원표준화심사제도)		• 1963년 수련병원 인정제도가 효시, 최초 민간조직이 의료기관 질 개선 시도 • 심사대상이 수련병원으로 제한, 심사결과 개선으로 이어지지 못함, 평가주체가 공급자들의 연합조직 → 공신력이 떨어짐. • 2003년부터 병원표준화심사를 병원신임평가로 개칭, 질 평가 항목개선에 힘쓰고 있으나 정부의 의료기관 평가제도와 중복됨.
건강보험심사평가원 심사평가제도 21부산		• 청구된 진료비에 대한 심사로 적정진료 평가 • 의·약학적인면과 비용효과적인면에서 적정진료 평가 → 의료기관에 결과통보 　→ 의료서비스 질 향상
	적정성 평가	• 약제의 총사용량 적정성 • 제왕절개술의 적정성 • 수혈, CT사용에 대한 적정성 등 • 항생제의 적정한 사용을 유도하는 평가
	과제	• 양적인 기준, 보험 재정안정에 초점을 맞추는 심사기능과 차별성을 갖지 못한다는 비판 제기 • 의학적 타당성을 지향하는 노력과 함께 의료기관의 실제적인 질개선으로 연결될 수 있도록 정책방안 모색

병원단위의 질 관리사업		현재 종합병원급 규모에서 대부분 질 관리 전담부서를 설치하여 서비스 개선 및 의료의 질 향상을 위해 노력해야 한다.
당면과제	국내실정에 맞는 질 개선	의료의 질에서는 의료전문가나 의료소비자, 정책담당자들이 국내 실정에 맞는 의료의 질 개선 목표와 접근방안을 모색하고 합의해 나가는 노력이 선행되어야 한다.
	정책개선	질 관리와 관련된 기존의 사업과 정책들을 질 향상목표에 부응할 수 있도록 개선하는 노력이 뒤따라야 한다. 예 의료기관인증제나 진료비심사제도를 이용하여 질 향상 목표를 효과적으로 달성할 수 있는 방향으로 개선
	보수교육활성화	의료의 질에 있어 의료전문가의 인식과 관심이 중요한 만큼 각 전문학회단위에서 질 관리에 대한 보수교육을 활성화시키는 것이 필요하다.
	진료지침개발	질 관리사업은 실제 많은 비용과 시간이 소요되므로 다양한 시범사업을 시도할 필요가 있으며, 전문가 단체가 중심이 되어 실제 적용할 수 있는 진료지침 개발이 필요하다.
	법적 제도적 지원방안모색	질 관리 활동은 의료인의 자발적 참여가 필수적이므로 의료제공자가 질 향상시킬 수 있도록 긍정적 유인을 제도적으로 지원할 필요가 있으며, 각종 법적 제도적 지원방안이 모색되어야 한다.

10 보건의료서비스의 사회경제적 특성

필수적 서비스	• 세탁기, 냉장고 등과 달리 아무리 경제적으로 어렵다 하더라도 질병발생시 의료제공이 되지 않으면 생명을 좌우하게 될 만큼 중요한 의미를 가진다. • 모든 사람은 보건의료서비스를 필요로 하며 지불능력을 가지고 있지 않다 할지라도 서비스를 받을 권리를 갖는다.
보건의료서비스에 대한 요구는 정확히 예측하기가 어렵다.	• 개별적 수요가 불규칙, 불확실 • 건강보험을 통하여 미래의 불확실한 큰 손실을 현재의 확실한 작은 손실로 대처하여 질병의 예측불가능성을 대비해야 한다.
보건의료는 외부효과(external effect)를 가진다.	• 외부효과란 어느 사람의 행동이 제3자에게 미치는 영향을 말한다. 예를 들어 전염성질환인 경우 본인이 예방접종이나 혹은 치료를 통하여 면역이 되었을 경우에 주위의 다른 사람들이 병에 걸릴 확률이 줄어드는 것을 말한다. 따라서 정부가 적극적으로 개입하여 예방접종이나 기타 예방서비스를 제공하여야 한다. • 전염의 전파를 차단하는 경우 얻는 효과는 질병에 걸려 치료를 하는 경우 얻는 효과보다 몇 배를 사회가 획득하게 된다.
우량재(가치재)	보건의료 서비스는 주택, 교육과 마찬가지로 우량재(가치재)인데, 소비함으로써 건강이 개선된다면, 가족유지나 노동력제공 및 사회발전 등 개인뿐만 아니라 국민전체에게 편익이 가기 때문이다. 이런 특징으로 의료서비스 제공에 대한 사회적 연대책임이 강조되고 국가 개입의 당위성이 보장된다.
공공재	• 모든 개인이 공공으로 이용할 수 있는 재화 또는 서비스 • 시장가격이 존재하지 않고 수익자부담원칙도 적용되지 않는다. • 무임승차의 문제가 발생한다. 가치재와 공공재는 시장실패를 유발할 수 있다.

소비자지식 결여	• 보건의료소비자들은 질병관리에 대한 지식이 결여되어 있다. • 보건의료서비스는 일반 상품과는 달리 소비자의 무지(Consumer Ignorance)가 존재한다.
보건의료는 비영리적인 동기를 가지고 있다.	영리추구에 우선순위를 두고 있지 않다. 비영리적 동기 때문에 조직의 효율성에 문제가 초래되기도 한다.
경쟁제한	보건의료서비스는 제도적으로 경쟁이 제한되어 독과점이 형성된다.
생산의 독과점	다른 재화와는 달리 보건의료서비스는 그 생산권이 한정된 면허권자에게만 주어짐으로써 생산부문에 독점권이 형성되어 있다.
공급의 비탄력성	보건의료시장에서 요구하는 공급량을 제때에 공급하지 못하는 경우가 많음. 이와 같은 보건의료공급의 비탄력성은 가격인상으로 연결되게 마련이다.
소비겸 투자의 양면성	소비적 요소와 투자적 요소가 혼재우선, 공급자 측면에서 보면, 장기간의 전문교육과 훈련이 필요하나, 미래의 질병치료 및 의료질 향상에 기여할 수 있다. 또한 소비자 측면에서 보면, 보건의료를 소비함으로써 건강한 노동력을 확보하게 되고 노동의 질과 생산력 증대에 기여할 수 있다. 이처럼 보건의료서비스는 소비적 요소와 투자재적 요소가 혼재되어 있으며 분리되기 어려운 특징이 있다.
노동집약적 인적서비스	• 이와 같은 특성 때문에 보건의료산업은 인건비의 비중이 높으며 인건비의 상승에 취약한 구조적 특성을 보이고 있다. • 노동집약적 성격을 가지고 있어 자동화에 한계가 있다. • 조직내 인사관리가 다른조직보다 어렵다.
서비스와 교육의 공동생산	보건의료행위는 보건의료서비스와 지식을 동시에 제공하는 경우가 많다. 특히 대학 부속병원에서는 수련의들에 대한 교육이 함께 생산되고 있다. 보건의료의 이와 같은 공동생산물로서의 특성 때문에 교육을 실시하고 연구를 하는 경우에는 보건의료의 수준이 높아지게 되지만, 교육병원에서는 환자 진료에 전념하기 어려울 수 있다는 것이다.

05 일차보건의료 14 경기·경남·부산·서울 / 15 경기·경남 / 16 경북·강원·전남 / 17 경기 / 18 서울 / 19 경기 / 20 전북·전남 / 21 경기

1 알마아타(Alma-Ata) 선언

알마아타 선언	세계보건기구는 세계인구 건강상의 불평등에 대처하기 위하여 1978년 9월 구소련 카자흐스탄 수도 알마아타에서 국제회의를 개최하였다.
의제(보건정책)	"Health for call by year 2000 through primary health care"
알마아타 선언의 내용	• 실제적이고 과학적으로 건전하며 사회적으로 수용할 수 있는 방법 • 주민들의 적극적인 참여하에 모든 주민이 쉽게 이용할 수 있어야 한다. • 국가나 지역사회가 재정적으로 부담이 가능해야 한다. • 국가의 보건의료체계상 핵심으로써 지역사회개발정책의 일환으로 유지되어야 한다. • 일차보건의료는 질병의 치료나 예방활동, 신체적 정신적 건강증진과 사회적 안녕 및 생활의 질적 향상을 실현할 수 있어야 한다.
알마아타 선언의 의미	건강증진을 위해서는 현대의학적인 접근보다는 사회접근법이 필요하며 건강과 건강관리를 목표로 한다면 자기 스스로 관심을 가지고 적극적으로 노력을 해야 한다는 개념이다. • 전 세계 인구가 보건의료에 평등해야 하고, 국민은 건강할 기본권리를 가지며, 국가는 국민의 건강에 책임을 가져야 하며, 인구가 보건의료에 평등해야 한다.

2 일차보건의료의 개념

개요	세계보건기구는 1978년 9월 소련의 Alma-Ata에서 "Health for call by year 2000 through primary health care"라는 보건정책을 채택하였다. 이 때 채택된 "알마아타 선언문"을 기점으로 각국에서는 일차보건의료 개념이 사업형태로 발전하여 각각 그 나라 실정에 따라 발전하기 시작하였다. 지역사회간호사업은 일차보건의료라고 할 수 있다.
일차보건의료의 개념	일차보건의료는 실제적이고 과학적으로 건전하며 사회적으로 수용할 수 있는 방법을 통하여 쉽게 이용할 수 있는 사업방법으로 지역사회가 받아들일 수 있는 방법으로 주민들의 적극적인 참여하에 그들의 지불능력에 맞게 그들이 사는 지역 내에서 실시되는 필수적인 건강관리 사업이다. 예 일차보건의료는 모든 사람들의 기본적인 건강을 최저수준으로 보장하기 위하여 사용될 수 있는 하나의 전략이다.
일차보건의료 사업의 대두배경	• 보건의료가 주민 모두에게 제공되고 있지 못하다. • 의료생산비용 증가로 인한 의료비용의 상승 • 보건의료서비스 및 보건의료자원이 사회, 경제, 지역적으로 편중됨. • 지역사회 보건의료요구의 80 ~ 90% 담당 • 국가의 핵심 보건사업 조직과 그 지역사회의 전반적인 사회경제 개발의 구성요소가 된다. • 대부분의 건강문제는 일차보건의료로써 해결 가능하며 질병발생 이전에 예방 관리하는 것은 질병이 발생한 후 치료하는 것보다 효율적이고 경제적 방법이 될 수 있다. 　→ 세계보건기구는 국가 간 건강수준의 격차와 한 국가 내에서의 건강에 대한 계층 간 존재하는 불평등을 해소하기 위해 일차보건의료라는 새로운 전략을 세우게 되었다.
기본철학	온 지구상의 인구가 보건의료에 대해 평등해야 하고, 국민은 건강할 기본 권리를 가지며, 국가는 국민의 건강을 보장하기 위한 책임을 져야한다. 즉, 건강은 기본권(Human right)이며, 국가가 국민의 건강에 책임을 져야하며(Health right), 인구가 보건의료에 대해 평등(Equality)해야 한다.
사업 내용−필수요소	• 지역사회가 가지고 있는 건강문제와 이 문제를 규명하고 관리하는 방법을 교육 • 가족계획을 포함한 모자보건 • 식량 공급 및 영양증진 • 안전한 물의 공급 및 기본 환경 위생관리 • 그 지역의 풍토병 예방 및 관리 • 그 지역사회의 주된 감염병의 예방접종 • 통상질환과 상해에 대한 적절한 치료 • 기초 의약품 제공 • 정신보건 증진(심신장애자의 사회 의학적 재활)
일차보건의료를 위한 행동강령	• 사람들이 건강에 관한 결정과 결정의 실행에 참여할 수 있는 능력을 갖게 할 것 • 지방 분권화된 보건의료체계 속에서 일차보건의료를 도입할 것 • 보건 전문가들은 일차보건의료에 대하여 준비시키고 지원할 것 • 고질적인 문제에 대한 새로운 접근법을 개발하기 위하여 새로운 과학과 기술을 응용할 것 • 저개발 국가를 지원하는 것에 국제적인 우선순위를 부여하는 것을 수용할 것

3 일차보건의료의 접근성

일차보건의료의 접근 원칙	• **포괄성** : 모든 사람에게 필요한 의료서비스이어야 한다. • **수용성** : 모든 주민에게 쉽게 받아들일 수 있는 방법으로 사업이 제공되어야 한다. • **지불부담능력** : 지불능력에 맞는 보건의료 수가로 사업이 제공되어야 한다. • **접근성** : 근접한 거리에서, 경제적 사회적으로 주민에게 쉽게 사업이 제공되어야 한다. • **균등성(평등성)** : 어떤 여건에서도 똑같이 제공되어야 한다. • **지속성** : 계속적인 서비스가 제공되어야 한다. • **유용성** : 주민이 쉽게 이용할 수 있고 유용한 것이어야 한다. • **상호 협조성** : 관련부서가 서로 협조할 수 있어야 한다. • **주민참여** : 지역사회의 적극적인 참여에 의해서 사업이 이루어져야 한다.	
일차보건의료의 접근시 고려요소(4A)	접근성 (Accessibile)	지역주민이 원할 때는 언제나 서비스 제공이 가능해야 한다. 지리적, 경제적, 사회적 이유로 지역주민이 이용하는데 차별이 있어서는 안 되며, 특히 국가의 보건의료활동은 소외된 지역없이 벽·오지까지 전달될 수 있어야 하며 이러한 지역이 일차보건의료 활동의 핵심이다.
	수용가능성 (Acceptabile)	지역사회가 쉽게 받아들일 수 있는 방법으로 사업이 제공되어야 한다. 즉, 주민들이 수용할 수 있도록 과학적인 방법으로 접근하여 실용적인 서비스가 제공되어야 한다.
	주민의 참여 (Availabe)	지역사회의 적극적인 참여를 통해 이루어져야 한다. 일차보건의료는 국가의 보건의료체계상 핵심으로서 지역사회 개발정책의 일환으로 진행되고 있으므로 지역 내의 보건의료 발전을 위한 지역주민의 참여는 필수적이라고 할 수 있다. 이를 위해서는 지방분권화된 보건의료체계 속에서 일차보건의료를 도입하는 것이 바람직하다.
	지불부담능력 (Affordable)	지역사회구성원의 지불능력에 맞는 보건의료수가로 제공되어야 하며, 저렴하고 양질의 서비스를 제공하여 비용 – 효과적이어야 한다. 이는 국가나 지역사회가 재정적 부담을 지는 방법으로 지역사회 내에서 이루어지도록 하는 것이 바람직하다.
	• 쉽게 이용 가능해야 한다. 　– 모든 인간에게 평등하고, 쉽게 이용 가능하도록 사업을 전개한다. • 지역사회의 적극적인 참여하에 사업이 이루어진다. • 지역사회가 쉽게 받아들일 수 있는 방법으로 사업이 제공되어야 한다. • 지역사회의 지불 능력에 맞는 보건의료수가로 사업이 제공되어야 한다.	
일차보건의료의 접근성	지리적 접근성	거리, 교통시간, 이용하는 교통수단 등을 고려하여 주민이 받아들일 수 있는 것을 의미한다.
	재정적 접근성	어떤 지불수단을 쓰든 간에 제공되는 서비스내용의 비용이 지역사회와 국가재정형편으로 감당해 낼 수 있는 것을 말한다.
	문화적 접근성	쓰이는 기술과 경영방식이 지역사회의 문화적 양상과 동떨어지지 않는 것을 의미한다.
	기능적 접근성	올바른 종류의 보건의료가 그것을 필요로 하는 사람에게 필요한 때에 지속적으로 이용될 수 있고, 이러한 서비스가 필요한 보건의료 팀에 의하여 제공되는 것이다.

4 일차의료와 일차보건의료

일차의료	일차의료란 의사들 내에서 생긴 용어로 의학, 간호학 또는 보건의료 전문가에 의해 주도될 수 있는 보건의료의 전달에 관한 말이다. 일차의료는 보건의료의 일차, 이차, 삼차의 수준으로 구분하는 전통적인 보건의료서비스의 전달모형의 한 부분이다. 따라서, 일차의료의 초점은 개인이나 개별 가족에 주어진다. 이러한 의미에서 일차(primary)라는 말은 개인이 보건의료체계와 처음으로 접촉하게 됨을 말한다.
일차보건의료	일차보건의료는 보건의료서비스의 소비자가 전문가의 동반자가 되고, 적정기능 수준의 향상이라는 공동의 목적에 도달하는데 참여하는 보건의료전달의 유형이다. 일차보건의료 전략은 자가간호와 건강과 사회복지에 있어서의 자율적 관리를 권장한다. 사람들은 자신과 가족, 그리고 이웃의 건강을 향상시키는 활동에서 자신의 지식, 태도, 기술을 사용할 수 있도록 교육받고 능력을 기르게 된다. 일차보건의료 전략의 기대효과는 개인, 가족 그리고 지역사회의 자존과 자립이다. 일차보건의료 프로그램의 중심은 정부나 지방보건인력이 아니라 지역사회의 주민들이다.
21세기 PHC의 방향	• 기본적인 보건의료의 문제 해결로부터 질병예방과 건강증진으로 나아 가야 한다. • 건강증진 목표달성을 위해 건강관리 정책, 건강한 생활환경조성, 건강한 생활양식, 하부건강 관리체계를 수립해야 한다. • 건강생활 실천을 위해 동기를 부여하고 교육하는데 역점을 두어야 한다. • 주민의 적극적인 지역사회에의 참여를 유도해야 한다. • 현행 일차보건사업이 정부 보건정책의 중심책으로 시도되도록 전환해야 한다.

5 우리나라 일차보건의료

77년 전국세미나	일차의료는 전 국민을 대상으로 하는 보건의료체계의 하부 기초보건의료 단위 및 기능이다. • 일차보건의료는 일정 지역사회 내에서 보건의료요원과 주민의 적극적 참여로 이루어지는 보건의료활동이다. • 일차보건의료활동은 지역사회의 기본 보건의료 욕구를 충족시켜야 하므로 전체 보건의료 스펙트럼에서 예방측면에 치중한다. • 일차보건의료활동은 각종 보건의료 요원의 협동과 마을의 자원 요원의 협동으로 이루어지며 각 요원은 치료, 예방 및 기타 기능이 부여된다. • 일차보건의로 활동은 전체 지역사회개발계획의 일부로서 이루어짐이 바람직하다.
후속조치	• 1980년 농어촌 보건의료를 위한 특별법 제정 • 보건진료원, 보건진료소 설치 및 공중 보건의 배치 • 학교보건, 산업보건, 건강한 도시 가꾸기 사업 등에 일차보건의료사업이 접근되었다.
문제점	• 일차보건의료를 민간의료부문의 보충적 역할로 도입되었다. • 의료취약지역에는 민간의료부문이 선호하지 않게 되고 농어촌 의료취약부분은 더욱 열악해지게 되었다. • 취약부분을 공공부문이 채우기 위해 일차보건의료인력, 시설 등이 더 필요하게 되었다. • 예방보다는 진료 치료위주의 서비스공급이 이루어져 포괄적 보건의료서비스 제공의 일차보건의료 철학이 무너지게 되었다. • 우리나라의 일차보건의료의 핵심적 역할은 대부분 지역보건소가 담당하고 있다.

01 행정의 이해

1 행정의 개념

행정		행정이란 공익 목적을 달성하기 위한 공공 문제의 해결 및 공공 서비스의 생산, 분배와 관련된 정부의 제반 활동과 상호 작용 이와 같은 개념은 1970년대부터 발전하기 시작
		• "이미 수립된 법이나 정책을 구체적으로 집행하고 관리하는 기술적 과정" • 최근의 행정의 개념은 공공 문제의 해결과 이를 위한 정부 외의 공사 조직들의 연결 네트워크를 강조하는 경향이 있는데, 이러한 행정의 개념은 Governance로서의 행정을 의미한다.
행정의 특징	공공성 공익지향	• 공익실현 • 보건, 국방, 치안, 교통, 환경보호, 교육 등 공공욕구 충족으로 국민의 삶의 질 증대
	공공서비스의 생산 공급 분배	정책형성, 집행, 행정기관의 내부관리, 참여자 네트워크 구축 등
	합리성, 기술성	행정은 공공사무의 관리라는 사회기술적 과정 내지 기술적 체제로써 파악되며 고도의 합리성을 추구한다. 합리성은 목표에 대한 수단의 적합성을 말한다.
	정치성, 권력성	─
	안정성, 계속성	• 행정은 사회의 건전한 발전을 위한 사회의 안전핀 역할을 수행한다. • 행정은 지속적으로 변화하며 발전하여 나간다.
	협동적 집단행동	행정은 특정한 목적을 달성하기 위하여 두 사람 이상이 집단을 이루어 협동적 활동을 하는 것
행정의 변수 (행정 활동에 영향을 미치는 요인)	구조	• 법, 제도, 행정 목표, 의사전달체제, 내부 환경 등이 이에 속한다. • 정부형태, 정부조직, 통솔범위, 직무 권한 책임의 수직적 수평적 분담구조 등을 의미하는 것으로 고전적 이론(과학적 관리론, 관료제론 등)에서 중시한다.
	인간 (국민)	• 인간의 행태, 동기, 태도, 가치관, 성격, 의사결정 등이 이에 속한다. • 인간형태(가치관, 태도, 신념 등), 인간관계 등 사회적 심리적 비공식적 요인 등을 의미하는 것으로 신고전적 이론(인간관계론, 행태론)에서 중시한다.
	환경	정치, 경제, 사회, 문화 등 행정의 외부적 요인을 말하는 것으로 생태론, 체제론, 거시조직이론 등에서 중시한다.
	기능	외형적 법칙이나 공식적 제도 구조가 실제 수행하는 것으로 정부업무를 의미하는 것으로 비교행정론 등에서 중시한다.
	가치관적 태도	변화에 대응능력을 지닌 쇄신적 창의적 태도를 의미하며 발전행정론, 신행정론에서 중시한다.

2 거버넌스(governance)

거버넌스 (governance) 15 경기 / 19 서울	• 거버넌스(governance)란 무수한 이해당사자들을 정부정책 결정과정에 참여시키는 새로운 정부 운영방식으로 전통적인 정부 이미지와는 대조되는 새로운 방식의 통치를 가리키는 개념이다. • 정부의 일과 민간의 일이 엄격히 구분되지 않고 공공(public)이라는 개념을 통해 양자 모두를 포함한다. • 무수한 이해당사자들을 정부정책결정 과정에 참여시키는 새로운 정부 운영방식
거버넌스로의 변화내용	• 사회가 직면하는 문제들이 점차 국민정부로부터 지역과 지방 커뮤니티의 책임으로 바뀌고 있다. • 심각한 사회문제들을 해결하기 위한 공적 자금은 점차 줄어들면서 민간단체의 역할이 상대적으로 늘어나고 있다. • 권력은 국민정부로부터 지방 커뮤니티로 더욱 광범위하고 더욱 넓게 분포되어 있다. • 커뮤니티의 인구 구성이 점차 다양화되면서, 극단화와 갈등의 가능성이 높아지고 있다.
거버넌스 관점에서 행정의 4가지 속성(특성)	• 행정은 규범적으로 공공문제의 해결이라는 공익을 지향한다. • 행정은 공공서비스의 생산, 공급, 분배와 관련된 모든 활동을 의미한다. • 공공서비스의 생산 및 공급은 정부가 독점하지 않는다. • 행정은 정치 과정과 밀접하게 연계되어 있다. 즉, 정치행정일원론의 입장을 취한다.

3 행정과 정치

정치행정일원론	• 정치와 행정은 그 본질이 서로 다른 활동이라 양자를 명백히 구분 • 행정은 정책결정을 효율적으로 집행하는 전문적 관리기술로 인식 • 행정의 관리적 성격 중시, 행정집행 과정에서 기업의 능률 정신 강조
정치행정이원론	• 행정을 정치와 불가분관계로 보고 정책형성기능을 중시 • 행정에 가치판단 및 정책결정 기능 중시 • 행정에서의 정치성, 공공성 등 가치판단 기능 중시 • 행정의 적극적 기능과 행정입법의 확대 지지

4 행정과 경영

의의	공행정	공공부문(국가나 공공기관)의 관리, 좁은 의미의 행정
	사행정	사기업의 관리, 경영
유사점	능률주의 관리	목표달성을 위해 인적·물적 자원을 효율적으로 동원하고 활용하는 관리기술로 능률주의를 지향한다.
	관료제적 성격	정부와 기업 모두 관료제적 성격을 갖는 대규모 조직이다.
	협동행위	공동목표를 달성하기 위한 합리적이고 집단적인 협동행위로, 행정의 본질은 의사결정이라고 본다. 즉 행정과 경영 모두 여러 대안 중 최선의 대안을 선택 결정하는 행위이다.

5 행정과 경영의 특징 비교

구분	행정	경영
목적	공익 추구	이윤 극대화
법적규제	엄격한 법적 규제	직접적인 법적 규제 적용이 안됨.
정치권력성격	• 정치성격 • 공권력을 배경으로 행정기능 • 정당의회이익단체 국민의 통제	• 정치로부터 분리 • 강제력과 권력수단이 없음.
평등성	모든 국민은 법 앞에 평등	고객 간 차별 대우 용인
독점성	경쟁자 없는 독점성 → 행정서비스의 질 저하 우려	자유로운 시장 진입 → 경쟁관계, 고객지향성 서비스
관할 및 영향범위	모든 국민이 대상	고객관계 범위 내 한정
성과척도	명확한 단일척도가 없음. → 비능률성이 커지기 쉬움.	이윤

6 공공행정과 민간행정의 유사점

① 인간의 협동행위
② 관리기술이 활용 : 관리기법상 정보 체계, 비용편익 분석, 목표 관리와 같은 관리 기술을 활용하게 된다.
③ 목표 달성을 위한 수단
④ 합리적인 의사 결정
⑤ 관료제적 성격

7 공공행정과 민간행정의 차이점

구분	공공행정	민간행정
추구하는 목적	봉사, 공익	경영, 이윤 추구
정치적 성격	정치적 감독, 국민 비판, 감시 대상, 책임성	이윤 추구, 도의적 국민 비판, 무책임성
법적 규제성	강함.	약함.
고객에 대한 평등성	강하게 적용	약하게 적용
강제수단의 유무	국가 권력, 강제 수단	기업 내 한정 강제
영향력의 규모	광범위(국가 전체)	행정보다 협소(계약 관계)
독점성의 유무	독점성	경쟁성
신분보장	강함(공무원).	약함(회사원).
공개성	공개(외교, 국방, 보안상 예외도 있음)	비공개
권력수단의 유무	있음.	없음.
획일성과 자율성	획일성	자율성
평가 기준	다원적 기준 (능률성, 합법성, 민주성, 효과성)	단일적 기준(능률성)

8 행정 과정

Gulick의 7가지 행정 과정 (POSDCoRB) : 최고관리층의 하향적 지시에 의한 조직관리방식으로 고전적 조직관의 대명사적 용어를 제시 17 광주	P(Planning) : 행동하기 전에 무엇을 어떻게 해야 하는지를 결정하는 과정
	O(Organizing) : 2명 이상이 공동의 목표 달성을 위하여 노력하는 협동체를 조직하는 과정
	S(Staffing) : 조직원의 채용과 훈련, 작업조건, 동기유발 등 제반활동
	D(Directing) : 최고관리자의 계속적인 의사결정을 구체적인 형태로 명령, 지시하는 제반 과정
	Co(Coordination) : 조직의 목표를 달성하는 데 있어서 조화된 기능을 발휘할 수 있도록 같은 성질의 업무를 모으고 동조되도록 하는 의식적인 행위
	R(Reporting) : 업무 수행과정에서 상관에게 업무 보고를 하는 것으로, 보고에 필요한 기록, 조사 등 포함
	B(Budgeting) : 재정 계획, 회계, 재정 통제의 형식에 의한 예산 편성에 따르는 모든 것으로서, 최고경영자는 예산을 통해 조직을 통제하고 관리
Fayol의 5가지 행정 과정 (POCCC)	1916년 프랑스 관리과정 학파의 창시자로 「일반 및 산업관리론」에서 제시 Planning(기획) → Organizing(조직) → Commanding(명령) → Coordinating(조정) → Controlling(통제)
현재적 행정 과정 16 전남	목표 설정 : 가장 창조적인 과정이며 미래의 바람직한 상태를 설정하는 과정
	정책 결정 : 설정된 목표를 달성하기 위해 바람직한 대안을 결정하는 과정
	기획 : 목표와 정책을 달성하기 위해 구체적인 세부 계획 활동을 수립하는 과정
	조직화 : 조직을 구조적으로 편성하고 분업체제를 확립하거나 인적·물적 자원을 동원하고 효율적으로 관리하는 과정
	동기 부여 : 조직이 계획대로 움직일 수 있도록 필요한 요인을 제공하고 규제하는 과정
	평가(통제) : 실적과 성과를 목표 또는 기준과 비교하면서 평가하는 과정
	환류(시정 조치) : 평가결과 계획이나 기준대로 이루어지고 있지 않은 경우 시정 조치를 취하게 된다.

9 행정 문화

행정 문화란 특정 국가의 행정 관료들의 의식 구조, 사고방식, 가치관, 태도 등을 의미하며, 관료들의 특권 의식이라고도 한다.

선진국의 행정 문화	합리주의	성취주의
	상대주의	모험주의
	전문주의	과학주의
	배분적 정의	실용주의
개발도상국의 행정 문화	가족주의	의식주의
	권위주의, 계층주의	연고주의
	일반주의	정적 인간주의, 온정주의
	형식주의	운명주의
	관직의 사유주의	할거주의
우리나라 행정 문화	가족주의	의식주의
	권위주의	연고주의
	일반주의	정적 인간주의
	관인 지배주의	집단주의
	운명주의	비물질주의(신비주의)

02 보건행정

1 보건행정의 정의

보건행정	보건행정은 공중보건의 목적(건강증진 및 삶의 질 향상)을 달성하기 위해 공중보건의 원리를 적용하여 행정조직(정부, 지방자치단체, 민간기관)을 통해 행하는 일련의 행정활동 지역사회 주민의 건강을 유지, 증진시키고 정신적 안녕 및 사회적 효율을 도모할 수 있도록 하기 위해 국가나 지방자치단체가 주도적으로 수행하는 국민의 건강을 위한 제반 활동을 말한다.
스마일리 W. G. Smille	보건행정이란 공공기관 또는 사적기관이 사회보건복지를 위하여 공중보건의 원리와 기법을 응용하는 것이다.
일반적인 정의 (보건사업의 전개에 따라)	• 업무과정의 과학적 관리방식에 의하여 능률을 추구하고 • 인간관계의 행태론적 파악과 • 보건사업의 법률적 관계 조정 및 • 보건사업의 성공적인 목적 달성을 위하여 노력하는 과정을 보건행정이라고 한다.
카메야마 고오이치	공중보건의 목적 달성을 위하여 보건원리를 적용하여 행정조직을 통해 행하는 일련의 행정 과정
하시모토 미치오	공중보건의 기술을 행정조직을 통하여 주민의 생활 속에 도입하는 사회적 과정

허정	공중보건학적 지식을 사업화하는 학문
권이혁	공중보건의 하리와 기술을 행정조직을 통하여 일반대중의 생활 속으로 도입하는 사회적인 과정
양재모	인구집단의 건강 유지와 향상이라는 공동의 목표를 달성하기 위하여 합리적으로 행동하는 사회적 과정
이윤현	인간의 건강과 복리를 추구하기 위하여 보건의료와 관련된 모든 분야를 기초해 지속적으로 조직하고 통제하는 모든 과정

보건행정의 기본 4요소

조직→ 인사 → 예산 → 법규

---

2 보건행정의 중요성(필요성)

국민의 건강권	건강이 국민의 기본적인 권리라는 의식이 대두되면서 건강에 대한 사회나 국가의 책임이 강조되었다.
집단적 건강 의식	개인의 건강문제는 다른 사람의 건강상태에 많은 영향을 미치고 또한 영향을 받는다. 그러므로 개인의 건강은 단순히 개인의 문제뿐만 아니라 국가적인 차원의 문제이다.
질병의 다인적 요인	질병은 주민의 건강 행태, 문화, 경제, 생활 양식 등에 영향을 받는다.
보건의료의 효율성	보건의료기술개발, 보건의료서비스의 투자자원에 비하여 과연 얼마나 효과가 있느냐
보건의료자원분배 불평등	보건의료분양의 성장이 지역 간, 계층 간의 불평등을 심화시키는 방향으로 이루어진다.
보건의료비 상승	보건의료비 지출은 급격히 팽창하여 여러 분야의 지출을 훨씬 앞선다.
포괄적인 건강 문제 대두	단순한 치료나 재활의 차원을 넘어 포괄적인 접근의 인식이 필요하다.
건강문제의 상호 교호성 대두	두 지역사회집단 이상의 건강문제 인식의 필요성에 의해서 공중보건학이 전개되었고, 이를 행정적으로 뒷받침하기 위하여 새로운 개념의 보건행정이 대두되었다.

3 **보건행정의 성격(특성)** 15 충북·울산·경기 보건복지부 7급 / 16 경북의료기술직·인천·전북·전남·부산·서울·경남보건연구사 / 17 보건복지부 7급·경남보건연구사·경남교육청·광주·강원

공공성 및 사회성	보건행정은 국민의 건강유지와 증진을 위한 조직적인 행정이므로 당연히 공익을 위한 공공이익과 사회성을 갖는다.
봉사성	보건행정은 넓은 의미에서 국민에게 적극적으로 서비스하는 봉사 기능을 가지고 있다.
조장성 및 교육성 19 서울	보건행정은 지역사회 주민의 자발적인 참여 없이는 그 성과를 기대하기 어려우므로 지역사회 주민을 위한 조장 및 교육을 실시함으로써 목적을 달성한다. 즉, 보건행정은 교육을 중요한 수단으로 사용하고 있다.
과학성 및 기술성	보건행정은 발전된 근대과학과 기술의 확고한 기초 위에 수립된 과학 행정인 동시에 기술행정이라고 하겠다.
건강에 관한 개인적 가치와 사회적 가치의 상충	생명의 유일함에 대한 무한대의 서비스 욕구를 추구하는 개인의 가치와 한정된 서비스를 분배하려는 사회적 형평성이 상충하는 경우가 발생한다.
행정 대상의 양면성	소비자 보건을 위한 규제와 보건의료산업 보호를 위한 자율을 함께 고려하여야 하는 양면성이 존재한다.

4 **보건행정이 추구하는 목적(가치)** 15 광주·전남·보건복지부7급 / 16 전북·울산 / 17 대구

형평성(Equity)	같은 상황에 있는 사람에게 유사한 수준의 대우를 하는 것을 형평성이라고 한다.
능률성 (Efficiency) 19 울산	능률이란 최소의 비용과 노력, 시간으로 최대의 성과, 산출을 얻는 비율, 즉 투입 대 산출의 비율을 말하는데, 보건행정에서도 적은 자원의 투입으로 산출을 극대화시키는 것이 필요하다.
효과성 (Effectiveness)	• 효과성은 의도하거나 기대한 것과 같은 소망스러운 상태가 나타나는 성향을 말한다. • 효과성은 능률성과 약간의 차이가 있다. 능률성은 빈곤층의 건강증진활동 사업 등에 들어가는 비용을 중심으로 측정할 수 있지만, 효과성은 주어진 행정을 집행한 후에 실질적으로 건강 증진 활동을 실천한 사람이 몇 명이나 되며 그 비율은 어느 정도인가를 중심으로 측정한다. • 보건행정은 효과성의 전제하에 집행되어야 한다. 주어진 예산을 가이드라인에 따라 필요로 하는 사람을 위해 집행하였다는 사실보다는 주어진 보건행정서비스를 받고 어느 정도가 보건 행정이 추구하는 근본적인 목적에 도달하는 것인지를 고려하여 집행하여야 한다. • 효과성은 정책의 성공 여부를 판단하는 중요한 기준이 되므로 효과성이 높으면 정책이 성공한 것으로 받아들여지고 있다.
접근성 (Accessibility)	접근성은 보건행정의 형평성과 효과성을 높일 수 있는 유용한 수단이 된다. 우리나라의 경우 보건행정의 접근도는 지리적 접근도 보다는 서비스를 이용할 시간적 접근성(직장인, 농번기 농부 등), 비용 문제로 인한 경제적 접근성(저소득층) 등이 문제가 되고 있다.

대응성 (Responsiveness) 17 서울	• 대응성은 국민의 요구에 부응하는 보건행정을 수행하였는지를 묻는 보건행정의 가치이다. 즉, 대응성이란 정책 수혜자의 요구와 기대, 그리고 환경변화에 얼마나 융통성 있게 대처해 나가느냐 하는 능력을 의미한다. • 대응성을 높이기 위해서 　– 국민의 요구가 무엇이며, 어느 정도까지 제공해야 하는가에 대한 기준이 있어야 한다. 　– 서비스에 대한 접근성이 보장되어야 한다. 　– 서비스를 제공하기 위한 자원이 확보되어 있어야 한다.
민주성 및 참여성 (Democracy & Participation)	민주성과 참여성은 현대 복지국가에서 모든 정책의 가장 기본적인 정책의 성공 여부를 가늠하는 기준이 되며 정책의 정당성 확보의 기초가 된다. 왜냐하면 보건의료서비스는 국민들의 일상생활과 밀접한 관련이 있을 뿐만 아니라 그 참여의 정도에 따라 보건의료서비스의 질이 좌우될 수도 있기 때문이다.
합법성(Legality)	행정 행위 및 과정이 법률적으로 적합하여야 한다.
가외성(Redundancy)	• 행정에 있어서 중첩이나 여과 초과분을 뜻한다. • 경제성이나 능률성과는 상반되는 가치이다. • 목적에 가장 적합한 수단을 확보해 주지는 못하지만 그럴듯한 방안을 채택하는 데 도움을 준다.
공익성(Public)	공공의 이익에 우선순위를 두어야 한다.
책임성(Accountability)	모든 과정에서 국가와 국민에 대한 책임을 의미한다.
합리성(Rationlity)	목적과 수단, 원인과 결과 간의 관계에 대한 정당한 근거를 두고 수행되어야 한다.

03 보건행정의 과정 및 범위

1 보건행정의 기본원리

사회국가의 원리	모든 국민에게 생활의 기본적 수요를 충족시켜 줌으로써 건강하고 문화적인 생활을 보장하는 것이 국가의 책무라고 하는 사회국가원리를 헌법에 규정하고 있다.
법률 적합성의 원칙	보건행정 역시 법률에 의한 행정이 되어야 한다.
평등의 원칙	보건행정 서비스는 모든 국민에게 균형있게 제공되어야 한다. 따라서 보건행정은 누구든지 성별, 종교 또는 사회적 신분에 의하여 정치적·경제적·사회적·문화적 생활의 모든 영역에 있어서 차별을 받지 않는다는 규정에 위반되지 않아야 한다.
과잉 급부 금지의 원칙	과도한 보건의료서비스의 제공은 납세자의 부담 가중, 정부의 지나친 간섭, 정부재정 적자 등을 초래할 우려가 있다. 따라서 보건행정 역시 공익 추구에 적절한 범위 내에서 이루어져야 한다.
신의성실의 원칙	권리자와 의무자는 사회구성원의 일원으로서 서로 상대방의 신뢰를 헛되이 하지 않도록 성실하게 행동해야 한다.

2 보건행정의 운영원리 15 서울 / 20 경북 / 21 부산

관리과정	관리란 정해진 목표를 달성하기 위하여 인적 물적자원을 활용하여 공식조직체 내에서 행해지는 과정의 상호작용의 집합으로 다음과 같은 특성을 지닌다. • 연속되는 과정이다. • 상호 연관작용을 한다. • 동적이다(계속적이며 유동적이며 적응하는 속성이 있다).
의사결정과정	여러 대안들 중에서 하나를 선택하는 과정으로 다음과 같은 과정을 거친다. ① 의사결정을 해야 함을 인식한다. → ② 문제를 정의한다. → ③ 관련 정보를 수집한다. → ④ 대안의 해결책을 개발한다. → ⑤ 각 대안을 평가한다. → ⑥ 가장 수용가능한 대안을 선택한다.
기획과정	행동하기 전에 무엇을 어떻게 해야 하는지를 결정하는 것이다.
조직과정	일정한 환경에서 특정한 목표를 달성하기 위한 분업체계를 의미한다. 즉, 공동의 목표를 달성하기 위하여 업무를 분담하는 과정을 의미한다.
수행과정	주로 조직 내에서 행동을 실제 추진하는 과정이다.
통제과정	조직활동을 감시하는 데 초점을 두고, 조직의 활동결과를 측정하는 기준을 결정하며, 평가기법과 변화가 필요한 때 이를 수정 보완하는 활동까지도 포함한다.

3 보건행정의 과정 14 대구 / 15 충북·충남 / 16 전남 / 17 서울 / 21 서울·경기7급

1. 귤릭(Gulick)의 POSDCoRB

기획 P(Planning)	정해진 목표나 정책의 합리적 운용을 위한 사전준비활동과 집행전략
조직 O(Organizing)	목표에 효과적으로 달성하도록 인적 물적 자원 및 구조를 편제하는 과정
인사 S(Staffing)	조직 내 인력을 임용 배치 관리하는 활동
지휘 D(Directing)	목표를 달성하기 위해 필요한 활동을 수행하도록 동기를 부여하고 지침을 내리는 과정
조정 C(Coordinating)	업무집단의 구성원들이 함께 행동통일을 이루도록 집단적 활력을 집결시키는 활동
보고 R(Reporting)	• 보고하고 보고받는 과정 • 효과적인 조직관리에 중요한 것으로 관리기능 상호 연결시킬 뿐만 아니라 조직의 외부와 내부환경, 집단과 집단, 개인과 개인 사이의 모든 상황을 연결시켜 주는 의사소통 과정
예산 B(Budgeting)	예산을 편성 관리 통제하는 제반활동

2. 페이욜(Fayol)의 POCCC

기획 P(Planning)	조직의 목표설정과 행동방안을 결정하는 과정
조직 O(Organizing)	목표와 행동방안을 효과적으로 수행하도록 조직화하는 과정
지휘 (Commanding)	조직원들에게 영향력을 행사하고 지휘하는 과정
조정 C(Coordinating)	조직원들이 행동을 집결시킬 수 있도록 조정하는 과정
통제(Controlling)	업무의 표준을 정하고 그에 따라 평가 및 환류(feedback)하는 과정

3. 행정의 4단계 POAC(PODC)

기획	P(Planning)
조직	O(Organizing)
실행	A(Activating) / D(Directing)
통제	C(Controlling)

4. 현대적 행정과정

목표설정	가장 창조적 과정이며 미래의 바람직한 상태를 설정하는 과정
정책결정	설정된 목표달성을 위해 바람직한 대안을 결정하는 과정
기획	목표와 정책을 보다 구체화하여 그것을 달성하기 위한 구체적인 세부 활동계획을 수립하는 과정
조직화	조직을 구조적으로 편성하고 분업체계를 확립하거나 인적·물적자원을 동원하고 효율적으로 관리하는 과정
동기부여	조직이 계획대로 움직일 수 있도록 필요한 유인을 제공하고 규제하는 과정으로 인간성을 존중하고 적극성과 창의성을 높이는 과정
통제(평가)	동기 유인 자극 등이 주어진다고 하여 모든 목표나 방안이 달성되는 것은 아니므로 실적과 성과를 목표 또는 기준과 비교하면서 심사 평가하는 과정
환류	성과를 심사 평가하여 계획이나 기준대로 이루어지고 있지 않은 경우 시정 조치하는 과정

3 보건행정의 범위 ^{15 서울 강남·충북 / 16·보건복지부7급전북 / 17 서울·부산 보건연구사 경남·대구·광주 / 22 서울지방}

보건행정의 범위는 각국의 역사적 배경과 정치 이념 및 지리적 위치에 따라 달라진다. 보건행정의 전통적 범위는 환경위생을 중심으로 한 지역사회 보건서비스와 수혜자에 대한 예방의학적 서비스였으나, 근래에는 치료의학적 서비스를 포함하게 되어 보건행정의 범위가 점차 확대되어 가고 있다.

주장자	보건행정의 범위
WHO	• 보건 관련 기록 보존 • 보건 교육 • 환경 위생 • 전염병 관리 • 모자보건 • 의료 서비스 • 보건 간호
미국 공중보건협회	• 보건자료 기록과 보존 • 보건교육과 홍보 • 감독과 통제 • 직접적 환경 서비스 • 개인보건 서비스 실시 • 보건시설의 운영 • 사업과 자원 간의 조정
Emerson	• 보건 통계 • 보건 교육 • 환경 위생 • 전염병 관리 • 모자보건 • 만성병 관리 • 보건검사실 운영
Hanlon 17 경남보건연구사	• 지역사회를 기반으로 실시되어야 하는 활동 • 질병, 불구 또는 미숙아 사망의 예방 • 조직적 공공노력이 필요한 의학분야 • 보건의료 관련 기록의 수집, 보존, 분석, 활용 • 개인과 지역사회에 대한 보건 교육 • 포괄적인 보건 기획과 평가 • 연구
허정	• 현행조작을 기초로 한 분류 　- 의사행정 : 의무행정, 간호행정, 치과의무행정 등 　- 약사행정 : 약무행정, 마약행정 등 　- 보건행정(협의) : 방역행정, 위생행정 등 • 보건사업 내용을 기초로 한 분류 　- 보건통계사업 　- 전염병관리사업 　- 모자보건사업 　- 보건간호사업 　- 산업보건사업 　- 학교보건사업 　- 환경위생사업 　- 의료사회사업 • 예방 및 치료의학적 서비스를 근거로 한 분류 　- 예방의학적 서비스 　- 치료의학적 서비스 　- 사회적 서비스
관리 측면에 의한 분류	• 환경관리 분야 : 환경위생, 식품위생, 환경오염, 산업보건 • 질병관리 분야 : 역학, 감염병 관리, 비전염성 질환 관리, 기생충 관리 • 보건관리 분야 : 보건행정, 보건교육, 모자보건, 의료보장제도, 보건영양, 인구보건, 가족계획, 보건통계, 정신보건, 영유아보건, 사고관리, 교통사고 관리, 약물남용, 학교보건, 보건의료정보 관리 등

04 보건행정의 체계모형

1 보건행정의 체계모형

투입 요소		인력, 시설, 물자, 자금, 건물 설계, 지식(정보), 시간
변환 과정	기획	의사 결정, 재무 관리, 시간 관리
	조직	조직 구조, 조직 문화, 조직 변화
	지휘	리더십, 동기 부여, 주장 행동, 의사소통, 갈등 및 스트레스 관리
	조정	업무 직원 관리, 목표 조정
	통제	의료의 질, 보건업무 평가
산출 요소		• 중간 산출 효과성, 효율성, 형평성 • **최종 산출**: 만족(환자와 직원 만족), 이환율, 사망, 퇴원, 건강 증진, 건강수준 향상
환류		통제 및 조정(정부, 공급자 및 소비자단체)
환경		정부 시책 보건의료체제, 사회 기대, 경제 동향, 기술 및 생산 요소의 발달

2 보건의료체계의 투입 – 산출모형 [17서울]

환경	• 보건의료체계를 둘러싸고 있는 초시스템(supersystem) • 환경(물리적 환경, 사회체계 국가정책) • 하위 시스템인 보건의료체계에 영향

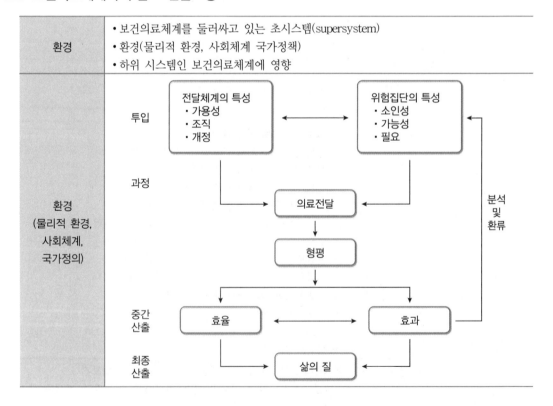

투입	• 보건의료서비스 제공 여건(물적 자원) : 가용성(자원), 조직, 재정 등 • 보건의료서비스의 대상(인적 자원) : 인구집단, 환자 • 대상 위험집단의 특성 　- 소인성 요인 : 보건의료 이용 동기 제공(지식, 태도, 신념) 　- 가능성 요인 : 보건의료 자원의 접근성 　- 필요(요구) : 보건의료서비스에 대한 요구
과정	보건의료 공급자와 수요자인 환자 간의 상호 작용
산출	• 중간 산출 : 형평성, 효율성, 효과성 등 • 최종 산출 : 삶의 질, 안녕
분석 및 환류	산출과 목표와의 차이에 대한 평가 및 해결

사례 보건의료체계의 유형

투입	• 생산요소 : 의사, 병상, 의료기술, 보건의료조직 • 의료서비스의 대상 : 인구집단, 환자
과정	• 의료전달 • 환자와 공급자 간의 상호작용
산출	• 형평성, 효율성, 효과 • 삶의 질
환류	• 고혈압 사업의 비용분석 • 사업의 효과
환경	• 보건의료체계를 둘러싸고 있는 부분 • 기후, 수질, 문화, 지식, 국가정책

3 보건행정의 기술적 원칙

생태학적 고찰	보건사업에 있어서 가장 근본이 되는 것으로 인구집단의 성별·연령별 구성 및 사회문화적 특성 등 생태학적 특성을 조사하여 보건행정이나 사업수행에 활용할 수 있어야 한다.
역학적 기초	인간집단을 대상으로 질병의 양상 등을 파악하는 것으로 질병발생에 있어 숙주, 환경, 병인의 상호 관계를 규명하여 보건행정에 활용할 수 있어야 한다.
의학적 기초	보건행정에 있어 의학적 기초는 예방의학적 입장, 종합적 보건 봉사 및 의료 봉사라는 입장에서 주로 적용된다.
환경보건학적 기초	질병이나 건강관리에 있어서 인간을 중심으로 대책을 강구하는 것이 의학이라면 발생 요인을 외적 또는 환경요소를 중심으로 연구하는 학문이 환경위생학이라 할 수 있다.
사회적 기초	국민 단체, 기관들의 사회적 관계를 통하여 시행된다.
행정과정론적 접근법 (보건관리적 접근법)	투입, 전환 과정, 산출(중간 산출, 최종 산출), 환류, 환경을 통한 접근법

4 보건행정의 사회과학적 접근방법

가치관적 접근	• 1차적 고려 대상 • 보건의료에 대한 평등주의적 견해와 자유주의적 견해로 구별
역사론적 접근	• 두 번째 접근방식 • 현재와 미래의 보건정책과 사업의 방향 수립 및 실시 여부
비교체계론적 접근	NHS와 NHI 혹은 자유방임형 체계, 의료보험 체계 혹은 국민보건서비스 체계 등
정책론적 접근	• 보건정책이 미래지향적인가, 현실 문제의 해결에 적합한가 여부 • 비용 – 효과분석과 비용편익분석 등을 통한 타당성 여부 평가
법률적 접근	• 보건의료가 헌법에 명시된 국민의 기본적 권리를 충족하는가 여부 • 국가는 행정기능의 발휘를 통해 국민의 기본권이 실현될 수 있도록 노력
경제론적 접근	• 제한된 보건자원으로 경제적으로 저렴하게 양질의 보건의료를 제공하는가 여부 • 소비자의 의료이용 파악 및 분석
관리론적 접근	• 사회과학적 접근에서 마지막 단계 • 과정적 기능과 행태적 기능으로 구성하여 실시

5 보건행정가의 역할

대인관계 역할	정부관리자 : 공적 · 법적 · 사회적 기능 수행	보건 관련 문제에 사회 전반의 이익과 권한을 대표
		각종 행사에 해당기관의 장이나 개인자격으로 참여
		자신의 행정영역과 조직에 관한 법률을 성실하고 공평하게 집행
		신의 판단에 비추어 목표, 법률 및 자원의 필요 변화에 관하여 상사에게 주지
	섭외자	부인과의 상호 작용
	지도자: 부하직원과의 상호 작용	보건행정을 활용하고 보건사업을 지역사회에서 집행
		지역사회 중심제의 역할
	행정가의 역할	개념적 기술: 최고관리자(개념 > 인간 > 업무)
		인간적 기술: 중간관리자
		업무적 기술: 하위관리자
정보적 역할	모니터 역할	정보, 메일, 관련자 관리
	교육자: 대중 보건교육 실행자	보건행정의 중요 요소인 보건교육을 집행
		보건교육을 능률적인 수단으로 인식하여 이를 교육대상자에게 주지
	전문가	보건 관련 지식을 숙지하고 활용
의사결정자	관리자	전문기술을 활용하여 보건의료 활동을 수행
		주위에 있는 전문기술자를 파악하여 활용
	고충(문제) 처리자	–
	자원 분배자	예산 책정, 일에 대한 프로그래밍
	중재자	협상자

6 현대 보건행정의 특징

보건행정 기능의 확대	• 소극적, 기계적 행정에서 → 적극적, 능동적 행정으로 • 사회질서 유지, 국방 기능에서 → 창조적 변화 담당 기능으로 • 안정 유지자에서 → 변화 담당자, 창조자로 • 관리, 집행자에서 → 정책결정자로 행정의 역할 비중이 변화되어 왔기 때문이다.
행정기구 확대와 공무원 수 증가	● **파킨슨법칙(Parkinson's Law. 부하배증의 법칙, 업무배증의 법칙)** • 영국의 행정학자 파킨슨(Cyril Northcote Parkinson)이 1957년에 주창한 법칙으로 공무원의 수는 업무량과는 직접적인 관계없이 심리적 요인에 의하여 꾸준히 증가한다는 이론으로 거대 정부의 비효율성을 비판한 이론이다. 즉, 파킨슨의 법칙은 실제 필요해서가 아니라 단지 심리적 이유에 기인해서 수가 증가한다는 법칙이다. • 부하배증의 법칙(제1공리): 업무량이 늘어날 때 같은 동료 공무원을 늘리거나 업무 재분배를 하는 대신 신입 공무원의 보충을 통해서 업무 경감을 꾀하려는 심리적 특성이 존재한다. • 업무배증의 법칙(제2공리): 제1공리로 인해서 신입공무원이 늘어나면 조직내부의 업무(부하에게 지시, 통제, 업무보고 등)가 늘어나 업무량이 더 늘어난다.
재정규모의 팽창	—
보건행정의 전문화, 기술화, 통계화	—
기획제도의 발전	보건행정의 적극적인 사회변화의 유도 역할이 강조되면서 정책결정 역할이 중시되고 사전적 행정, 예방 행정, 기획 행정이 강조되고 있다.

7 행정권의 강화와 집권화 초래

양적인 측면	질적인 측면
• 행정기능의 확대 강화 • 행정기구의 팽창 • 공무원 수의 증가 • 재정 규모의 팽창 • 제3섹터의 증가 • 참모조직(막료조직) 및 위원회의 증가	• 행정의 전문화, 기술화, 과학화 • 행정통계의 증가 • 행정책임의 강조 • 행정의 기획화: 정책과 예산의 연계 • 행정권의 강화 신중앙집권화 • 사전 정책결정 기능 중시: 정책실명제 • 행정조직의 동태화

8 조직의 분류

구분		주체	
		공공기관	민간기관
목적	비영리 (공공성)	제1섹터(정부조직)	제3섹터(QUANGO, 준 비정부조직): (시민단체, 주민공동생산, NGO, NPO)
	영리	제3섹터(QUAGO, 준 정부조직): 공기업 · 준정부기관 등 공공기관(한국), 민관공동 출자기관(일본)	제2섹터: 민간기업

조직구분	제1섹터	나라 또는 지방공공단체가 공공목적을 위하여 경영하는 공기업	
	제2섹터	영리를 목적으로 하는 사기업	
	제3섹터	• 법인 방법으로서의 공공목적을 위한 시민참여 • NPO, 시민단체 그 외의 민간의 비영리단체를 나타내고 영어권(특히 영국)에서는 NPO나 자선단체 등 공공서비스를 제공하는 민간단체를 나타낸다.	
제3섹터	본래 제3섹터는 영어에서 비영리 기업을 일컫는 말이지만, 현재는 민간 부문이 가진 우수한 정보 기술과 풍부한 자본을 공공부문에 도입해 공동출자 형식으로 행하는 지역개발사업을 말한다.		
제3섹터	준정부조직으로서 영리를 목적으로 하는 민간부문이 비영리활동을 하는 QUANGO와 공공기관이 영리활동을 하는 QUAGO 두 가지로 나뉜다.		
	QUAGO (Quasi-Autonomous NGO)	공공기관이 영리활동을 하며 이때 국가는 계약국가, 그림자가 감추어진 공공영역, 공유된 정부 등으로 일컬어진다. 이 준정부부문은 준정부기관과 공기업으로 나뉜다.	
	QUANGO (Quasi-governmental Org)	민간부문이 비영리활동을 하는 영역으로서, 정부와 공동생산을 하면서도 정부로부터 독립성을 가지고 운영된다. 또한 이들은 정부 보완적 역할도 수행한다. 이 비영리부문은 시민단체, 법인과 시민으로 나뉘는데, 시민단체 법인으로서 참여연대가 있으며, 시민으로는 자원 봉사자가 있다.	
제3섹터의 장점	• 민간자본을 유치하여 대규모의 사회간접자본 시설을 건설하는 것이 용이하다. • 정부에서 독립된 조직이므로 공공서비스의 경직성에서 벗어나 독립성과 신축성을 가지고 빠른 환경변화에 능숙하게 대처할 수 있다. • 정부부문과 민간부문의 장점이 동시에 활용되어 시너지 효과를 유도할 수 있다.		
제3섹터의 단점	• 과도한 기업성의 추구로 공익을 상대적으로 등한시할 수 있다. • 주식회사나 재단법인일 때 이들을 통제할 방법이 많지 않다. • 지방단체의 지분율이 얼마이든 동일하게 통제하므로 과잉개입의 우려가 있다. • 시장실패와 정부결함이 동시에 일어날 수 있어 기업의 부실화를 야기할 수 있다. • 수익성과 경제성에서 공동출자한 사기업이 적자 혹은 도산 시 그 부담이 최종적으로 주민에게 부담된다.		
대한민국에서의 제3섹터	제3섹터가 본격적으로 사용된 것은 1990년도부터 지방자치단체들이 부족한 자원을 보충하기 위해 제3섹터에 관심을 기울이게 된다. 이로 인해 1992년 12월 지방공기업법 제53조 제2항이 규정한 지방자치단체 출자 비율 50%를 개정하여 25% 이상 50% 미만을 출자한 경우, 민법과 상법에 의해 법인을 설립하도록 하여 제3섹터가 활성화 되도록 하는 법적 근거가 마련되었다(민자유치 촉진법안). 이후 1993년부터 제3섹터가 생겨나기 시작하여 1998년 전체 간접경영 사업 110개 가운데 30개가 주식회사용 공기업이 되었다. 현재의 대한민국의 제3섹터 공기업은 한국연구재단, 한국소비자보호원, 국민연금관리공단, 한국마사회, 한국철도공사, 한국전력공사, 한국가스공사 등에서부터 쓰레기 봉투 제작과 주유소, 휴게소 설치에 이르기까지 넓은 영역에 걸쳐 퍼져 있다. 그러나 한국의 경우에서도 기존의 영리단체와 충돌하는 경우가 생기는 등, 마찰을 빚고 있다.		

보건행정의 역사

01 서양 보건행정의 역사(고대)

1 고대 보건의료(기원전 ~ A.D. 500)

메소포타미아 문명	레위기(B.C. 1500) 「위생법전」	식품 선택, 쓰레기 처리, 나병의 전염 방지, 피부 등의 위생 문제를 Moses가 언급하였다.
	Hammurabi 대왕 「함무라비법전」	• 의료행위에 대한 책임으로 수술을 서투르게 하는 외과의사의 손을 절단하였다. • 위생시설과 의료행위에 대한 구체적인 조문을 두어 환자를 보호했다.
이집트 시대	청결 관념에 따라 빗물을 모아 급수와 하수 처리를 하였다.	
	헤르도토스 (Herodotus)	이집트인들의 청결과 목욕 및 의복 착용 등의 개인위생에 대해서 기술하였다.
	Imhotep	신부 의사(역사상 최초로 병을 고치는 의사)
	파피루스「Papyri」 42권	• 가장 오래된 의학 사전 • 질병과 치료에 관한 기록이 존재하고 위생학 발달확인
그리스 시대	히포크라테스 Hippocrates(B.C 460~377, 그리스)	
	• Hippocrates(그리스 의학 창시자)가 주장하고 그의 제자 Galen(로마 의학자)이 완성 전염병 전파는 나쁜 공기나 공기 중의 유독 물질로 발생된다고 믿던 시대 • [Malaria(ma) = bad, aria-air]에서 보는 바와 같이 모기가 매개한다는 사실을 증명할 수 없었던 당시에는 나쁜(mal) 공기(aria)가 전파한다고 간주되었다. • 질병 관리 방법으로 오염된 공기를 정화시키는 데 대포를 발사한다든가 불을 지르는 방법 및 연기소독법(fumigation)이 사용되었다. 병인을 설명하는 데는 미치지 못했지만 환경위생을 향상시키는 데 공헌한 이론이다. • 질병의 치료 방편으로 휴양, 식사, 좋은 공기, 마사지, 목욕 등도 권장되었다. 　− 질병이 인간과 자연의 균형 상실에서 초래된다고 인식하였기 때문에 섭생법에 큰 관심을 가졌다. 따라서 음식물의 섭취와 배설, 그리고 운동과 휴식의 조화 등 생활 양식을 중요하게 여기고 각 개인의 연령, 성별, 체질까지도 고려하였는데, 이는 먹고 살기 위해 열심히 일해야 하는 서민보다는 귀족 위주의 생활방식이라고 할 수 있다.	
	장기설	병의 원인에 대해 장기설(Miasma theory)을 주장하여 오염된 공기를 장기라 하고, 이 장기가 체내로 들어가면 질병이 발생한다고 하였다. 이 장기가 몸에 들어가면 인체를 구성하고 있는 혈액, 점액, 황담즙, 흑담즙의 분비의 균형이 깨져(4체액설) 질병이 야기된다고 믿었다.
	체액병리설	• 4체액(혈액, 점액, 황담즙, 흑담즙)의 조화로운 혼합은 건강상태이고 체액의 실조는 병이다. • 4가지 체액들이 서로 적당한 비례를 이룰 때 사람의 건강은 유지된다고 간주하였다. 　− 이들이 신체의 성질(Wet, Hot, Cold, Dry)을 결정 : 혈액(다혈질), 점액질(점액), 담즙질(황담즙), 우울질(흑담즙)

로마 시대	• 노예등록법에 따라 정기적으로 인구조사를 실시하였다. • 건축법과 공해방지법을 제정하여 악취 방지와 오물 처리, 위생시설의 개선, 공중목욕탕 시설, 거리의 쓰레기 처리, 위생적인 상수도 공급, 도시의 하수 및 배수 시설을 건설하였다. • 의학의 이론보다는 직접 의료사업을 조직화하고 서비스를 제공하였으며, 병원이 설립된 점이 특징이다. 대도시 및 중소도시에는 의사를 배치하여 정부가 보수를 지불하였으며, 극빈자는 무료였다. 이 시기에는 임산부가 사망할 시 개복수술을 하여 생존한 아이를 구하는 오늘날의 제왕절개술이 시술되었다. • 작업장의 건강문제도 중요시하였는데, 광부의 작업상 위험에 대한 Galen 등의 문헌기록에서도 알 수 있다.

갈레누스 Galenus (130~200. 로마)	• 장기설을 계승하였고, 위생학(Hygiene)이란 용어를 처음 사용 • 기관 절개술과 제왕 절개술 등의 외과적 절차를 설명하였다. • 임산부가 사망할 시 개복수술하여 생존한 아기를 구했다. • 대기와 환경, 개인의 민감성, 질병 유발에 영향을 주는 행동이라는 전염병의 주요 원인 3가지를 가정하였다. • 해부학을 발전시켰다.
로마시대 3대 전염병	발진티푸스, 선페스트(흑사병), 천연두
다이아코니아 (Diakonia)	손님 접대와 병자를 간호하기 위한 장소였다. • 여집사단이 자신들의 일을 하기 위해 설립하였으나 차츰 의료기관으로 바뀌어 휴게소, 보호소, 진료소의 역할을 하였다. • 오늘날 보건소나 병원의 외래 진찰소의 기능을 겸하였다.
제노도키아 (Xenodochia)	• 다이아코니아보다 더 큰 시설로써 입원환자를 받을 수 있는 시설을 갖추었다. • 3세기경에는 자선병원으로 이용되었다. • 여집사들이 기관의 관리와 간호를 하고 주교와 신부 중에서 의사들이 나왔다. • 성바실 제노도키움 : 가장 유명한 기관으로, 일반 환자와 구별된 나환자의 격리 수용소와 직원 기숙사 등 오늘날 종합병원의 규격을 갖춘 시설이었다.

02 　서양 보건행정의 역사(중세)

1 중세 초 보건의료(암흑기: 500~1500) ^{17 강원}

암흑기라 불리는 중세기 초	질병은 죄에 대한 벌 악마나 마법에 걸림	• 신에게 기도하고 참회하며 천사의 구원을 받을 것 • 영적인 것을 중요시하여 목욕을 하지 않고 더러운 옷을 입고 다녔으며, 그 냄새를 없애기 위해 향수를 사용했다. • 수도원, 사원, 학교가 교회의 보호와 감독 아래 의료 및 보건 위생의 중심으로 등장한 시기
6~7세기경	모하메드 메카 순례 콜레라 대유행	Mohammad가 죽은 뒤 그의 출생지인 메카로 순례하는 많은 사람들이 각 지역에 콜레라의 대유행을 여러 차례 발생
13세기경	13세기 십자군원정 나병과 콜레라 유럽 대유행	나환자를 쉽게 식별 할 수 있도록 특수한 의복을 입히고 방울을 달아 다른 사람과의 접촉을 차단하여 전파를 방지하였다(16세기 거의 사라짐).
14세기	칭기스칸의 유럽 정벌, 전 유럽 페스트(흑사병) 대유행 • 페스트로 인한 사망이 심하였음(전 유럽인구의 1/4인 2,500만 명의 사망자).	
	검역 (Quarantine, 40일)	페스트 유행지에서 돌아오는 사람들에게 항구 밖의 일정한 장소에서 40일간 격리하여 검역하였다. 모든 여행자와 선박에 대해 40일간 격리한다고 해서 검역을 quarantine이라고 한다.
	최초의 검역법 검역소 설치 ^{16 서울}	1383년 프랑스 마르세유에서는 검역법에 의해 최초로 검역소를 설치하였다.
15~16세기	Columbus의 신대륙 발견 나폴리를 통해 매독 성행	전쟁과 교역의 증가, 사회적 풍조의 영향을 받아 매독은 전 유럽으로 전파되었다.
Salerno의 「양생법」(1260)	• 이탈리아 나폴리에서 발간된 것으로 대중적으로 읽혀진 의학 서적이다. • Galen의 「위생학」이 귀족들을 위한 양생술이었다면, Salerno의 「양생법」은 일반 대중들이 일상생활에서 쉽게 활용할 수 있는 양생술이다. 현세보다는 내세를 더 중요시했으나 신이 부여한 천수인 70세를 다해야 한다는 신념으로 누구나 생활 속에서 실천할 수 있는 양생술을 시 형식으로 써 암기하기도 쉬웠다.	
	주요 내용	• 주거, 음식 및 신체 청결 문제(주거 문제보다 식생활을 더 중요시 여김) • 절제 있는 식사와 규칙적인 수면은 질병의 예방과 체액의 올바른 구성을 도와준다고 보았다. • 필요한 경우 건강 유지를 위해 방혈 조치를 권고하였는데, 이발사나 목욕탕 종사원들이 담당하였다.

2 중세 종교와 보건(5-15세기)

중세 전반기와 보건(암흑시대 : 500~1000)	• 봉건제도와 기사도
	• 수도원: 성베네딕트 수도원
	• 회교와 아랍왕국: 마호메트
	• 의료와 보건관리
	  −감염병의 잦은 유행
	  −병든 가축을 돌보던 경험으로 농부·목자들이 간호, 관습에 따라 이발사가 작은 수술을 행함.
	  −봉건제도하에 상류층 부인들이 병든 노예를 보호하고 해산을 도움.
	  −교육수준이 높은 수녀 간호사들이 병자를 돌봄.
	  −성 간호사
	    * 성 라데군데: 나환자 간호에 일생을 헌신
	    * 성마틸다: 나환자 수용 병원을 세워 목사와 관리인을 채용, 첫 나병 수용소로 발전

중세 후반기와 보건 (1000~1500)	• 십자군 운동
	• 군사간호단(기사간호단): 십자군 전쟁과 간호를 동시에 하면서 전쟁터와 응급구호소를 오가며 활약해 앰뷸런스 서비스의 역할을 함.
	  − 성 요한 기사간호단: 군인을 위해 조직된 응급구호 간호단으로 남자환자 간호에 힘씀.
	  − 성 메리 기사간호단: 여자 어린이를 돌본 단체, 자선사업과 여행 중인 산모·어린이를 돌봄.
	  − 성 나자로 기사간호단: 나환자를 돌보는 특별봉사단으로 나환자 수용소도 설치

종교적 간호단 (탁발승단, 걸인간호단)	• 성 도미니크(스페인) • 성 프란시스(이탈리아) • 성 클라라딘: 제2의 성 프란시스단, 나환자 간호, 흑수녀단으로 불림(프란시스의 여제자 클라라가 조직). • 터티아리스단: 성 프란시스가 지도하는 제3단이라고도 하며, 가정을 가지고 병원사업과 가정 방문, 환자 운반 등 자원봉사를 하는 단체
의료와 간호 상황	• 유니버시티: 성 도미니크와 성 프란시스를 중심으로 다시 공부하겠다는 운동, 종합대학교의 시초 • 중세교회는 인체 해부를 허락하지 않음. 이 결과 간단한 수술은 이발사가 하게 됨(이발사 외과 의사). 이후에도 외과는 목욕탕 주인, 교수형 집행인, 거세자들에게 맡겨짐.
중세 후반기 성 간호사	• 성 힐데가르데: 수녀원을 세워 자연과학, 의학, 간호학을 가르침. 질병의 원인과 증상에 따라 적절한 직접 간호도 실시 • 성 에리자베트: 병원을 지어 고아와 부랑아를 돌봄. • 성 아그네스: 나환자를 돌봄. • 성 캐더린 • 성 브리제트 • 성 프란시스: 재산을 팔아 환자를 간호하고 후생사업에 힘씀.

03 근세 보건의료(여명기, 요람기, 태동기 : 1500~1850) 16 경남 / 17 제주

1 중상주의(절대주의) 시대 보건 의료(1500~1750)

1. 의의

시대배경	• 문예부흥(1453~1600)과 산업혁명(1760~1830)으로 근대 과학기술 발달 • 프랑스, 영국의 산업혁명으로 연소자와 근로자의 건강 문제 대두 • 인간의 건강, 복지에 대한 사회적 연대책임과 공중보건사상이 싹틈.	
의의	공중보건의 기반 → 국가적 관심사	과학적 지식을 바탕으로 한 공중보건의 기반을 마련하였다. 즉, 중상주의 시대의 국민의 복지와 보건문제에 대한 의의는 이를 국가적 관심사로 받아들였다는 점이다.
중상주의 (절대주의) 시대의 질병	• 영국에서의 발한병(English Sweat) • 16~17세기에 발진티푸스, 괴혈병, 수두, 성홍열, 매독, 두창, 페스트 유행 • 매독이 성교에 의하여 전염됨을 알고 감염원을 없애기 위해 창녀들에 대한 규제와 환자 및 용의자 격리 등의 조치 시행 • 17세기 초 어린이 질병인 구루병에 관한 것이 보고되었는데, 심한 불황과 기근에 시 달렸던 17세기 초 특히 남부 잉글랜드 주민들에게 많이 발생했다. • 15~17세기에는 장기간 항해하는 선원들에게 괴혈병이 발생하였다. 이는 비타민C의 부족이 그 원인이었는데 신선한 야채와 과일이 예방에 효과가 있었다.	

2. 중상주의(절대주의) 시대 공중보건의 발전에 이바지한 인물

안드레아스 베살리우스 Andreas Vesallus (1514~1564, 벨기에)	해부학의 개척자 「인체의 구조에 대하여」	단순하고 비평적인 관찰로 인체의 구조에 대한 정확 한 지식을 마련하여 해부학을 이론화함.
하베이 William Harvey (1578~1657, 영국)	「동물에서의 심장과 혈액의 운동에 관한 해부학적 연구」	• 혈액 순환의 발견 • 인체를 하나의 기능적인 단위로 생각하는 근거 마련
윌리엄 페티 William Petty(영국)	보건통계	• 인구와 사망, 질병 기타 생리적 통계에 관한 업적 이 있는 경제학의 선구자 • 정치 산술을 창시하여 보건통계의 초석을 마련
Girolamo Fracastoro (1478~1553, 이탈리아)	전염설 주장	• "모든 전염병은 전파력과 증식력을 가진 작은 전 염성 물질에 기인한다." • 최초로 전염성 질환의 과학적 이론을 제시
존 그랜트 John Graunt (1620~1674, 영국)	「사망표에 관한 자연적, 정신적 관찰」 사망통계에 관한 저술 1662	당시 산업발전을 위한 건강한 노동력확보가 중요했 고 사망에 의한 노동력손실은 국가적 경제적 차원에 서 중대한 문제 → 스웨덴은 세계 최초의 국세 조사 (1686년 동태 통계, 1749년 정태 통계 실시)
레벤후크 Leeuwenhoek (1632~1723, 네덜란드)	확대 현미경 발명,1676 눈에 보이지 않는 종 발견	배율 200배의 확대 현미경을 발명하여 최초로 박테 리아를 관찰, 미생물의 존재가 밝혀져 확인되었다.
	얀센(Janssen, 네덜란드)	최초의 현미경을 발명(1590년)

라마치니 B. Ramazzini (1633~1717, 이탈리아)	산업보건의 시조 「직업인의 질병」 1700년	• 산업보건학의 교과서 • 도금공, 인쇄공, 광산노동자, 제분공 등 54종의 근로자에 관련된 산업재해에 대해 기술 • 노동자들 사이에서 발생하는 질병을 집대성
시덴함(시드넘) Thomas Sydenham (1624~1689)	유행병 발생의 자연사 기록	영국의 히포크라테스로 불렸던 시드넘은 유행병의 원인에 대해 여전히 장기설 여전히 주장
린드 J. Lind (1716~1794)	괴혈병	• 1747년 괴혈병의 원인과 예방대책을 실험으로 증명함. • 영국 해군 보건위생학의 아버지

2 계몽주의와 산업혁명 시대 보건의료(1750~1850)

1. 의의

의의	환경위생운동 근대공중보건	• 19세기의 환경위생 운동과 근대 공중보건 운동 태동기 • 산업혁명으로 인해 근로자들의 도시 집중화를 초래하여 보건문제가 사회문제로 대두되었다. • 인구의 도시 집중화로 도시가 팽창하면서 환경위생상태 불량, 비위생적인 오물과 오수처리 문제 발생, 작업환경 불량으로 인한 근로자의 건강 악화, 불량주택의 문제 등이 대두되었으나 관련 과학 지식의 부족으로 원하는 만큼의 성과는 거두지 못했다.
계몽주의와 산업혁명시대의 질병		• 1837~1838년에 런던을 중심으로 열병이 유행하였다. • 미국의 경우 1800~1850년 동안에는 두창, 황열, 콜레라, 장티푸스, 발진티푸스 등의 감염병이 유행하였고, 결핵과 말라리아도 빈발하였다. • 1850년 매사추세츠 주의 결핵으로 인한 사망률은 인구 10만 명당 300명 이상이었고, 주요 사망 원인은 성홍열, 장티푸스, 두창이었다.

2. 계몽주의 시대의 보건학적 인물과 보건 역사

필립피넬 Pinel (1745~1826, 프랑스)	정신병환자해방 「정신병의 의학 및 철학적 고찰」 논문발표	1793년 프랑스 의사인 Pinel은 가정이나 감옥에서 쇠사슬에 수족이 묶여 비인도적 대우를 받는 정신병원 수용환자를 해방시켰고, 정신의료에 있어 환자의 관찰기록(면밀한 관찰과 환자의 말을 증례기록)을 처음으로 도입하여 그 치료의 결과를 논문으로 발표하였다.
프랑크 Peter Frank (독일)	「전의사경찰체계」	• "국민의 건강을 확보하는 것은 국가의 책임" 주장 • 의사(위생)행정에 관한 최초의 보건학 12권을 출간 - 신체위생, 개인위생, 정신위생 등 국민 보건문제 망라
제너 Edward Jenner (1749~1823, 영국) 17 대구	우두접종법 개발 두창예방	「우두의 원인과 효과에 관한 연구」에서 종두법을 개발, 1798년 우두접종법의 성공에 의해 19세기 초반에 전 유럽에서 두창 예방이 가능하게 되었다.

에드윈 채드윅 M. V. Chadwick (1800~1890, 영국) 17 대구	열병 보고서 Fever Report	1837~1838년 채드윅은 런던을 중심으로 크게 유행한 열병의 참상을 조사하여 영국 정부에 제출
	노동자계층의 위생상태보고서	1842년 채드윅을 중심으로 영국노동자집단의 위생 상태에 관한 보고서 작성
	공중보건법제정 1848	이를 계기로 1843년 도시빈민지역 생활환경 조사 특별위원회가 구성되고, 1846년 공해방지법과 질병예방법, 1847년 도시개선법, 1848년 세계 최초로 공중보건법이 제정되었다. 이 법에 근거하여 세계최초로 중앙정부부에 공중보건국과 지방보건국 설치

레뮤얼 섀턱 L, Shattuck (1783~1859)	• 「매사추세츠 위생위원회 보고서, 1842」를 제출하여 영국에서 시작된 위생개혁 운동을 계승하여 미국에서 위생개혁 운동을 주도하였다. • 미국 공중보건의 역사적 이정표가 되었다.		
	보고서의 주요내용	• 중앙 및 지방보건국의 설치 • 보건정보 교환체계 • 위생감시제도 확립 • 매연공해 대책 • 도시 및 건물위생관리	• 정기 신체검사 • 결핵 및 정신병원 관리 • 학교보건 • 보건교육 • 예방사업

젬멜바이스 Semmelweis (1818~1865, 헝가리)	산과의학자 산욕열예방	산욕열이 사체를 만진 의사의 손에 묻은 유기분해물질의 흡수에 의한 일종의 흡수열이라고 단정하고, 예방법으로 조산에 임하는 의료인들의 손을 염화칼슘액으로 씻어야 한다고 주장하였다. 이 결과 산욕열 발생률이 1/10로 감소하였다.
	산과적위행 산욕열예방	• 스마일리(산과에서 위생요소 강조) • 호움즈, 호메스 Homes(산업발달 도시집중으로 영아사망률 증가 → 이에 대한 영아사망률 저하에 크게 기여) • 젬멜바이스
파르Farr (1807~1883)	인구동태	파르에 의해 공중보건 활동의 나침반이라 할 수 있는 인구동태의 등록제가 영국 통계국에서 확립되었다.

● 미국은 1798년 선원의 질병과 불구 선원들의 관리를 위하여 선원병원 사업법(Marine Hospital Service Act)을 제정하였다.

근세기 분류
중상주의 시대 **(1500~1750)**   • 르네상스 이후 16~17세기 가장 무서운 질병 : 매독 • 17세기 초 심한 불황 기근으로 어린이에게 구루병 出 • 15~17세 장기 항해하는 선원에게 괴혈병 出
계몽주의시대 **(1750~1830)**   • 필립 피넬의 정신병 환자 해방 • 환경위생 개선(18세기 후반 영국) • 독일의 의사경찰개념 이후 국민 보건 관심 상승, 공공정책 제창 • 1798년 제너의 우두종두법(영국 강제접종 실시)
산업혁명 **환경위생 시대** **(1830~1850)**   • 1842년 채드윅의 '영국노동자 위생상태보고서'로 환경위생관심 촉구 • 1848년 영국 공중보건법 제정 • 주요전염병 : 콜레라, 황열

04 근대 보건의료(확립기, 세균학설 시대 : 1850-1900) 17 제주

1 의의

세균학 및 면역분야 발달, 예방의학 시작	• 1848년 (영국)중앙 보건위원회가 설립 • 1875년 공중보건법이 제정되었으며, 이 법에 의해 중앙 보건국이 설립됨으로써 보건행정의 기초가 확립 • 이 시기는 세균학과 면역학 같은 예방의학이 발전된 시기로 Pasteur와 Koch 같은 균학자들이 병원균을 발견하게 되었다.

2 보건의료 확립기의 보건학적 인물

존 스노우 John Show (1813~1858, 영국)	콜레라에 대한 역학조사 보고서 1855 17 대구	• 최초의 기술역학 • 장기설의 허구성을 밝혀 전염병의 감염설을 입증
페텐코퍼 Max von Pettenkofer (1818~1901, 독일)	실험 위생학의 기초	1866년 독일 뮌헨대학에 위생학 교실을 창립하여 실험 위생학의 기초를 마련
파스퇴르 Louis Pasteur (1823~1895, 프랑스)	감염병의 원인은 미생물	• 특정 병원균에 의하여 특정 질병이 발생한다는 사실을 증명 • 닭콜레라의 백신(1880), 돼지단독(1883), 광견병의 백신(1885) 개발 → 이후 많은 연구자들이 디프테리아, 파상풍, 장티푸스, 결핵, 황열, 소아마비 등의 예방백신을 개발 • 고온 증기에 의한 소독법(1881), 저온살균법을 개발
코흐 Robert Koch (1843~1910, 독일)	결핵균(1883)과 연쇄상구균, 파상풍균(1878), 탄저균(1876), 그리고 콜레라균(1883)을 발견하였다.	
리스터 J. Lister (1827~1912, 영국)	석탄산(페놀) 소독제 수술실 무균기술	• 세균학과 면역학의 기초를 확립하여 그동안 지속된 장기설의 자취를 감추게 하였다. • 방부법을 창시하고, 석탄산 살균법과 고온 멸균법을 개발 → 무균 수술, 소독제 발달
윌리엄 래스본 William Rathbone(영국)	보건소 제도의 효시	1862년 리버풀에서 방문 간호를 시작
비스마르크 Bismarck(독일)	근로자질병보호법 제정 1883	세계 최초 사회보장제도이자 사회보험법 마련 → 이후 근로자 재해보험법(산재보호법) 폐질 노령보험법제정
에를리히 Ehrlick(1854~1915)	매독 치료제인 Salvarsan 발명 → 화학 요법의 시작	
베흐링 Behring(독일)	인공 수동면역 - 파상풍 항독소(1890)개발, 디프테리아 항독소(1892) 발견	
하프킨 Haffkine(프랑스)	• 1889 파스퇴르 연구소에서 최초 콜레라 백신 개발 • 1893 캘커타 콜레라 유행시 백신 사용으로 사망률 감소 공헌(20~40% → 2%)	

05 현대 보건의료(발전기, 탈미생물학 시대 : 1900 ~ 현재)

1 현대보건의료

현대 의학 발전	1900년 이후 영국과 미국을 중심으로 현대 의학이 발전하여 근대 공중보건의 급진적 발전을 가져왔다.
세계 최초 보건부를 설치 (1919년 영국)	지방자치적 전통의 강력한 추진력, 예방의학과 치료의학을 결합한 포괄적 서비스, 종합적인 사회보장제도의 운영, 위생공학적 기반 하에서의 환경위생 등
공중보건(미국)	미국에서는 1920년에 Winslow가 공중보건의 정의를 발표하였다.

2 탈미생물학시대의 공중보건

항생제와 백신의 개발		• 1950년대 이후 보건학은 위생의 개선과 질병의 원인균 발견으로 획기적인 발전 • 항생제와 백신의 개발로 사망률이 감소하여 인구가 급격하게 증가
보건기구 창설	국제 위생국	• 미국에서 1902년에 국제위생국이 창설되었으며, 1908년에 국제위생국은 콜레라, 페스트, 천연두, 황열, 발진티푸스에 대한 정보를 주기적으로 수집·배부하였다. • 이 기구는 뒤에 범미주 위생국으로 개칭되었다.
	국제연맹 보건기관	• 1923년에 국제연맹 산하에 보건기관이 설립되어 감염병에 관한 역학 정보 서비스를 제공 • 말라리아, 암, 나병의 연구 등에 재정 지원과 약품의 국가적 표준을 만드는 데 공헌하는 등 오늘날 세계보건기구의 모체가 되었다.
	WHO	UN 산하 WHO 창설(1948)

3 탈미생물학시대의 보건 문제

보건 문제	인구의 증가와 더불어 노인인구 증가로 인한 인구 구조 문제의 대두, 도시화·산업화로 인한 환경오염 문제가 큰 이슈
유행 질병	페스트, 콜레라, 천연두 등은 환경위생의 개선과 방역 사업으로 거의 자취를 감추었고, 말라리아, 결핵, 성병 등은 저개발국가나 개발도상국들에서 여전히 문제
환경 오염	대기, 수질 및 폐기물로 인한 것들이며, 이로 인한 집단적인 보건 문제가 많이 발생하게 되었다.

4 탈미생물학시대의 보건에의 주민참여와 보건교육기관 설립

주민참여	개인위생과 집단의 건강 향상을 위하여 지역보건 활동에 주민들의 적극적인 참여가 필요하게 되었다.
관련 학교 설립	지역 간의 감염병 발생 및 관리, 노동자 간의 건강, 어린이의 건강, 환경위생 등의 보건 문제에 대한 교육을 위하여 보건대학원의 설립이 요청되었으며, 최초의 보건대학원은 1912년 매사추세츠 기술학교에 처음 설립되었다(하버드 보건대학원).

5 탈미생물학시대의 지역사회 보건의 개념 대두

지역사회 보건	영국과 미국을 중심으로 한 공중보건 사업의 전환점이 이루어지는 시기로서 지역사회 보건이 대두되었다.	
건강관심	과거	전염성 질환에 관심
	2차 대전 이후	건강단위를 지역사회로 인식하였으며, 여러 질환 중에서 정신 장애에도 관심을 두게 되었다.
새로운 보건정책 필요	• 감염병 예방은 물론, 개인의 건강상태를 유지·관리하는 새로운 보건정책이 필요하게 되었다. • 보건소 제도, WHO와의 긴밀한 협조, 사회보장 제도(의료보험, 의료보호 등) 민간 보건단체의 활동, 모자보건과 가족계획사업의 발전 등으로 국민건강 증진에 크게 이바지	

06 국제회의

1 주요 국제회의

1972년	인간환경선언	• 스웨덴의 스톡홀름에 113개국 정상들 모임 • 인간환경에 관한 UN 회의를 열고 '인간환경선언'을 선포하였다. 이 회의에서 '단 하나뿐인 지구'를 보전하자는 공동인식을 가졌다.
	인간환경 선언의 4대 원칙	1. 인간은 좋은 환경에서 쾌적한 생활을 영위할 기본적 권리가 있다. 2. 현재와 미래에 있어서 공기, 물 등의 자연생태계를 포함하여 지구의 천연자원이 적절하게 계획, 관리되어야 한다. 3. 유해 물질의 배출 등으로 인해 생태계가 회복될 수 없는 상태로 악화되지 않도록 한다. 4. 경제개발, 사회개발, 도시화 계획 등의 모든 계획은 환경의 보호와 향상을 고려해 계획되어야 한다.
1972년 런던 협약	해양 오염 방지	• 폐기물의 해양투기로 인한 해양 오염을 방지하기 위한 국제협약이 1972년에 채택되어 1975년부터 발효되었고, 한국은 1992년에 가입하였다. • 유럽·북해가 각국의 폐기물 투기로 오염이 심해짐에 따라 1972년 2월 유럽국가들이 모여 체결한 오슬로 협약이 그 모체이다.
1973년 UN환경계획기구 (UNEP)	UN 내외의 환경문제	• UN 산하의 국제환경 전담기구인 'UN환경계획기구(UNEP)'가 창설 • UN 내외의 환경문제에 관한 활동의 조정과 촉진을 임무로 한다.
1978년 알마아타 선언	일차보건의료	구 소련의 알마아타 회의에서 'Health For All By The Year 2000'을 실현하는 최선의 방법은 1차 보건의료
1985년 비엔나 협약	오존층 보호	오존층 보호를 위한 국제협약인 비엔나 협약이 체결

1986년 오타와 회의	건강증진	캐나다 오타와 회의에서 건강증진에 관한 새로운 개념이 검토되었다.
1989년 바젤 협약	유해 폐기물의 국가 간 교역통제	• 스위스 바젤에서 유해 폐기물의 국가 간 교역통제 협약(바젤 협약) • 유해 폐기물의 수출입과 그 처리를 규제 • 유해 폐기물의 국가 간 교역을 최대한 억제하고, 강화된 통고 요건(PIC)하에서만 국가 간 이동을 허용하여 불법 교역 및 비가입국과의 교역을 금지 • 바젤 협약은 국제적으로 문제가 되는 유해 폐기물의 수출입과 그 처리를 규제하려는 목적으로 1981년 제9차 국제연합 환경계획 총회에서 다루어진 이래 여러 차례의 회의를 거쳐 1989년 3월 스위스 바젤에서 제정된 협약이다. 이 협약은 1992년부터 발효되었다.
1989년 몬트리올 의정서	오존층보호 염화불화탄소(CFCg)의 생산과 사용을 규제	• 오존층 파괴 물질인 염화불화탄소(CFCg)의 생산과 사용을 규제하려는 목적에서 제정한 협약이다. • 염화불화탄소와 같은 규제 물질을 포함한 냉장고나 에어컨 등의 제품은 1992년 5월 이후 비가입국으로부터 수입할 수 없게 되었다.
1992년 리우환경선언 선포 온실가스억제	180여 개국의 대표 83개국 정상들과 국제연합 역사상 최대의 국제회의를 개최, 이 회의에서 리우환경 선언이 선포되었고 환경 보전에 대한 각국의 합의가 도출되었다. 즉, 기후변화 협약, 생물다양성 협약 개발과 환경에 관한 선언, 산림보전원칙 성명 등이 채택되었으며, 21세기인 '의제 21'이 채택되었다.	
	리우 선언	환경적으로 건전하고 지속 가능한 개발의 구현을 위한 지구환경 질서에 대한 기본 규범
		의제 21: • 지구인의 행동 강령 • 리우 선언의 구체적인 실천계획
	기후변화방지 협약	지구 온난화를 일으키는 온실가스(탄산가스, 메탄, 아산화질소, 염화불화탄소 등) 배출량을 억제하기 위한 협약
	생물다양성보존 협약	지구상의 생물종을 보호하기 위한 협약이다. 이 협약이 처음 논의 된 것은 1987년 국제연합 환경계획이 생물종의 보호를 위해 전문가 회의를 개최하면서부터이다. 그 뒤 7차례에 걸친 각 정부 간 회의를 통해 1992년 6월 UN 환경개발회의에서 158개국 대표가 서명함에 따라 채택되었고, 1993년 12월부터 발효되었다.
1997년 교토의정서 온실가스 감축	**●● 교토 의정서(선진국의 온실가스 감축이 주 내용)** • 1997년 12월 일본 교토에서 개최된 기후변화 협약으로 교토 프로토콜이라고도 한다. 지구 온난화 규제 및 방지의 국제협약인 기후변화 협약의 구체적 이행 방안으로, 선진국의 온실가스 감축 목표치를 규정하였다. • 감축 대상가스는 이산화탄소(CO), 메탄(CH), 아산화질소(NO), 과불화탄소(PFC), 수소화불화탄소(HFC), 불화유황(SF) 등의 여섯 가지이다.	
1998년	UN총회가 '세계기후 보전에 대한 결의'를 채택함에 따라 UN환경계획(UNEP)과 세계기상기구(WMO)는 공동으로 IPCC(기후변화에 관한 정부 간 패널)를 구성하고 기후변화에 관한 조사 연구를 시행하였다.	

2007년 발리 기후변화방지 협약 로드맵 온실가스 감축	UN기후변화 협약이 선택한 내용으로 "UN 정부간 기후변화 위원회(IPCC) 연구결과대로 주요 선진국들이 온실가스를 2020년까지 1990년 대비 25 - 40% 감축한다."라는 조항을 삽입하였다. 반면 미국은 이를 끝까지 반대하다가 결국 "당장은 아니지만 2009년까지 구체적인 감축 목표를 내놓겠다."라고 약속하였다.	
	온실가스 감축	구체적 수치 설정 없이 온실가스 배출에 대한 '상당한 감축 목표'에 합의
	협상 마감시한	각국은 2년간 추가 협상을 거쳐 2009년 말까지 새 기후변화협약 최종 마무리
	개발도상국 배출억제와 선진국의 지원	• 개도국은 온실가스 배출억제를 위해 측정, 보고, 확인 가능한 조치를 시행할 것 • 선진국은 이를 위한 과학기술 이전, 금융지원, 투자를 증대시킬 것
	열대우림 보호 탄소배출권	2013년부터 개도국이 자국 우림을 태우지 않음으로써 줄어든 이산화탄소량을 판매하는 시스템 시행
	기금 마련	탄소배출권 거래 시 2%씩 떼어내 조성한 기금을 개도국의 기후변화 피해 극복 및 적응 사업에 사용하기로 결정
2008년 람사르 총회	습지보전을 위한 국제환경회의인 제10차 람사르 총회(서울, 창원에서 개최)	
2009년	국제건강증진 회의	
2015년 파리 기후변화 협약 온실가스 감축	• 2020년 만료되는 '교토 의정서'를 대체할 신 기후체제로, 프랑스 파리에서 개최된 제21차 유엔 기후변화 협약 당사국 총회(COP21)는 2주간에 걸친 협상 끝에 예정된 종료시한을 하루 넘긴 2015년 12월 12일 '파리 협정(Paris Agreement)'을 세계 195개 참가국의 만장일치로 채택하고 폐막하였다. • 장기 목표 : '기온 상승폭을 2℃보다 훨씬 낮게, 1.5℃까지' − 국제사회 공동의 장기목표로 "산업화 이전 대비 지구기온의 상승폭(2100년 기준)을 섭씨 2℃보다 훨씬 낮게(well below 2℃) 유지하고, 더 나아가 온도 상승을 1.5℃ 이하로 제한하기 위한 노력(strive)을 추구한다."고 합의하였다. − 현재 지구온도는 산업화 이전보다 1℃ 가량 상승한 상태다. 지구 평균기온이 산업화 대비 2℃ 상승할 경우 △10억~20억 명 물 부족, △생물종 중 20~30% 멸종, △1,000~3,000만 명 기근 위협, △3,000여 만 명의 홍수위험 노출, △여름철 폭염으로 인한 수십만 명의 심장마비 사망, △그린란드 빙하, 안데스 산맥 만년설 소멸 등이 발생할 것으로 예측했다. − 탄소 중립 : 이산화탄소를 배출한 만큼 이를 흡수하는 대책을 세워 실질적인 배출량을 0으로 만든다는 개념 • 파리협정은 2021년 1월부터 적용된다. 유엔 기후변화 협약 사무국은 내년 4월 22일 유엔 사무총장 주재로 고위급 협정 서명식을 개최하고, 이날로부터 1년간 미국 뉴욕 유엔본부에서 파리협정에 대한 각국의 서명을 받을 예정이다.	

2 교토 의정서와 파리협약 비교

구분	교토 의정서	파리 협약
기간	2008~2020년	2021년~
주요 목표	온실가스 감축 • 1기 ~ 5.2%, 2기 ~ 18%	기온 상승폭 1.5℃까지
대상국	선진국	모든 당사국
수행 방식	하향식	(목표 설정) 상향식

3 환경 관련 국제협약

협약명	규제 대상
런던 협약(1972)	해양오염 방지
비엔나 협약(1985)	오존층 보호
몬트리올 의정서(1989.1)	오존층 보호(CFC, Halon)
바젤 협약(1989)	유해 폐기물의 불법 교역 및 처분에 관한 규정
기후변화방지 협약(UN기후협약, 1992)	CO_2, CH_4, N_2O등 감축
생물다양성 협약(1992)	각종 생물자원의 이동
사막화방지 협약(UNCCD, 1994)	사막화 방지
교토 의정서(1997)	온실가스 감축
발리 기후변화 방지 협약 로드맵(2007)	온실가스 감축
파리 기후변화 협약(2015)	온실가스 감축

4 보건행정의 발전 과정

발전 과정	특징
고대기	Hippocrates의 4액체설, Galenus, 장기설(Miasma)의 시작과 계승·발전
중세기 (암흑기, 500~1500)	육체경시, 콜레라·페스트 등 감염병의 만연, 검역의 시초, 검역법 통과, 검역소의 설치·운영, 환자와의 접촉, 이동금지 법률 제정
근세기 (요람기, 1500~1850)	개인위생 공중보건으로 전환, 노동자의 보건 문제, Jenner의 종두법 개발, 스웨덴의 국세 조사, Ramazzini의 직업병에 관한 저서, 의사 경찰, 공중보건법 제정(1848)
근대기 (확립기, 1850~1900)	공중보건학의 확립 기초, 예방의학적 개념 확립, 미생물학의 시대, 방문간호사업 시작, Bismarck의 사회보장 제도, Pettenkofer의 위생학 교실, Snow의 역학 조사에 의한 장기설의 쇠퇴
현대기 (발전기, 20세기 이후)	탈미생물학의 시대, 포괄의료 필요성 대두, 보건소 보급, 국제 보건기구 창설, 알마아타 선언, 리우환경 선언

CHAPTER
05 우리나라 보건행정의 역사 www.pmg.co.kr

01 삼국 시대

1 삼국 시대 이전

경험적 의학 단군신화	우리나라의 보건에 관련된 최초의 언급은 고조선의 단군 신화에서 찾을 수 있는데, 환웅천황이 곡식, 인명과 질병 등 인간의 360여 가지를 다스렸다는 내용과 함께, 마늘과 쑥 등 약초 이름이 등장하는 것으로 보아 경험적인 약물 요법이 존재했음을 추측할 수 있다.
「삼국지」 「위지 동이전」	「삼국지」, 「위지 동이전」의 기록을 보면 우리 민족이 지저분하고 더러운 것을 피하고 의복을 청결하게 입었으며, 질병으로 죽은 사람의 가족들은 그 집을 버리고 새로운 곳으로 가서 다시 집을 짓는다는 등의 기록이 있다.

2 삼국 시대 및 통일신라 시대(서기 935년 이전)

1. 재이론과 무속론

재이론과 무속론	재이론(災異論)	인간능력을 초월한 자연의 이상 현상에 의해 사람에게 육체적 질병과 정신적 질환이 유발된다고 보고, 이에 대한 적절한 비법을 통하여 질병을 물리친다.
	무속론(巫俗論)	샤머니즘을 주제로 하여 인간의 축복과 평안을 기원하며 질병퇴치 역할을 하였는데, 이는 무속의 한 분야였다.
재이(異)		인간의 능력으로 알 수 없는 자연의 재난 또는 이상 현상을 하늘의 예시로 파악하는 것으로써 감염병의 유행은 잘못된 정치에 대한 경고 내지 견책으로 받아들여졌다.
무속사상		무속(巫俗)적인 사상은자연에 대한 두려움으로 인해 자연대상에 영(靈)이 있다고 믿고, 그것을 신봉하는 것으로써, 병을 쫓기 위해 샤먼(Shaman)에 의존하게 되고 샤머니즘의 마술 방법을 이용하게 되었다.

2. 삼국 시대의 의료제도

삼국 어디에서나 역병이 발생하였다.

고구려	• 시의 제도 : 왕실치료를 담당 • 「고구려 노사방」: 명의들의 처방을 모아놓음.
백제 16 인천	약물을 취급하는 약부, 의학을 담당하는 의박사, 약초의 체취를 담당하는 채약사, 주술로 질병을 다루는 주금사 등의 관직 제도가 있었다. 의서로는 「백제신집방」이라고 하는 것이 있었다. • 약부 : 일종의 의료기관 약제 조달 • 의박사(교수) : 의학을 담당 • 채약사 : 약재 채취 전문가 • 주금사 : 약사주, 기도로써 질병을 치료하던 고대의 의원 • 「백제 신집방」: 의서
신라	신라는 고구려와 백제에 비해 중국 의학의 도입이 늦음. • 김무의 「김무약방」 저술 • 불교가 융성함에 따라 승의활동, 명의 법탕(승의)활동 – 일본 의학에 큰 영향을 미침.

3. 통일신라 시대

통일신라는 비교적 잘 짜인 의료제도를 갖추고 있었다.

약전 16 인천	의료행정을 담당하는 기관으로, 이곳에는 직접 의료에 종사하는 공봉 의사가 있었다.
내공봉 의사	왕실의 질병을 진료하는 시의
공봉 복사	공약전에 소속되어 있으면서 백제의 주금사와 같이 금주로써 질병을 예방하는 무주술사
국의 승의	어떤 의료기관에 소속된 직명이 아니고 당시의 명의를 일컫는 용어
제도화된 의학 교육	• 제도화된 의학 교육은 효소왕 원년(691)에 실시: 교육은 본초경, 갑을경, 소문경, 맥경, 명당정, 난정 등을 2명의 박사가 실시하였다. • 의생(학생)과 의박사가 있었다.

02　고려 시대

1　특징

재이와 무속	고려 시대에 와서도 재이론적 질병관과 무속적인 행사가 질병의 치료와 예방에 큰 역할을 하였다.
전염병	• 전염병으로의 피해가 큼. • 임금의 부도덕함으로 전염병 발생된다는 재이론적 관점 • 질병관리가 의학적 측면보다 정치차원에서의 구료대책과 정부차원에서의 제사가 행해짐.
의원파견 격리조치	그런 가운데 감염병 유행지역에 의원을 파견하고, 감염병으로 죽은 시체는 묻고, 감염병 유행지역의 사람들을 격리시키는 대책이 있었다.
구료제도	제위보, 동서대비원, 혜민국

2　의료 기관

태의감 17 경남보건연구사	• 고려의 대표적인 중앙 의료기관으로, 의약과 치료의 일을 담당한 의약 관청 • 양반 관료와 백성의 질병(주로 전염성 질병)에 대한 치료, 약품 제조 및 의학 교육과 의원에 대한 과거 실시 등을 관장 • 명칭은 사의서, 전의사, 대의감 등으로 변경되어 고려왕조 내내 지속
제위보	구료기관으로 의리가 배치되어 있었고 무의탁환자 및 빈민 구제와 질병치료 사업을 담당(조선시대의 제생원)
상의국, 상약국 17 경남보건연구사	왕실 의료와 어약 담당, 국왕을 비롯한 궁중의 질병을 치료
혜민국	• 일반 서민의 의료를 담당 • 백성이 필요로 하는 약의 조제 및 판매(조선시대 혜민서)

동서대비원 17 제주	• 수도 안에 있는 가난한 병자, 무의탁 노인과 고아들을 치료하고 보호·양육한다는 사명을 띠고 있었다. • 수도 개성의 동쪽과 서쪽 지역에 각각 설치된 국립 구료기관이었다. • 빈민구료, 의식공급, 의약제공, 전염병으로 죽은 사체처리(조선 시대 : 동서대비원 → 동서활인원 → 동서활인서)
구제도감	유행병 치료목적으로 설치된 임시기관
의학원	의학 교육 기관이었다.
약점 16 인천	• 지방의 경우에는 주, 부, 현의 행정 말단 단위에 약점이 설치 • 오늘날의 보건소 역할
의서	향약고방, 제중입효방, 어의 찰요방, 향약구급방, 향약간이방 등

3 고려 시대 향약과 발전

이 시기에 전부터 내려오던 전통 의학을 기반으로 하여 약재와 의료 기술이 발전하기 시작하였다.

의종	「향약고방」과 「제중입효방」,
고종	「어의찰요방」, 「향약구급방」, 「향약간이방」 등의 의서
「향약구급방」	50여 종의 질병에 관한 기술과 전문과별 질병 및 식중독에 대한 기록이 비교적 상세하게 되어 있다.

03 조선 시대

1 특징

전염병	• 전염병이 가장 중요한 문제로 장티푸스, 천연두, 성홍열 콜레라 등으로 인명피해가 있었다. • 감염병에 대한 방역사업도 활발하게 전개
의료기술	• 의료인의 양성이 활성화 • 침과 뜸을 주축으로 한 의료기술의 발전 • 약재의 재배기술 발전으로 약제 등이 현격하게 발전
제도적 발전	• 시험제도가 확립되었으며, 각종 의서도 활발하게 간행 • 태종(1406) 의녀제도의 신설 • 조선 말기 서양의학이 도입

2 보건의료기관

중앙의료기관		삼의사(내의원, 전의감, 혜민서), 제생원, 동서대비원(동서대비원 → 동서활인원 → 동서활인서), 종약색, 치종청, 의서습독관, 등과 관공서에 배속된 의무관제도가 있음.
	삼의사	• 조선의 대표적인 중앙 의료기관 • 내의원, 정의감, 혜민서 : 이 중에서 내의원만을 내국, 정의감과 혜민서를 외국이라고도 하였다.
지방의료기관		심약, 의학교유(의학교수관), 의학생도 및 지방의 부, 도호청, 유수부·진에 배치된 의무관 등이 있었다.

3 의료 기관

전형서	예조에 속한 의약을 담당하는 기관이었다.
내의원	왕실 의료를 담당하였다. 15세기 중엽 이후에는 조선에서 규모가 가장 크고 가장 급이 높은 의료 기관이었으며, 갑오개혁 이후 유일하게 존속하였다.
전의감	왕실의 의약과 일반 의료 행정을 담당하였고, 의원을 선발하는 과거시험인 잡과를 관할하였다.
혜민서(국) 17 대전	혜민국(태종)을 1466년 개칭(세종)한 것으로, 일반 의약과 일반 서민 치료를 담당한 관청
동서활인서(원)	• 일종의 빈민 구제 기구였다(후에 혜민서와 업무 통합). • 병들고 의지할 곳 없는 사람들을 모아놓고 밥, 국 등 먹거리와 약재를 주었다.
제생원	지방에 조직된 의료기관들을 통일적으로 관찰할 목적에서 조직된 중앙 의료기관으로, 향약의 수납과 병자의 구치를 담당하였다(후에 혜민서와 업무 통합).
치종청	종기 등 외부질환의 치료를 중심으로 한 기관으로 전의감의 부속기관이다.
의서습독관	의학의 강습과 연찬을 목적으로 세조 2년에 설치되었다.

4 의약서 및 학자

세종	「향약집성방」과 「의방유취」, 「신주무원록」, 그리고 「향약채취월령」이 완성되었다. 특히 이 중에서 「향약채취월령」은 향약재의 효율적인 생산과 이용에 관한 의료지식을 보급
선조, 허준	「동의보감(허준)」 : 중국과 조선의 의·약을 총정리한 종합 의서
정약용	천연두를 예방하는 종두법과 같은 서양의술 적용
지석영	「우두신설」 : 우두보급에 힘씀, 1899년 전국시행
이제마	1894년에는 「동의수세보원」을 집필

5 조선 시대의 의녀 제도(태종)

대두배경	여성이 남의에게 진료를 받는 것조차 허락할 수 없어 이를 해결하기 위해 여성 의료인을 양성할 필요가 대두되었다. 이에 태종 6년(1406) 의녀 제도가 신설되고 동녀(童女)에게 의술을 가르치게 되었다. 세종 5년(1423)에는 지방까지 확대하여 지방 출신의 의미들이 한양에서 교육을 받을 수 있게 되었다.
목적	• 여성에게 의술을 가르쳐서 궁중과 사족 여성의 병을 구하고자 함이다. • 유교의 애민정치 사상에 입각하여 백성의 생명을 구제하고자 함이다.
의녀교육	• 외녀의 신분은 10~15세 이하의 관비였다. 의녀의 교육은 혜민서에서 관장하였다. 혜민서의 의녀는 능력에 따라 내의원의 내의녀가 되기도 하였다. • 혜민서 의녀는 매월 시험을 통해 합격 또는 불합격의 평가를 받았으며 점수가 높은 3인은 포상으로 월료를 주었다. 3번 불합격한 자는 혜민국의 다모로 강등시키는 벌을 주었다. • 진맥과 침구를 중요한 교육내용으로 삼았고, 명약은 중요시 다루지 않았다. 침술은 의녀들끼리 실습하여 습득하도록 하였다.
의녀의 활동	• 조선 후기에는 전문성에 따라 침의녀, 맥의녀, 약의녀로 구분되었으며 이들 활동은 간호, 조산, 침구, 명약 등이었다. • 진찰법은 망진(시진), 문진, 청진, 촉진 등이 있는데 의녀는 망진과 촉진을 하였다. 의녀가 궁중의 여성을 진맥하여 증후를 외관에게 전하면 의관은 의녀의 말에 준하여 치료방법을 의논하여 병을 치료하였다. • 침구술은 의녀의 주된 업무였으나 침을 맞을 때 그 증후가 어떠한지를 의관에게 보고하기도 하였다. • 지방은 한양에 비하여 의료인이 드물었기 때문에 의미 활동의 폭이 더욱 넓었을 것으로 추측된다.

6 약령시의 출현과 온천 요법의 발전

① 1700년대 초에 전국적으로 약령시가 열렸으며, 지방관청이 이를 관리하였다.
② 온천 요법이 발전하여 일반 백성은 물론 국왕들도 자주 온천을 이용하였다.

7 조선 후기 서양의학의 유입

실학파의 활동	실사구시(實事求是)를 내세워 실용적인 제도와 국가기관의 설립을 주장하였다.	
	이익	「성호사설」에서 서국의 소개
	박지원	「열하일기」에서 서양수로방 제시
	정약용	• 「여유당전서」와 「마과회통」에서 신종 종두기법 소개 • 「의령」이라는 의료 관련 저서를 남김.
개화파의 활동	• 이용후생(利用厚生)의 논리 주장 • 보건의료 문제에 대한 실제 응용과 개혁을 주장	
	지석영	• 「우두신설」이라는 저서에 종두법의 필요성을 강조 • 종두법을 실제로 시행(→ 서구 의술의 최초 적용)
	김옥균, 유길준	「치도약론」, 「서유견문」에서는 환경위생 사업을 강조
	박영효	보건의료 제도의 전반적인 개혁을 주장
선교사 활동	광혜원 1885년	• 선교사들의 의료기관 설립(Allen의 건의) • 알렌을 궁중전의로 위촉하여 서양식 국립의료기관 설립 • 그 해 제중원으로 개칭
	의의	선교사들의 의료봉사 내지 보건의료 활동은 선교를 효과적이고 인도적으로 수행하기 위한 측면이 많았다고 볼 수 있으나, 그들의 활동은 일반 백성이 처음으로 서양의학을 접하는 계기가 되었다. → 연세대학교 의과대학
갑오경장 (갑오개혁) 1894, 고종	• 서양의 의학적 지식이 유입되는 계기 • 내부에 위생국(최초의 근대 보건행정 기구)이 설치되었고, 1895년 4월 17일 내부의분과 규정이 공표되면서 위생국이 의무과와 위생과로 분리되었다.	
	위생국	• 최초의 근대 보건행정 기관 • 전염병 예방 및 일체의 공중위생업무에 관한 사항, 검역, 의약업무 담당(공중보건사업의 효시)
광제원 (1899년 내부 소속)	• 1899년 내부병원 → 1900년 광제원 → 1907년 대한병원으로 개칭 • 내부병원에서는 종두업무를 취급하였으나 광제원으로 개정되면서 한성종두사가 독립되어 한성종두사에서 종두업무가 실시되었다. • 일반 환자뿐만 아니라 전염병 환자도 취급하였다.	

8 고려 · 조선 시대 의료기관 비교

구분	고려 시대	조선 시대
의료행정	태의감	전의감
왕실의료	상의국, 상약국	내의원
서민의료	혜민국	혜민서
빈민구호	제위보	제생원(후에 혜민서와 병합)
전염병환자	동서대비원	동서활인서(후에 혜민서와 업무통합)

04 일제 강점기(1910~1945) 15 경기

1 의료와 경찰 위생

경무총감부	1910년 조선총독부는 경무총감부를 설치하여 경찰사무를 총괄하며, 그 산하 경찰국에 위생과를 설치하여 공중위생 업무, 의사·약사 약제사의 면허 업무, 병원·의원 등의 관리 업무를 수행함으로써 보건행정을 경찰이 담당하였다.
위생과 업무	• 공중위생업무 • 의사, 치과의사, 약제사 등의 면허업무 • 병원 및 의약품 등의 관리
의료 행정	• 중앙이나 지방 경찰부서의 의료 행정은 질병의 치료보다는 전염성 질환자의 감시와 격리에 주의를 기울였다. • 강제적인 위생방역 시책과 영리를 목적으로 한 보건의료 사업을 통한 수탈이 자행되었으며, 한편으로는 향약의 말살 정책, 한국인에 대한 마약의 방조와 성병의 조장, 식민 정책을 용이하게 하기 위한 보건의료인 양성과 보건위생정책 실시 등이 자행되었다.

2 의료기관과 의료면허 제도

자혜의원과 대한의원	식민 통치를 쉽게 하기 위한 일환으로 자혜의원과 대한의원을 설립하여 그 책임자를 모두 총독부의 각 부장으로 임명하였다.
의료면허 제도	• 의사와 의생 제도 • 의사, 치과의사, 한지 의사, 입치영업자 등으로 구분하였으며, 의생은 종래의 전통 의약에 종사한 사람들을 무마하기 위하여 두었다. • 그 외에 조서산부, 간호부, 약제사, 제약자, 약종상, 매약업자 등의 면허 제도가 있었다.

05 대한민국 정부 수립(1948.8.15.) 이후

1 미 군정기 및 과도정부 시대(1945~1948)

보건후생국	1945년 위생국을 미군정령 1호에 의하여 설치하였으며, 그 후에 보건후생국으로 명칭을 바꾸고, 각 도에도 보건후생국을 설치
보건후생부	1946년 보건후생국을 보건후생부로 승격시키면서 15국 47과로 확대하여 조직을 개편
축소	과도정부 시대인 1947년에는 보건후생부의 직제는 잠시 7개국으로 축소되었다.

2 대한민국 정부 수립(1948.8.15.) 이후

행정제도의 변천	• 1948년에 보건후생부를 폐지하고 사회부로 개편하였는데, 이 사회부에는 노동국, 후생국, 부녀국, 주택국, 보건국 등의 부서를 두었다. • 1949년에는 사회부 보건국을 보건부로 독립, 승격 • 1955년에는 보건부와 사회부를 통합하여 보건사회부로 개칭 • 1994년에는 보건사회부를 보건복지부로 개편, 보건사회부의 노동분야 업무는 고용노동부를 신설하여 고용노동부로 이관
보건복지부 직제 변경 15 경기	위생국(1894) → 경찰국 위생과(1910) → 위생국(1945) → 보건후생국(1945) → 보건후생부(1946) → 사회부(1948) → 보건부(1949) → 보건사회부(1955) → 보건복지부(1994) → 보건복지가족부(2008) → 보건복지부(2010.3)

3 보건행정 관련 법률 제정

1948년 7월 17일	정부조직법의 제정(사회부 설치)과 1949년 동법의 개정(보건부로 개편)으로 각종 보건의료 관련 법률이 제정·공표되기 시작
1951년	국민의료법, 1954년 해·공항 감염병 및 감염병 예방법, 1956년 보건소법(1962년 9월 24일에 전면 개정) 등을 시발로 이후 각종 보건의료 관련 법률이 제정되어 보건의료 제도가 서서히 확립되기 시작
2005년 10월	보건복지부 직제 개편(1실 4본부) - 정책홍보관리실, 사회복지정책본부, 보건의료정책본부, 보험연금정책본부, 저출산고령사회정책본부
2008년 3월	보건복지가족부(4실, 4국) - 기획조정실, 보건의료정책실, 사회복지정책실, 아동청소년가족정책실, 건강정책국, 보건산업정책국, 저출산고령사회정책국, 장애인정책국
2010년 3월	보건복지부 직제 개편
2019년 현재	4실 6국 - 기획조정실, 보건의료정책실, 사회복지정책실, 인구정책실, 건강보험정책국, 건강정책국, 보건산업정책국, 장애인정책국, 연금정책국, 사회보장위원회사무국

4 시대별 주요 보건기관

구분	의약 행정	왕실 의료	서민 의료	전염병환자 치료	구료 기관
고려 시대	태의감	상약국	혜민국	동서대비원	제위보
조선 시대	전의감	내의원	혜민서	활인서	제생원
일제 강점기	위생과	–	–	–	–
미 군정기	보건후생부	–	–	–	–
현재	보건복지부	–	–	–	–

신희원
보건행정
길라잡이
기본 이론서

PART

02

보건의료의
체계와 자원

Chapter 01 보건의료 전달체계

Chapter 02 보건의료자원

01 보건의료체계의 이해

1 보건의료체계의 개념

정의	국가에서 자국민에게 예방, 치료, 재활 등의 의료서비스를 제공하기 위한 종합적인 체계이다.
	보건의료체계 하부구조들의 종합적인 활동을 통해 국민의 건강을 증진시킨다.
목적	• 국가보건의료체계의 목표는 보건의료자원의 개발, 자원의 조직적 배치, 보건의료서비스의 제공, 경제적(재정적) 지원 및 관리의 5가지 분야로 구성되는 보건의료체계 하부구조의 종합적인 활동을 통해 의료혜택이 필요한 대상자들에게 건강증진을 위한 예방, 치료, 재활에 걸친 일련의 활동을 전개함으로써 대상자들의 건강을 확보하는 것이다(Kleczkowski 등 1984).
	• WHO(2000)는 보건의료체계의 3가지 본질적인 목표로서 건강수준의 향상, 보건의료체계에 대한 반응성, 재정의 형평성을 제시하였으며, 관리, 자원의 생산, 재원조달, 서비스전달이라는 4가지 핵심적 기능을 통해 달성할 수 있다고 하였다.

2 보건의료체계의 구성요소 13 경기·경남 / 14 서울 / 19 경남 / 20 서울·경북 / 21 부산·울산·광주·전남·전북 / 22 서울

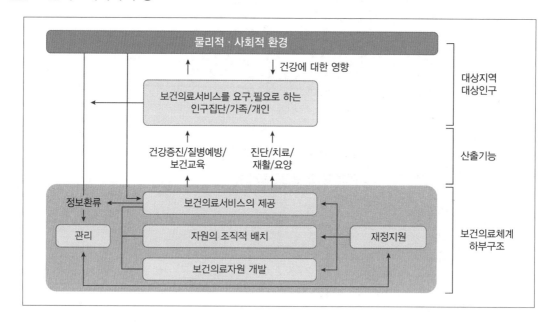

📝 보건의료체계의 하부구조와 구성요소

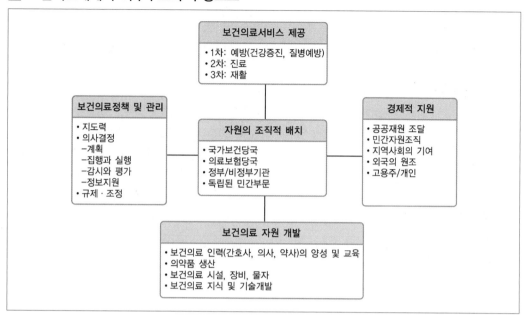

3 보건의료체계의 하부구성요소(WHO)

보건의료자원의 개발	보건의료를 제공하고 지원기능을 수행하기 위해 인적 물적 보건의료자원의 개발이 필요 인력, 시설, 장비 및 물자, 지식 및 기술
자원의 조직적 배치	• 보건의료체계의 다양한 보건의료자원들을 적절하게 기능하게 하려면 사회적인 조직이 필요하다. • 공공조직과 민간조직 • 국가보건당국, 건강보험기관, 기타정부기관, 비정부기관, 독립민간부문
보건의료제공	건강증진, 예방, 치료, 재활, 심한 불구나 치료불가능한 환자에 대한 사회 의학적 서비스 등
경제적 지원	• 국가 보건의료체계하에서 사업수행을 위한 실제적인 재원조달방법으로 보건자원과 보건의료 전달 제도는 경제적 지원이 필수요건이다. • 공공재원, 민간의료비, 건강보험료, 지역사회재원(기부나 자원봉사), 외국의 원조 등
보건의료정책 및 관리	보건의료관리의 3가지 구성요소는 의사결정(기획, 실행, 감시 및 평가, 정보지원 등), 지도력 및 규제

1. 보건의료자원(자원의 개발)

보건의료인력	의사, 치과의사, 한의사, 조산사, 간호사, 임상병리사, 방사선사, 재활치료사, 영양사, 위생사, 보건행정요원 및 기타 인력
보건의료시설	병원, 의원, 약국, 치과의원, 한의원, 보건소, 실험시설을 비롯한 폐수처리시설, 상수처리공정을 포함한 위생시설 등
보건의료장비 물자	질병의 예방, 진단, 치료 및 재활에 필요한 장비 및 공급물로서 방사선 의학장비, 심전도, 생화학적 분석기구 등을 비롯하여 의약품, 백신, 안경, 보청기, 의수족 등
보건의료지식	보건의료 질환, 질환예방 치료, 재활의 다양한 방법에 관한 제반 지식과 기술

2. 보건의료조직

중앙정부	한 나라의 보건의료자원을 조직하고 배치한다.	
의료보험조직	공적인 의료보험 조직으로 대부분 중앙정부와는 독립된 정부기구에 의해 운영	
기타정부기관	고용노동부	노동자의 건강관리
	교육부	학교 보건업무
	국방부	군인의 건강관리
자발적 민간단체	보건의료체계 내에서 일부 역할을 담당하고 있는 단체나 기관으로 선진국에 다수 존재	
민간부문	공공부문 보건의료서비스의 보조적 성격으로 영국, 캐나다, 유럽에는 민간의료가 공공의료의 보조적 기능을 수행하고, 우리나라, 미국, 일본에서는 민간의료가 주도한다.	

3. 보건의료서비스의 제공

목적에 따른 분류	건강증진, 예방(1차 예방), 치료(2차 예방), 재활, 심한 불구나 치료 불가능한 환자에 대한 사회의학적 치료(3차 예방)
서비스의 복잡성에 따른 분류	1차 의료, 2차 의료, 3차 의료로 분류

4. 보건의료재정(보건의료 재원조달) : 경제적 지원

공공재원	중앙정부, 지방자치단체, 의료보험기구
민간기업	기업주의 일부부담 및 근로자에 대한 서비스 제공
조직화된 민간기관	자선단체, 민간보험
지역사회의 지원	기부, 자원봉사활동
외국원조	정부나 자선단체 차원의 원조(종교단체)
개인지출	의료이용 시 국민에 의한 직접부담
기타재원	복권판매 수익금, 기부금

5. 관리

리더십	사람에 대한 지휘, 동기, 동원을 바람직한 변화로 이끌 수 있는 관리지도	
의사결정	자원을 배치하는 방법과 의사결정과정, 의사결정	
	기획	체계적이고 지속적인 과정으로 의사결정자에게 예측이거나 선택권 제공
	실행, 실현	세부계획이나 프로그램을 집행하고 계획대로 진행되는지 확인, 관리
	감사, 평가	보건의료체계의 프로그램들이 어느정도 달성되었는지 결정하고 가능한 계량화된 평가가 이루어지도록 노력
	정보지원	기획, 정책입안, 감시 및 평가에 필요한 관련 정보입수
규제	시장실패로 형평성과 효율성에 어긋난 문제의 해결	

02 보건의료체계의 시스템이론

1 시스템이론

시스템이론	• 자연과 사회부문 모두 시스템, 하위시스템, 초하위시스템등으로 계층화할 수 있음. • 각 시스템들은 목표와 기능을 가진 실체로서 상호 영향을 주고 받음. ㅡ 시스템이론에 근거한 모형 중의 하나가 보건의료체계의 투입 → 산출 모형임.	
	환경	• 보건의료체계를 둘러싸고 있는 초시스템(supersystem) • 환경(물리적 환경, 사회체계 국가정책)
투입-산출모델	• 보건의료체계의 시스템 개념을 반영하는 모델 중 하나 • 단계별로 투입, 과정, 산출, 분석 및 환류, 환경으로 이루어짐.	

2 보건의료체계의 투입-산출모델 17 서울

	생산요소(물적자원)	의료의 가용성 자원, 조직, 재정		
투입	대상 (인적자원, 위험집단)	인구집단, 환자		
		위험집단의 특성	소인 요인	보건의료 이용 동기 제공 • 지식, 태도, 신념
			가능 요인	보건의료 자원의 접근성
			필요(요구)	보건의료서비스에 대한 요구
과정	실제적 의료전달과정에서 보건의료 공급자와 수요자인 환자 간의 상호 작용			
산출	중간결과(산출)	형평성, 효율성, 효과성 등		
	최종결과(산출)	삶의 질, 안녕		
분석, 환류	• 산출과 목표와의 차이에 대한 평가 및 해결 • 통제 및 조정(정부, 공급자 및 소비자단체)			
환경	• 보건의료체계를 둘러싸고 있는 초시스템(supersystem) • 물리적 환경(기후, 수질), 사회체계(문화), 국가정책 등 • 하위 시스템인 보건의료체계에 영향 ㅡ 정부 시책 보건의료체제, 사회 기대, 경제 동향, 기술 및 생산 요소의 발달			
환경 (물리적 환경, 사회체계, 국가정의)				

사례	보건의료체계의 유형	
투입	• 생산요소 : 의사, 병상, 의료기술, 보건의료조직 • 의료서비스의 대상 : 인구집단, 환자	
과정	• 의료전달 • 환자와 공급자간의 상호작용	
산출	• 형평성, 효율성, 효과 • 삶의 질	
환류	• 고혈압 사업의 비용분석 • 사업의 효과	
환경	• 보건의료체계를 둘러싸고 있는 부분 • 기후, 수질, 문화, 지식, 국가정책	

03 보건의료체계의 유형

1 OECD국가 보건의료체계 17 전북 / 20 서울

사회보험형	특징	• 강제적용 • 빈곤층은 국가가 별도 관리 • 의료보험기구를 정부에서 조직하여 사회부 양성, 강제가입 평균율 보험료제 등 사회보험의 원칙에 따라 운영
	재원	• 사용자(근로자)의 보험료 • 본인 일부부담금 부과
	해당국가	한국, 일본, 독일
	장단점	• 의료보장의 형평성 보장 • 특정목적의 기금운영으로 기금의 상대적 안정성 확보 • 의료비의 상승
국민보건서비스형 (국가예산형, 국가제정형)	특징	• 국가가 건강에 관한 모든 서비스를 포괄적으로 제공하고 관리 • 보건의료기관은 국가의 소유 • 무료 의료서비스
	재원	정부의 조세수입
	해당국가	영국, 이탈리아, 뉴질랜드
	장단점	• 국민 전체에게 무료로 의료를 제공 • 경제적, 지역적, 사회적으로 차등 없이 이용할 수 있다. • 의료비의 통제 용이 • 의료부분의 재원분배의 우선순위 저하로 재정 부족 • 제공되는 의료서비스가 국민요구에 미흡

소비자주권형 민간보험형	특징	• 민간에 의해 설립되어 개개인 보호주의, 임의가입, 위험률 보험료제 등을 특징으로 하여 재원조달 하는 제도 • 보건의료에 소요비용은 원칙적으로 개인이 부담 • 보험 형태에 따라 보험료 급여내용, 급여수준 다양
	재원	보건의료에 소요비용은 개인이 부담
	해당국가	미국
	장단점	• 의료기관, 의료서비스는 소비자의 선택(선택의 자유 보장) • 보험에 가입할 수 없는 사람들은 의료수혜 대상에서 제외 • 개인능력에 따라 보험가입 • 저소득층 공적부조 실시

2 존 프라이(John Fry)에 의한 보건의료체계 16 울산 / 20 경북·보건연구사

1. 자유기업형(자유방임형) 보건의료 전달체계

특징	• 민간주도형으로 시장 경제 논리에 따라 보건의료가 이루어지는 유형 • 보건의료 전달 : 필요로 하는 국민에게 자유기업의 형태로 전달되며, 경제적 이득이 있을 경우 보건의료 생산이 활발하게 이루어짐. • 보건의료 상품 : 상품은 주로 의사, 약사, 간호사, 의료시설 장비로 생산업자 등에 의해 생산되나 간호사만의 상품권의 판매권을 갖지 못함. • 우리나라, 미국, 일본이 현재 실시하는 보건의료 전달체계이다. • 우리나라는 국민의 대부분이 결정된 의료비에 대해 지불능력이 부족하므로 전국민건강보험이라는 재원조달방식을 택함. • 의료인에게 폭넓은 재량권(의료의 내용, 범위, 방법, 수준에 대한 결정)이 부여됨.
장점	• 의료인, 의료기관 선택에 대한 자유가 최대한 보장 • 의료서비스의 내용, 질적 수준이 대단히 높다. • 의료인에게도 의료내용, 범위, 수준결정에 재량권이 충분히 부여된다. • 의료기관도 자유경쟁 하에서 운영되므로 효율적인 경영을 할 수 있다.
단점	• 지역적, 사회 계층적 불균형이 있어 형평성의 이념에 어긋난다. • 의료내용, 의료수준, 의료자원의 비효율적 활용 • 급증하는 의료비의 상승이 커다란 문제로 대두(이로 인해 정부의 간섭이나 통제가 불가피함) • 보건의료 전달이 질서정연하게 이루어지지 못함. • 과잉진료, 의료남용의 우려 • 행정적으로 복잡하다.

2. 사회보장형 보건의료 전달체계

특징	• 국가보건의료서비스가 세금이나 건강보험료로 운영되고 국가가 건강에 관한 모든 서비스를 포괄적으로 제공하고 관리하여 국가보건서비스(national health service)라고 부른다. • 보건의료 상품 : 국가보건 조직, 의료보험 조직에 의해 조직화됨. • 보건의료 전달 : 건강요구에 맞도록 일차, 이차, 삼차로 나누어 효율적으로 이루어지며, 의사, 약사, 간호사는 봉급이나 인두제에 의한 보수를 받음. • 자유 기업형 보건의료 전달체계에 비해 지역사회간호사의 역할이 확대되어 있고, 보건교육을 통한 자기 건강관리 능력 배양 혹은 국민의 질병 발생율 감소에 기여 • 영국, 스칸디나비아 등
장점	• 국민 전체에게 무료로 의료를 제공됨. • 자원 활용이 대단히 효율적임 - 국가는 보건의료 전반에 대한 계획, 수행, 평가를 담당하며 보건의료의 전달도 체계적 • 누구나 필요할 때 의료를 받을 수 있음. • 진료보다는 예방이 강조 • 경제적, 지역적, 사회적으로 차등 없이 이용할 수 있다. • 기능분담이 잘 이루어지고 있다(진은 일반의가, 병원진료는 전문의가 담당).
단점 03 기출	• 보건의료의 질적 하락, 생산성이 떨어짐. • 의료인에 대한 보상이 일률적이거나 미약(인센티브의 부족) • 의료제공(서비스)의 비효율성 : 대규모 의료조직으로 관료주의적 병폐(행정의 경직성과 복잡성) • 대규모 의료조직으로 인한 행정 체계의 복잡성, 조직운영의 효율성이 떨어짐. • 의료 수준과 사기, 열의가 상대적으로 낮은 점

📏 보건의료 전달체계 유형의 비교

구분	자유기업형	사회보장형
대표국	미국, 일본, 한국	영국, 스칸디나비아
보건의료	상품	사회공유물
국민	의료상품 소비자	건강권자
의료인	기업가	봉급자, 개업자
정부	최소한 정부개입, 민간주도	정부 및 사회주도
재원조달	민간의료보험(사보험)	세금의료보험(사회보험)
의료비 지불	• 의료제공 건수내용 • 포괄수가제(DRG)	• 봉급제 • 인두제
의료시설	민간	정부, 민간
장점	보건의료의 질적 수준 향상 및 유지	• 국민전체에게 무료로 동등 제공 • 기능분담이 효율적
단점	• 경제적 지불 능력자 • 의료시설의 불균형 분포 • 의료비 상승	• 관료 및 행정 체계의 복잡성 • 의료인의 열의 부족 • 서비스의 최소화

🖊 Fry에 의한 보건의료체계 유형별 장단점

제공체계의 특성	자유방임형(미국)	사회보장형(영국)	사회주의형(구소련)
의료서비스의 질	++	−	−
의료서비스의 포괄성	−	++	++
의료서비스의 균등분포	−	++	++
선택의 자유	++	−	−
형평성	−	++	++
의료비 절감	−	++	++

(++ : 매우 바람직함, + : 바람직함, − : 바람직하지 못함)

3 뢰머(Roemer)의 보건의료전달체계모형

자유기업형	• 수요·공급·가격시장 의존 • 정부개입 최소화 • 공공의료 취약, 대부분 민간의료 • 미국, 한국
복지국가형 (복지지향형) 17대전	• 국가가 개입하되 사회보험 방식으로 보편적 서비스를 제공 • 보건의료 요구도에 따른 공급 • 정부가 의료자원 및 의료질·비용 통제 • 사회보험 또는 조세에 의한 재원조달 • 독일, 프랑스, 영국
저개발국가형	• 보건의료비 지불능력이 부족한 저개발국가의 체계 • 전문인력 및 보건의료시설 부족 • 보조인력에 의한 서비스(민간의료, 전통의료에 의존)
개발도상국형	• 경제개발이 성공적으로 이루어져 국민의 소득증가과 더불어 의료에 대한 관심이 높아지고 있는 국가 보건의료체계 • 자유기업형과 복지국가형의 혼합형태 • 보건의료에 대한 투자는 낮은편이나 경제개발로 보건의료자원에 대한 개발이 활발하고 투자도 증가됨. • 대부분 근로자중심의 사회보험제도 • 보건의료기관은 보험공단 소유, 보험조직이 보건의료자원의 개발담당
사회주의국형	• 보건의료서비스를 국가가 모든책임을 지고 제공하는 보건의료체계 • 보건의료인은 국가에 고용, 보건의료 시설은 국유화 • 형평적 배분, 보건의료서비스 수준 낮음. • 구 소련, 쿠바, 북한

4 뢰머(Roemer)의 매트리스(Matris) 분류 1991 서울7급 / 15 서울 / 16 경기·충북

1. 경제적 수준과 시장개입의 두 가지 기준을 사용한 이차원적 의료체계유형론을 전개

경제적 수준	• 연간 국민 1인당 GNP를 기준으로 구분 • 선진국, 개발도상국, 극빈국, 자원이 풍부한 나라로 구분	
정치적 차원	• 정부 공권력이 보건시장에 개입하는 정도를 기준으로 구분 • 자유기업형(기업형/방임형), 복지지향형, 보편적 포괄주의형, 사회주의 중앙계획형으로 구분	
	자유기업형	시장기능에 주로 의존하며 잔여적 복지서스를 제공하는 형태 예 미국(부유한 산업국가), 한국 등
	복지지향형	국가가 개입하되 사회보험 방식으로 보편적 서비스를 제공하는 형태 예 부유한 산업국가로서 서독 및 일본 등
	보편적 포괄주의형	정부재정으로 포괄적 의료서비스를 보편적으로 제공하는 형태 예 영국(부유한 산업국가)
	사회주의 중앙계획형	사회주의적 국가관리 방식 예 구 소련(부유한 산업국가), 북한(개발도상국) 등

2. 국가 보건의료체계의 유형

경제수준 (인당 GNP)	정치적 요소(보건의료체계 정책, 시장개입정도)			
	시장지향형	복지지향형	전 국민 포괄형	중앙계획형
선진국	미국	독일, 캐나다 일본, 노르웨이	영국, 뉴질랜드	구소련, 구 동구권
개발도상국	태국, 필리핀, 남아프리카공화국	브라질, 이집트 말레이시아	이스라엘, 니카라과	쿠바, 북한
극빈국	가나, 방글라데시, 네팔	인도, 미얀마	스리랑카, 탄자니아	중국(개혁 개방이전), 베트남
자원이 풍부한 나라	–	리비아, 가봉	쿠웨이트, 사우디아라비아	–

5 테리스(Terris)의 모형분류 16 대구 / 18 경기 / 19 부산

공적부조형	• 저소득 인구계층에 대해서만 정부가 일반 재정에서 의료 서비스의 이용을 보장 • 보건의료서비스를 위한 재원을 정부의 조세에 의존 • 정부가 제공하는 서비스는 일차보건의료 중심의 서비스 예 아시아, 아프리카, 남미의 저개발국가 등
의료보험형	• 가입자는 누구나 보험료라는 비용부담을 하고 법에 정한 대상자에게는 모두 강제적으로 가입 • 의료보험(건강보험)을 통해 이루어짐(높은 소득수준 덕분). 예 독일, 프랑스, 일본 등
국민보건 서비스형	• 조세에 의한 재원조달, 국민들은 의료 이용시 무료 서비스를 원칙 • 정부는 모든 병원을 국유화(보건의료자원의 국유화)하여 지역화 시키며 의원급 외래진료를 체계화 예 영국, 스웨덴, 이탈리아, 뉴질랜드, 사회주의 국가 등

6 도슨의 지역화모델(1991)

	보건의료서비스 제공체계의 개념	
도슨보고서	1차 의료센터	• 다양한 예방과 치료서비스제공 • 가정방문서비스 • 주로 작은 규모의 마을 대상 서비스제공
	2차 의료센터	• 1차보다 전문적 서비스 • 대도시에 설치 • 1차 의료센터와의 연계체계를 갖추어 운영
	교육병원	• 의과대학을 보유한 병원 • 2차 의료센터 기능까지 겸함.
	부가적 서비스	결핵, 정신질환, 간질, 특수 감염성 질환 등을 다루는 서비스 제공기관으로 1차, 2차 의료센터와의 연계체계를 갖추어 운영
세계보건기구의 보건의료서비스 제공	개인과 가정 → 지역사회 → 기본보건의료 → 1차 의뢰수준 → 2차 의뢰수준 → 3차 의뢰수준	
	기본 보건의료	1차 의료기관, 의원, 한의원, 약국, 보건지소, 보건진료소
	1차 의뢰수준	2차 의료기관, 지역병원, 보건의료원
	2차 의뢰수준	3차 의료기관, 대학병원, 대형종합병원 등
	3차 의뢰수준	국가 중앙병원
	단계화 및 지역화에 의한 서비스, 시설, 인력 배치 	

7 우리나라 보건의료전달체계

	우리나라의 의료전달체계는 자유방임형이다.	
	행정체계의 다원성	보건행정관리체계가 다원적이다. 보건행정에 대한 통제가 보건복지부와 행정자치부에서 동시에 이루어지고 있다.
	공공부분의 취약성	병상수 기준: 민간의료 - 90%, 공공의료 - 10% 의료기관수 기준: 민간의료 - 85%, 공공의료 - 15%
	의료기관과의 기능 미분화	보건의료기관간의 기능과 역할이 미분화되어 있다.
	지역적 편중	대도시에 보건의료가 집중
우리나라 보건의료 전달체계	한의학과 양의학이 병존	서구와 같이 양의 단일의료가 아니라 한의학·양의학·대체의학 등이 혼합하여 존재한다.
	의약간의 기능이 중복	—
	치료측면 > 예방측면	질병의 치료를 중요하게 생각하며 예방을 소홀히 한다.
	단계별 진료	• 보건의료 전달체계를 일차, 이차, 삼차로 구분하고 있지만 현실적으로 의료기관을 이용하는 경우에 1차 진료기관이나 2차 진료기관은 다 같이 제약 없이 이용할 수 있는 1차 진료기관이 된다. • 보건의료 전달체계는 환자의 이용 면에서 1차 진료기관의 역할을 하는 1, 2차 진료기관과 3차 진료기관이 존재하며, 국민건강보험 요양급여기준에서도 요양급여의 체계를 1단계 진료와 2단계 진료로 구분하고 있다.
단계별 진료	1단계 진료	종합전문요양기관을 제외한 전 지역의 모든 의료기관에서 진료를 받을 수 있는 경우
	2단계 진료	• 1단계 진료에서 환자의 질병 상태에 의하여 그 환자의 진료를 상급 의료기관에 진료하여야 할 필요가 있을 때 '요양급여 의뢰서'에 의하여 진료가 행하여지는 경우 • 2단계 진료는 1단계 진료에서 발급한 요양급여 의뢰서를 지참하지 않으면 국민건강보험의 적용을 받을 수 없음.
	국민의료비의 지속적인 증가	—
	공공보건의료의 취약함	공공보건의료의 취약함과 민간 위주의 의료공급체계
	의료제공자를 선택	제약 없이 환자가 의료제공자를 선택
우리나라 보건행정체 계의 특징과 문제점	보건의료 공급자의 문제점	의료제공자 간의 기능 미분화와 무질서한 경쟁 등 보건의료 공급자의 문제점
	포괄적인 의료서비스의 부재	—
	수익성이 높은 서비스에 치중	고가 의료장비를 사용하는 서비스가 주로 제공되어 의료서비스의 고급화, 상업화 등 자원 활용의 왜곡현상이 나타난다.
	지역 간 불균형 분포	도시에 의료기관의 80% 이상이 집중되어 있다.
	공공의료분야의 다원화	보건의료분야의 관장부서가 다원화되어 있다.

01 보건의료자원의 이해

1 보건의료자원

개념	의료자원은 의료서비스를 제공하는 능력을 가진 의료인력, 의료인력이 업무를 수행할 수 있는 의료시설, 환자를 돌보는 데 사용되는 의료장비와 물자, 다양한 치료적 예방적 목적을 위해 적용되는 의료지식 4범주로 분류할 수 있다.

2 보건의료자원 구성원리(= 보건의료자원 개발의 평가요소)

양적공급	인구당 자원의 양
질적수준	• 의료인력의 주요 기능 수행능력과 기술 지식수준, 시설 규모와 적정 시설 구비 • 삶의 질, 건강수준 등의 질적 수준의 지표일 수도 있다.
분포	• 인적자원의 지리적 직종 간 분포 • 시설자원의 지리적 기능별·규모별 분포가 주민의 필요에 의해 분포되어 있는가
효율성	• 개발된 의료자원으로 의료서비스를 얼마나 산출할 수 있는가 • 일정 의료서비스 생산을 이해 얼마나 많은 자원이 필요한가
적합성	• 여러 의료자원의 복합적 집합체 • 공급된 의료서비스의 역량이 대상 주민의 의료필요에 얼마나 적합한가에 관한 과제
계획	장래 필요한 보건의료자원의 종류와 양을 얼마나 체계적이고 정확하게 예측하고 계획하는가
통합성	보건의료자원의 개발에 있어서 중요 요소인 계획, 실행, 관리 등이 보건의료서비스의 개발과 얼마나 통합적으로 이루어지는가

02 보건의료자원의 종류

1 보건의료인력(보건의료인력지원법) 13 경남·경북 / 17 전북 / 20 경북보건연구사 / 21 경남·경기7급

보건인력	• 국민필요와 요구에 맞는 보건의료서비스를 공급하기 위해 보건의료 분야에 종사하거나 훈련중인 개개인 • 주민의 건강과 생명을 보호할 책임이 있으므로 국가에서 법령으로 자격 임무 등을 정함.		
「보건의료인력 지원법」 제3조	"보건의료인"이란 보건의료관계법령에서 정하는 바에 따라 자격 면허 등을 취득하거나 보건의료서비스에 종사하는 것이 허용된 자		
분류 20 경기 / 22 서울·지방직	「의료법」에 의한 의료인	의사, 치과의사 한의사, 간호사, 조산사	
		기타보건의료인력	한지의료인(한지의사, 한지치과의사, 한지한의사), 의료유사업자(접골사, 침사, 구사), 안마사
	「의료기사등에 관한 법률」에 의한 의료기사	임상병리사, 방사선사, 불리치료사, 작업치료사, 치과기공사, 치과위생사	
		의료기사 등 법률	보건의료정보관리사, 안경사
	「약사법」	약사 및 한약사	
	「의료법」	간호조무사	
	「국민영양관리법」	영양사	
	「국민건강증진법」	보건교육사	
면허취득과 자격인정	보건복지부장관의 면허취득	「의료법」	의사, 치과의사, 한의사, 간호사, 조산사
		「의료기사등에 관한 법률」	임상병리사, 방사선사, 불리치료사, 작업치료사, 치과기공사, 치과위생사, 보건의료정보관리사, 안경사
		「약사법」	약사 및 한약사
		「국민영양관리법」	영양사
		「공중위생관리법」	위생사
	자격인정	보건복지부장관의 자격인정	전문의, 치과의사전문의, 한의사전문의, 전문간호사, 응급구조사, 보건교육사, 간호조무사
		시·도지사의 자격인정	안마사

1. 의료인(의료법)

"의료인" (의료법 제2조)	보건복지부장관의 면허를 받은 의사 치과의사 한의사 조산사 및 간호사를 말한다.
의료인의 임무 (의료법 제2조)	1. 의사는 의료와 보건지도를 임무로 한다. 2. 치과의사는 치과 의료와 구강 보건지도를 임무로 한다. 3. 한의사는 한방 의료와 한방 보건지도를 임무로 한다. 4. 조산사는 조산(助産)과 임산부 및 신생아에 대한 보건과 양호지도를 임무로 한다. 5. 간호사는 다음 각 목의 업무를 임무로 한다. 　가. 환자의 간호요구에 대한 관찰, 자료수집, 간호판단 및 요양을 위한 간호 　나. 의사, 치과의사, 한의사의 지도하에 시행하는 진료의 보조 　다. 간호 요구자에 대한 교육·상담 및 건강증진을 위한 활동의 기획과 수행, 그 밖의 대통령령으로 정하는 보건활동 　라. 간호조무사가 수행하는 업무보조에 대한 지도
의료인의 결격사유 (의료법 제8조)	1. 「정신건강증진 및 정신질환자 복지서비스 지원에 관한 법률」제3조제1호에 따른 정신질환자. 다만, 전문의가 의료인으로서 적합하다고 인정하는 사람은 그러하지 아니하다. 2. 마약·대마·향정신성의약품 중독자 3. 피성년후견인·피한정후견인 4. 금고 이상의 실형을 선고받고 그 집행이 끝나거나 그 집행을 받지 아니하기로 확정된 후 5년이 지나지 아니한 자 5. 금고 이상의 형의 집행유예를 선고받고 그 유예기간이 지난 후 2년이 지나지 아니한 자 6. 금고 이상의 형의 선고유예를 받고 그 유예기간 중에 있는 자 [시행일: 2023. 11. 20.]
의료인 면허취소 (의료법 제65조)	보건복지부장관은 의료인이 다음 각 호의 어느 하나에 해당할 경우에는 그 면허를 취소할 수 있다. 다만, 제1호·제8호의 경우에는 면허를 취소하여야 한다. 1. 제8조 각 호의 어느 하나에 해당하게 된 경우 2. 자격 정지 처분 기간 중에 의료행위를 하거나 3회 이상 자격 정지 처분을 받은 경우 2의2. 면허를 재교부받은 사람이 제66조제1항(의료인의 품위를 심하게 손상시키는 행위를 한 때) 각 호의 어느 하나에 해당하는 경우 3. 제11조제1항(보건복지부장관은 보건의료 시책에 필요하다고 인정하면 의사, 조산사, 간호사 면허를 내줄 때 3년 이내의 기간을 정하여 특정 지역이나 특정 업무에 종사할 것을 면허의 조건으로 붙일 수 있다.)에 따른 면허 조건을 이행하지 아니한 경우 4. 면허를 대여한 경우 5. 삭제 <2016. 12. 20.> 6. 일회용 의료기기사용을 위반하여 사람의 생명 또는 신체에 중대한 위해를 발생하게 한 경우 7. 제27조제5항(누구든지 의료인이 아닌 자에게 의료행위를 하게 하거나 의료인에게 면허 사항 외의 의료행위를 하게 하여서는 아니 된다)을 위반하여 사람의 생명 또는 신체에 중대한 위해를 발생하게 할 우려가 있는 수술, 수혈, 전신마취를 의료인 아닌 자에게 하게 하거나 의료인에게 면허 사항 외로 하게 한 경우 8. 거짓이나 그 밖의 부정한 방법으로 의료인 면허 발급 요건을 취득하거나 국가시험에 합격한 경우

의료인 면허 재교부 (의료법 제65조)	보건복지부장관은 면허가 취소된 자라도 취소의 원인이 된 사유가 없어지거나 개전(改悛)의 정이 뚜렷하다고 인정되고 대통령령으로 정하는 교육프로그램을 이수한 경우에는 면허를 재교부할 수 있다. 다만, (보건복지부장관은 보건의료 시책에 필요하다고 인정하면 의사, 조산사, 간호사 면허를 내줄 때 3년 이내의 기간을 정하여 특정 지역이나 특정 업무에 종사할 것을 면허의 조건으로 붙일 수 있다.)에 따른 면허가 취소된 경우에는 취소된 날부터 1년 이내, (자격 정지 처분 기간 중에 의료행위를 하거나 3회 이상 자격 정지 처분을 받은 경우)에 따라 면허가 취소된 경우에는 취소된 날부터 2년 이내, (면허대여)(일회용 의료기기사용을 위반하여 사람의 생명 또는 신체에 중대한 위해를 발생하게 한 경우)에 따른 사유로 면허가 취소된 경우에는 취소된 날부터 3년 이내, (금고 이상의 실형을 선고받고 그 집행이 끝나거나 그 집행을 받지 아니하기로 확정된 후 5년이 지나지 아니한 자)에 따른 사유로 면허가 취소된 사람이 다시 같은 사유로 면허가 취소된 경우에는 취소된 날부터 10년 이내에는 재교부하지 못하고, (거짓이나 그 밖의 부정한 방법으로 의료인 면허 발급 요건을 취득하거나 국가시험에 합격한 경우)에 따라 면허가 취소된 경우에는 재교부할 수 없다
자격정지 (의료법 제66조)	보건복지부장관은 의료인이 다음 각 호의 어느 하나에 해당하면 1년의 범위에서 면허자격을 정지시킬 수 있다. 이 경우 의료기술과 관련한 판단이 필요한 사항에 관하여는 관계 전문가의 의견을 들어 결정할 수 있다. 1. 의료인의 품위를 심하게 손상시키는 행위를 한 때 2. 의료기관 개설자가 될 수 없는 자에게 고용되어 의료행위를 한 때 2의2. 제4조제6항(일회용의료기기의 재사용금지)을 위반한 때 3. (의식없음, 거동이 장기곤란) 진단서·검안서 또는 증명서를 거짓으로 작성하여 내주거나 진료기록부등을 거짓으로 작성하거나 고의로 사실과 다르게 추가기재·수정한 때 4. 제20조(태아 성 감별 행위 금지)를 위반한 경우 5. 삭제 <2020. 12. 29.> 6. 의료기사가 아닌 자에게 의료기사의 업무를 하게 하거나 의료기사에게 그 업무 범위를 벗어나게 한 때 7. 관련 서류를 위조·변조하거나 속임수 등 부정한 방법으로 진료비를 거짓 청구한 때 8. 삭제 <2011. 8. 4.> 9. 제23조의5(부당한 경제 이익 취득금지)를 위반하여 경제적 이익등을 제공받은 때 10. 그 밖에 이 법 또는 이 법에 따른 명령을 위반한 때

2. 우리나라 보건인력의 문제점

높은 전문의 비중, 개원전문의 과다	지역주민에게 요구되는 1차 진료는 일반의가 담당하여도 충분하나 개원전문의가 담당 → 국민의료비 증가, 의료자원의 낭비, 의료기관 및 인력의 중복
전문과목별 전문의 구성비율의 불균형	국민질병양상에 따른 전문의 비율이 고려되어야 하나 보험수가 체계등에 따라 일부 전문과목별 전문의 구성비율의 증가 또는 감소의 문제가 있다.
의료인력의 지역별 불균형	• 의료인력의 도시 집중 • 이의 해결을 위해 공공보건의료의 강화가 요구됨.
의료인력에 대한 장기적인 인력수급계획의 미비	의료인력의 양성에 많은 시간, 비용이 요구 → 따라서 합리적인 근거하에 수요분석 및 추정, 공급분석 및 추계가 필요하다.

3. 보건의료인력 수급계획의 한계

정확한 수급계획이 어렵다.	추정방법과 연구자에 따라 서로 다른 결과를 보이는 경우가 대부분이고 의료공급자와 수용자가 생각하는 관점에 따라 수요 공급에 대한 전제에 큰 차이를 보인다.
보건의료인력 수급계획이 이원화되어 있다.	보건의료인력 수급계획은 보건복지부에서 수립, 보건의료교육과 인력양성은 교육부에서 담당한다.
장기적인 보건의료인력 양성의 목표가 미흡	향후 국민질병양상 변화, 인구구조의 변화, 의료이용행태의 변화 등에 따른 보건의료인력의 신직종이나 필요인원을 예측하고 구체적 목표와 내용을 수립하여야 한다.
수요추정에 많은 변수개입	보건의료인력의 장기계획을 세우기 위해서는 정확한 수요예측이 필수적이다. 보건의료인력의 공급예측은 비교적 정확한 반면, 수요에는 여러 요소들이 개입하고 있기 때문에 정확한 예측이 어렵다. 즉 보건의료수요는 사회 경제적 요인에 따라 크게 달라진다.
기타	보건의료인력의 장기성과 고비용성에 의한 한계, 보건의료인이나 보건의료인단체 간의 이해관계로 인한 이권다툼이 있다.

2 보건의료시설 12 지방 / 13 인천 / 17 서울·전북 / 19 부산 / 20 서울·경기·경북·전북·전남 / 21 경남

1. 개념

의료법	의료기관이라함은 의료인이 공중 또는 특정 다수인을 위하여 의료 조산업을 행하는 곳으로 의원급 의료기관, 조산원, 병원급 의료기관으로 구분하고 있다.
WHO	병원은 지역주민들의 예방치료 및 재활을 포함하는 포괄적 의료를 행하는 지역사회 의료체계 내에서의 중심기관이다. 또 병원은 보건의료기관 관계종사자의 훈련과 생물 사회학적 연구를 수행하며, 지역사회의 각급 의료기관이 효과적이고 효율적으로 운영될 수 있도록 제반지원을 수행하여야 한다.

2. 보건의료시설의 범위

병원	병원, 치과병원, 한방병원, 요양병원, 정신병원, 종합병원(의료법)
의원	의원, 치과의원, 한의원(의료법)
조산원(의료법)	—
보건소	보건소, 보건지소(지역보건법), 보건진료소(농어촌 등 보건의료를 위한 특별조치법)
약국(약사법)	—

3. 의료기관(의료법 제3조)

의료기관	의료인이 공중(公衆) 또는 특정 다수인을 위하여 의료·조산의 업(이하 "의료업"이라 한다)을 하는 곳
구분	1. 의원급 의료기관 : 의사, 치과의사 또는 한의사가 주로 외래환자를 대상으로 각각 그 의료행위를 하는 의료기관으로서 그 종류는 다음 각 목과 같다. 　가. 의원 　나. 치과의원 　다. 한의원 2. 조산원 : 조산사가 조산과 임산부 및 신생아를 대상으로 보건활동과 교육·상담을 하는 의료기관을 말한다. 3. 병원급 의료기관 : 의사, 치과의사 또는 한의사가 주로 입원환자를 대상으로 의료행위를 하는 의료기관으로서 그 종류는 다음 각 목과 같다. 　가. 병원 　나. 치과병원 　다. 한방병원 　라. 요양병원(「장애인복지법」에 따른 의료재활시설로서 요건을 갖춘 의료기관) 　마. 정신병원 　바. 종합병원
병원 (의료법 제3조의2)	병원·치과병원·한방병원 및 요양병원(이하 "병원등"이라 한다)은 30개 이상의 병상(병원·한방병원만 해당한다) 또는 요양병상(요양병원만 해당하며, 장기입원이 필요한 환자를 대상으로 의료행위를 하기 위하여 설치한 병상을 말한다)을 갖추어야 한다.
종합병원 (의료법 제3조의3)	① 종합병원은 다음 각 호의 요건을 갖추어야 한다. 　1. 100개 이상의 병상을 갖출 것 　2. 100병상 이상 300병상 이하인 경우에는 내과·외과·소아청소년과·산부인과 중 3개 진료과목, 영상의학과, 마취통증의학과와 진단검사의학과 또는 병리과를 포함한 7개 이상의 진료과목을 갖추고 각 진료과목마다 전속하는 전문의를 둘 것 　3. 300병상을 초과하는 경우에는 내과, 외과, 소아청소년과, 산부인과, 영상의학과, 마취통증의학과, 진단검사의학과 또는 병리과, 정신건강의학과 및 치과를 포함한 9개 이상의 진료과목을 갖추고 각 진료과목마다 전속하는 전문의를 둘 것 ② 종합병원은 제1항제2호 또는 제3호에 따른 진료과목(이하 이 항에서 "필수진료과목"이라 한다) 외에 필요하면 추가로 진료과목을 설치·운영할 수 있다. 이 경우 필수진료과목 외의 진료과목에 대하여는 해당 의료기관에 전속하지 아니한 전문의를 둘 수 있다.
상급병원의 지정 (의료법 제3조의4)	① 보건복지부장관은 다음 각 호의 요건을 갖춘 종합병원 중에서 중증질환에 대하여 난이도가 높은 의료행위를 전문적으로 하는 종합병원을 상급종합병원으로 지정할 수 있다. <개정 2010. 1. 18.> 　1. 보건복지부령으로 정하는 20개 이상의 진료과목을 갖추고 각 진료과목마다 전속하는 전문의를 둘 것 　2. 제77조제1항에 따라 전문의가 되려는 자를 수련시키는 기관일 것 　3. 보건복지부령으로 정하는 인력·시설·장비 등을 갖출 것 　4. 질병군별(疾病群別) 환자구성 비율이 보건복지부령으로 정하는 기준에 해당할 것

	② 보건복지부장관은 제1항에 따른 지정을 하는 경우 제1항 각 호의 사항 및 전문성 등에 대하여 평가를 실시하여야 한다. <개정 2010. 1. 18.>
	③ 보건복지부장관은 제1항에 따라 상급종합병원으로 지정받은 종합병원에 대하여 3년마다 제2항에 따른 평가를 실시하여 재지정하거나 지정을 취소할 수 있다. <개정 2010. 1. 18.>
	④ 보건복지부장관은 제2항 및 제3항에 따른 평가업무를 관계 전문기관 또는 단체에 위탁할 수 있다. <개정 2010. 1. 18.>
	⑤ 상급종합병원 지정·재지정의 기준·절차 및 평가업무의 위탁 절차 등에 관하여 필요한 사항은 보건복지부령으로 정한다.
전문병원 지정 (의료법 제3조의5)	① 보건복지부장관은 병원급 의료기관 중에서 특정 진료과목이나 특정 질환 등에 대하여 난이도가 높은 의료행위를 하는 병원을 전문병원으로 지정할 수 있다.
	② 제1항에 따른 전문병원은 다음 각 호의 요건을 갖추어야 한다.
	1. 특정 질환별·진료과목별 환자의 구성비율 등이 보건복지부령으로 정하는 기준에 해당할 것
	2. 보건복지부령으로 정하는 수 이상의 진료과목을 갖추고 각 진료과목마다 전속하는 전문의를 둘 것
	③ 보건복지부장관은 제1항에 따라 전문병원으로 지정하는 경우 제2항 각 호의 사항 및 진료의 난이도 등에 대하여 평가를 실시하여야 한다.
	④ 보건복지부장관은 제1항에 따라 전문병원으로 지정받은 의료기관에 대하여 3년마다 제3항에 따른 평가를 실시하여 전문병원으로 재지정할 수 있다.
	⑤ 보건복지부장관은 제1항 또는 제4항에 따라 지정받거나 재지정받은 전문병원이 다음 각 호의 어느 하나에 해당하는 경우에는 그 지정 또는 재지정을 취소할 수 있다. 다만, 제1호에 해당하는 경우에는 그 지정 또는 재지정을 취소하여야 한다.
	1. 거짓이나 그 밖의 부정한 방법으로 지정 또는 재지정을 받은 경우
	2. 지정 또는 재지정의 취소를 원하는 경우
	3. 제4항에 따른 평가 결과 제2항 각 호의 요건을 갖추지 못한 것으로 확인된 경우
	⑥ 보건복지부장관은 제3항 및 제4항에 따른 평가업무를 관계 전문기관 또는 단체에 위탁할 수 있다. <개정 2010. 1. 18., 2015. 1. 28.>
	⑦ 전문병원 지정·재지정의 기준·절차 및 평가업무의 위탁 절차 등에 관하여 필요한 사항은 보건복지부령으로 정한다

4. 보건의료시설의 특징

건립에 많은 자금소요	건립 후 수십년간 고정적으로 위치하여 기능하며 건립 후 시설에 대한 확장 변경 수정이 어렵고 비용이 많이 든다.
의료인력의 분포 및 의료제공체계의 운영효과에 영향	의료인력이 다른 관련자원을 유치하는 전제 자원이 되므로 시설의 위치, 규모, 설비 투자 등이 지역전체 의료체계의 운영과 균형적으로 계획되어야 한다.
지역주민의 의료이용과 의료이용행태를 결정하는 주요요인	지역사회의 사회경제환경, 사회간접자본의 수준, 질병의 종류와 양, 관련 의료기관 의 서비스의 종류와 양 등에 관한 현재와 미래를 고려하여 설계되어야 한다.
다양한 서비스제공	전문분야 독자성을 보장함과 동시에 연계 및 조정이 용이해야 한다.
의사를 비롯한 다양한 의료인의 작업장	진료의 효율성을 제고하기 위한 각종 표준기준과 인간공학적 설계에 근거해서 건 립되어야 하며, 발전하는 신기술의 수용이 용이하여야 한다.
의료서비스의 한 구성요소로 간주	의료시설의 내부환경(진료실, 대기실, 식당 등)은 환자의 만족도에 영향을 미칠 수 있으며, 환자의 만족도는 의사와 환자의 관계를 개선할 수 있으므로 의료의 질 향 상에 간접적인 도움을 줄 수 있다.

5. 보건의료시설의 현황과 문제점

양적증가	• 1977 의료보험 도입 후 의료수요의 급격한 증가 • 2005 요양병원 설립증가 • 1980~2010까지 전체병원 7.5배 증가, 의원은 4.3배 증가 • 보건소, 보건기소, 보건진료소 등은 1999 이후 거의 불변
의료시설의 질적수준	• 시설크기, 의료기관당 인련과 장비의 수와 종류 등 수준을 얼마나 갖추었냐 하는 것으로 의료인력의 질과 관리능력 등을 평가하기 때문에 일률적 평가가 어렵다.
의료시설의 분포	• 85% 이상 도시에 위치(도시는 의료기관이 남아도나 농촌지역은 의료시설부족) • 우리나라는 민간부문에 의료시설이 집중
기타	• 보건의료시설 간 명확한 역할설정과 기능 미분담, 의원과 병원의 기능 미분화 • 의료기관의 최소 설치기준만 있고, 일정 수준 이상의 제한기준 부재

3 보건의료장비 및 물자

의료장비	질병의 예방, 진단, 치료 및 재활에 필요한 장비 및 공급물 등	
분류	의료장비	생체계측 및 감시장치, 진단장치 및 치료장치, 인공장치, 보조장치, 의료정보 시템, 재료 및 분석기 등
	의료물자	의약품, 질병의 치료와 진단에 사용되는 붕대, 시약, 방사선 필름 등

의료장비 특징	다양성	인체와 각 질병을 대상으로 하므로 각기 다른 개개의 기능이 있다.
	소량생산	의료장비는 이용대상은 인간의 생명이기 때문에 첨단기술과 명확하고 객관적인 이론적 근거와 실험이 전제가 되지 않으면 안 된다.
	고도의 기술요구	의료장비의 대상은 인간의 생명이므로 첨단기술과 명확하고 객관적인 이론적 근거와 실험이 전제되지 않으면 안 된다.
	복합적지식기술 결합요구	• 어느 한 분야의 전문적 지식과 기술만 가지고서는 의료장비를 생산할 수 없다. • 의료장비는 자연과학, 공학, 의학 등의 복합적인 지식과 기술이 절대적으로 필요하다.
의료장비 조건	적합성	설치 시 장비의 크기, 무게, 전압 및 용량, 급 배수시설, 가스, 온도, 습도 등의 적합
	용이성	보수 조작이 용이
	경제성	구입비용, 가동비용, 수명, 처리능력(성능) 등에 대한 심도있는 검토가 필요
의료장비 문제점	고가장비의 높은 보급률과 범람(비급여 항목이 원인, 무분별한 수입운영) → 이는 국민의료비의 상승으로 이어진다.	

4 보건의료 지식 기술

보건의료지식	보건의료 및 질병, 질병예방, 치료, 재활의 다양한 방법에 관한 제반지식은 국가의료체계에서 중요한 자원이다.
보건의료 정보	보건의료와 관련한 지식 또는 부호·숫자·문자·음성·음향·영상 등으로 표현된 모든 종류의 자료를 말한다.
진료기록부 등의 보존 의료법 시행규칙 제15조 17 서울 / 18 서울 / 20 전북·전남	의료인이나 의료기관 개설자는 법 제22조제2항에 따른 진료기록부등을 다음 각 호에 정하는 기간 동안 보존하여야 한다. 다만, 계속적인 진료를 위하여 필요한 경우에는 1회에 한정하여 다음 각 호에 정하는 기간의 범위에서 그 기간을 연장하여 보존할 수 있다. 1. 환자 명부: 5년 2. 진료기록부: 10년 3. 처방전: 2년 4. 수술기록: 10년 5. 검사내용 및 검사소견기록: 5년 6. 방사선 사진(영상물을 포함한다) 및 그 소견서: 5년 7. 간호기록부: 5년 8. 조산기록부: 5년 9. 진단서 등의 부본(진단서·사망진단서 및 시체검안서 등을 따로 구분하여 보존할 것): 3년
보건의료기술	의과학 치의학 한의학 의료공학 및 의료정보학 등에 관련되는 기술, 의약품 의료기기 식품 화장품 한약 등의 개발 및 성능 향상에 관련되는 기술, 그 밖에 인체의 건강과 생명의 유지 증진에 필요한 상품 및 서비스와 관련되는 보건 의료 관련 기술이다.
현대의료기술의 특징	• 진단기술의 발전 • 중간단계 기술의 발전(고식적 치료와 증상완화에 사용되는 기술) → 의료비상승 • 추가적 기술개발 (MRI 등) 현존기술보다 효율적 생산성을 증가시키는 대체기술이 개발되어야 소비자의 비용을 감소시키고 생산자의 이익을 증가시킬 수 있다.

5 우리나라 의료자원의 문제점

병의원과 병상수의 증가	국민의료 이용 증가
의료인력의 도시지역공급과잉	불필요한 진료행위 → 의료비 상승
의사 중 전문의 70%	전문의 1차 진료 발생
고가장비 도입 확대	회전을 위한 유인수요 창출로 의료비 상승 → 고가장비 없는 중소병원의 경영악화, 고소득자와 저소득자의 의료이용 불균형 심화
병의원 도시집중	의료자원의 도시지역 편중 심화
대부분 의료시설 민간부분 차지	국민의료비 상승

MEMO

신희원
보건행정
길라잡이
기본 이론서

PART

03

보건의료
조직

Chapter 01 보건행정조직

Chapter 02 병원조직

보건행정조직

1 우리나라의 공적 보건사업

정의	우리나라의 보건사업 주체는 중앙정부, 지방자치단체가 있다. 보건사업의 기본 단위는 지역사회이기 때문에 지역사회 중심의 보건사업이 활성화되어야 한다. 하지만 보건사업의 성격과 규모, 내용에 따라 ① 중앙정부 주도의 사업, ② 중앙정부와 지방정부와의 긴밀한 협조체계가 필요한 사업, ③ 지방자치단체 중심의 사업 등으로 구분할 수 있다.
중앙정부의 책임하에 수행하는 이유	• 감염병 관리와 같이 지역 단위로만 목적 달성을 할 수 없거나, 효율성이 없는 사업 존재 • 타 부처(행정안전부, 고용노동부, 교육부 등)와의 조직, 기술, 인력 간 협조가 필요한 경우 • 보건사업의 일관성 유지 및 지방자치단체와의 업무중복 방지, 정부의 예산 지원이 필요한 경우
지방정부의 책임하에 수행하는 이유 지역사회 주민의 수요 반영	• 지역사회 주민의 수요 반영 • 지역사회의 특성 고려 • 지역사회 개발사업과 연계 • 비교적 장기적이고 상향적인 의사결정 사업

2 우리나라 보건행정체계의 특징 _{13 서울 / 16 서울}

민간의료 부문의 비대화와 보건의료의 다중성	• 의원급 의료기관까지도 병상을 소유하게 되었다. • 전문의의 자유 개업으로 인해 의료전달체계상 혼란을 초래하였다. • 의료 자원의 대도시 집중 현상을 조장하였다.
공공 보건의료의 취약성	–
보건행정 관리의 이원적 구조로 권한 및 책임의 불일치	–
의료기관 상호 간 및 보건의료체계 간의 기능적 단절성	• 공공 의료와 민간 의료의 연계 미흡 • 민간 의료기관 간 연계 미흡
보건의료 공급체계의 다원성 (서양 의학세계, 전통 한방체계)	–
경쟁적 민간 보건의료 공급체계로 의료수가 왜곡, 저효율성, 지역 간 대립과 갈등	–
의료인력 공급의 이원화	
보건의료부문과 사회부문의 혼합	• 시군구의 사회복지 담당 • 보건소의 보건행정담당 • 보건복지부의 사회복지 보건관련 부분 통합 담당

3 중앙과 지방의 주요 보건조직 11 지방직 / 14 서울(공중보건) / 15 보건복지부7급 / 16 전남 / 17 전남

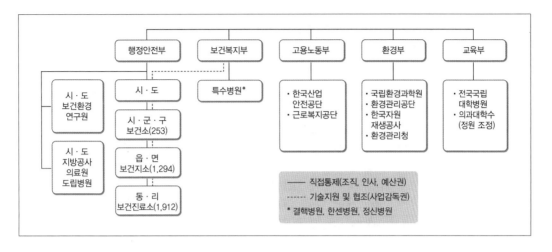

02 중앙 보건행정조직

1 보건복지부

보건복지부	우리나라 보건행정업부의 주관부처
주업무	보건위생, 방역, 약정, 생활보호, 자활지원, 사회보장, 아동, 노인 및 장애인 사무
비전과 임무	국민의 삶의 수준을 높이고 모두를 포용하는 복지를 통해 내 삶을 책임지는 국가
직제 4실 6국	—

1. 보건복지부 조직도(2022)

16 경기의료기술직 / 17 보건복지부 · 방역직 · 보건복지부7급

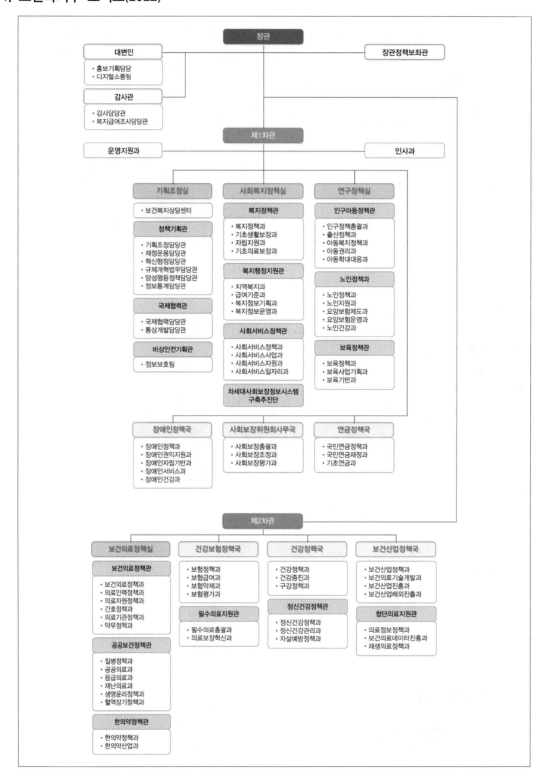

2. 부서별 주요 업무

	대변인	보도자료 배포 및 언론관계 총괄, 홍보계획 수립, 온라인 홍보 및 주요 정책 홍보기획, 부내업무 대외정책 발표사항 관리 등
	감사관	본부 소속기관 공공기관 및 법인 행정감사, 기강감사, 직무감찰, 공무원범죄처분, 진정 및 비리사항 조사, 안전점검, 비리사항 요인분석, 장관특명 사항 조사처리, 복지급여 부정수급조사 등
기획 조정실	정책기획, 세입·세출, 법률 규제업무, 성과 조직업무, 국제협력, 재난 등 비상안전, 통계업무 및 정보화업무 총괄	
	정책기획관	각종 정책 및 계획의 총괄 조정, 주요 정책 현안과제의 발굴, 세입·세출예산, 기금 편성 및 배정 집행, 재정운용계획 수립 종합 및 조성, 성과 정원 및 조직관리, 법률 규제업무
	국제협력관	보건복지 분야 국제협력 강화 및 통상협력의 추진 등
	비상안전기획관	재난안전, 국가위기관리, 정부연습, 비상대비 중점 업체 지정 관리, 국가동원자원관리, 국가지도 통신망관리 등
보건 의료 정책실	보건의료정책, 공공의료정책, 보건의료자원관리 등	
	보건의료정책관	보건의료 의약품 수립, 보건의료자원관리 등
	공공보건 정책관	질병정책수립조정, 질환자 지원, 암 관련 정책수립관리, 응급의료정책, 공공보건의료정책 수립 등
	한의약정책관	한의약 정책수립, 한의약 공공보건사업, 한의약 산업 육성
사회 복지 정책실	사회복지정책, 지역복지정책, 사회복지전달체계, 사회서비스정책 총괄	
	복지정책관	사회복지정책, 국민기초생활보장, 사회통합을 위한 정책분석 개발, 의료급여, 자활지원 등
	복지 행정지원과	지역사회복지관련 계획 수립, 사회복지전달체계, 사회복지통합관리망 구축, 복지급여 선정지원기준의 조정 및 표준화
	사회서비스 정책관	사회서비스 정책 수립 조정, 지역사회서비스 투자사업, 전자바우처 시스템 구축, 민간복지자원 육성, 나눔 문화 확산
인구 정책실	인구정책, 아동정책, 노인복지정책 및 보육정책 총괄	
	인구아동정책관	저출산·고령사회기본계획 및 시행계획 수립 관리, 저출산·고령사회 정책계발 및 관리, 인구 관련 정책의 총괄조정, 아동복지정책 수립 등
	노인정책관	노인복지정책 종합계획 수립, 노인일자리 및 사회활동 지원, 노인복지시설 운영지원, 노인학대예방, 장사제도 운영, 노인요양보장 종합계획 수립, 노인요양보험제도 운영, 고령친화산업 육성 등
	보육정책관	중장기 및 연도별 보육계획 수립 조정, 보육시설 및 종사자관리, 보육료지원, 보육시설 확충 및 運영63지원, 전자바우처 도입
건강보험정책국		건강보험정책, 산하단체관리(공단, 심평원), 건강보험보장, 의약품 약가 재평가, 요양기관 현지조사, 건강보험 사후관리 등
건강정책국		건강관리정책, 구강생활건강, 정신건강
보건산업정책국		보건의료산업정책수립, 보건의료 연구개발사업 추진, 생명윤리 및 안전정책 수립, 보건의료정보화 추진, 오송단지 중장기 발전계획 수립, 국내 외 홍보 및 투자유치
장애인정책국		장애인 복지정책, 장애인권익보장, 장애인재활지원, 장애인연금, 장애인활동지원제도 운영 등
연금정책국		국민연금제도 기금운영, 국민연금공단 관리, 기초연금제도 운영 등
사회보장위원회 사무국		사회보장기본법령에 관한 사항, 사회보장 재정추계, 사회보장제도 계획 평가 정책 교육 홍보 등

PART 03

3. 보건복지부와 그 소속기관 직제 [시행 2023.6.5.]

목적 (제1조)	보건복지부와 그 소속기관의 조직과 직무범위, 그 밖에 필요한 사항을 규정함을 목적으로 한다.	
소속기관 (제2조)	관장 사무지원	국립소록도병원, 오송생명과학단지지원센터, 국립장기조직혈액관리원 및 국립망향의 동산 관리원
	건강보험분쟁조정위원회의 사무 처리	건강보험분쟁조정위원회 사무국
	첨단재생의료 및 첨단바이오의약품 심의위원회의 사무 처리	첨단재생의료 및 첨단바이오의약품 심의위원회 사무국
	관장 사무지원 책임운영기관	국립정신건강센터·국립나주병원·국립부곡병원·국립춘천병원·국립공주병원 및 국립재활원
직무 (제3조)	생활보호·자활지원·사회보장·아동(영·유아 보육을 포함한다)·노인·장애인·보건위생·의정(醫政) 및 약정(藥政)에 관한 사무를 관장한다.	
하부조직 (제4조)	운영지원과, 인사과, 사회복지정책실, 장애인정책국, 인구정책실, 연금정책국, 사회보장위원회 사무국, 보건의료정책실, 건강보험정책국, 건강정책국 및 보건산업정책국을 둔다.	
보건의료정책실 (제14조)	1. 보건의료정책에 관한 종합계획의 수립 및 조정 2. 보건의료재정의 조달 및 지속가능성에 관한 사항 3. 의료분쟁의 조정에 관한 사항 4. 보건의료인력 수급정책의 수립·조정 및 지원에 관한 사항 4의2. 보건의료인력의 면허·자격제도 관리 등에 관한 사항 4의3. 보건의료인력 및 보건의료기관에 대한 행정처분에 관한 사항 4의4. 간호 관련 정책의 수립·조정에 관한 사항 5. 보건의료장비, 병상 등 의료자원의 관리·평가 및 수급계획의 수립·조정에 관한 사항 6. 의료법령 운영, 의료법인 관리 및 의료자원 지도·감독에 관한 사항 7. 의료기관 평가·인증 및 신의료기술 평가에 관한 사항 7의2. 한국보건의료연구원 육성·지원에 관한 사항 12. 의약품정책에 관한 종합계획의 수립·조정(보건복지부 소관으로 한정한다) 13. 의약품·의료기기의 유통정책 수립·조정(보건복지부 소관으로 한정한다) 29. 주요 질병에 관한 정책의 종합 및 조정 30. 심혈관 질환, 뇌혈관 질환 등 만성 질환의 관리에 관한 종합계획의 수립 및 조정 31. 기후변화 및 환경 관련 국민 건강대책의 수립 및 조정 32. 희귀 난치성 질환자 및 원폭 피해자의 지원 33. 한센인 피해사건 진상규명 및 피해자 지원 업무 34. 국가 암관리종합계획의 수립, 암 관련 법령의 관리 및 연구개발사업 35. 국립암센터 및 지역암센터의 지원·육성 36. 완화의료(緩和醫療) 활성화 및 암생존자 재활 지원 37. 국가 암검진사업의 추진과 질 관리 및 암환자 의료비 지원사업의 추진 38. 응급 의료정책의 수립 및 응급 의료기금의 운영 39. 공공 보건의료정책의 수립·조정	

	40. 국립중앙의료원·지방의료원·적십자병원 및 대한적십자사에 대한 지원 및 관리
	40의2. 생명윤리 및 안전에 관한 법령의 제정·개정 및 정책의 수립·조정
	40의3. 연명치료중단 등의 제도화와 관련된 사항
	40의4. 인체유래생물자원 종합계획의 수립·조정 및 지원
	40의5. 생물안전관리 종합계획의 수립·시행
	40의6. 제대혈(臍帶血), 조혈모세포(造血母細胞) 정책의 수립·조정
	40의7. 장기·인체조직의 기증 및 이식에 관한 정책의 수립·조정
	40의8. 혈액관리 기본계획의 수립 및 제도 개선에 관한 사항
	40의9. 헌혈 장려 등 혈액의 수급 및 관리에 관한 사항
	41. 한의약 관련 정책의 수립·조정
	42. 한의약의 연구·개발 및 지원
	43. 한의약 인력의 양성·지도
	44. 한의약공공보건사업의 지원
	45. 한약의 유통관리와 한의약산업 진흥정책의 수립·조정
건강보험정책국 (제15조)	1. 건강보험제도의 육성·발전 및 재정안정화를 위한 종합계획의 수립 및 조정
	2. 건강보험 가입자 관리 및 보험료 부과·징수 정책의 수립·조정
	3. 건강보험급여에 관한 종합계획 수립
	4. 건강보험요양급여비용 지급제도 및 계약에 관한 사항
	5. 건강보험요양급여비용 및 적용 기준·방법에 관한 사항
	6. 약제의 건강보험요양급여에 관한 종합계획의 수립
	7. 약제에 대한 건강보험요양급여 비용, 적용기준, 방법 및 적정사용에 관한 사항
	8. 건강보험요양기관 현지조사 및 행정처분 업무
	9. 건강보험요양급여의 적정성 평가 업무
	10. 건강보험 관련 급여제한 업무
	11. 비급여의 급여화를 위한 추진계획의 수립·시행에 관한 사항
	12. 비급여의 급여화를 위한 제도 운영 및 재평가
	13. 비급여 관리계획 수립 및 조정·평가에 관한 사항
	14. 공·사의료보험 개선정책 수립에 관한 사항
	[제11조의2에서 이동, 종전 제15조는 제10조의2로 이동 <2020.9.11.>]
건강정책국 (제16조)	1. 국민건강증진사업에 관한 총괄 및 종합계획의 수립·조정
	2. 국민 식생활·영양·비만관리에 관한 사항
	2의2. 영양소 섭취기준 및 식생활 지침의 마련 및 시행에 관한 사항
	3. 보건소, 보건지소, 보건진료소 관련 제도 수립 및 운영
	4. 공중보건의사 보건진료원, 보건교육사 관련 제도의 수립 및 운영
	5. 공중위생 관련 정책의 수립·조정 및 산업육성에 관한 사항
	6. 구강보건에 관한 종합계획의 수립·조정
	7. 구강보건 인력 및 치과 의료에 관한 사항
	8. 흡연예방 및 금연에 대한 계획 수립 및 제도개선에 관한 사항
	9. 의료소비자에 대한 건강정보 제공에 관한 사항
	13. 맞춤형방문건강관리 및 보건소 건강증진사업에 관한 사항
	23. 국가 건강검진사업 추진 및 사후관리
	24. 정신건강증진사업에 관한 계획의 수립 및 관련제도 운영
	25. 정신질환 예방 및 정신질환자 치료, 재활, 권익보호 지원

	26. 정신건강증진시설 운영 및 지도 관리	
	27. 정신건강전문요원 등 인력 양성	
	28. 알코올 등 중독 치료·재활지원 및 마약류중독자의 치료보호 및 실태조사	
	28의2. 재난 심리지원체계 구축을 위한 정책 수립 및 지원	
	28의3. 정신 응급대응체계 구축 및 운영	
	28의4. 정신의료기관 관련 제도 및 관리에 관한 사항	
	29. 자살예방에 관한 종합계획의 수립 및 조정	
	30. 자살예방 관련 인식개선 및 교육에 관한 사항	
	31. 자살 고위험군 발굴 및 지원에 관한 사항	
보건산업 정책국 (제17조)	1. 보건산업정책에 관한 종합계획의 수립·조정 등에 관한 사항 2. 보건의료산업(화장품·의약품·의료기기 등 산업을 말한다. 이하 이 항에서 같다)의 육성· 　지원 및 기반구축에 관한 사항 3. 보건의료산업 인력개발에 관한 사항 4. 한국보건산업진흥원 등 보건의료산업 관련 기관의 육성·지원에 관한 사항 5. 삭제 6. 보건의료기술(Health Technology) 종합계획 수립 및 조정 등에 관한 사항 7. 보건의료 연구개발(R&D)에 관한 사항 8. 보건의료기술 진흥(신기술인증, 기술이전, 기술료 등)에 관한 사항 9. 연구중심병원 육성·지원 및 기반 구축에 관한 사항 10. 정보통신기술 기반 의료 관련 정책의 수립·운영 등에 관한 사항 11. 보건의료정보의 표준화 및 활용 등에 관한 제도의 수립·운영에 관한 사항 12. 의료 인공지능 관련 제도·기술의 개발 및 진흥에 관한 사항 13. 보건의료데이터정책의 기획·지원에 관한 사항 16. 오송생명과학단지 발전 종합계획 수립·조정 및 지원·육성에 관한 사항 17. 보건의료산업의 해외진출 촉진 및 지원에 관한 사항 18. 첨단재생의료 활성화를 위한 기본계획 수립·조정 및 지원·육성에 관한 사항 19. 첨단재생의료 관련 정책의 수립·조정 및 운영 등에 관한 사항	
기타직무	국립정신건강센터	정신질환을 가진 사람에 대한 진료·조사·연구, 정신건강증진사업의 지원·수행, 정신건강의학과 의료요원 등의 교육·훈련 및 정신건강연구에 관한 업무를 관장
	국립정신병원	국립나주병원·국립부곡병원·국립춘천병원 및 국립공주병원은 정신질환을 가진 사람에 대한 진료·조사·연구, 정신건강증진사업의 지원·수행 및 정신건강의학과 의료요원 등의 교육·훈련에 관한 업무를 관장
	국립소록도병원	한센인의 진료·요양·복지 및 자활지원과 한센병에 관한 연구업무를 관장
	오송생명과학단지 지원센터	오송생명과학단지의 지원 및 관리에 관한 다음 사무를 관장 •관리계획 수립, 청사 관리·방호 및 입주기관 지원에 관한 사항 •증축·개축, 청사·연구시설물의 유지·보수 및 관리에 관한 사항
	국립장기조직협액 관리원	장기기증 및 장기이식관리, 혈액안전감시 등에 관한 업무를 관장
	국립망향의동산 관리원	해외동포의 유해안장, 유해안장을 위한 주선 및 합동위령제에 관한 사항과 망향의 동산 안의 수목 및 시설물 등의 관리, 국내외 참배성묘객의 안내와 성묘객에 대한 모국소개 등에 관한 업무를 관장

건강보험분쟁조정위원회 사무국	건강보험분쟁조정위원회 운영에 관한 업무를 관장
첨단재생의료 및 첨단바이오의약품 심의위원회	첨단재생의료심의위원회 운영에 관한 업무를 관장
국립재활원	장애인의 복지증진을 위한 진료, 재활연구, 교육훈련, 사회복귀지원, 공공재활의료지원 및 지역사회중심재활에 관한 업무를 관장

4. 보건복지부 소속기관 · 산하 공공기관 20 서울, 23 지방직

외청 및 소속기관	관련기관	
• 질병관리청	• 국민건강보험공단	• (재)한국보육진흥원
• 국립정신건강센터	• 국민연금공단	• 한국건강증진개발원
• 국립나주병원	• 건강보험심사평가원	• 한국의료분쟁조정중재원
• 국립부곡병원	• 한국보건산업진흥원	• 한국보건의료연구원
• 국립춘천병원	• 한국노인인력개발원	• 한국장기조직기증원
• 국립공주병원	• 한국사회보장정보원	• 한국한의약진흥원
• 국립소록도병원	• 한국보건복지인력개발원	• (재)의료기관평가인증원
• 국립재활원	• 국립암센터	• 한국보건사회연구원
• 오송생명과학단지지원센터	• 대한적십자사	• 두드림
• 국립망향의동산관리원	• 한국보건의료인국가시험원	• OECD 대한민국 정책포털
• 건강보험분쟁조정위원회사무국	• (재)한국장애인개발원	• 중앙입양원
• 국립장기조직혈액원	• 한국국제보건의료재단	• 한국장기조직진흥원
• 첨단재생의료 및 첨단바이오의약품 심의위원회사무국	• 한국사회복지협의회	• (재)한국장례문화진흥원
	• 국립중앙의료원	• (재)한국생명존중희망재단

2 질병관리청(KDCA : Korea Disease Control Prevention Agency)

1. 질병관리청과 그 소속기관 직제 [시행 2023.3.28.]

개요	국민보건위생향상 등을 위한 감염병, 만성 질환, 희귀 난치성 질환 및 손상질환에 관한 방역 조사 검역 시험 연구업무 및 장기이식관리에 관한 업무를 관장하는 대한민국 보건복지부의 외청	
목적(제1조)	병관리청과 그 소속기관의 조직과 직무범위, 그 밖에 필요한 사항을 규정함을 목적으로 한다.	
소속기관(제2조)	국립보건연구원 및 질병대응센터	질병관리청장의 관장 사무를 지원
	국립마산병원 및 국립목포병원	• 질병관리청장 소속의 책임운영기관 • 질병관리청장의 관장 사무를 지원
직무(제3조)	질병관리청은 방역·검역 등 감염병에 관한 사무 및 각종 질병에 관한 조사·시험 연구에 관한 사무를 관장한다.	
하부조직(제4조)	• 질병관리청에 운영지원과·감염병정책국·감염병위기대응국·감염병진단분석국·의료안전예방국 및 만성질환관리국을 둔다. • 청장 밑에 대변인, 종합상황실장 및 위기대응분석관 각 1명을 두고, 차장 밑에 기획조정관 및 감사담당관 각 1명을 둔다.	
감염병정책국 (제12조)	1. 감염병 관련 정책 및 법령에 관한 사항 2. 감염병 예방 및 관리에 관한 기본계획의 수립 및 시행 3. 감염병관리위원회 운영에 관한 사항 4. 수인성(水因性)·식품매개감염병 및 호흡기감염병(이하 "수인성식품매개감염병등"이라한다)에 대한 예방 및 관리 계획의 수립·시행 5. 수인성식품매개감염병등에 관한 감시·관리·역학조사에 관한 사항 6. 인수공통감염병에 관한 예방 및 관리 계획의 수립 및 시행 7. 인수공통감염병에 관한 감시·관리·역학조사에 관한 사항 8. 결핵예방 관련 정책 및 법령에 관한 사항 9. 결핵관리종합계획의 수립 및 시행 10. 결핵 예방 및 관리에 관한 제도 개선 11. 국립결핵병원의 운영 지원 12. 후천성면역결핍증 예방 관련 정책 및 법령에 관한 사항 13. 성매개감염병 예방 및 관리에 관한 제도 개선	
감염병위기대응국 (제13조)	1. 감염병 위기대응 계획 및 상황별 대응절차의 수립과 조정 2. 감염병 위기 시·민·관 협력체계 운영 3. 검역에 관한 정책 및 법령에 관한 사항 4. 검역관리 기본계획의 수립 및 시행 5. 검역감염병에 관한 검역계획의 수립 6. 국가병상 동원계획 수립 및 운영체계 구축 7. 감염병 전문병원의 지정, 운영 및 협력체계 구축 8. 국가지정 입원치료병상 운영 및 관리 9. 감염병 대비 의약품·장비 등의 비축 및 관리에 관한 사항 10. 신종감염병·대비 의료장비, 항바이러스제 등 비축·수급 계획 수립 11. 신종감염병·생물테러감염병 예방 및 관리계획의 수립·시행 12. 신종감염병·생물테러감염병 현장 대응 및 예방관리 지침 개발·보급	

감염병진단분석국 (제14조)	1. 감염병 진단검사 관련 제도 운영 및 개선 2. 국가 감염병 검사 관리체계 구축 3. 감염병 진단실험에 관한 계획의 수립 및 조정 4. 감염병 진단업무의 표준에 관한 사항과 국가표준실험실 지정 및 관리 5. 보건환경연구원 관련 법령에 관한 사항 6. 세균성질환·바이러스성질환·기생충질환. 고위험병원체 및 신종병원체의 진단·분석 및 감시
의료안전예방국 (제15조)	1. 예방접종 계획의 수립 및 시행 2. 예방접종 도입·실시의 기준과 방법 관리 및 평가 3. 예방접종 안전 관리, 효과 평가 및 관련 시스템 운영 4. 의료관련감염의 예방·관리 계획의 수립·시행 및 표준지침 개발 5. 의료관련감염 감시 시스템의 구축·운영 6. 항생제 내성 예방·관리계획의 수립·시행 및 표준지침 개발 7. 항생제 사용 관리, 항생제 내성실험실 관리 및 실태 평가 8. 국가예방접종 백신의 비축·수급관리를 위한 계획 수립 및 시행 9. 국가예방접종 백신 공급방식, 가격결정 기준 및 안전관리체계 마련 10. 국가예방접종 백신 관련 유관기관 간 협력체계 구축 11. 의료방사선 환자 관리·평가 및 관련 지침 등의 제·개정 12. 의료방사선 시험검사 및 시험법 개발 13. 의료방사선 검사·측정기관에 대한 지도·감독 및 교육 14. 유전자변형생물체·고위험병원체·감염병병원체 등에 관한 안전관리, 관련 지침·기준 마련 및 시스템 구축·운영
만성질환관리국 (제16조)	1. 만성질환 조사 및 예방 사업의 기획·조정 및 시행 2. 만성질환 관련 건강 사항에 관한 감시, 조사 및 통계 관리 3. 만성질환 관련 정보시스템 개발·운영 4. 만성질환 조사·관리 및 예방 사업 요원에 대한 교육훈련 5. 만성질환 관련 중점관리 의료기관 지정·관리 6. 국가건강검진 검진기준 개발·보급 및 국가건강검진 검진기관에 대한 평가 7. 「암관리법」에 따른 역학조사에 관한 사항 8. 희귀질환의 진단·치료 등에 관한 조사·연구 및 지원 9. 희귀질환 관련 정보·통계의 수집 및 분석 10. 국민건강·영양조사 기획 및 시행 11. 국민건강통계 생산·보급 등 관리 12. 건강위해요인(「환경보건법」 제2조 제1호에 따른 환경유해인자는 제외한다)에 대한 조사·분석 및 정보·통계 관리 13. 손상(損傷) 예방을 위한 계획의 수립 및 사업의 기획·조정·시행 14. 손상 조사·감시 체계 구축·운영 및 관련 시스템 운영 15. 기후보진영향평가 계획 수립 및 관련 실태조사에 관한 사항 16. 미래질병 관리계획의 수립·시행
국립보건연구원 (제18조)	감염병, 유전체, 바이오 빅데이터, 만성질환 및 첨단재생의료 관련 시험·연구 업무에 관한 사무를 관장

PART 03

질병대응센터 (제25조)	1. 센터 및 출장소의 서무, 기록물 관리, 예산·결산 등 운영지원에 관한 사항 2. 감염병·내성균·결핵·의료관련감염병의 감시·조사 및 유관기관 지원 3. 감염병에 대한 감시·역학조사·진단·분석과 지방자치단체 역학조사 지원을 위한 진단 검사 및 병원체 분석 4. 국가가 설립·지정하는 감염병병원의 관리·지원 및 감염병 대비·대응 자원 비축·관리 5. 검역감염병 의사환자 등에 대한 역학조사 지원, 감염병 유행 시 검역지원 인력 및 격리시설 확보, 검역 정보 수집·분석 등에 관한 사항 6. 검역감염병 진단검사, 병원체 감시·검사 및 매개체 서식 분포 등 조사 7. 민간 감염병 검사기관 기술지도·조정, 검사 질 관리 및 진단역량 강화 지원 8. 감염병 등 질병 대응과 건강영양, 만성질환, 손상 예방관리 및 건강증진을 위한 지방자치 단체 등 유관기관과의 협력체계 구축·운영 9. 국민영양조사, 구강건강실태조사 등 만성질환 및 건강행태 관련 조사에 관한 사항 10. 「지역보건법」에 따른 지역사회 건강실태조사 및 지역격차 해소 지원에 관한 사항 11. 만성질환, 손상 조사 관련 교육프로그램 운영 및 조사 품질 제고에 관한 사항
국립검역소 (제29조)	감염병의 국내외 전파 방지를 위한 검역·방역에 관한 사무를 분장하기 위하여 센터 소속으로 국립검역소(이하 이 조에서 "검역소"라 한다)를 둔다.
국립결핵병원 (제31조)	국립마산병원 및 국립목포병원은 결핵환자의 진료·연구, 결핵전문가 양성 및 결핵관리요원의 교육·훈련에 관한 업무를 관장

질병관리청 조직도

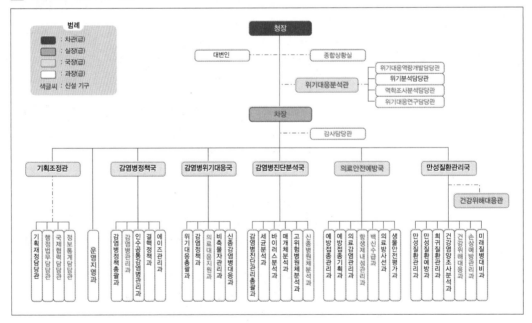

2. 핵심사업 ^{21 경기7급}

감염병으로부터 국민보호 안전사회 구현	• 신종 해외유입 감염병에 대한 선제적 위기대응 체계 강화 • 결핵, 인플루엔자, 매개체 감염병 등 철저한 감염병 관리예방 • 국가예방접종 지원 확대 및 이상 반응감시 등 안전관리 • 고위험병원체 안전 관리를 통한 생물 안전 보장 • 의료감염 관리 및 항생제 내성 예방
효율적 만성질환관리로 국민 질병부담 감소	• 만성질환예방과 건강행태 개선을 위한 건강통계 생산 및 근거정보지원 • 고혈압, 당뇨병 등 심뇌혈관질환, 알레르기질환 등 만성질환 예방관리 • 국가 금연정책 지원을 위한 조사 및 흡연 폐해 연구 • 국가관리 대상 희귀질환 지정 지원 • 장기기증자 등 예우 지원 강화와 생명 나눔 인식 제고 • 미세먼지 건강 영향 감시, 취약계층 보호 대책 마련 • 기후변화(폭염, 한파 등) 건강피해 예방
보건의료 R&D 및 연구인프라강화로 질병극복	• 감염병 R&D를 선도하는 컨트롤 타워 • 건강수명연장을 위한 만성질환 연구 강화 • 보건의료 연구 자원 공유 개방 • 4차 산업혁명 대비 첨단 의료연구 강화

3. 보건복지부와 질병관리청 기능조정

구분	기존	개편
감염병	• 보건복지부 : 정책 법령 기능 • 질병관리본부 : 집행(관리) 기능, 보건복지부 소관(정책 + 집행)	감염병에 관한 사무는 질병관리 전담 (정책 + 집행 기능)
감염병 외 질병관리	• 보건복지부 소관(정책 + 집행) • 조사, 연구, 사업 기능을 질병관리본부에 위임	• 보건복지부 : 정책 기능 • 질병관리청 : 집행 기능
건강증진기능	• 보건복지부 소관(정책 + 집행) • 조사, 연구, 사업 기능을 질병관리본부에 위임	• 보건복지부 : 정책 기능 • 질병관리청 : 집행 기능
장기, 조직, 혈액관리	질병관리본부 소관	질병관리본부 소관

3 국립중앙의료원 [18경기]

미션	누구에게나 최상의 진료를 제공하고 행복한 삶을 누릴 수 있도록 한다. • 경제적 · 육제척 · 심리적 · 지역적 · 인종적으로 의료서비스를 차별받지 않을 권리 • 합리적인 진료비에 높은 질의 의료서비스 제공
비전	신개념 공공의료를 선도하는 최고의 국가병원 • 합리적인 진료비로 최고의 의료서비스제공 • 민간병원이 기피하는 의료영역운영 – 재난외상센터, 감염병센터 운영 • 공공성과 경쟁력을 조화시켜 시너지 발생 – 재무구조를 선순환 구조로 개선 • 공공의료서비스를 개발 전파 평가기능 수행 • 전국 공공의료기관 연계의 중심축 역할 수행
주요사업 (법 제5조)	1. 공공보건의료에 관한 임상진료지침의 개발 및 보급 2. 노인성질환의 예방 및 관리 3. 희귀난치질환 등 국가가 특별히 관리할 필요가 있다고 인정되는 질병에 대한 관리 4. 감염병 및 비감염병 또는 재난으로 인한 환자의 진료 등의 예방과 관리 5. 남북의 보건의료 협력과 국제 보건의료 관련 국내외 협력 6. 민간 및 공공보건의료기관에 대한 기술 지원 7. 진료 및 의학계, 한방진료 및 한의학계 관련 연구 8. 전공의의 수련 및 의료인력의 훈련 10. 「응급의료에 관한 법률」 제25조에 따른 응급의료에 관한 각종 사업의 지원 11. 「모자보건법」 제10조의6에 따른 고위험 임산부 및 미숙아등의 의료지원에 필요한 각종 사업의 지원 12. 「공공보건의료에 관한 법률」 제21조에 따른 공공보건의료에 관한 각종 업무의 지원 13. 그 밖에 공공보건의료에 관하여 보건복지부장관이 위탁하는 사업

4 식품의약품안전처 [12 서울]

비전과임무 (법 제3조)	식품의약품안전처는 식품(농수산물 및 그 가공품, 축산물 및 주류를 포함) · 건강기능식품 · 의약품 · 마약류 · 화장품 · 의약외품 · 의료기기 및 위생용품 등(이하 "식품 · 의약품등"이라 한다)의 안전에 관한 사무를 관장한다.
주요기능	• 식품위생의 안전성확보를 위한 조사 연구 • 식품, 식품첨가물, 기구, 용기, 포장 등에 관한 안전관리사항의 종합조정 • 의약품 허가 및 임상관리 • 의약품 제조 및 수출입허가 신고 업무관장 • 의약품, 의약부외품, 화장품 및 위생용품의 품질관리, 안전성 유효성확보 • 유통중이거나 유통예정인 의약품의 품질관리를 위한 검정 및 분석법 개발 • 생약의 효능과 안전성확보 • 생약 중 유해물질(잔류농약, 유해중금속)의 조사 연구 • 의료용구의 품질관리와 검정 • 의료용구 해당여부 심사 등 • 그 밖에 방사선표준 및 측정에 관한 업무담당 등

03 지방 보건행정조직

1 지방 보건행정조직

1. 구분

시·도 보건행정조직	서울특별시, 6개 광역시, 9개 도, 15개 국립대학병원과 각 시도에 보건사회국
시·군·구 보건행정조직	보건소, 보건지소, 보건진료소

2. 시·도 보건행정 조직

서울특별시의 복지건강실	노인, 장애인, 청소년, 노숙자 등 서울시 복지사업과 지역 보건, 위생 업무를 총괄하고 있으며, 산하에 사회과, 노인복지과, 장애인복지과, 위생과, 보건정책과, 건강도시추진반 등을 설치하고 있다.
부산광역시의 복지건강국	시민들의 기초생활 보장 등 사회안전망 구축을 통하여 어려운 사람들이 여유로운 삶을 살 수 있도록 하고, 여성의 사회 참여를 촉진시켜 양성의 평등과 조화는 물론 질병 예방 및 식품 위생관리 등의 업무를 처리하고 있으며, 사회복지과, 여성정책과, 보건위생과(보건행정, 의약, 건강증진, 지역보건, 방역, 공중위생, 식품위생)를 두고 있다.

3. 지방 보건행정조직의 설치

구분	설치기준
보건소 (지역보건법 제10조)	① 지역주민의 건강을 증진하고 질병을 예방·관리하기 위하여 시·군·구에 1개소의 보건소(보건의료원을 포함한다. 이하 같다)를 설치한다. 다만, 시·군·구의 인구가 30만 명을 초과하는 등 지역주민의 보건의료를 위하여 특별히 필요하다고 인정되는 경우에는 대통령령으로 정하는 기준에 따라 해당 지방자치단체의 조례로 보건소를 추가로 설치할 수 있다. <개정 2021. 8. 17.> ② 동일한 시·군·구에 2개 이상의 보건소가 설치되어 있는 경우 해당 지방자치단체의 조례로 정하는 바에 따라 업무를 총괄하는 보건소를 지정하여 운영할 수 있다.
보건지소 (지역보건법 제13조) (시행령 제10조)	• 지방자치단체는 보건소의 업무수행을 위하여 필요하다고 인정하는 경우에는 해당 지방자치단체의 조례로 보건소의 지소("보건지소")를 설치할 수 있다. • 보건지소는 읍·면마다 1개씩 설치할 수 있다. 다만, 지역주민의 보건의료를 위하여 특별히 필요하다고 인정되는 경우에는 필요한 지역에 보건지소를 설치·운영하거나 여러 개의 보건지소를 통합하여 설치·운영할 수 있다.
보건진료소 (농어촌특별조치법 제15조) (시행규칙 제17조)	보건진료소는 의료 취약지역을 인구 500명 이상(도서지역은 300명 이상) 5천명 미만을 기준으로 구분한 하나 또는 여러 개의 리·동을 관할구역으로 하여 주민이 편리하게 이용할 수 있는 장소에 설치한다. 다만, 군수(법 제15조제1항 본문에 따라 읍·면 지역에 보건진료소를 설치·운영하는 도농복합형태의 시의 시장 및 법 제15조 제1항 단서에 따라 관할구역의 도서지역에 보건진료소를 설치·운영하는 시장·구청장을 포함한다. 이하 같다)는 인구 500명 미만(도서지역은 300명 미만)인 의료취약지역 중 보건진료소가 필요하다고 인정되는 지역이 있는 경우에는 보건복지부장관의 승인을 받아 그 지역에 보건진료소를 설치할 수 있다

4. 지역보건법 〈정의〉

지역보건의료기관	지역주민의 건강을 증진하고 질병을 예방·관리하기 위하여 이 법에 따라 설치·운영하는 보건소, 보건의료원, 보건지소 및 건강생활지원센터를 말한다.
지역보건의료서비스	지역주민의 건강을 증진하고 질병을 예방·관리하기 위하여 지역보건의료기관이 직접 제공하거나 보건의료 관련기관·단체를 통하여 제공하는 서비스로서 보건의료인에 따른 보건의료인을 말한다. 이하 같다)이 행하는 모든 활동을 말한다.
보건의료 관련기관단체	지역사회 내에서 공중(公衆) 또는 특정 다수인을 위하여 지역보건의료서비스를 제공하는 의료기관, 약국, 보건의료인 단체 등을 말한다.

2 지역보건의료계획

15 경기·교육청·서울8급·지방직8급·경북의료기술직·울산의료기술직 / 16 광주의료기술직·부산경남교육청·경남보건연구사 / 17 강원·서울

1. 지역보건의료계획

의미	지역주민의 건강을 유지·향상시키기 위하여 활용할 수 있는 의료 자원과 재정을 조직적으로 배치 및 운용하려고 하는 계획을 지역보건의료계획이라고 한다.
지역보건의료계획의 수립 (지역보건의료법 제7조)	시·도지사 또는 시장·군수·구청장은 지역주민의 건강 증진을 위하여 다음 각 호의 사항이 포함된 지역보건의료계획을 4년마다 제3항 및 제4항에 따라 수립하여야 한다.
지역보건의료계획의 수립과정 (지역보건의료법 제7조 3항, 4항)	③ 시장·군수·구청장은 해당 시·군·구 위원회의 심의를 거쳐 지역보건의료계획을 수립한 후 해당 시·군·구 의회에 보고하고 시·도지사에게 제출하여야 한다. ④ 특별자치시장·특별자치도지사 및 제3항에 따라 관할 시·군·구의 지역보건의료계획을 받은 시·도지사는 해당 위원회의 심의를 거쳐 시·도(특별자치시·특별자치도를 포함한다. 이하 같다)의 지역보건의료계획을 수립한 후 해당 시·도의회에 보고하고 보건복지부장관에게 제출하여야 한다.

2. 지역보건의료법

공통적인 내용 (지역보건법 제7조 제1항)		• 보건의료 수요의 측정 • 지역보건의료 서비스에 관한 장기·단기 공급대책 • 인력·조직·재정 등 보건의료자원의 조달 및 관리 • 지역보건의료 서비스의 제공을 위한 전달체계 구성 방안 • 지역보건의료에 관련된 통계의 수집 및 정리
특별시장·광역시장·도지사(이하 시·도지사) 및 특별자치시장·특별자치도지사의 지역보건의료계획 내용 (동법 시행령 제4조 제1항) 15 울산 / 16 전북 / 17 경북의료기술직	시장 군수 구청장	1. 지역보건의료계획의 달성 목표 2. 지역현황과 전망 3. 지역보건의료기관과 보건의료 관련기관·단체 간의 기능 분담 및 발전 방향 4. 법 제11조에 따른 보건소의 기능 및 업무의 추진계획과 추진현황 5. 지역보건의료기관의 인력·시설 등 자원 확충 및 정비 계획 6. 취약계층의 건강관리 및 지역주민의 건강 상태 격차 해소를 위한 추진계획 7. 지역보건의료와 사회복지사업 사이의 연계성 확보 계획
		8. 의료기관의 병상(病床)의 수요·공급 9. 정신질환 등의 치료를 위한 전문치료시설의 수요·공급 10. 특별자치시·특별자치도·시·군·구(구는 자치구를 말하며, 이하 "시·군·구"라 한다) 지역보건의료기관의 설치·운영 지원 11. 시·군·구 지역보건의료기관 인력의 교육훈련 12. 지역보건의료기관과 보건의료 관련기관·단체 간의 협력·연계 13. 그 밖에 시·도지사 및 특별자치시장·특별자치도지사가 지역보건의료계획을 수립함에 있어서 필요하다고 인정하는 사항

수립 방법 (동법 시행령 제5조) 15 지방직8급	지역보건의료 계획을 수립하기 전	지역 내 보건의료 실태와 지역주민의 보건의료 의식·행동 양상 등에 대하여 조사하고 자료를 수집
	지역보건의료 계획을 수립하는 경우	• 지역 내 보건의료 실태 조사 결과에 따라 해당 지역에 필요한 사업 계획을 포함하여 수립하되, 국가 또는 특별시·광역시·도의 보건의 료 시책에 맞춰 수립 • 시·도 지사 또는 시장·군수·구청장은 그 주요 내용을 시·도 또는 시· 군·구의 홈페이지 등에 2주 이상 공고하여 지역주민의 의견을 수렴 15 서울
수립 시기 (동법 제7조)		• 시·도지사 또는 시장·군수·구청장은 지역보건의료계획을 4년마다 수립 • 연차별 시행 계획은 매년 수립
지역보건의료계획의 시행(동법 제8조)		• 시·도지사 또는 시장·군수·구청장은 지역보건의료계획을 시행할 때에는 제7조 제2항에 따라 수립된 연차별 시행계획에 따라 시행하여야 한다. • 시·도지사 또는 시장·군수·구청장은 지역보건의료계획을 시행하는 데에 필요하 다고 인정하는 경우에는 보건의료 관련 기관·단체 등에 인력·기술 및 재정 지원 을 할 수 있다.
지역보건의료계획 시행 결과의 평가(동법 제9조)		• 제8조 제1항에 따라 지역보건의료계획을 시행한 때에는 보건복지부장관은 특별자 치시·특별자치도 또는 시·도의 지역보건의료계획의 시행 결과를 시·도지사는 시·군·구(특별자치시·특별자치도는 제외한다)의 지역보건의료계획의 시행 결과 를 대통령령으로 정하는 바에 따라 각각 평가할 수 있다. • 보건복지부장관 또는 시·도지사는 필요한 경우 제1항에 따른 평가 결과를 제24조 에 따른 비용의 보조에 반영할 수 있다.

> 지역보건의료계획 시행 결과의 평가(시행령 제7조)
> ① 시장·군수·구청장은 법 제9조 제1항에 따른 지역보건의료계획 시행 결과의 평가를 위하여 해당
>   시·군·구 지역보건의료계획의 연차별 시행 계획에 따른 시행 결과를 매 시행연도 다음 해 1월
>   31일까지 시·도지사에게 제출하여야 한다.
> ② 시·도지사(특별자치시장·특별자치도지사를 포함한다)는 법 제9조 제1항에 따른 지역보건 의료계
>   획 시행 결과의 평가를 위하여 해당 시·도 지역보건의료계획의 연차별 시행계획에 따른 시행 결과
>   를 매 시행연도 다음 해 2월 말일까지 보건복지부장관에게 제출하여야 한다.
> ③ 보건복지부장관 또는 시·도지사는 제1항 또는 제2항에 따라 제출받은 지역보건의료계획의 연차별 시
>   행 계획에 따른 시행 결과를 평가하려는 경우에는 다음 각 호의 기준에 따라 평가하여야 한다. [20 부산]
>   1. 지역보건의료계획 내용의 충실성
>   2. 지역보건의료계획 시행 결과의 목표 달성도
>   3. 보건의료 자원의 협력 정도
>   4. 지역주민의 참여도와 만족도
>   5. 그 밖에 지역보건의료계획의 연차별 시행 계획에 따른 시행 결과를 평가하기 위하여 보건복지부
>   장관이 필요하다고 정하는 기준
> ④ 보건복지부장관 또는 시·도지사는 제3항에 따라 지역보건의료계획의 연차별 시행계획에 따른 시
>   행 결과를 평가한 경우에는 그 평가 결과를 공표할 수 있다.

3 시·군·구 보건행정 조직: 보건소 13 충북·경기 / 16 경북 / 18 서울·경기 / 19 부산

1. 현황

우리나라현황 (2018)	보건소(보건의료원 포함, 254개, 서울시 25개), 보건지소(1,338개), 건강생활지원센터(57개), 보건진료소(1,904개)
도슨보고서 (Diawson Report)	1980년 영국 보건성에서 제시한 것으로 보건소의 구상을 선명하고 구체적으로 제시한 최초의 보고서이다.
실질적 의미의 보건소 설립	록펠러(Rockefeller) 재단의 후원으로 1926년 스리랑카의 Kalutura Village에서 이루어졌으며 모자 보건, 예방 접종, 환경 위생, 보건 교육, 조산 업무 등의 예방보건 서비스를 중심으로 하였다.

2. 보건소 역사 20 부산·경북보건연구사

(1) 역사

연도	중요사항
1945.9.	미 군정청 군정법 제1호, 보건행정 개혁 − 예방 보건사업의 적극 추진
1946.10.	모범보건소(서울) 설치
1948.	국립중앙보건소로 승격
1951.9.	국민의료법 제정
1953.	15개의 보건소와 471개의 보건지소 설치
1955.	16개의 보건소와 515개의 보건지소
1956.12.	보건소법 제정 − 시·도립 보건소 직제 완성
1958.6	보건소법 시행령 공포
1962.9.	구 보건소법 전면 개정 − 시·군 보건소로 이관과 보건소 업무 13가지 규정 실질적인 의미의 보건소 설치라 할 수 있으며, 이때부터 시·군에 보건소를 두도록 하였다.
1976.	보건소법 시행령 공포 − 보건소 설치기준 마련(시·군·구)
1980.12.	농어촌 보건의료를 위한 특별조치법
1988.~1989.	의료취약지역 군 보건소의 병원화 사업 추진(15개 보건의료원 설립)
1991.3.	보건소법 개정 − 보건지소 설치근거 마련 및 보건소 업무 보완
1992.7.	보건소 및 보건지소 보건의료 전문 인력 배치 기준(보사부훈령 제639호)
1995.	보건소의 지역보건법으로 전환
2015.	「지역보건법」 전부 개정

(2) 유형

특별시험	보건위생과, 건강관리, 의료지원과
광역시험	보건행정담당, 예방의약담당, 병리검사담당 건강증진담당, 방문보건담당, 가족보건담당, 진료관리담당
일반시·군형	보건위생과, 건강증진과
보건의료원형	기본 2과/부(진료부, 보건사업과)

3. 보건소 설치

소속	행정안전부
보건소 설치 기준 (지역보건법 제10조) 16 인천 / 17 전북의료기술직 · 전남	• 대통령령으로 정하는 기준에 따라 해당 지방자치단체의 조례로 정한다. • 시 · 군 · 구별로 1개소씩 설치한다. • 시 · 군 · 구의 인구가 30만명을 초과하는 등 지역주민의 보건의료를 위하여 필요하다고 인정할 때 추가 설치가 가능하다. • 동일한 시 · 군 · 구에 2개 이상의 보건소가 설치되어 있는 경우 해당 지방자치단체의 조례로 정하는 바에 따라 업무를 총괄하는 보건소를 지정하여 운영할 수 있다. • 추가 설치 시 행정안전부장관이 보건복지부장관과 미리 협의하여야 한다.
보건의료원 (지역보건법 제12조)	보건소 중 의료법에 따른 병원의 요건을 갖춘 보건소는 보건의료원이라는 명칭을 사용할 수 있다.

4. 보건소 인력

보건소장 (지역보건법 제13조) 15 경북의료기술직 / 16 보건복지부 · 보건복지부7급 / 18 서울	• 보건소장 1명 • 의사 면허가 있는 사람 중에서 보건소장을 임용 • 다만, 의사 면허가 있는 사람 중에서 임용하기 어려운 경우에는 지방공무원 임용 – 보건 · 식품위생 의료기술 · 의무 · 약무 · 간호 · 보건진료 직렬의 공무원을 보건소장으로 임용할 수 있다. • 보건 등 직렬의 공무원을 보건소장으로 임용하려는 경우에 해당 보건소에서 실제로 보건 등과 관련된 업무를 하는 보건 등 직렬의 공무원으로서 보건소장으로 임용되기 이전 최근 5년 이상 보건 등의 업무와 관련하여 근무한 경험이 있는 사람 중에서 임용하여야 한다. • 보건소장은 시장 · 군수 · 구청장의 지휘 · 감독을 받아 보건소의 업무를 관장하고 소속 공무원을 지휘 · 감독하며, 관할 보건지소, 건강생활지원센터 및 보건진료소의 직원 및 업무에 대하여 지도 · 감독한다.
보건소의 전문 인력	• 「의료법」이 정하고 있는 인력(의사, 한의사, 치과의사, 간호사 등), 「의료기사법」이 정하는 인력 이외에 약사, 영양사, 간호조무사, 위생사, 통계 및 전산기사, 사회복지사 • 임용 자격 기준 : 보건소의 기능을 수행하는 데 필요한 면허 · 자격 또는 전문지식이 있는 사람으로 하되, 해당 분야의 업무에서 2년 이상 종사한 사람을 우선적으로 임용하여야 한다.

5. 보건소 기능

| 보건소의 기능 및 업무
(지역보건법 제11조 제1항)
16 경기 · 전남 · 경남 · 충남보건연구사
· 서울 / 17 경기 · 충남 · 강원 /
21 서울 · 경기 | • 건강 친화적인 지역사회 여건의 조성
• 지역보건의료정책의 기획, 조사 · 연구 및
   – 지역보건의료계획 등 보건의료 건강증진에 관한 중장기 계획 및 실행계획수립 시행 및 평가에 관한 사항
   – 지역사회 건강실태조사 등 보건의료 및 건강증진에 관한 조사연구에 관한사항
   – 보건에 관한 실험 또는 검사에 관한 사항 |

	• 보건의료인 및 「보건의료기본법」 제3조 제4호에 따른 보건의료기관 등에 대한 지도·관리·육성과 국민보건 향상을 위한 지도·관리 　− 의료인 의료기관에 대한 지도 등에 관한 사항 　− 의료기사 보건의료정보관리사 및 안경사에 대한 지도 등에 관한 사항 　− 응급의료에 관한 사항 　− 공중보건의사, 보건진료 전담공무원 및 보건진료소에 대한 지도 등에 관한사항 　− 약사에 관한 사항과 마약 항정신성의약품의 관리에 관한 사항 　− 공중위생 및 식품위생에 관한 사항 • 보건의료 관련 기관·단체, 학교, 직장 등과의 협력체계 구축 • 지역주민의 건강증진 및 질병예방·관리를 위한 다음의 지역보건의료서비스의 제공 [17 충남] 　− 국민건강 증진·구강건강·영양관리 사업 및 보건 교육 　− 감염병의 예방 및 관리 　− 모성과 영유아의 건강 유지·증진 　− 여성·노인·장애인 등 보건의료 취약계층의 건강 유지·증진 　− 정신건강 증진 및 생명 존중에 관한 사항 　− 지역주민에 대한 진료, 건강 검진 및 만성질환 등의 질병관리에 관한 사항 　− 가정 및 사회복지시설 등을 방문하여 행하는 보건의료사업 　− 난임의 예방 및 관리
보건소의 기능 및 업무의 세부 사항 (지역보건법 시행령 제9조)	• 법 제11조 제1항 제2호에 따른 지역보건의료 정책의 기획, 조사·연구 및 평가의 세부 사항은 다음과 같다. 　− 지역보건의료 계획 등 보건 의료 및 건강 증진에 관한 중장기 계획 및 실행계획의 수립·시행 및 평가에 관한 사항 　− 지역사회 건강실태 조사 등 보건 의료 및 건강 증진에 관한 조사·연구에 관한 사항 　− 보건에 관한 실험 또는 검사에 관한 사항 • 법 제11조 제1항 제3호에 따른 보건의료인 및 「보건의료기본법」 제3조 제4호에 따른 보건의료기관 등에 대한 지도·관리·육성과 국민보건 향상을 위한 지도·관리의 세부 사항은 다음과 같다. 　− 의료인 및 의료기관에 대한 지도 등에 관한 사항 　− 의료기사·보건의료 정보관리사 및 안경사에 대한 지도 등에 관한 사항 　− 응급의료에 관한 사항 　− 「농어촌 등 보건의료를 위한 특별조치법」에 따른 공중보건의사, 보건진료 전담공무원 및 보건진료소에 대한 지도 등에 관한 사항 　− 약사에 관한 사항과 마약·향정신성의약품의 관리에 관한 사항 　− 공중 위생 및 식품 위생에 관한 사항
보건소 진료비 징수	• 지역보건의료기관은 그 시설을 이용한 자, 실험 또는 검사를 의뢰한 자 또는 진료를 받은 자로부터 수수료 또는 진료비를 징수할 수 있다. • 제1항에 따른 수수료와 진료비는 보건복지부령으로 정하는 기준에 따라 해당 지방자치단체의 조례로 정한다. • 지역보건의료기관에서 징수하는 수수료와 진료비는 「국민건강보험법」에 따라 보건복지부장관이 고시하는 요양급여비용 명세의 기준에 따라 지방자치단체의 조례로 정한다. 다만, 전자민원창구를 통하여 증명서를 발급받는 경우에는 수수료를 면제한다.

4 시·군·구 보건행정 조직 : 보건지소 16 보건복지부7급·충북

설치 기준	• 지방자치단체는 보건소의 업무 수행을 위하여 필요하다고 인정하는 경우에는 대통령령으로 정하는 기준에 따라 해당 지방자치단체의 조례로 보건지소를 설치할 수 있다. • 읍·면(보건소가 설치된 읍·면은 제외)마다 1개소씩 설치할 수 있다. 다만, 지역주민의 보건의료를 위하여 특별히 필요하다고 인정되는 경우에는 필요한 지역에 보건지소를 설치·운영하거나 여러 개의 보건지소를 통합하여 설치·운영할 수 있다. 17 전북의료기술직·전남	
보건지소장 15 경북의료기술직·경기	임용	• 보건지소에 1명의 보건지소장을 둔다. • 보건지소장은 지방 의무직 또는 임기제 공무원으로 임명한다.
	지휘·감독	• 보건소장의 지휘·감독을 받는다. • 보건지소의 업무를 관장한다. • 소속 직원을 지휘·감독한다. • 보건진료소의 직원 및 업무에 대하여 지도·감독한다.

5 시·군·구 보건행정 조직 : 보건진료소 20 서울

1. 보건진료소 설치

설치 근거 15 전북보건연구사	• 1978년 : 소련의 알마아타 회의 → 1차 보건의료 • 1980년 : 농어촌 등 보건의료를 위한 특별조치법 → 벽오지에 보건진료소를 배치하고 읍·면지역 보건지소에 공중보건의를 배치
설치 기준 16 대구·울산·경남보건연구사·경기 / 17 제주	• 보건진료소는 의료 취약지역을 인구 500명 이상(도서지역은 300명 이상) 5천명 미만을 기준으로 구분한 하나 또는 여러 개의 리·동을 관할구역으로 하여 주민이 편리하게 이용 할 수 있는 장소에 설치한다. 다만, 군수(법 제15조 제1항 본문에 따라 읍·면 지역에 보건진료소를 설치·운영하는 도농복합형태의 시의 시장 및 법 제15조 제1항 단서에 따라 관할구역의 도서지역에 보건진료소를 설치·운영하는 시장·구청장을 포함한다. 이하 같다)는 인구 500명 미만(도서지역은 300명 미만)인 의료취약지역 중 보건진료소가 필요하다고 인정되는 지역이 있는 경우에는 보건복지부장관의 승인을 받아 그 지역에 보건진료소를 설치할 수 있다. • 군수는 보건진료소를 설치한 때에는 지체 없이 별지 제15호 서식에 따라 관할 시·도지사를 거쳐 보건복지부장관에게 보고하여야 한다. • 보건진료소 관할 인구의 2/3 이상이 교통 시간 30분 이내에 보건진료소에 접근 가능하도록 설치한다.

2. 공중보건의사

공중보건의사의 신분 (농어촌 등 보건의료를 위한 특별조치법 제3조)	• 공중보건의사는 「국가공무원법」 제26조의5에 따른 임기제공무원으로 한다. • 공중보건의사가 제5조 제1항에 따라 보건복지부장관의 종사명령을 받은 경우에는 「국가공무원법」 제26조의5에 따른 임기제공무원으로 임용된 것으로 본다. **공중보건의사 제도** 1. 농어촌 등 보건의료 취약지역의 주민에게 보건의료를 제공하기 위해 1978년 12월 「국민보건의료를 위한 특별조치법」의 제정으로 시행되었다. 2. 「병역법」에 의거 공중보건의사로 편입된 의사, 치과의사, 한의사로 채용하는 제도이다. 3. 시장·군수·구청장 또는 배치기관의 장이 공중보건의사의 복무에 관하여 관할지역 또는 당해 기관에 근무하는 공중보건의사를 지도·감독하고 있다.
공중보건의사의 배치기관 및 배치시설 (농어촌 등 보건의료를 위한 특별조치법 제5조의2)	보건복지부장관 또는 시·도지사가 공중보건의사를 배치할 수 있는 기관 또는 시설은 다음과 같다. • 보건소 또는 보건지소 • 국가·지방자치단체 또는 공공단체가 설립·운영하는 병원으로서 보건복지부장관이 정하는 병원(이하 이 조에서 "공공병원"이라 한다) • 공공보건의료연구기관 • 공중보건사업의 위탁사업을 수행하는 기관 또는 단체 • 보건의료정책을 수행할 때에 공중보건의사의 배치가 필요한 기관 또는 시설로 "대통령령으로 정하는 기관 또는 시설"

"대통령령으로 정하는 기관 또는 시설" (시행령 제6조의2)	1. 병원선 및 이동진료반 2. 군 지역 및 의사 확보가 어려운 중소도시의 민간병원 중 정부의 지원을 받는 병원으로서 보건복지부장관이 정하는 병원 3. 그 밖에 「사회복지사업법」에 따른 사회복지시설, 「형의 집행 및 수용자의 처우에 관한 법률」에 따른 교정시설 내의 의료시설, 「응급의료에 관한 법률」에 따른 응급의료에 관련된 기관 또는 단체 등 보건복지부장관이 국민보건의료를 위하여 공중보건의사의 배치가 특히 필요하다고 인정하는 기관 또는 시설

3. 보건진료 전담공무원 15 경기 / 15 보건복지부7급·경남보건연구사 / 17 대구 / 20 서울 / 21 경북 경기7급

보건진료 전담공무원의 자격 (농어촌 특별조치법 제16조)	보건진료 전담공무원은 간호사·조산사 면허를 가진 사람으로서 보건복지부장관이 실시하는 24주 이상의 직무교육을 받은 사람이어야 한다.
보건진료 전담공무원의 신분 및 임용 (동법 제17조)	• 보건진료 전담공무원은 지방공무원으로 하며, 특별자치시장·특별자치도지사·시장·군수 또는 구청장이 근무 지역을 지정하여 임용한다. • 특별자치시장·특별자치도지사·시장·군수 또는 구청장은 보건진료 전담공무원이 다음의 어느 하나에 해당하는 경우에는 그 보건진료 전담공무원을 징계할 수 있다. 　－ 정당한 이유 없이 지정받은 근무 지역 밖에서 의료행위를 한 경우 　－ 제19조에 따른 범위를 넘어 의료행위를 한 경우 　－ 제20조에 따른 관할구역 이탈금지 명령을 위반하여 허가 없이 연속하여 7일 이상 관할구역을 이탈한 경우 • 위에 따른 징계의 절차·방법, 그 밖에 필요한 사항은 「지방공무원법」에 따른다.
보건진료 전담공무원의 의료행위의 범위 (동법 제19조)	보건진료 전담공무원은 「의료법」 제27조에도 불구하고 근무지역으로 지정받은 의료 취약지역에서 대통령령으로 정하는 경미한 의료행위를 할 수 있다.
보건진료 전담공무원의 업무 (동법 시행령 제14조) 15 경기 / 16 대구 / 17 대전	• 법 제19조에 따른 보건진료 전담공무원의 의료행위의 범위는 다음과 같다. 　－ 질병·부상 상태를 판별하기 위한 진찰·검사 　－ 환자의 이송 　－ 외상 등 흔히 볼 수 있는 환자의 치료 및 응급조치가 필요한 환자에 대한 응급 처치 　－ 질병·부상의 악화 방지를 위한 처치 　－ 만성병 환자의 요양지도 및 관리 　－ 정상 분만 시의 분만 도움 　－ 예방 접종 　－ 위 모든 사항의 의료행위에 따르는 의약품의 투여 • 보건진료 전담공무원은 위의 의료행위 외에 다음의 업무를 수행한다. 　－ 환경 위생 및 영양 개선에 관한 업무 　－ 질병 예방에 관한 업무 　－ 모자 보건에 관한 업무 　－ 주민의 건강에 관한 업무를 담당하는 사람에 대한 교육 및 지도에 관한 업무 　－ 그 밖에 주민의 건강 증진에 관한 업무 • 보건진료 전담공무원은 위에 따른 의료행위를 할 때에는 보건복지부장관이 정하는 환자진료지침에 따라야 한다.

PART 03

6 **보건의료원** 16 충북·인천의료기술직 / 17 전북의료기술직·경남보건연구사

① 보건소 중에서 「의료법」상 병원의 요건을 갖춘 의료기관을 말한다.
② 의료시설이 부족하고 지역적으로 열세에 있는 군과 시를 2~4개 통합하여 1개씩의 보건의료원을 설립하였다.

7 **건강생활지원센터** 17 서울

설치 (지역보건법 제14조) (지역보건법 시행령 제11조)	• 지방자치단체는 보건소의 업무 중에서 특별히 지역주민의 만성질환 예방 및 건강한 생활습관 형성을 지원하는 건강생활지원센터를 대통령령으로 정하는 기준에 따라 해당 지방자치단체의 조례로 설치할 수 있다. • 건강생활지원센터는 읍·면·동(보건소가 설치된 읍·면·동은 제외한다)마다 1개씩 설치할 수 있다.
건강생활지원센터의 추진 배경 17 서울(공중보건)	• 도시 지역 주민의 보건의료서비스 필요 미충족 • 도시 보건지소의 확충 사업에 지자체의 참여 저조 • 도시 보건지소의 큰 규모로 인한 진료 기능 유인의 효과로 인한 민간 의료기관과의 갈등 유발 • 설치 규모 및 방식 등을 효율화하여 지역 밀착형 건강관리 전담기관으로서 '건강생활지원센터' 전환 추진
건강생활지원센터장 (지역보건법 시행령 제15조)	① 건강생활지원센터에 건강생활지원센터장 1명을 두되, 보건등 직렬의 공무원 또는 「보건의료기본법」에 따른 보건의료인을 건강생활지원센터장으로 임용한다. ② 건강생활지원센터장은 보건소장의 지휘·감독을 받아 건강생활지원센터의 업무를 관장하고 소속 직원을 지휘·감독한다.

시·군·구 보건행정 조직 설치 기준

구분	연도	법령	장소
보건소	1953	지역보건법 대통령령	시·군·구별 1개소
보건지소	1953	지역보건법 대통령령	읍·면별 1개소
보건진료소	1980	농어촌 등 보건의료를 위한 특별조치법, 보건복지부령	리(理)단위의 오·벽지에 설치
보건의료원	1988	지역보건법 대통령령	보건소와 동일
건강생활지원센터	2015	지역보건법 대통령령	읍·면·동별 1개소

01 병원조직

1 병원조직

1. 병원의 정의

의료법	의료기관이란 의료인이 공중 또는 특정 다수인을 위하여 의료업 및 조산업을 행하는 곳
WHO	사회 및 의료 조직의 불가결한 역할을 수행하는 기관으로, 그 기능은 지역사회 주민들에게 치료와 예방을 통합하는 포괄적인 의료를 서비스하고 외래진료 활동에 있어서는 가족의 건강 증진은 물론, 환경 개선의 노력까지 포함하여야 하며, 병원은 의료종사자들의 훈련과 생물 및 사회학적 연구의 중심기관

2. 병원의 기능

세계보건기구(WHO)에 의한 병원의 기능		• 환자의 진단 치료 • 의학의 연구 • 의료인력의 교육·훈련 • 질병 예방, 건강 증진, 기타 공중보건 기능
일반적인 병원의 기능	의료 기능	병원이 가지는 고유 기능
	기업으로서의 기능	양질의 진료 기능을 수행할 수 있는 바탕이 되는 경제적 효율성과 건전성을 달성하려는 기업적 기능
	지역적 기능	의학의 연구소적 역할, 보건요원과 공중에 대한 보건교육 기능과 지역사회에 의료를 제공하는 기능

3. 병원기능의 변천

의학의 변천에 따라	• 본능적 의료 • 경험적 의료 • 과학적 의료 • 포괄적 의료
병원기능의 변천에 따라	• 종교적 시설 • 자선적 수용시설 • 과학적 의료실습 시설과 의료서비스 제공 • 포괄적 의료서비스의 제공

4. 병원조직의 특성 13 경기 / 15 전남 / 17 대구

경영체로서의 특성		• 고도로 자본집약적이면서도 노동집약적인 경영체이다. • 다양한 사업 목적을 가진 조직체이다. • 복잡한 전환 과정을 거쳐 서비스를 생산하는 조직이다. • 생산된 서비스의 품질 관리나 업적 평가가 극히 곤란한 조직책이다. • 업무의 연속성과 응급성 • 높은 자본 비중: 막대한 시설 투자를 하여야 하나, 투자 회수율은 대체로 낮은 편이다.
병원조직 요소의 특성	경영 목적의 상충성	의료서비스와 병원의 이윤 추구의 상충성
	조직 구성의 다양성	다양한 전문 직종의 집합 → 갈등 요인 상존
	업무(과업)의 불확실성	진료 결과의 불확실성 → 산출 측정 곤란
	지배 구조의 이원성	의료전문가에 의한 지배권위 체제와 일반 직원에 의한 일반관리 체제

5. 병원의 유형

진료내용 기준 분류	일반병원	일반병원, 종합병원, 대학병원 등
	특수병원	정신병원, 결핵병원, 나병원, 소아병원, 노인병원, 보훈병원
의료전달체계 기준 분류	1차 기관 (70~80%)	외래 또는 1~2일 정도의 최단기 입원으로 진단과 치료가 가능하면서 난이도가 낮은 진료를 하는 기관 예 의원, 보건소 등
	2차 기관 (20~25%)	입원이 필요하며 난이도가 중간 정도인 진료 예 병원 종합병원 등
	3차 기관(5%)	진단과 치료의 난이도가 높고 고가의 의료장비가 필요한 진료 예 대형종합병원, 대학병원
재원일수 기준 분류	단기 요양병원	일반적인 병원
	장기 요양병원	노인병원, 정신병원, 요양소
병원 설립 기준 분류	국공립 병원	• 국립중앙의료원, 경찰병원 등 국립 병원 • 시·도립 병원 • 지방공사 의료원 • 보건 의료원(공립 병원) • 서울대학교 병원(특수법인 병원)
	사립병원	• 학교법인병원　　　• 재단법인병원 • 사단법인병원　　　• 사회복지법인 • 회사법인병원　　　• 의료법인병원 • 개인병원
의사고용 기준 분류	폐쇄 병원: 상주	• 폐쇄형 병원체제이면서 전문의가 개원하지 않는 경우: 영국 등 • 폐쇄형 병원체제이면서 전문의가 개원하는 경우: 한국, 일본 등
	개방 병원: 비상주	개방형 병원체제이면서 전문의가 개원하는 경우: 미국 등

영리추구 기준 분류		• 영리병원 : 우리나라 불허용 • 비영리병원
의학교육기능 기준 분류		• 대학병원 • 수련병원 • 비교육병원
「의료법」 기준 분류		• 종합병원, 병원, 치과병원, 한방병원, 요양병원 : 시·도지사 허가 • 의원, 치과의원, 한의원, 조산원 : 시장·군수·구청장 신고
개원형태에 따른 분류	단독 개원	의사 1인이 개원
	공동 개원 (Group Practice)	의사 3인 이상이 합동 개원 • 수입의 분배는 미리 정한 비율로 나눈다. • 장점 : 유지비 절감, 시간 절약, 양질의 의료 제공 • 단점 : 수입 분배와 협동에의 문제 발생
	집단 개원 (Multi Practice)	동일한 건물 내 서로 다른 전문 진료과가 입점해 상호 경쟁·보완하여 시너지 효과(상승 효과를 창출하는 개원의 형태) • 장점 － 중복투자 방지 및 관리의 효율성 － 동료의사에게 후송 의뢰 － 환자는 한 곳에서 여러 분야의 진료를 받을 수 있어 시간이 절약 • 단점 : 의사결원 시 보충이 힘들다.
재원일수에 따른분류	단기병원	재원기간 90일 이내
	장기병원	재원기간 90일 이상
의료법상 분류	병원	30개 병상 이상 병원
	종합병원	100개 병상 이상 병원

PART 03

2 공공단체의 범위(공공보건의료에 관한 법률 시행령 제2조)

공공보건의료기관	국가나 지방자치단체 또는 대통령령으로 정하는 공공단체가 공공보건의료의 제공을 주요한 목적으로 하여 설립·운영하는 다음의 보건의료기관을 말한다.
공공단체의 범위	1. 국립대학병원 2. 국립대학치과병원 3. 국립중앙의료원 4. 국민건강보험공단 5. 대한적십자사 6. 한국원자력의학원 7. 근로복지공단 8. 서울대학교병원 9. 서울대학교치과병원 10. 지방의료원 11. 국립암센터 12. 한국보훈복지의료공단
국립중앙의료원 사업 (국립중앙의료원의 설립 및 운영 법률 제5조)	1. 공공보건의료에 관한 임상 진료지침의 개발 및 보급 2. 노인성질환의 예방 및 관리 3. 희귀난치질환 등 국가가 특별히 관리할 필요가 있다고 인정되는 질병에 대한 관리 4. 감염병 및 비감염병 또는 재난으로 인한 환자의 진료 등의 예방과 관리 5. 남북의 보건의료 협력과 국제 보건의료 관련 국내외 협력 6. 민간 및 공공보건의료기관에 대한 기술 지원 7. 진료 및 의학계, 한방진료 및 한의학계 관련 연구 8. 전공의의 수련 및 의료인력의 훈련 9. 삭제 <2018.3.13.> 10. 「응급의료에 관한 법률」 제25조에 따른 응급의료에 관한 각종 사업의 지원 11. 「모자보건법」 제10조의6에 따른 고위험 임산부 및 미숙아 등의 의료지원에 필요한 각종 사업의 지원 12. 「공공보건의료에 관한 법률」 제21조에 따른 공공보건의료에 관한 각종 업무의 지원 13. 그 밖에 공공보건의료에 관하여 보건복지부장관이 위탁하는 사업

📖 개방병원제도

1. 개념 : 개원의사가 2, 3차 의료기관의 유휴시설장비 및 인력을 활용하여 자신의 환자에게 지속적인 의료서비스를 제공하는 제도
2. 운영현황 : 2015년 현재 참여 개방병원·의원 수는 428곳(개방병원 67곳, 참여 의원급 의료기관 361곳)
3. 장점
   (1) 환자 측면 : 저렴한 비용으로 양질의 의료서비스를 신속하게 제공
   (2) 개원의 측면 : 개원의 투자부담 완화, 고난도 진료기술의 지속적 활용, 단골환자 확보 가능
   (3) 개방병원 측면 : 유휴 시설과 장비 활용, 진료수입의 향상 및 의료서비스 개선 가능
   (4) 1차 의료기관에서 사용할 수 없는 고가 의료장비를 사용함으로써 정밀검사가 가능
4. 단점
   (1) 전문의의 개원이 용이해지므로 전문의가 과대 배출되어 의사 인력구조가 편중될 우려가 있다.
   (2) 의료사고 발생 시 개방병원과 개원의사 간 분쟁 발생 우려가 있다.

3 병원 관리 지표

1. 진료실적 지표 21 서울 7급 · 세종 보건연구사

병상이용율(%)	• 일정기간 병원의 가동병상 중 입원환자가 차지하는 비율 • 입원자원(가동병상) 운영효율성 • **병상수는 병원규모의 변수**: 인력, 의료기기, 총비용 등 병원투입요소와 상관성 • 병원인력과 시설의 활용도를 보여준다. $$연간 \ 병상이용율(\%) = \frac{연간입원환자수}{가동병상수 \times 365} \times 100$$ $$병상이용율 = \frac{1일 \ 평균 \ 입원자수}{가동병상수} \times 100$$
병원회전율	• 일정기간 실제입퇴원화자 수를 가동병상수로 나눈 비율 • 병상당 입원환자를 몇 명 수용하였는가 • 병상회전율↑→ 병원수익성↑ $$병상회전율 = \frac{실입원환자 \ 수(또는 \ 퇴원실 \ 인원수)}{가동병상수}$$
평균재원일수	• 입원환자의 총재원수를 실제 입원(퇴원)환자수로 나눈비율 • 환자가 병원에 입원한 평균일수 • 평균재원일수↑→ 병상이용률↑ & 병상회전율↓, 입원환자 1인당 진료비가 감소됨. 그러므로 병원수익증대를 위해 평균재원일수를 단축하려 한다. $$평균재원일수 = \frac{총재원일수}{실입원환자수(실퇴원환자수)}$$
병원이용율	• 일정기간 중 환자 1인당 부담진료비를 토대로 외래 입원 비율에 따라 가중치를 부여한 연외래환자수와 연입원환자수(총재원일수)를 합한 후 연가동병상수로 나눈 지표 • 병원 입원환자 대 외래환자 비율이 각기 다르고 외래환자 진료수익이 총수익에서 차지하는 비중이 크기 때문에 병원진료서비스 양이나 투입, 시설의 활용도를 종합적으로 설명하는 지표로서 병상이용률보다 설명력이 높다. $$병원이용율(\%) = \frac{총재원일수 + 연외래환자수 \times \dfrac{외래환자 \ 1인 \ 1일당 \ 진료비}{입원환자 \ 1인 \ 1일당 \ 진료비}}{연 \ 가동병상수} \times 100$$

02 병원표준화 사업

1 병원표준화

1. 병원표준화의 개념

정의	경영학에서의 표준화	• 업무의 능률 향상을 위하여 자재, 제품 등의 종류와 규칙을 제한 · 통일하는 일련의 행위 • 일반적으로 품질 관리를 의미
	보건학에서의 병원표준화	• 보건의료 소비자가 받아들일 수 있는 최저 수준의 진료에 대한 기본 지침을 설정 • 적정 보건의료보장 또는 양질의 보건의료 관리를 의미
목적		• 바람직한 보건의료의 수준을 유지하고, • 보건의료의 질적 향상을 도모하는 데 병원표준화의 목적이 있다.

2. 병원표준화의 발전 과정

미국	미국 외과학회	1918년 미국 외과학회가 자체 회원의 자격 심사를 실시하려 하였으나, 심사에 필요한 수술기록을 제출할 수 없는 병원들이 많았다. 회원 병원들이 수술 기록조차도 보관할 수 없는 상황에서는 수술의 적정성을 기대할 수 없다고 보고, 미국 외과학회는 '병원으로서 갖추어야 할 기준'을 제시하기에 이르렀다.
	병원합동 신임위원단	• 1952년에는 병원합동 신임위원단(The Joint Commission on Accreditation of Hospital. JCAH)이 병원의 모든 분야에 일정한 표준을 설정하여 자발적으로 그 수준에 맞추도록 권장하였다 • 병원합동 신임위원단이 제시한 병원표준의 내용은 병원의 조직 평가, 스탭의 자격 요건, 의무기록의 평가, 병원의 약무정책, 혈액 및 항생제 이용도 조사, 병원의 간호 업무 등이었다.
	병원합동 신임위원단의 QA (Quality Assurance)의 기준	1981년 새로운 QA기준을 정함. • 모든 병원은 업무 수행을 위한 정확한 프로그램을 가지며, 프로그램은 규정에 의거하여 작성하되 문서화되어야 하고, 프로그램은 진료와 관련되는 제반 문제점들이 확실하게 해결될 수 있도록 구체적으로 명시되어야 한다. • 프로그램에는 문제 해결을 위해 필요한 활동을 해야 할 책임의 한계를 분명하게 명시하여야 한다. • 프로그램은 포괄적이고 진료에 참여하는 모든 부서의 활동 사항을 망라하여 규정하며 병원 전체의 협조 체제를 확립해 두어야 한다. • QA 활동의 결과에 대한 감사 활동은 바람직하고 기대되는 결과의 수준을 유지할 수 있도록 확실한 방안이 설계되어야 한다. • 진료의 질을 향상시키고 시술 내용을 확실하게 하려는 목적에 이 프로그램이 합리적이고 효과적인가를 입증할 수 있는 규정이 있어야 한다. • 평가 활동은 반드시 육하원칙(언제, 어디서, 누가, 무엇을, 어떻게, 왜)에 입각하여 이루어져야 하며 보고서에도 이 원칙이 적용된다.
우리나라		• 우리나라에서는 1980년 대한병원협회 제21차 정기총회에서 '병원표준화'를 중점 사업으로 채택하였다. 즉, 대한병원협회 내에 병원표준화사업 추진위원회와 병원표준화사업 추진본부를 설치하여 효율적으로 병원표준화사업을 추진하였다. • 1981년에는 병원표준화 제1차년도 심사를 실시하였다. 이는 지도 심사의 성격으로 실시되었고 병원표준화 심사 성적을 수련 병원의 지정 및 전공의 정원 책정에 반영하여 사업의 중요성을 인식시켰다.

3. 병원표준화의 의미와 내용

병원표준화의 의미	진료 윤리, 병동 및 그 기능의 안전도, 의료인 업무의 조직화, 진료 수준, 시설 장비 및 경영관리 면 등에서 일정한 기준을 설정하여 모든 병원이 여기에 도달하도록 동기를 부여함으로써 병원의 수준을 향상시켜 환자에게 최선의 진료 서비스를 제공하는 데 병원표준화의 의미가 있다.	
병원표준화의 내용	• 진료 윤리에 입각한 환자 진료 • 병원 조직의 기능과 관리 향상 • 병리 실험의 정도 관리 • 의사의 수련 및 직원의 교육 훈련 • 간호 업무 및 환자 급식 향상	• 병원 시설의 안전 관리와 유지 • 병원 내의 감염 방지 대책 • 의사 진료 업무의 분석과 학술 활동 • 의무 기록과 진료 통계의 정확한 유지

4. 병원표준화의 목표 설정과 기대 효과

병원표준화의 목표	적정 진료의 보장	• 정도 관리의 향상 • 진료환경 개선(건물 및 대지 시설물) • 진료체계의 개선(서비스 제도 및 적정 진료 평가 업무) • 진료 기능의 적정 관리(QA 체계 및 직무 교육) • 진료 장비의 적정화 • 진료 조직의 합리화(운영 체계 및 인사 관리) • 병원 진료 능력의 향상 발전 • 의료전달체계의 정착화 • 진료 윤리의 보장
	최신 진료수준의 수용성 증대	• 교육 및 훈련 기회의 확대 • 연구 기능의 진작 • 병원 경영 관리의 효율성 제고 　- 병원 운영조직의 합리화 　- 병원 인사관리의 효율화(후생복리 등) 　- 병원 정보관리의 정립 　- 물품 재고관리 　- 병원 재무관리 　- 원무 관리 　- 시설(안전, 폐기, 청소, 위생 등) 　- 의료자원 이용도 심사체계(평가) 　- 진료 지원업무의 체계화(급식, 세탁, 사회사업 등)
	회원병원 권익 향상을 위한 정보체계 확립	• 건강보험 통계(수가, 점유율, 삭감 등) 정리 • 의료 인력의 생산성(인건비 등)에 대한 정보 정리 • 병원사업 통계(진료 통계) 등 확립 • 재무구조에 관한 정보 정리 • 병원에 대한 정책자료 확립
병원표준화의 기대 효과		• 진료 윤리의 확립 • 병원 관리의 과학화 및 합리화 • 의료 사고의 미연 방지　　• 환자 진료의 질적 향상 • 병원 의료 원가 상승의 억제

PART 03

2 TQM(Total Quality Management, 총체적 질 관리)

1. TQM

개념	• 총체적 질 관리란 고객만족을 1차적 목표로 하며, 조직구성원의 광범위한 참여하에 조직의 과 정·절차를 장기적·지속적으로 관리하기 위한 관리 원칙 • 지속적 질 향상을 계획하고 수행하는데 전체 조직구성원의 참여를 유도하는 구조화되고 체계 적인 과정 • 조직의 장기적인 성공을 목표로 설정하고, 이 목표를 이루어내는 수단 • 병원의 모든 부서와 의료진과 전 직원의 참여를 통하여 목표 성취를 달성하고자 하는 것 • 환자 및 보호자의 기대치를 지향하는 환자중심의 시스템으로 조직되고 통합되어 지는 것	
특성	목표	환자와 고객을 위한 모든 서비스와 진료에 대한 질의 향상
	초점	과정과 결과
	고객	고객만족 목표
	참여자	전체 직원
	기간	장기
성격	• 서비스의 질을 고객 기준으로 파악(친절과 안전, 신뢰성, 치료의 효과성 등 만족도↑) • 과정·절차의 개선 • 직원에게 권한 부여 • 거시적 안목 • 장기적 전략	
낮은 질의 요인	낮은 질을 발생시키는 요인은 방사선 재촬영, 의무기록 분실, 수혈 폐기 및 취소, 재입원 및 재수 술, 감염 및 사망, 과다 항생제 사용, 미수금 관리의 부실, 의료비 삭감, 투약오류, 합병증 유발, 부적절한 인력 관리, 체계문제 등이 있다.	
TQM의 주요원칙 내용	• 고객이 질의 최종 결정자 • 산출 과정의 초기에 질이 정착 • 서비스의 변이성 방지 • 전체 구성원에 의한 질의 결정 • 투입과 과정의 계속적인 개선 • 구성원의 참여 강화 • 조직의 총체적 헌신의 요구	
TQM의 전략	기획 (Planning)	자주 일어나는 과오나 상황조건, 또 합리적인 노력으로 많은 성과를 얻을 수 있 는 분야를 우선 주제 선정(주제 선정은 의료서비스의 모든 측면에서 도출 가능)
	설계 (Designing)	질 향상(개선) 계획을 실행하기 위해서 반드시 QI활동 주제와 목표가 명료화되 고, 조사대상, 방법, 추진일정, 협력 부서 등과 함께 필요한 인적, 물적 자원과 날짜, 시간, 책임자 등이 명시된 개선 계획표를 가져야 한다.
	측정 (Measurement)	• 평가기준(항목)은 의료서비스의 질에 대한 추론을 내릴 수 있는 것 • 평가기준(항목)은 결과를 합리적으로 도출해 내기 위한 도구 • 실제의 질 향상을 위해 수행한 의료서비스의 전반적인 측정(평가)이 가능하 도록 충분한 평가기준(항목) 또는 지표를 설정하여야 한다.
		평가기준 (항목) · 요구되는 지식과 기술을 보유한 능력 • 비용절감의 효과성 • 적절한 자원이용 • 조직의 편리한 운용 • 위험과 의심으로부터의 안전성 • 환자 및 보호자의 만족한 반응(특히 치료의 결과) • 믿음과 정직성, 신뢰성, 접촉자들의 예의 바름, 의사소통(정보전달)
	평가 (Assessment)	• 원인과 결과에 대한 상세분석은 질 향상을 기대 • 불확실한 상황을 명료화하고, 제한된 자원으로부터 최고의 효과성을 얻어내 기 위한 중요한 단계 • 질적 향상이 확실하게 인정될 경우, 노력에 대해 포상하며, 질이 낮은 업무에 대해서는 격려와 계획된 교육 프로그램 운영한다.

2. QA와 TQM 비교

구분	QA(Quality Assurance)	TQM(Total Quality Management)
목표	환자 진료의 질 향상	환자와 고객을 위한 모든 서비스와 진료에 대한 질의 향상
범위	• 임시적 과정 및 결과 • 연구대상인 환자에게 취해진 활동	• 모든 시스템과 진행 과정 • 진행 과정을 향상시키기 위해 취해진 모든 활동
리더십	의사 및 임상측면에서의 리더: 임상 각 과장, QA위원	• 모든 임상 및 비임상 부서의 리더 • 변혁적 리더십
목적	문제 해결	지속적 향상
참여하는 사람들	• QA프로그램에 임명된 위원 • 제한된 참여	• 과정에 참여하는 모든 이 • 전체 직원의 참여
결과	강조된 소수의 개인의 성과 향상	• 과정에 참여한 개개인의 성과 향상 • 과정에 중점 • 팀 정신 고양

cf) QA(Quality Assurance, 질 보장): 기존에 설정된 기준에 부응하는 것을 목표로 한다.

03 의료법

1 의료법

1. 간호·간병 통합서비스 제공 등(의료법 제4조의2)

간호·간병 통합서비스	입원 환자를 대상으로 보호자 등이 상주하지 아니하고 간호사, 제80조에 따른 간호조무사 및 그 밖에 간병 지원인력(간호·간병통합서비스 제공 인력)에 의하여 포괄적으로 제공되는 입원 서비스
병원급 의료기관	병원급 의료기관은 간호·간병 통합서비스를 제공할 수 있도록 노력
인력, 시설	간호·간병 통합서비스 제공기관은 보건복지부령으로 정하는 인력, 시설, 운영 등의 기준을 준수
공공보건의료기관	공공보건의료기관 중 보건복지부령으로 정하는 병원급 의료기관은 간호·간병 통합서비스를 제공하여야 한다. 이 경우 국가 및 지방자치단체는 필요한 비용의 전부 또는 일부를 지원할 수 있다.
안전 관리	간호·간병 통합서비스 제공기관은 보호자 등의 입원실 내 상주를 제한하고 환자 병문안에 관한 기준을 마련하는 등 안전 관리를 위하여 노력하여야 한다.
간호·간병 인력처우개선	간호·간병 통합서비스 제공기관은 간호·간병 통합서비스 제공 인력의 근무 환경 및 처우 개선을 위하여 필요한 지원을 하여야 한다.
국가 및 지방자치단체 지원	국가 및 지방자치단체는 간호·간병 통합서비스의 제공·확대, 간호·간병 통합서비스 제공인력의 원활한 수급 및 근무환경 개선을 위하여 필요한 시책을 수립하고 그에 따른 지원을 하여야 한다.

2. 결격사유 등(의료법 제8조)

의료인 결격	다음 각 호의 어느 하나에 해당하는 자는 의료인이 될 수 없다.
정신질환자	정신질환자, 다만, 전문의가 의료인으로서 적합하다고 인정하는 사람은 그러하지 아니하다.
마약	마약·대마·향정신성의약품 중독자
피성년후견인	피성년후견인·피한정후견인
허위진료비청구 등의 범법	• 이 법 또는 「형법」 허위로 진료비를 청구하여 환자나 진료비를 지급하는 기관이나 단체를 속인 경우 • 「보건범죄 단속에 관한 특별조치법」, 「지역보건법」, 「후천성면역결핍증 예방법」, 「응급의료에 관한 법률」, 「농어촌 등 보건의료를 위한 특별조치법」, 「시체 해부 및 보존 등에 관한 법률」, 「혈액관리법」, 「마약류관리에 관한 법률」, 「약사법」, 「모자보건법」, 그 밖에 대통령령으로 정하는 의료 관련 법령을 위반하여 금고 이상의 형을 선고받고 그 형의 집행이 종료되지 아니하였거나 집행을 받지 아니하기로 확정되지 아니한 자

3. 세탁물 처리(의료법 제16조)

세탁물처리 신고자	의료기관에서 나오는 세탁물은 의료인, 의료기관 또는 특별자치시장·특별자치도지사·시장·군수·구청장(자치구의 구청장을 말한다. 이하 같다)에게 신고한 자가 아니면 처리할 수 없다.

4. 변사체 신고(의료법 제26조)

변사체 신고	의사·치과의사·한의사 및 조산사는 사체를 감안하여 변사(變死)한 것으로 의심되는 때에는 사체의 소재지를 관할하는 경찰서장에게 신고하여야 한다.

5. 의료기관의 개설 등(의료법 제33조)

의료기관개설시 의료업가능	의료인은 이 법에 따른 의료기관을 개설하지 아니하고는 의료업을 할 수 없으며, 다음 각 호의 어느 하나에 해당하는 경우 외에는 그 의료기관 내에서 의료업을 하여야 한다. 15 광주의료기술직 1. 「응급의료에 관한 법률」 제2조 제1호에 따른 응급환자를 진료하는 경우 2. 환자나 환자 보호자의 요청에 따라 진료하는 경우 3. 국가나 지방자치단체의 장이 공익상 필요하다고 인정하여 요청하는 경우 4. 보건복지부령으로 정하는 바에 따라 가정간호를 하는 경우 5. 그 밖에 이 법 또는 다른 법령으로 특별히 정한 경우나 환자가 있는 현장에서 진료를 하여야 하는 부득이한 사유가 있는 경우

의료기관개설 해당자		의사는 종합병원·병원·요양병원·정신병원 또는 의원을, 치과의사는 치과병원 또는 치과의원을, 한의사는 한방병원·요양병원 또는 한의원을, 조산사는 조산원만을 개설할 수 있다. 14 경북의료기술직 / 15 부산의료기술직 / 17 서울 1. 의사, 치과의사, 한의사 또는 조산사 2. 국가나 지방자치단체 3. 의료업을 목적으로 설립된 법인(이하 "의료법인"이라 한다) 4. 「민법」이나 특별법에 따라 설립된 비영리법인 5. 「공공기관의 운영에 관한 법률」에 따른 준정부기관, 「지방의료원의 설립 및 운영에 관한 법률」에 따른 지방의료원, 「한국보훈복지의료공단법」에 따른 한국보훈복지의료공단
의원개설 신고 14 경북의료기술직	시장·군수· 구청장에게 신고(3항)	의원·치과의원·한의원 또는 조산원을 개설하려는 자는 보건복지부령으로 정하는 바에 따라 시장·군수·구청장에게 신고하여야 한다.
병원개설 허가 17 서울·제주·대전	시·도지사의 허가(4항)	종합병원, 병원, 치과병원, 한방병원, 요양병원 또는 정신병원을 개설하려면 시·도 의료기관개설위원회의 심의를 거쳐 보건복지부령으로 정하는 바에 따라 시·도지사의 허가를 받아야 한다. 이 경우 시·도지사는 개설하려는 의료기관이 다음 각 호의 어느 하나에 해당하는 경우에는 개설허가를 할 수 없다. 1. 시설기준에 맞지 아니하는 경우 2. 수급 및 관리계획에 적합하지 아니한 경우
개설신고허가변경		개설된 의료기관이 개설 장소를 이전하거나 개설에 관한 신고 또는 허가 사항 중 보건복지부령으로 정하는 중요 사항을 변경하려는 때에도 제3항 또는 제4항과 같다.
조산원개설 14 서울의료기술직		조산원을 개설하는 자는 반드시 지도 의사(指導 醫師)를 정하여야 한다.
의료기관 개설 불가 16 경북의료기술직		다음 각 호의 어느 하나에 해당하는 경우에는 의료기관을 개설할 수 없다. 1. 약국 시설 안이나 구내인 경우 2. 약국의 시설이나 부지 일부를 분할·변경 또는 개수하여 의료기관을 개설하는 경우 3. 약국과 전용 복도·계단·승강기 또는 구름다리 등의 통로가 설치되어 있거나 이런 것들을 설치하여 의료기관을 개설하는 경우 4. 「건축법」등 관계법령에 따라 허가를 받지 아니하거나 신고를 하지 아니하고 건축 또는 증축·개축한 건축물에 의료기관을 개설하는 경우
둘 이상의 의료기관을 개설·운영 불가 20 인천		의료인은 어떠한 명목으로도 둘 이상의 의료기관을 개설·운영할 수 없다. 다만, 2 이상의 의료인 면허를 소지한 자가 의원급 의료기관을 개설하려는 경우에는 하나의 장소에 한하여 면허 종별에 따른 의료기관을 함께 개설할 수 있다.

6. 진단용 방사선 발생 장치(의료법 제37조)

방사선 발생 장치 신고	진단용 방사선 발생 장치를 설치·운영하려는 의료기관은 보건복지부령으로 정하는 바에 따라 시장·군수·구청장에게 신고하여야 하며, 보건복지부령으로 정하는 안전관리 기준에 맞도록 설치·운영하여야 한다.

7. 특수의료장비의 설치·운영(의료법 제38조)

특수의료장비 등록	의료기관은 보건의료 시책상 적정한 설치와 활용이 필요하여 보건복지부장관이 정하여 고시하는 의료장비(이하 "특수의료장비"라 한다)를 설치·운영하려면 보건복지부령으로 정하는 바에 따라 <u>시장·군수·구청장에게 등록</u>하여야 하며, 보건복지부령으로 정하는 설치인정 기준에 맞게 설치·운영하여야 한다.

진단용 방사선 발생장치이면서 특수의료장비인 경우 → 시·군·구청장에게 신고 및 등록

진단용 방사선 발생 장치	특수의료장비
• 진단용 엑스선장치 • 진단용 엑스선 발생기 • 치과진단용 엑스선 발생장치 • 전산화단층 촬영 장치(CT) • 유방촬영용 장치(mammography) 등	• 자기공명영상 촬영장치(MRI) • 전산화단층 촬영 장치(CT) • 유방촬영용 장치(mammography) 등

(왼쪽 행 제목: 진단용 방사선 발생장치이면서 특수의료장비)

진단용 방사선 발생 장치	특수의료장비
• 진단용 엑스선장치 • 진단용 엑스선 발생기 • 치과진단용 엑스선 발생장치 • 전산화단층 촬영 장치(CT) • 유방촬영용 장치(mammography) 등	• 자기공명영상 촬영장치(MRI) • 전산화단층 촬영 장치(CT) • 유방촬영용 장치(mammography) 등

8. 의료기관의 명칭(의료법 제42조)

의료기관의 종류에 따르는 명칭 사용	의료기관의 종류에 따르는 명칭 외의 명칭을 사용하지 못한다. 다만, 다음 각 호의 어느 하나에 해당하는 경우에는 그러하지 아니하다. 1. 종합병원 또는 정신병원이 그 명칭을 병원으로 표시하는 경우 2. 상급종합병원으로 지정받거나 전문병원으로 지정받은 의료기관이 지정받은 기간 동안 그 명칭을 사용하는 경우 3. 개설한 의원급 의료기관이 면허 종별에 따른 종별 명칭을 함께 사용하는 경우 4. 국가나 지방자치단체에서 개설하는 의료기관이 보건복지부장관이나 시·도지사와 협의하여 정한 명칭을 사용하는 경우 5. 다른 법령으로 따로 정한 명칭을 사용하는 경우
명칭사용불가경우	• 의료기관의 명칭 표시에 관한 사항은 보건복지부령으로 정한다. • 의료기관이 아니면 의료기관의 명칭이나 이와 비슷한 명칭을 사용하지 못한다.

9. 신의료기술의 평가(의료법 제53조)

신의료기술 평가위원회의 심의	보건복지부장관은 국민건강을 보호하고 의료기술의 발전을 촉진하기 위하여 대통령령으로 정하는 바에 따라 신의료기술 평가위원회의 심의를 거쳐 신의료기술의 안전성·유효성 등에 관한 평가(이화 "신의료기술 평가"라 한다)를 하여야 한다.

10. 의료기관 인증(의료법 제58조) ¹⁴ 전북의료기술직 / 18 서울

질, 안전 17 서울	보건복지부장관은 의료의 질과 환자 안전의 수준을 높이기 위하여 병원급 의료기관 및 대통령으로 정하는 의료기관에 대한 인증(이하 "의료기관 인증"이라 한다)을 할 수 있다.
의료기관평가인증원에 위탁 17 울산	보건복지부장관은 대통령령으로 정하는 바에 따라 의료기관 인증에 관한 업무를 의료기관평가인증원에 위탁할 수 있다.
의료기관평가인증원 시험	보건복지부장관은 다른 법률에 따라 의료기관을 대상으로 실시하는 평가를 통합하여 의료기관평가인증원으로 하여금 시행하도록 할 수 있다.

11. 의료기관 인증 기준 및 방법 등(의료법 제58조의3)

의료기관 인증 기준	의료기관 인증 기준은 다음 각 호의 사항을 포함하여야 한다. 1. 환자의 권리와 안전 2. 의료기관의 의료서비스 질 향상 활동 3. 의료서비스의 제공 과정 및 성과 4. 의료기관의 조직 · 인력 관리 및 운영 5. 환자 만족도	
인증 조건부인증 불인증	인증 등급은 인증, 조건부 인증 및 불인증으로 구분한다.	
	인증	인증의 유효기간은 4년으로 한다
	조건부인증	• 조건부 인증의 경우에는 유효기간을 1년으로 한다. • 조건부 인증을 받은 의료기관의 장은 유효기간 내에 보건복지부령으로 정하는 바에 따라 재인증을 받아야 한다.
	인증기준의 세부 내용은 보건복지부장관이 정한다.	

📝 의료기관 인증 조사기준 비교: 2011년부터 시행(1주기: 2011-2014년) ¹⁷ 경기

2주기(2015~2018년)		3주기(2019~2022년)	
4개 영역(체계)	13개 장(Chapter)	4개 영역(체계)	13개 장(Crater)
기본가치체계	1. 안전 보장 활동 2. 지속적인 질 향상	기본가치체계	1. 환자안전 보장 활동
환자진료체계	3. 수술 및 마취 진정 관리 4. 의약품 관리 5. 진료전달체계와 평가 6. 환자권리 존중 및 보호 7. 환자 진료	환자진료체계	2. 수술 및 마취 진정 관리 3. 의약품 관리 4. 진료전달체계와 평가 5. 환자관리 존중 및 보호 6. 환자 진료
지원체계	8. 감염 관리 9. 경영 및 조직 운영 10. 안전한 시설 및 환경 관리 11. 의료정보 / 의무기록 관리 12. 인적자원 관리	조직관리체계	7. 감염 관리 8. 경영 및 조직 운영 9. 시설 및 환경 관리 10. 의료정보 / 의무기록관리 11. 인적자원 관리 12. 질 향상 및 환자안전 활동
성과관리체계	13. 성과 관리	성과관리체계	13. 성과 관리

12. 의료기관 인증의 신청(의료법 제58조의4)

의료기관인증	의료기관 인증을 받고자 하는 의료기관의 장은 보건복지부장관에게 신청할 수 있다.
요양병원인증	요양병원의 장은 보건복지부장관에게 인증을 신청하여야 한다.
조건부인증	요양병원이 조건부인증 또는 불인증을 받거나 인증 또는 조건부인증이 취소된 경우 해당 요양병원의 장은 보건복지부령으로 정하는 기간 내에 다시 인증을 신청하여야 한다.
인증적합평가	보건복지부장관은 인증을 신청한 의료기관에 대하여 인증기준 적합 여부를 평가하여야 한다. 이 경우 보건복지부장관은 필요한 조사를 할 수 있고, 인증을 신청한 의료기관은 정당한 사유가 없으면 조사에 협조하여야 한다.
인증등급 통보	보건복지부장관은 평가 결과와 인증등급을 지체 없이 해당 의료기관의 장에게 통보 하여야 한다.

📋 **조사일정 통보(시행규칙 제64조의2)**

인증원의 장은 제4조 제1항에 따른 의료기관 인증 신청을 접수한 날부터 30일 내에 해당 의료기관의 장과 협의하여 조사 일정을 정하고 이를 통보하여야 한다. [17 서울]

13. 이의 신청(의료법 제58조의5)

인증 이의신청	의료기관 인증을 신청한 의료기관의 장은 평가 결과 또는 인증 등급에 관하여 보건복지부장관에게 이의신청을 할 수 있다.
30일 이내 이의신청	이의신청은 평가 결과 또는 인증 등급을 통보받은 날부터 30일 이내에 하여야 한다. 다만, 책임질 수 없는 사유로 그 기간을 지킬 수 없었던 경우에는 그 사유가 없어진 날부터 기산한다.

14. 인증서와 인증 마크(의료법 제58조의6)

인증서 교부	보건복지부장관은 인증을 받은 의료기관에 인증서를 교부하고 인증을 나타내는 표시(이하 "인증 마크"라 한다)를 제작하여 인증을 받은 의료기관이 사용하도록 할 수 있다.
인증 사칭금지	누구든지 인증을 받지 아니하고 인증서나 인증 마크를 제작·사용하거나 그 밖의 방법으로 인증을 사칭하여서는 아니 된다.
인증 도안	인증 마크의 도안 및 표시 방법 등에 필요한 사항은 보건복지부령으로 정한다.

15. 인증의 공표 및 활용(의료법 제58조의7)

인터넷 공표	보건복지부장관은 인증을 받은 의료기관에 관하여 인증 기준, 인증 유효기간 및 평가한 결과 등 보건복지부령으로 정하는 사항을 인터넷 홈페이지 등에 공표하여야 한다.
지원조치	② 보건복지부장관은 제58조의4 제4항에 따른 평가 결과와 인증 등급을 활용하여 의료기관에 대하여 다음 각 호에 해당하는 행정적·재정적 지원 등 필요한 조치를 할 수 있다. 1. 제3조의4에 따른 상급종합병원 지정 2. 제3조의5에 따른 전문병원 지정 3. 의료의 질 및 환자 안전 수준 향상을 위한 교육, 컨설팅 지원 4. 그 밖에 다른 법률에서 정하거나 보건복지부장관이 필요하다고 인정한 사항 ③ 제1항에 따른 공표 등에 필요한 사항은 보건복지부령으로 정한다.

📁 **의료기관 인증제도**

1. 추진 배경
   (1) 2004년 의료기관 평가 제도 → 2011년 의료기관 인증제도로 대체
   (2) 2011년부터 의료기관평가인증원이 전담하며, 자유신청을 원칙으로 실시
2. 절차 : 의료기관의 자율신청에 의해 조사일정을 수립하여 서면 및 현지 조사를 실시한 후 조사결과 및 인증등급에 관한 이의신청 절차를 거쳐 최종적으로 인증등급을 공표하고 인증서를 교부한다.
3. 의료기관 인증에 소요되는 경비는 의료기관이 부담한다. 단, 요양 및 정신병원의 경우 인증주기 내 1회 인증경비를 지원한다.
4. 인증을 받아야 하는 의료기관
   (1) 요양병원과 정신병원은 의료서비스의 특성 및 권익보호 등을 고려하여 2013년부터 의무적으로 인증신청을 하도록 의료법에 명시되어 있다.
   (2) 상급종합병원으로 지정받고자 하는 의료기관
   (3) 전문병원으로 지정받고자 하는 병원급 의료기관
   (4) 수련병원으로 지정받고자 하는 병원급 의료기관(전공의의 수련환경 개선 및 지위 향상을 위한 법률 제13조 및 동법 시행령 제4조)
   (5) 연구중심병원으로 지정받고자 하는 병원급 의료기관(보건의료기술진흥법 제15조 및 동법 시행규칙 제12조)
   (6) 외국인환자 유치 의료기관으로 지정받고자 하는 병원급 의료기관(의료 해외진출 및 외국인 환자유치 지원에 관한 법률 제14조, 보건복지부 고시 제2017-4호)

🖋 인증조사 진행과정

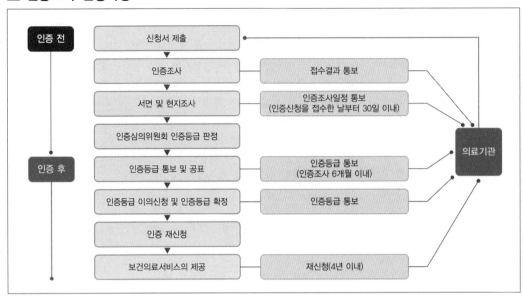

16. 면허 취소와 재교부(의료법 제65조) _{10 지방직 / 11 충남의료기술직 · 보건복지부 / 14 서울의료기술직 · 인천의료기술직 · 경남 / 17 부산}

면허 취소	보건복지부장관은 의료인이 다음 각 호의 어느 하나에 해당할 경우에는 그 면허를 취소할 수 있다. 1. 제8조(결격사유등) 각 호의 어느 하나에 해당하게 된 경우 2. 자격 정지 처분 기간 중에 의료 행위를 하거나 3회 이상 자격 정지 처분을 받은 경우 3. 면허 조건을 이행하지 아니한 경우 4. 면허를 대여한 경우 5. <삭제> 6. 사람의 생명 또는 신체에 중대한 위해를 발생하게 한 경우 7. 제27조 제5항을 위반하여 사람의 생명 또는 신체에 중대한 위해를 발생하게 할 우려가 있는 수술, 수혈, 전신마취를 의료인 아닌 자에게 하게 하거나 의료인에게 면허 사항 외로 하게 한 경우
재교부	보건복지부장관은 이에 따라 면허가 취소된 자라도 취소의 원인이 된 사유가 없어지거나 개전(改悛)의 정이 뚜렷하다고 인정되면 면허를 재교부할 수 있다. 다만, 제1항 제3호에 따라 면허가 취소 된 경우에는 취소된 날부터 1년 이내, 제1항 제2호에 따라 면허가 취소된 경우에는 취소된 날부터 2년 이내, 제1항 제4호, 제6호, 제7호 또는 제8조 제4호에 따른 사유로 면허가 취소된 경우에는 취소된 날부터 3년 이내에는 재교부하지 못한다.

17. 자격 정지 등(의료법 제66조)

면허정지	의료인이 다음 각 호의 어느 하나에 해당하면 1년의 범위에서 면허자격을 정지(의료기술과 관련한 판단이 필요한 사항에 관하여는 관계 전문가의 의견을 들어 결정)
의료인의 품위를 심하게 손상시키는 행위를 한 때 00 보건복지부 / 13 전남의료기술직 / 14 경북의료기술직· 대전의료기술직· 서울의료기술직	❤️ **의료인의 품위손상 행위의 범위(의료법 시행령 제32조)** 법 제66조 제2항에 따른 의료인의 품위 손상 행위의 범위는 다음 각 호와 같다. 1. 학문적으로 인정되지 아니하는 진료 행위(조산 업무와 간호 업무를 포함한다. 이하 같다) 2. 비도덕적 진료 행위 3. 거짓 또는 과대 광고 행위 3의2.「방송법」제2조 제1호에 따른 방송,「신문 등의 진흥에 관한 법률」제2조 제1호·제2호에 따른 신문·인터넷신문 또는「잡지 등 정기간행물의 진흥에 관한 법률」제2조 제1호에 따른 정기간행물의 매체에서 다음 각 목의 건강·의학정보(의학, 치의학, 한의학, 조산학 및 간호학의 정보를 말한다. 이하 같다)에 대하여 거짓 또는 과장하여 제공하는 행위 　가.「식품위생법」제2조 제1호에 따른 식품에 대한 건강·의학정보 　나.「건강기능식품에 관한 법률」제3조 제1호에 따른 건강기능식품에 대한 건강·의학정보 　다.「약사법」제2조 제4호부터 제7호까지의 규정에 따른 의약품, 한약, 한약제제 또는 의약외품에 대한 건강·의학정보 　라.「의료기기법」제2조 제1항에 따른 의료기기에 대한 건강·의학정보 　마.「화장품법」제2조 제1호부터 제3호까지의 규정에 따른 화장품, 기능성화장품 또는 유기농화장품에 대한 건강·의학정보 4. 불필요한 검사·투약(投藥)·수술 등 지나친 진료행위를 하거나 부당하게 많은 진료비를 요구하는 행위 5. 전공의(專攻醫)의 선발 등 직무와 관련하여 부당하게 금품을 수수하는 행위 6. 다른 의료기관을 이용하려는 환자를 영리를 목적으로 자신이 종사하거나 개설한 의료기관으로 유인하거나 유인하게 하는 행위 7. 자신이 처방전을 발급하여 준 환자를 영리를 목적으로 특정 약국에 유치하기 위하여 약국 개설자나 약국에 종사하는 자와 담합하는 행위
개설자격 없는 자에게 고용	의료기관 개설자가 될 수 없는 자에게 고용되어 의료행위를 한 때
일회용 의료용품 재사용	의료인은 일회용 주사 의료용품(한 번 사용할 목적으로 제작되거나 한 번의 의료행위에서 한 환자에게 사용하여야 하는 의료용품으로써 사람의 신체에 의약품, 혈액, 지방 등을 투여·재취하기 위하여 사용하는 주사침, 주사기, 수액용기와 연결줄 등을 포함하는 수액 세트 및 그 밖에 이에 준하는 의료용품을 말한다. 이하 같다)을 한 번 사용한 후 다시 사용한 경우
거짓 진단서	진단서·검안서 또는 증명서를 거짓으로 작성하여 내주거나 진료기록부 등을 거짓으로 작성하거나 고의로 사실과 다르게 추가 기재·수정한 때
태아성감별	태아 성 감별 행위 등 금지를 위반한 경우
의료기사 아닌 자에게 업무	의료기사가 아닌 자에게 의료기사의 업무를 하게 하거나 의료기사에게 그 업무 범위를 벗어나게 한 때
서류 위조·변조	관련 서류를 위조·변조하거나 속임수 등 부정한 방법으로 진료비를 거짓 청구한 때
경제적 이익 제공	경제적 이익 등을 제공받은 때
그 밖	그 밖에 이 법 또는 이 법에 따른 명령을 위반한 때

18. 의료인과 의료기관의 장의 의무(의료법 제4조)

의료관련 감염	의료인과 의료기관의 장은 의료의 질을 높이고 의료관련감염(의료기관 내에서 환자, 환자의 보호자, 의료인 또는 의료기관 종사자 등에게 발생하는 감염을 말한다. 이하 같다)을 예방하며 의료기술을 발전시키는 등 환자에게 최선의 의료서비스를 제공하기 위하여 노력하여야 한다.
의료기관 개설	의료인은 다른 의료인 또는 의료법인 등의 명의로 의료기관을 개설하거나 운영할 수 없다.
환자권리 게시	의료기관의 장은 환자의 권리 등 보건복지부령으로 정하는 사항을 환자가 쉽게 볼 수 있도록 의료기관 내에 게시하여야 한다. 이 경우 게시 방법, 게시 장소 등 게시에 필요한 사항은 보건복지부령으로 정한다.
신분 명찰	의료기관의 장은 환자와 보호자가 의료행위를 하는 사람의 신분을 알 수 있도록 의료인, 제27조 제1항 각 호 외의 부분 단서에 따라 의료행위를 하는 의료기사에게 의료기관 내에서 대통령령으로 정하는 바에 따라 명찰을 달도록 지시·감독하여야 한다. 다만, 응급의료상황, 수술실 내인 경우, 의료행위를 하지 아니할 때, 그 밖에 대통령령으로 정하는 경우에는 명찰을 달지 아니하도록 할 수 있다.
일회용 의료기기	의료인은 일회용 의료기기를 한 번 사용한 후 다시 사용하여서는 아니 된다.

19. 명찰의 표시 내용 등(시행령 제2조의2)

명찰달기	의료행위를 하는 사람의 신분을 알 수 있도록 명찰을 달도록 하는 경우에는 다음 각 호의 구분에 따른다.	
	명찰의 표시 내용	다음 각 목의 구분에 따른 사항을 포함할 것 가. 의료인: 의료인의 종류별 명칭 및 성명. 다만, 법 제77조 제1항에 따른 전문의의 경우에는 전문과목별 명칭 및 성명을 표시할 수 있다. 나. 법 제27조 제1항 제3호에 따른 학생: 학생의 전공 분야 명칭 및 성명 다. 법 제80조에 따른 간호조무사: 간호조무사의 명칭 및 성명 라. 「의료기사 등에 관한 법률」 제2조에 따른 의료기사: 의료기사의 종류별 명칭 및 성명
	명찰의 표시 방법	의복에 표시 또는 부착하거나 목에 거는 방식 그 밖에 이에 준하는 방식으로 표시할 것
	명찰의 제작 방법	인쇄, 각인, 부착, 자수 또는 이에 준하는 방법으로 만들 것
	명찰의 규격 및 색상	명찰의 표시 내용을 분명하게 알 수 있도록 할 것
보건복지부 장관고시	명찰의 표시 내용, 표시 방법, 제작 방법 및 명찰의 규격·색상 등에 필요한 세부사항은 보건복지부장관이 정하여 고시한다.	

대통령령으로 정하는 시설	"대통령령으로 정하는 경우"란 다음 각 호의 어느 하나에 해당하는 시설 내에 있는 경우를 말한다. 1. 격리병실 2. 무균치료실 3. 제1호 또는 제2호와 유사한 시설로서 보건복지부장관이 병원감염 예방에 필요하다고 인정하여 고시하는 시설 병원 감염의 우려가 있는 시설(의료인 등의 명찰 표시내용 등에 관한 기준 제7조) 영 제 2조의 제3항 제3호의 "보건복지부 장관이 병원 감염 예방에 필요하다고 인정하여 고시하는 시설"이란 격리병실, 무균치료실, 중환자실 등을 말한다.

20. 진료기록부 등의 보존(시행규칙 제15조) ^{16 부산·인천·충북·광주의료기술직·제주 / 17 서울 / 18 서울}

의료인이나 의료기관 개설자는 진료기록부 등을 다음 각 호에 정하는 기간 동안 보존하여야 한다. 다만, 계속적인 진료를 위하여 필요한 경우에는 1회에 한정하여 다음 각 호에 정하는 기간의 범위에서 그 기간을 연장하여 보존할 수 있다.

기간	1. 환자 명부: 5년 2. 진료 기록부: 10년 3. 처방전: 2년 4. 수술 기록: 10년 5. 검사 내용 및 검사소견 기록: 5년 6. 방사선 사진(영상물을 포함한다) 및 그 소견서: 5년 7. 간호기록부: 5년 8. 조산기록부: 5년 9. 진단서 등의 부본(진단서·사망진단서 및 시체검안서 등을 따로 구분하여 보존할 것): 3년

21. 요양병원의 운영(시행규칙 제36조)

요양병원의 입원 대상	요양병원의 입원 대상은 다음 각 호의 어느 하나에 해당하는 자로서 주로 요양이 필요한 자로 한다. 1. 노인성 질환자 2. 만성 질환자 3. 외과적 수술 후 또는 상해 후 회복기간에 있는 자
감염병 환자 ×	질병관리청장이 고시한 감염병에 걸린 감염병 환자, 감염병 의사환자 또는 병원체 보유자(이하 "감염병 환자등"이라 한다) 및 어느 하나에 해당하는 감염병 환자등은 요양병원의 입원 대상으로 하지 아니한다.
정신질환자 ×	정신질환자(노인성 치매환자는 제외한다)는 정신의료기관 외의 요양병원의 입원 대상으로 하지 아니한다.

신희원
보건행정
길라잡이
기본 이론서

PART

04

사회보장

Chapter 01 사회보장

Chapter 02 의료보장

01 사회보장의 이해

1 사회보장의 정의 ^{13 서울 / 20 경기}

정의	사회보장을 뜻하는 영어 social security의 security는 라틴어의 securitas를 어원으로 하고 있다. securitas는 명사로 「무사, 태평, 안온, 안전」의 뜻을 가지고 있다. 따라서 social security 즉, 사회보장의 어원적 의미는 「평온한 삶을 사회가 보장한다」는 뜻으로 이해된다.		
국제노동기구	사람들이 살아가다가 직면하는 여러 위험 즉, 질병, 노령, 실업, 장애, 사망, 출산, 빈곤 등으로 소득이 일시 중단되거나 소득이 장기적으로 없어지거나 지출이 크게 증가하여 사람들이 이전의 생활을 하지 못할 경우, 이전의 사회생활을 할 수 있도록 하는 국가의 모든 프로그램		
베버리지 (W. Beveridge) 22 서울	실업, 질병 또는 부상으로 수입이 중단된 경우나 노령에 의한 퇴직이나 부양책임자의 사망으로 부양의 상실에 대비하고 나아가 출생, 사망, 결혼 등에 관련된 특별한 지출을 감당하기 위한 소득보장		
우리나라 사회보장기본법 제3조	사회보장	출산, 양육, 실업, 노령, 장애, 질병, 빈곤 및 사망 등의 사회적 위험으로부터 모든 국민을 보호하고 국민 삶의 질을 향상시키는 데 필요한 소득·서비스를 보장하는 사회보험, 공공부조, 사회서비스	
	사회보험	국민에게 발생하는 사회적 위험을 보험의 방식으로 대처함으로써 국민의 건강과 소득을 보장하는 제도	
		활동 능력의 상실, 소득감소가 발생하였을 때에 보험방식에 의하여 보장	질병, 사망, 노령, 실업 기타 신체장애 등
		사회보험은 사회의 연대성과 강제성 적용	
	공공부조 (公共扶助)	국가와 지방자치단체의 책임하에 생활 유지 능력이 없거나 생활이 어려운 국민의 최저생활을 보장하고 자립을 지원하는 제도를 말한다.	
	"사회서비스"란	정의	국가·지방자치단체 및 민간부문의 도움이 필요한 모든 국민에게 복지, 보건의료, 교육, 고용, 주거, 문화, 환경 등의 분야에서 인간다운 생활을 보장하고 상담, 재활, 돌봄, 정보의 제공, 관련 시설의 이용, 역량 개발, 사회참여 지원 등을 통하여 국민의 삶의 질이 향상되도록 지원하는 제도를 말한다.
		목적	정상적인 일반생활의 수준에서 탈락된 상태의 사회복지서비스 대상자에게 '회복, 보전'하도록 도와주는 것 예 모자·장애인·아동·노인복지법, 모자보건법, 사회복지사업법 등이 적용됨.

평생사회안전망	생애주기에 걸쳐 보편적으로 충족되어야 하는 기본욕구와 특정한 사회위험에 의하여 발생하는 특수욕구를 동시에 고려하여 소득·서비스를 보장하는 맞춤형 사회보장제도
사회보장 행정데이터	국가, 지방자치단체, 공공기관 및 법인이 법령에 따라 생성 또는 취득하여 관리하고 있는 자료 또는 정보로서 사회보장 정책 수행에 필요한 자료 또는 정보를 말한다.

2 사회보장의 목적

생활의 보장과 생활의 안정	단순한 최저생활보장에서 나아가 건강하고 안심되는 생활의 안정을 보장, 생활의 안정이 깨어지는 것을 방지한다.
개인의 자립지원	자력으로 생존하기 어려울 때, 인간의 존엄성을 지키면서 자립적인 생활을 해나갈 수 있도록 지원한다.
가정기능지원	고령화, 맞벌이 부부 증가, 부모 봉양문제, 육아문제 등 가정역할의 기반이 취약해지고 있어 사회보장 등 사회적 지원의 필요성이 커졌다.

3 사회보장의 기능 ^{13 부산·지방7급 / 17 울산·강원 / 19 부산}

1. 순기능

최저생활 보장	사회보장이 보장하는 생활수준은 최저생활이며 이것은 생리적 한계에 있어서 최저생활을 의미한다.		
경제적 기능	실업수당과 연금 등과 같은 소득보장은 구매력의 증진을 초래하여 경기회복에 기여		
소득분배기능	개인의 소득이 시기에 따라 변동을 가져온다. 시간적 소득분배, 사회적 소득분배로 분류한다.		
	한 개인 또는 한 집단으로부터 다른 개인이나 집단으로 이전되는 소득 또는 소득으로 간주되는 급여를 의미		
	수직적 재분배	소득계층들 간의 재분배형태로서 대체적으로 소득이 높은 계층으로부터 소득이 낮은 계층으로 재분배되는 형태	
	수평적 재분배	집단 내 위험발생에 따른 재분배형태로 동일한 소득계층 내에서 건강한 사람으로부터 질병자에게로, 취업자로부터 실업자에게로 소득이 재분배되는 형태	
	세대간 재분배	현 근로세대와 노령세대, 또는 현세대와 미래세대 간의 소득을 재분배하는 형태로 대표적 제도로 공적 연금제도	
사회적 연대 기능	사회공동의 책임을 강조하여 비용(보험료) 공동각출과 공동사용이라는 위험분산기능을 통해 사회연대를 강화하고 사회통합을 이루는 기능		
정치적 기능	취약계층 빈곤문제와 국민의 기본수요를 충족시킴으로써 정치적 안정을 도모한다.		

2. 부정적 (역)기능

사회보장의 비용증가, 근로의욕의 감소, 빈곤의 함정, 도덕적 해이	
개인주의 경향↑	소득이 보장되고 생활이 안정됨에 따라 개인주의 경향이 만연된다. 이는 전통적 대가족제도의 와해를 국가가 재정적으로 뒷받침 해주고 있는 것이다.
사회보장의 과용과 남용	과도한 사회보장은 근로의욕을 감퇴시키거나 무위도식을 하게 되어 '사회보장의 기생충'이라고 혹평하기도 한다.
노동시장의 왜곡	사용자의 사회보장비 부담이 과도한 경우 이를 벗어나기 위해 임시직 시간제 근무 등 노동시장의 왜곡이나 암시장이 형성되어 건전한 국민경제발전에 방해요인으로 작용한다.
부정적인 경제효과(불황↑)	불황기에 재원조달을 위하여 실업보험이나 건강보험 등의 사회보험료를 인상시키는 경우 불황을 더욱 심화시키는 결과를 가져오기도 하여 사회보험은 부정적인 경제효과를 초래하기도 한다.

4 사회보장의 원칙

1. 베버리지(W. Beveridge) 원칙 13 경남 / 14 경기 / 15 충북 / 16 경기 / 17 전북 / 19 서울·경기·경남·인천 / 21 광주·전남·전북

정액급여의 원칙 (flat-rate of subsistence benefit)	어떤 이유로 소득이 중단되었거나, 어느 정도의 소득이 중단되었거나 간에 꼭 같은 보험금을 지급한다는 원칙	
균일갹출의 원칙 (flat-rate of contribution)	소득수준에 관계없이 같은금액을 지불해야 한다는 원칙(같이 갹출하고 같이 받는다.)	
행정책임 통합의 원칙 (unification of administration responsibility)	경비절감과 부처 및 제도간의 상호 모순을 없애기 위해 운영기관을 통일해야 한다는 것	
	당시 영국에서는 기존의 사회보험과 그에 관련된 사회보험은 여러 상이한 중앙부처와 각 지방자치단체, 그리고 각양각색의 수많은 공익조합들에 의해 운영되고 있어 각 기관마다 상이한 원칙과 절차에 따라 처리되고, 자금과 노력의 낭비도 많았다.	
충분한 급여의 원칙 (adequacy of benefits)	급여는 국민의 최저생활을 보장하는데 그 금액과 기간에 있어 충분한 것이어야 한다는 원칙	
포괄성의 원칙 (comprehensiveness)	사회보험의 적용 대상과 적용 사고가 모두 포괄적이라야 한다.	
	적용대상	신분이나 수입에 관계없이 전국민이 대상이 되어야 한다는 원칙이다.
	적용사고	• 모든 needs를 포괄해야 한다는 원칙 • 실업, 질병, 노령뿐 아니라 과부 고아와 같이 부양자 상실의 위험, 장례, 혼인, 출산 등과 같은 특별 지출의 경우도 포함

피보험자분류의 원칙	• 단일화되고 포괄적인 사회보험이지만 지역사회내 다양한 삶의 형태를 고려해야 한다는 원칙
	• 전체국민을 6개 계층으로 분류: 이것은 최저생활의 차이 그리고 발생사고의 종류에 따라 구분하여 보험을 조정해야 한다는 것이다.
	  – 피고용인 즉, 평소의 직업이 고용계약에 의하여 고용되어 있는 자
	  – 고용주, 상인 기타 독립 노동자를 포함한 자영업자
	  – 가정주부처럼 중요하지만 무보수에 종사하는 자
	  – 그밖에 취업연령에 속하는 비취업자(non-employed)
	  – 취업연령 미달자(15세 미만) … 아동수당을 지급
	  – 취업연령을 초과한 퇴직자(남자: 65세, 여자: 60세 이상) … 퇴직연금을 지급

2. 국제 노동 기구(ILO)의 사회보장 원칙 [20 대전]

1919년(사회보장의 최저기준에 관한 조약) 베르사유조약 13편(노동편)을 근거로 창설되어 1952년 제35회 ILO총회에서 채택된 제102호 조약(사회보장의 최저 기준에 관한 조약)이다. 이 조약은 사회보장의 발전에 획기적인 전기를 마련하였다. 이 조약은 사회보장에 있어서 중요한 세 가지 원칙을 결의했다.

대상의 보편성 원칙	사회보장의 근간이 사회보험으로 되면서 근로자를 위하여 시작되었으나 사회보장에 있어 국민의 각계각층을 망라하는 전체 국민을 포괄적으로 적용대상으로 한다는 원칙을 말한다.	
비용부담의 공평성	사회보장은 공동부담으로 하되 그 원칙은 • 재원은 보험료(insurance contribution) 또는 세금으로 충당한다. • 자산이 적은 자에게 과중한 부담이 되지 않도록 하여야 한다. • 피보험자의 경제적 상태를 고려하여 결정해야 한다.	
급여수준의 적절성	급여수준은 각 개인의 생활수준에 상응해야 하며, 최저수준까지는 누구에게나 동액급여를 제공하고 최저생활이 보장되도록 해야 한다.	
	부양수준의 원칙	보험급여의 총액과 수익자의 자력을 합한 것이 최저생활이 되도록 하려는 원칙이다. 따라서 이 원칙은 meantest를 요건으로 하는 공적부조의 규정이라고 볼 수 있다.
	균일급여의 원칙	보험급여는 어느 수급자에게도 동액의 급여를 행한다는 원칙
	비례급여의 원칙	급여수준은 각 개인이 사회적으로 영위하는 생활의 정도가 모두 다르기 때문에 그것에 상응하는 정도의 급여수준이 되어야 한다는 것이다.

3. 사회보장의 적용원리

보편주의	• 전 국민 사회복지서비스 사용 원리 • 궁핍을 사전에 방지하기 위해 최저소득보장해야 하고, 인권침해를 하지 않아야 하고, 행정과 시행절차가 간단해야 한다. • 시민의 구매력을 일정수준으로 유지시켜 줌으로써 경제적 안정과 성장에 이바지할 수 있다. • 사회의 일체성(주는자 받는자가 구분×)과 인간존엄성의 보존이라는 사회적 효과성을 강조 • 비용이 많이들며, 사회정책에 의한 소득재분배 효과가 감소된다.
선별주의	• 사회복지서비스가 개인적 욕구에 근거를 두고 제공되며 자산조사에 의해 결정된다는 원리 • 도움을 가장 필요로 하는 사람에게 집중적으로 사회복지서비스를 제공해 줌으로써 자금 및 자원의 낭비가 적으며, 그 결과 경비가 적게 들고 불필요한 의존심을 키우지 않는다. • 불필요한 사람에게는 서비스를 제공하지 않는다는 점에서 비용 – 효과성을 강조한다.

02 사회보장 제도의 역사

1 중세기

14세기 흑사병	유랑인증가, 농촌 노동력 부족
빈민의 지리적이동금지	가혹한 채벌
건강한 빈민	• 노동의 의무 • 건강한 빈민에게 자선을 행하는 사람 처벌
영국 튜더 왕조	☞ 1388년 구빈법 • 구걸행위 면허제 실시: 능력없는 자에게 구호허용 • 빈민에게 여행허가증 발급

2 근세기 : 영국 "1601년 엘리자베스 구빈법" 13 충남 / 14 복지부 / 15 충남 / 16 울산

정부의 구빈책임	• 빈민구제에 대한 국가책임인식을 법적으로 천명 • 구빈행정체계의 확립 – 지방세 증액 • 구빈감독관(1572년 처음 등장. 교구 구빈제도 운영자, 시장이 임명)의 임무는 빈민에게 급여를 행하는 것, 교구주민들에게 세금을 징수 교구(parish)를 단위로 주민이 납부하는 일종의 고정자산세 성격의 구빈세(poor rate). 그 재정은 교구단위로 자치적으로 운영되도록 되어 있었음. → 교구 내의 빈민의 수에 따라 구빈세 부담의 편차 발생 → 빈민이 자신의 교구로 들어오는 것을 적극적으로 저지하려는 극도의 교구이기주의를 만들어 내는 원인 • 빈민의 분류와 처우의 차등

평가: 구빈원의 현실	• 억압을 통한 구제, 노역에 시달림, 빈민 분류화 원칙은 지켜지지 않았음. • 교구마다 구제수준 상이(재정능력 차이) → 부랑자는 처우가 보다 나은 교구를 찾아 유랑 → 부랑자는 재정이 빈약한 교구에 큰 부담 • 구빈세 증액을 막기 위해 구빈감독관은 교구가 책임져야 할 빈민을 억제 → 1662년 정주법 시행 • 구빈원과 작업장은 점차 작업장으로 통일 → 18세기 작업장은 노동무능력 빈민(고아, 기아, 노인, 허약자, 병자, 임산부, 심신장애인, 정신박약자)으로 채워짐. 열병, 폐결핵 환자, 미혼모, 성병에 걸린 매춘부도 포함

대상자 선정기준의 법제화	
노동능력 빈민 (able bodied poor)	• 건강한 부랑자, 걸식자는 작업장(workhouse)에서 강제노역 • 노동을 강제하고 거부하는 자는 처벌과 동시에 이들에 대한 자선금지
노동무능력빈민 (impotent poor)	• 노령, 불구, 모자세대 등 • 구빈원, 자선원에 수용보호
빈곤아동 (dependent children)	• 고아, 기아 및 부모가 있어도 부양 능력이 없는 빈곤아동 • 유무료의 가정위탁에 의해 보호 • 노동력이 있는 8세 이상 아동은 도시의 상공인에게 맡겨 도제화(24세까지 봉사) - 빈곤아동은 토지노동, 가사노동 및 숙련노동의 고역을 도맡았고, 거의 노예에 가까운 비참한 대우를 받았음.

3 근대기 영국

1. 영국: 신구빈법(1834)

공정법 (1802)	• 최초의 노동자 보호법(부인 아동보호) • 19세기 여성과 아동의 노동시간 단축을 명시한 법		
신구빈법 (1984)	• 빈민은 최하수준 노동자의 생활 상황보다 열악해야 한다는 열등처우의 원칙을 적용하였다. • 구빈관련법령을 재정비하여 전국적 차원의 중앙집권적 통합을 시도한 2단계 구빈법으로 가혹한 빈민구제 정책이었다.		
	주요내용	균일처우의 원칙	전국 행정수준 통일, 구빈 행정중앙 집권화
		열등처우의 원칙	• 빈민은 최하수준의 노동자 생활상보다 더 열악해야 한다. • 가능한 한 보호를 청구하지 못하게 한다. • 빈민은 개인의 책임 즉, 게으름이나 독립심의 부족으로 빈곤자를 곧 범죄자로 취급하였다.
국가부조법 (1948)	• 영국의 빈곤문제가 가장 큰 사회악, 국가가 이를 제거해야 한다. • 1900년에 시작되어 1930년에 와서 영국은 빈민법으로부터 공공부조제도로 전환이 이루어졌다.		
	주요내용	• 빈곤은 저임금이나 실업 등과 같은 사회적 요인에 기인한다. • 최저생활의 보장은 국가의 책임이므로 국민은 이의 보장을 받을 권리를 가진다.	

PART 04

2. 비교요약

엘리자베스 빈민법 (1601)		• 최초로 구빈의 책임을 교회가 아닌 정부가 졌다는 점에 큰 의의 • 실제 빈민구제보다는 빈민통제 및 관리하기 위한 법
개정 빈민법 이전	정주법 (1662) : 거주지 제한법	• 빈민의 도시유입을 막기 위해 교구에게 정착해 거주할 수 있는 자격을 부여 • 어떤 주민이 다른 지역으로 이주하였을 경우, 이주를 받아들이는 교구에서 만약 그 사람이 빈민이 될 가능성이 크다면, 즉 당해 교구의 구빈부담을 증가시킬 가능성이 있는 것으로 판명되면, 그 사람을 그 이전에 살던 교구로 강제로 되돌려 보낼 수 있도록 한 법
	길버트법 (1782)	• 1782년 길버트 의원의 주도하에 생긴 것 • 일종의 작업장 개선운동 • 노동능력이 있는 근면한 빈곤자들이 자신의 집에서 공공부조를 받게 되는 원외구제제도를 창시하여 거택보호제도의 효시가 됨. • 교구연합 작업장 신설 허용, 빈민구제비용 분담, 원외구제 조장, 유급사무원 채용(최초의 사회복지행정가), 지방정부의 일종의 자구책
	스핀햄랜드법 (1795)	• 가난한 저임금노동자의 임금을 보충하기 위한 생계수당, 생계비와 가족 수에 연동, 세계 최초의 생계수당제도(현금급여) • 빵 값과 부양가족의 숫자에 따른 가구당 최저 생계비 설정 후 개별 가구의 소득이 이에 미달할 경우에 교구가 구빈세 재원에서 보충해주는것을 골자로 함. • 고용상태에 있으나 소득이 최저생계비에 미달할 경우 소득보조 수당지급, 실업상태에 있는 빈민들에게는 다양한 방식으로 취업을 알선하고 모자라는 부분을 보충 • 인도주의적, 자비적 구빈정책, 낙인이 없는 현금급여, 복지급여에 대가족을 최초로 고려
개정 빈민법(1834)	원외 구제금지원칙	원칙적으로 원내구제를 실시했고, 이를 위해 작업장을 활용
	열등처우의 원칙	정상적인 노동을 권장하기 위해 구제의 수준을 최하급 극빈 독립노동자의 생활수준보다 낮은 수준에서 정하였다.
	작업장 심사의 원칙	조사를 통해 빈민들을 작업장에 수용하였다.
	전국 균일처우의 원칙	전국적으로 통일된 구제가 이루어졌다.

4 근대기 독일의 사회보험 13 충남 / 15 충남

비스마르크 '3대보험법' '당근 채찍정책'	세계최초의 사회보험	• 1880 비스마르크의 사회정책으로 영국보다 한세대 앞서 사회보험제도를 도입 • 1860년대 생산력의 급속한 발전으로 노동자의 질병이 증가하고 한쪽에서는 노동자계급의 급성장으로 노동운동도 활발하여 독일사회주의노동당의 결성이 되어 노사의 대립이 격화되었다. • 노동계급의 성장은 기득권이었던 융커와 신흥 브르주아에게 위협이 되었으며 한편으로 자신에게 끌어들이려는 좋은 대상이었다.	
		융커계급	지배엘리트, 정치권력확보, 빌헬름 황제와 비스마르크로 상징
		신흥자본가계급	경제적인 측면에서 막강한 세력 형성, 정치적인 지배세력으로서는 성장하지 못함.
		노동자계급	노동자계급의 정치적 진출
	3대사회보험법	• 재상이 노동자세력을 완화(당근정책)하기 위해 1883년 질병보험을 도입한 것이 사회보험의 기원 • 독일은 중공업중심으로 산업혁명(19세기) 대규모공장과 노동자 조직력이 강했고 한편, 사회주의 탄압위해 채찍정책도 동시에 추진	
	당근정책	• 1878년 사회주의자 진압법을 만들어 노동운동의 사회주의화를 막으면서, 그러한 통제에 대한 하나의 양보로서 3대 사회보험을 성립시켜서 노동자들을 회유 • 재해보험(산재보험), 질병보험(1883)의 출현 • 노동재해보험법(1871) • 질병보험법(1883) : 단기보험 • 노령 폐질 유족연금 보험법(1878) : 장기보험	
	채찍정책	사회주의 진압법 (1878)	
	사회보험에 의한 국가정책 (복지국가이전)	노동자의 사회적 경제적 생활조건개선 → 자본주의 체제유지 안정	

5 현대기 영국의 사회보험

1942년 베버리지 보고서 〈요람에서 무덤으로〉	정식명칭	사회보험 및 관련서비스
	배경	• 1897년 '근로자재해보상법'이 제정되었고, 1900년 전후한 빈곤조사 결과와 불황에 따른 노동쟁의의 빈발, 사회주의 사상의 대두 등으로 새로운 정책수립이 불가피하였다. • 당시 비합리적인 사회보장제도의 구조나 효율성을 재점검하고 필요한 개선책 권고
	사회5대악	• 현재사회에서 진보를 가로막는 사회문제 5대 악 제시: 질병(disease), 무지(ignorance), 불결(squalor), 태만(idleness), 빈곤 궁핍(want) • 결핍으로부터의 자유를 지향하며 빈민집단을 넘어 전 국민을 대상으로 전 국민에게 최소한의 소득을 보장해주어야 한다고 주장
	베버리지의 '사회보장'정의	'실업, 질병, 재해로 인해 소득이 줄어들었을 때, 정년퇴직으로 소득이 중단되었을 때, 주된 소득자가 사망하여 생계를 책임질 사람이 없을 때, 출생 사망 결혼 때문에 추가적 비용이 지출될 때를 대비한 소득보장책'이라고 정의
	사회보장 기본원칙	정액급여 / 균일한 생계급여의 원칙 정액기여 / 균일 각출의 원칙 행정책임통합 / — 급여충분성 / 급여 수준과 급여 지급기간의 충분성 포괄성 / 전국민대상, 모든 사회적 위험 포괄 피보험자분류화 / 대상 계층화의 원칙
	베버리지 보고서	국민여론에 입각한 광범위하고 과학적인 조사가 이루어졌고, 포괄적인 사회보장제도를 확립시켰다는 점에서 의의가 있으며, 실제로 각종 사회보장정책으로 입법화되어 영국의 복지국가 탄생뿐 아니라 프랑스, 독일 등 유럽국가에 큰 영향을 미쳐 복지국가의 청사진을 마련했다는 점에서 상당한 의의가 있다.
	국민보건성	베버리지 보고서의 기본방안을 승인하고 국민보건성을 신설하여 사회보험 전담부서로 하였으며 이 보고서를 기초하여 가족수당법(1945), 국민산업재해보험법(1946), 국민보험법(1946), 국가보건서비스법(1946), 국가부조법(1947), 아동법(1948) 등 사회보험제도가 출범하였다.
1946년	국민보험법, 국가 보건서비스법, 국가 부조법 제정	
1948년	• 아동법, 국가 부조법 규정(노인·장애인 복지 포함), 고용 직업훈련법 제정 • 최저 생활수준 보장을 권리로 규정하고 생존권을 처음으로 사회보장에 적용	

사회보장 기본원칙		
정액급여	균일한 생계급여의 원칙
정액기여	균일 각출의 원칙
행정책임통합	—
급여충분성	급여 수준과 급여 지급기간의 충분성
포괄성	전국민대상, 모든 사회적 위험 포괄
피보험자분류화	대상 계층화의 원칙

6 현대기 미국

'사회보장'용어 최초사용	1929년 세계대공황으로 대량실업과 빈곤이 사회문제가 되자 루즈벨트 행정부는 뉴딜정책의 일환으로 1935년 사회보장법을 제정하였다.
사회보장법	미국 사회보장제도의 근간을 이루게 되었고 이 법안은 외형상 사회보험, 공공부조, 보건복지서비스 3가지 프로그램으로 구성되어 현대적 의미의 '사회보장'의 전형이 되고 있는데 이 법의 제정 의의는 연방정부 차원에서 강제 보험제도를 실시하였다.

7 우리나라 사회보장의 역사

현대 이전	삼국 시대	진대법, 관곡의 배급, 조세감면
	고려 시대	동서제위도감, 구제도감, 구급도감 등의 구빈기관 운영
	조선 시대	비황제도, 구황제도, 구료
현대	1960년 이후 산업화 도시화되면서 '사회복지'라는 용어 사용	

입법연도	시행일	법률명	구분	특이사항
1960.1.1	1960.2..6	공무원연금법	사회보험	
1961.12.30	1962.1.1	생활보호법	공공부조	
1963	1977	의료보험법	사회보험	1989년 전 국민확대실시
1963.1.28	1963.2.6	군인연금법	사회보험	
1963.11.5	1963.12.16	사회보장에 관한 법률	사회보장	
1963.11.5	1964.6.9	산업재해보상보험	사회보험	
1973.2.8		모자보건법	사회복지서비스	
1973.12.20	1975.1.1	사립학교교원 연금법	사회보험	
1973.12.24	1988	국민연금법	사회보험	
1977.12.31		의료보험법	공공부조	
1981.4.3		아동복지법	사회복지서비스	
1981.6.5		노인복지법	사회복지서비스	
1989.4.1		모자보건법	사회복지서비스	
1989.12.30		장애인복지법	사회복지서비스	심신장애자복지법 을 대폭 개정 명칭개정
1991		영유아보육법	사회복지서비스	
1993.12.27	1995.5.1	고용보험법	사회보험	
1995.12.30		정신보건법	사회복지서비스	97,2000년개정
1997.3.7	1997.7.1	청소년보호법	사회복지서비스	
1997.4.10	1998.4.10	장애인 노인 임산부 등의 편의증진법률	사회복지서비스	97,99개정
1997.12.31		가정폭력방지 및 피해자보호 법률	사회복지서비스	
1999.2.8	2000.10.1	국민기초생활보호법	공공부조	
2000.2.3	2000.7.1	청소년 성보호관한법률	사회복지서비스	
2001.5.24	2001.10.1	의료급여법	공공부조	
2005.5.18		저출산 고령사회기본법	사회복지서비스	
2007.4.27	2008.7.1	노인장기요양보험법	사회보험	
2007.7.27	2008.1.1	기초노령연금법		
2014.5.20	2014.7.1	기초연금법		

PART 04

03 사회보장의 종류

1 정의(사회보장기본법 제3조)

사회보장	출산, 양육, 실업, 노령, 장애, 질병, 빈곤 및 사망 등의 사회적 위험으로부터 모든 국민을 보호하고 국민 삶의 질을 향상시키는 데 필요한 소득·서비스를 보장하는 사회보험, 공공부조, 사회서비스
사회보험	국민에게 발생하는 사회적 위험을 보험의 방식으로 대처함으로써 국민의 건강과 소득을 보장하는 제도
	활동 능력의 상실, 소득감소가 발생하였을 때에 보험방식에 의하여 보장
	사회보험은 사회의 연대성과 강제성 적용
공공부조(公共扶助)	국가와 지방자치단체의 책임하에 생활 유지 능력이 없거나 생활이 어려운 국민의 최저생활을 보장하고 자립을 지원하는 제도를 말한다.

"사회서비스"란	정의	국가·지방자치단체 및 민간부문의 도움이 필요한 모든 국민에게 복지, 보건의료, 교육, 고용, 주거, 문화, 환경 등의 분야에서 인간다운 생활을 보장하고 상담, 재활, 돌봄, 정보의 제공, 관련 시설의 이용, 역량 개발, 사회참여 지원 등을 통하여 국민의 삶의 질이 향상되도록 지원하는 제도를 말한다.
	목적	정상적인 일반생활의 수준에서 탈락된 상태의 사회복지서비스 대상자에게 '회복, 보전'하도록 도와주는 것 예 모자·장애인·아동·노인복지법, 모자보건법, 사회복지사업법 등이 적용됨.

평생사회안전망	생애주기에 걸쳐 보편적으로 충족되어야 하는 기본욕구와 특정한 사회위험에 의하여 발생하는 특수욕구를 동시에 고려하여 소득·서비스를 보장하는 맞춤형 사회보장제도
사회보장 행정데이터	국가, 지방자치단체, 공공기관 및 법인이 법령에 따라 생성 또는 취득하여 관리하고 있는 자료 또는 정보로서 사회보장 정책 수행에 필요한 자료 또는 정보를 말한다.

사회보장의 분류

사회보장					
사회보험			공공부조		사회서비스
소득보장	의료보장	노인요양	소득보장	의료보장	복지서비스
연금보험 고용보험 산재보험	국민건강보험 산재보험	노인장기 요양보험	기초생활보장	의료급여	보건의료서비스 교육서비스 고용서비스 주거서비스 문화서비스 환경서비스

2 사회보장의 분류

사회보험	• 국가가 법으로 보험가입을 의무화하여 가입자들로부터 보험료를 각출하고 급여내용을 규정하여 사회정책을 실현하려는 일종의 경제제도(강제가입, 당연적용), 활동능력의 상실과 소득의 감소가 발생하였을 때에 보험의 방식으로 이를 보장해 주는 것 • 강제가입과 당연적용의 원칙이 적용된다.	
	소득보장	연금보험, 고용보험, 산재보험
	의료보장	국민건강보험, 산재보험, 노인장기요양보험
	노인요양	노인장기요양보험
공공부조	• 생활보호와 의료급여로서 자력으로 생계유지가 어려운 사람들의 생활을 그들이 자력으로 생활할 수 있을 때까지 국가가 납세자의 부담에 의한 재정자금으로 보호하여 주는 구빈제도 • 생활보호는 최소한의 수준에 그쳐야 함(국가 최저보장의 원칙).	
	소득보장	기초생활보장
	의료보장	의료급여
사회서비스	• 모든 국민에게 인간다운 생활을 보장해 주기 위한 것, 소득이 많고 적음에 상관없이 대상자에게 국가나 지방자치단체에서 직접 서비스를 제공하는 것 • 복지사회 건설을 목적으로 법률이 정하는 바에 따라 특정인(고아, 과부, 정박아, 연금제도하의 노령자, 군경, 전상자 등)에게 사회보장급여를 국가재정 부담으로 실시하여 주는 제도	
	사회서비스	복지서비스, 보건의료서비스, 교육서비스, 고용서비스, 주거서비스, 문화서비스, 환경서비스

04 사회보험

1 사회보험의 개념 14 서울 / 17 전남·충남

정의	• 국가가 법으로 보험가입을 의무화하여 가입자들로부터 보험료를 각출하고 급여내용을 규정하여 사회정책을 실현하려는 일종의 경제제도 • 활동능력의 상실(질병, 사망, 상해, 폐질, 노령, 실업, 분만 기타 신체장애 등)과 소득의 감소가 발생하였을 때에 생활의 위협으로부터 보호 • 강제가입과 당연적용의 원칙이 적용된다.
사회보장기본법 (제3조)	"사회보험"이란 국민에게 발생하는 사회적 위험을 보험의 방식으로 대처함으로써 국민의 건강과 소득을 보장하는 제도

비용부담 (동법 제28조)	① 사회보장 비용의 부담은 각각의 사회보장제도의 목적에 따라 국가, 지방자치단체 및 민간부문 간에 합리적으로 조정되어야 한다. ② 사회보험에 드는 비용은 사용자, 피용자(被傭者) 및 자영업자가 부담하는 것을 원칙으로 하되, 관계 법령에서 정하는 바에 따라 국가가 그 비용의 일부를 부담할 수 있다. ③ 공공부조 및 관계 법령에서 정하는 일정 소득 수준 이하의 국민에 대한 사회서비스에 드는 비용의 전부 또는 일부는 국가와 지방자치단체가 부담한다. ④ 부담 능력이 있는 국민에 대한 사회서비스에 드는 비용은 그 수익자가 부담함을 원칙으로 하되, 관계 법령에서 정하는 바에 따라 국가와 지방자치단체가 그 비용의 일부를 부담할 수 있다.	
특징 15 전남 / 16 보건복지부 / 17 충남	사회성	사회보험은 사회평등, 사회정의, 사회평화 등의 사회성을 지니므로 개인이나 어떤 집단의 개별적 이익을 추구하기보다는 사회전체의 공익을 추구하는 사회적 제도
	보험성	우발적 사고에 대비하기위한 공동부담의 원칙, 즉 보험의 원리에 근거
	강제성	보수 수혜의 보편성 원칙을 살리기 위해 당연 적용이어야 한다.
	부양성	사회보험재원의 일부분은 보조금 형식으로 국가나 지방자치단체가 부담하게 된다는 사회보험의 부양성 원칙이다.

2 사회보험제도의 관리운영방식 및 원리

관리운영방식	일원형	사회보험관리운영을 하나의 관리운영체계 하에서 노령, 질병, 재해, 실업 등 각종 사회적 위험을 일괄적으로 관리하는 방식으로 영국이 그 대표
	분립형	• 사회보험이 관리하는 각종 위험을 보장기능별로 혹은 직능별 지역별로 관리하는 형태로 독일이 그 대표 • 우리나라는 독일과 유사
사회보험의 원리	최저생활보장의 원리	• 사회보험에서 보장하는 소득보장의 수준은 최저생활수준을 원칙으로 한다. • 공공부조법의 최저생활보장과는 의미가 다르다.
	소득재분배 원리	• 보험료의 크기를 위험에 따라 조정하는 것이 아니라 각자의 능력(소득수준)에 따라 차이를 둠. • 고소득층과 저소득층 간의 수직적 소득재분배 • 선세대와 후세대 간의 수평적 소득재분배
	보편주의 원리	특정한 신분, 지위, 성별, 종교 등에 관계없이 모든 국민에게 평등하게 사회적 위험 분산 및 예방에 보편주의 원리가 적용되어야 한다.
	보험료분담의 원리	사회보험의 운영에 필요한 재원은 사용자, 피용자, 국가가 분담하여 조달하는 것이 원칙이다.
	강제가입의 원리	사회보험제도는 가입대상의 요건을 갖추었다면 모두 가입을 해야 하는 강제가입을 원칙으로 하고 있음.
		필요성: 위험이 높은 사람들만 보험에 남계되고, 보험지출을 보험수입이 감당할 수 없는 상황이 되면 보험료를 더 많이 부담해야 하거나 보험이 파산하게 됨.
	국가관리의 원리	—
	국고부담의 원리	—

3 사회보험과 민간보험 13 경기·충북 / 14 서울 / 17 울산 / 20 경북

유사점	• 적용자에게 경제적 또는 의료적 보상 • 위험 이전의 위험의 광범위한 공동분담 • 위험분산을 통한 보험기능 수행 • 보험료산정과 보험급여의 결정이 엄격한 확률 계산의 기초위에 이루어진다. • 가입, 급부, 재정에 관한 조건유사(적용대상이 자산조사 같은 자격조건에 의해 제한 ×)		
차이점	구분	사회보험	민간보험(사보험)
	목적	최저생계 또는 의료보장	개인적 필요에 따른 보장
	가입	의무, 강제가입	임의가입
	부양성	국가 또는 사회	없음.
	운영주체	정부 및 공공기관	민간기업
	부담대상	공동부담	본인부담
	수급권	법적 수급권	계약적 수급권
	독점/경쟁	정부 및 공공기관 독점	자유경쟁
	보험료 부담방식	주로 정률제	주로 정액제
	급여수준	균등급여	차등급여
	재원부담	능력비례	개인선택(능력무관)
	보험자 위험선택	불가능	가능
	성격	집단보험	개별보험
	보험대상	질병, 분만, 산재, 노령, 폐질, 실업에 국한	발생 위험률을 알 수 있는 모든 위험

4 우리나라 5대보험

분류	보장내용
건강보험(1977)	질병, 부상에 의료보장
고용보험(1995)	실업에 고용보험으로 소득보장
산업재해보상보험(1964)	업무상의 재해에 소득보장, 의료보장
연금보험(1988)	국민의 장애(폐질), 노령, 사망에 연금급여를 실시하여 소득보장 cf) 폐질: 치료할 수 없어 불구가 되는 병
노인장기요양보험(2008)	—

🔲 우리나라 5대 사회보험의 종류와 특성

구분	산업재해보상보험	건강보험	국민연금	고용보험	노인요양보험
도입	1964	1977	1988	1995	2008
대상	근로자를 고용하는 모든 사업장	국내 거주 국민	18세 이상 60세 미만	근로자를 고용하는 모든 사업장	65세 이상 64세 이하 & 노인성 질환자
급여내용	요양급여 휴업급여 장해급여 간병급여 유족급여 상병보상연금 장례비 직업재활급여	요양급여 요양비 건강검진 부가급여(임신 출산진료비, 장제비, 상병수당)	노령연금 장애연금 유족연금 반환일시금	고용안정사업 직업능력개발사업 실업급여	시설급여 재가급여 특별현금급여
관리운영	근로복지공단	국민건강보험공단	국민연금관리공단	고용노동부	국민건강보험공단
주무부서	고용노동부	보건복지부	보건복지부	고용노동부	보건복지부

5 산업재해보상보험(산재보험)

1. 특징

우리나라 최초 사회보험	1964년 도입	
무과실책임주의	• 산업재해로 부상 사망한 경우 그 피해 근로자나 가족을 보호 및 보상 • 고의·과실 유무를 불문한다.	
의무보험	산재근로자와 그 가족의 생활보장하는 국가가 책임지는 의무보험	
자진신고 및 자진납부원칙	사용자의 재해보상책임을 보장하기 위하여 사업주는 보험가입을 자발적으로 이행하고 보험료도 스스로 납부해야 함.	
사업주 전액부담	사업주가 전액부담하고, 국가는 보험사업의 사무집행에 소요되는 비용을 부담	
정률보상제도	재해발생 손해 전부를 보상하는 것이 아니라 평균임금을 기초로 보상	
모든 사업장 적용	1명 이상의 근로자를 고용하는 모든 사업장이 대상임.	
	적용제외	• 공무원재해보상, 군인연금, 어선재해보상, 사립학교 교직원 연금 • 가구내 고용활동, 농업, 임업, 어업 수련업 중 법인이 아닌자의 사업으로 상시근로자 수가 5명 미만인 겨우 • 산업재해보상보험법이 적용되지 않는 사업의 근로자가 재해를 당한 경우

2. 산재보험 급여 종류 15 경기 / 16 경기 / 20 부산 / 21 경기

요양급여 (전액)	• 근로자가 업무상 사유로 부상을 당하거나 질병에 걸린 경우 요양급여는 산재보험 의료기관에서 요양을 하게 한다. • 부상 또는 질병이 3일 이내의 요양으로 치유될 수 있으면 요양급여를 지급하지 아니한다. ─ 진찰, 검사, 약제, 처치수술, 재활, 입원, 간병, 이송 등
간병급여	요양급여를 받은자가 치유후 상시(1일 41,170원) 또는 수시(1일 27,450원)로 간병이 필요한 경우
휴업급여	업무상 부상을 당하거나 질병에 걸린 근로자에게 요양으로 휴일기간 중 지급(1일 평균임금의 70%), 휴일기간이 3일 이내이면 지급하지 아니한다.

장해급여	연금	• 산재로 인한 부상, 질병 치유 후 장해가 남아 있으며 장해등급 1~3급인 경우 • 장해등급 4~7급은 연금와 일시금 중 선택 • 1급은 329일분~7급은 138일분
	일시금	• 장해등급 8~14급인 경우, 장해등급 4~7급은 연금와 일시금 중 선택 • 4급은 1,012일분~14급 55일분

유족급여	• 근로자가 업무상 사유로 사망하는 경우 유족에게 지급 • 연금(유족1인 47%기본, 1인당 5%증가) 또는 일시금(1,300일분) 지급
장례비	• 근로자가 업무상 사유로 사망하는 경우 지급하되, 평균임금의 120일분에 상당하는 금액을 장례를 지낸 유족에게 지급 • 유족이 없거나 부득이한 경우 장례를 지낸 사람에게 평균임금의 120일분 범위 내에서 실제비용 지급
상병보상연금	2년 이상 장기요양을 하는 재해 노동자가 폐질자로 판정된 경우(요양급여를 받은지 2년이 지난 상태가 계속되는 경우) 요양급여와 함께 지급(장해급여 1~3급과 동일)
직업재활급여	• 1급~12급 산재 장해인, 미취업자, 다른 훈련 미해당자 • 장해급여를 받을 것이 명백한 사람 중 취업을 위하여 직업훈련이 필요한 사람에 대하여 실시하는 직업훈련에 드는 비용 및 직업훈련수당 • 업무상 재해가 발생할 당시 사업에 복귀한 장해급여자에 대해 사업주가 고용을 유지하거나 직장적응훈련 또는 재활운동을 실시하는 경우 각각 지급하는 직장복귀지원금, 직장적응훈련비 및 재활운동비

6 국민연금

1. 가입목적 및 대상

특징	• 소득활동시 보험료를 조금씩 납부하여 노령, 갑작스런 사고나 질병으로 사망 또는 장애를 입어 소득활동이 중단된 경우 본인이나 유족에게 연금을 지급함으로써 기본생활을 유지할 수 있도록 정부가 직접 운영하는 소득보장제도 • 공무원연금(1960) → 군인연금(1963) → 사립학교교원연금(1975) → 국민연금(1988) → 전국민연금(1999) • 세대간 소득재분배
목적 (국민연금법 제1조)	국민의 노령, 장애 또는 사망에 대하여 연금급여를 실시함으로써 국민의 생활안정과 복지증진에 이바지하는 것을 목적으로 한다.

필요성	• 노령인구의 급속한 증가 • 노인부양의식은 상태적으로 약화 • 사회적 위험 증대 : 산업화 도시화의 진전에 따라 각종사고위험 증가, 기상이변 등 풍수해가 빈번하게 발생 등 • 출산률 저하로 생산층 연령감소	
가입대상	국내 거주하는 18세 이상 60세 미만의 자	
	사업장가입자	국민연금에 가입된 사업장의 18세 이상 60세 미만의 사용자 및 근로자로써 국민연금에 가입된 자
	지역가입자	사업장가입자가 아닌 자로서 18세 이상 60세 미만인 자
	임의가입자	사업장가입자와 지역가입자가 아닌 자로서 18세 이상 60세 미만인 자는 국민연금공단에 가입을 신청하면 임의가입자가 될 수 있다.
	임의계속가입자	• 국민연금 가입자 또는 가입자였던 자로서 60세가 된 자 • 가입기간 부족으로 연금을 받지 못하거나 가입기간을 연장하여 더 많은 연금을 받길 원할 경우 65세에 달할 때까지 국민연금공단에 가입을 신청하면 임의계속가입자가 될 수 있다.
기본원칙	강제가입	
	최저수준의 보장	
	개별적 공평성과 사회적 적절성	
	개별적 공평성	기여자가 기여금에 직접적으로 연계하여 그에 상응하는 급여액을 받아야 한다는 원칙
	사회적 적절성	급여액을 기여에 상관없이 적절한 수준의 신체적 정신적 복지를 제공하는 원칙으로 소득재분배의 기능과 관계가 깊다.
	당연급여권리	사회보험식 연금은 권리로써 법적으로 규정되어 있다.

2. 국민연금 급여 종류별 수급요건

연금급여	노령연금	• 노후 소득보장을 위한 급여 • 국민연금의 기초가 되는 급여
	장애연금	장애로 인한 소득감소에 대비한 급여
	유족연금	◉ **가입자의 사망으로 유족의 생계보호를 위한 급여** • 배우자 • 자녀(다만, 25세 미만이거나 장애상태에 있는 사람만 해당) • 부모(다만, 60세 이상이거나 장애상태에 있는 사람만 해당) • 손자녀(다만, 19세 미만이거나 장애상태에 있는 사람만 해당) • 조부모(다만, 60세 이상이거나 장애상태에 있는 사람만 해당)
일시금 급여	반환일시금	◉ **연금을 받지 못하거나 더 이상 가입할 수 없는 경우 청산적 성격으로 지급하는 급여** • 가입기간이 10년 미만인 자가 60세가 된 때 • 가입자 또는 가입자였던 자가 사망한 때(다만, 유족연금 지급 시 제외) • 국적을 상실하거나 국외로 이주한 때
	사망일시금	• 유족연금 또는 반환일시금을 받지 못할 경우 장제 보조적 보상적 성격으로 지급하는 급여 • 그 배우자·자녀·부모·손자녀·조부모·형제자매 또는 4촌 이내 방계혈족

7 고용보험

의의		고용보험은 실업보험사업을 비롯하여 고용안정사업과 직업능력사업 등의 노동시장정책을 적극적으로 연계하여 통합적으로 실시하는 사회보장보험 • 실업보험사업: 사후적 소극적 사회보장 • 고용안정사업과 직업능력사업: 사전적 적극적 사회보장
적용대상		1인 이상의 근로자를 고용하는 사업 및 사업장을 대상으로 적용한다.
고용보험의 혜택	개인혜택	재직근로자 훈련지원, 실업자 훈련지원, 실업급여, 육아휴직급여, 출산전후 휴가급여, 구직등록
	기업혜택	고용유지 지원금, 고용창출장려금, 고용안정장려금, 직장어린이 지원금(인건 비), 직장어린이집 지원금(운영비)

8 국민 기초생활보장제도 [15 경북]

1. 기초생활보장

목적 (제1조)	생활이 어려운 사람에게 필요한 급여를 실시하여 이들의 최저생활을 보장하고 자활을 돕는 것을 목적으로 한다.
정의 (제2조)	1. "수급권자"란 이 법에 따른 급여를 받을 수 있는 자격을 가진 사람을 말한다. 2. "수급자"란 이 법에 따른 급여를 받는 사람을 말한다. 3. "수급품"이란 이 법에 따라 수급자에게 지급하거나 대여하는 금전 또는 물품을 말한다. 4. "보장기관"이란 이 법에 따른 급여를 실시하는 국가 또는 지방자치단체를 말한다. 5. "부양의무자"란 수급권자를 부양할 책임이 있는 사람으로서 수급권자의 1촌의 직계혈족 및 그 배우자를 말한다. 다만, 사망한 1촌의 직계혈족의 배우자는 제외한다. 6. "최저보장수준"이란 국민의 소득·지출 수준과 수급권자의 가구 유형 등 생활실태, 물가 상승률 등을 고려하여 급여의 종류별로 공표하는 금액이나 보장수준을 말한다. 7. "최저생계비"란 국민이 건강하고 문화적인 생활을 유지하기 위하여 필요한 최소한의 비용으로서 보건복지부장관이 계측하는 금액을 말한다. 8. "개별가구"란 이 법에 따른 급여를 받거나 이 법에 따른 자격요건에 부합하는지에 관한 조사를 받는 기본단위로서 수급자 또는 수급권자로 구성된 가구를 말한다. 이 경우 개별 가구의 범위 등 구체적인 사항은 대통령령으로 정한다. 9. "소득인정액"이란 보장기관이 급여의 결정 및 실시 등에 사용하기 위하여 산출한 개별가 구의 소득평가액과 재산의 소득환산액을 합산한 금액을 말한다. 10. "차상위계층"이란 수급권자에 해당하지 아니하는 계층으로서 소득인정액이 대통령령으로 정하는 기준 이하인 계층을 말한다. 11. "기준 중위소득"이란 보건복지부장관이 급여의 기준 등에 활용하기 위하여 중앙생활보장위원회의 심의·의결을 거쳐 고시하는 국민 가구소득의 중위값을 말한다.
급여의 기본원칙 (제3조)	① 이 법에 따른 급여는 수급자가 자신의 생활의 유지·향상을 위하여 그의 소득, 재산, 근로능력 등을 활용하여 최대한 노력하는 것을 전제로 이를 보충·발전시키는 것을 기본원칙으로 한다. ② 부양의무자의 부양과 다른 법령에 따른 보호는 이 법에 따른 급여에 우선하여 행하여지는 것으로 한다. 다만, 다른 법령에 따른 보호의 수준이 이 법에서 정하는 수준에 이르지 아니하는 경우에는 나머지 부분에 관하여 이 법에 따른 급여를 받을 권리를 잃지 아니한다.

PART 04

급여의 기준 등 (제4조)	① 이 법에 따른 급여는 건강하고 문화적인 최저생활을 유지할 수 있는 것이어야 한다. ② 이 법에 따른 급여의 기준은 수급자의 연령, 가구 규모, 거주지역, 그 밖의 생활여건 등을 고려하여 급여의 종류별로 보건복지부장관이 정하거나 급여를 지급하는 중앙행정기관의 장이 보건복지부장관과 협의하여 정한다. ③ 보장기관은 이 법에 따른 급여를 개별가구 단위로 실시하되, 특히 필요하다고 인정하는 경우에는 개인 단위로 실시할 수 있다. ④ 지방자치단체인 보장기관은 해당 지방자치단체의 조례로 정하는 바에 따라 이 법에 따른 급여의 범위 및 수준을 초과하여 급여를 실시할 수 있다. 이 경우 해당 보장기관은 보건복지부장관 및 소관 중앙행정기관의 장에게 알려야 한다

2. 기초생활보장 급여내용

생계급여	• 수급자에게 의복, 음식물 및 연료비와 그 밖에 일상생활에 기본적으로 필요한 금품을 지급하여 그 생계를 유지하게 하는 것으로 한다. • 생계급여는 금전을 지급하는 것으로 하며 매월 정기적으로 지급하여야 한다.
주거급여	수급자에게 주거안정에 필요한 임차료, 수선유지비, 그 밖의 수급품을 지급하는 것으로 한다.
의료급여	• 수급자에게 건강한 생활을 유지하는데 필요한 각종 검사 및 치료 등을 지급하는 것으로 한다. • 의료급여에 필요한 사항은 법률에서 정한다.
교육급여	수급자에게 입학금, 수업료, 학용품비, 그 밖의 수급품을 지급하는 것으로 하되, 학교의 종류 범위 등에 관하여 필요한 사항은 대통령령으로 정한다.
해산급여	조산, 분만 전과 분만 후의 필요한 조치와 보호를 행하는 것으로 한다.
장제급여	수급자가 사망한 경우 사체의 검인 운반 화장 또는 매장, 기타 장제조치를 행하는 것으로 한다.
자활급여	수급자의 자활을 조성하기 위하여 자활에 필요한 금품의 지급 또는 대여, 자활에 필요한 기능습득의 지원, 취업알선 등 정보의 제공, 공공근로 등 자활을 위한 근로기회의 제공, 자활에 필요한 시설 및 장비의 대여, 기타 대통령령이 정하는 자활조성을 위한 각종 지원을 행하는 것으로 한다.

9 기초연금제도

기초연금법의 목적	노인에게 기초연금을 지급하여 안정적인 소득기반을 제공함으로써 노인의 생활안정을 지원하고 복지를 증진함을 목적으로 한다.
대상	• 기초연금은 65세 이상인 사람으로서 소득인정액이 보건복지부장관이 정하여 고시하는 금액(이하 "선정기준액"이라 한다) 이하인 사람에게 지급 • 보건복지부장관은 선정기준액을 정하는 경우 65세 이상인 사람 중 기초연금 수급자가 100분의 70 수준이 되도록 한다. • '소득인정액'이란 월 소득 평가액과 재산의 월 소득 환산액을 합산한 금액 • 공무원 연금, 사립학교교직원 연금, 군인연금, 별정우체국연금 수급권자 및 그 배우자는 원칙적으로 기초연금 수급대상에서 제외
연금액	기초연금액은 국민연금과 연계하여 산정한다.

CHAPTER 02 의료보장

01 의료보장의 이해

1 의료보장의 개념 및 목적

개념	• 개인의 능력으로 할 수 없는 의료문제를 국가가 개입하여 사회적 연대책임으로 해결하고자 하는 것 • 국민의 건강권 보호를 위하여 보건의료서비스를 국가나 사회가 제도적으로 제공하는 것	
목적	예기치 못한 의료비 부담으로부터의 보장	의료비로 인한 가정경제 파탄방지
	국민 간 보건의료서비스를 균등하게 분배	의료혜택의 균등분배
	보건의료사업의 극대화추구	국민의료의 효과성과 능률성 제고
	보건의료비의 적정수준 유지	국민의료비의 증가 억제
	국민건강유지증진	–
의료보장의 필요성	질병 사고대비	• 질병과 사고에 대해 사회전체가 집단적으로 해결 • 의료욕구의 원인인 질병이나 사고는 개인이 해결
	의료비 급증	–
	기본권	–
	예측불가	–
	생산투자	–

2 의료보장의 기능 [12 경기]

1차적 기능	의료보장기능	피보험대상자 모두에게 필요한 기본적 의료를 적정한 수준까지 보장함으로써 그들의 의료문제를 해결하고 누구에게나 균등하게 적정수준의 급여 제공
2차적 기능	사회연대기능	사회보험으로서 건강에 대한 사회공동의 책임을 강조하여 비용(보험료)부담은 소득과 능력에 따라 부담하고 가입자 모두에게 균등한 급여를 제공함으로써 사회연대를 강화하고 사회통합을 이루는 기능
	소득재분배기능	각 개인의 경제적 능력에 따른 일정한 부담으로 재원을 조성하고 개별부담과 관계없이 필요에 따라 균등한 급여를 제공하여 질병의 치료부담(경제부담)을 경감하는 소득재분배 기능을 수행
	급여의 적정성 기능	피보험자 모두에게 필요한 기본적 의료를 적정한 수준까지 보장함으로써 그들의 의료문제를 해결하고 누구에게나 균등한 적정수준의 급여를 제공
	위험분산기능	• 평상시에 보험료를 지불한 후 질병발생시 이를 통해 의료비 부담 완화 • 많은 인원을 집단화하여 위험분산기능 수행

3 의료보장의 종류

건강보험	개념	질병에 수반되는 의료비 부담과 소득 상실 등의 위험을 공동부담하는 사회제도로, 예측이 불가능하고 우발적인 질병 및 사고로 경제적 위험에 대비하기 위하여 재정적 준비를 필요로 하는 다수인이 자원을 결합해서 확률 계산에 의해 의료수요를 상호분담 충족하는 경제 준비의 사회적 형태이다.
	필요성	질병발생이 불균등하여 예상할 수 없기 때문
의료급여		주로 생활무능력자 및 일정 수준 이하에 있는 저소득층을 대상으로 그들이 스스로 문제를 해결할 수 없는 경우에 국가 재정으로 의료를 제공하는 공적부조 제도의 한 방법
산업재해 보상보험		—

02 의료보장의 유형

1 국민 보건서비스형(NHS, National Health Service) : 영국, 스웨덴, 이탈리아 [20 서울]

NHS	관점	• 국민의 의료문제는 국가가 책임져야 한다는 관점 • 국가의 직접적인 의료관장 방식으로 일병 '조세형방식' '베버리지 방식'이라고 함.
	재원조달	• 주요재원은 중앙정부의 일반재정 • 국가에 따라 지방정부 재정, 사회보험료, 기타 재원도 일부충당
		영국 중앙정부 및 지방정부재정 81%, 사회보험료 16%, 환자의 일부부담 3%
	무상제공	모든 국민에게 무상으로 의료제공방식
	운영형태	• 국내에 거주하는 모든 사람들에게 그 지불 능력, 신분, 직업, 지위, 성, 연령 등에 관계없이 포괄적인 보건의료서비스를 무료로 제공 • 국가가 대부분의 병원을 직접 운영 • 개원의인 가정의는 지역주민 3,500명 이내를 등록 받아 이들의 외래진료를 담당하고, 입원치료가 필요한 환자들은 자신의 가정의를 통하여 병원에 의뢰된다. • 개원의에 대한 진료보수는 인두제 방식으로 지불되고, 병원의사는 모두 봉급을 받는다.
	장점	• 의료비 증가에 대한 효율적인 통제 가능 • 조세제도를 통한 재원조달로 소득의 재분배 효과
	단점	• 국가가 병원을 운영하고 있기 때문에 의료생산성이 낮음. • 입원진료, 수술을 받기 위해 오래 대기해야 함(근래에는 병상의 10% 이내를 자비 부담 환자들이 대기하지 않고 입원할 수 있도록 허용하여 민간의료보험도 점차 확대되는 추세). • 정부의 과도한 복지 비용 부담 문제 • 의료수용자 측의 비용의식 부족과 민간보험의 확대, 장기간 진료대기의 문제

2 사회보험형(NHI, National Health Insurance) : 독일, 일본, 프랑스, 한국 17 광주

N H I	개념		• 의료비에 대한 국민의 자기책임의식을 견지하되, 이를 사회화하여 정부기관이 아닌 보험자가 보험료로써 재원을 마련하여 의료를 보장하는 방식 • '비스마르크 방식'이라고도 한다.
	특징		적용대상자 모두 강제 가입
	재원조달		• 보험자가 보험료로 재원을 마련하여 의료를 보장 • 보건의료서비스 자체가 급여의 대상이 되기 때문에 피보험자와 보험자, 의료공급자가 존재함.
	보험급여 방식	현금 배상형(프랑스)	피보험자가 의료기관을 이용하고 진료비를 지불한 후 영수증을 보험자에게 제출하여 보험급여를 상환 받는 방식
		현물 급여형 (= 제3자 지불방식, 우리나라, 독일, 일본)	피보험자가 진료비를 부담하지 않거나 일부만을 부담하면, 보험자가 이를 심사한 후 지불하는 방식
		변이형 의료보험 (남미국가. 미국의 HMO)	보험자가 의료기관을 직접 소유하여 피보험자들에게 보건의료 서비스를 제공하는 방식
	장점		양질의 의료제공
	단점		• 소득유형이 서로 다른 구성원에 대하여 단일보험료 부과 기준을 적용하기 어렵다. • 의료비증가에 대한 억제 기능이 취약하다.

3 사회보험방식과 국가보건서비스 방식비교 16 부산 · 경남 · 제주 / 17 경기 · 대구 · 충남 / 18 서울 / 19 경기 · 경남 · 부산 / 22 서울

구분	국민 보건서비스형(NHS)	사회보험형(NHI)
적용대상	전 국민	국민을 임금소득자, 공무원, 자영업자로 구분
재원조달	조세	보험료
의료기관	공공의료기관	민간의료기관
급여내용	예방중심	치료중심
의료비 지불 의료보수	• 병원급은 봉급제 • 개원의는 인두제	• 의료제공 건수내용(행위별수가제) • 포괄수가제(DRG)
관리기구	정부기관	보험자(조합 또는 금고)
해당국가	영국, 스웨덴, 이탈리아, 캐나다	독일, 프랑스, 네덜란드, 일본, 한국
기본철학	국민의료비는 국가책임(정부의존 심화)	의료비는 국민 1차적 자기책임 (정부의존 최소화)
보험료형평성	조세제원조달로 소득재분배효과 강함. (단, 조세체계가 선진화되지 않은 경우 소득 역진 초래)	• 보험자 내 보험료 부과의 구체적인 형평성 확보 가능 • 보험자간 보험료부담의 형평성 부족 (보험자가 다수일 경우 보험자간 재정불균형 발생우려)
의료서비스	• 의료의 질 저하 • 민간보험가입 증가로 국민의 이중부담 • 의료비 통제효과가 강함.	• 양질의 의료제공 • 첨단 의료기술 발전에 긍정적 영향 • 의료비 억제기능 취약
장점	• 국민 전체에게 무료로 동등 제공 • 기능분담이 효율적	보건의료의 질적수준 향상 및 유지
단점	• 관료 및 행정 체계의 복잡성 • 의료인의 열의 부족 • 서비스의 최소화	경제적 지불능력자 • 의료시설의 불균형 분포 • 의료비 상승

03 건강보험

1 건강보험의 개념

의의	건강보험이란 질병이나 부상등으로 인하여 일시에 고액의 진료비가 소요되어 가계가 파탄되는 경우를 방지하기 위하여 보험원리에 의거 국민이 평소에 보험료를 내어 기금화하였다가 보험사고가 발생할 경우 보험급여를 지급해 줌으로써 국민 상호 간 위험분담을 통하여 국민의 보건의료서비스를 보장해 주는 제도		
본질	사고	• 건강보험에서의 보험사고는 일시적 사고 • 고의나 예측할 수 있는 사고는 제외	
		일시적 사고	질병, 상해, 출산 등
		영속적 사고	노령, 불구, 폐질 등
		영구적 사고	사망
	건강보험은 경제적 부담의 경감을 목표로 한다.		
	건강보험은 다수가 가입해야 한다.		
	보험사고는 예측이 불가능해야 한다.		
	건강보험 보험료는 개인, 국가, 사용자가 일부 부담하는 것이 보통이다.		
특성 15 경기 / 16 전북7급 / 17 부산보건연구사 / 20 서울 / 21 서울 7급 / 22 서울	강제성	건강보험은 정부가 법에 의하여 국민복지를 증진시키고자 실시하는 제도이기 때문에 법률이 정하는 일정한 요건에 해당하는 사람은 누구나 의무적으로 가입해야 한다는 강제성이 있다.	
	형평성	건강보험급여는 그 대상자의 성, 연령, 직업, 거주지 등 개인적 여건에 관계없이 수요에 따라 급여가 제공되는 것을 원칙으로 하고 있다.	
	예산의 균형성	건강보험은 단기보험이기 때문에 회계연도를 기준으로 수입과 지출을 예정하여 보험료를 계산하며, 지급조건과 지급액도 보험료 납입기간과 상환이 없고 지급기간이 단기이다.	
	수익자부담의 원칙	건강보험의 경우 그 비용은 수익자가 부담하고 이익도 수익자에게 환원되는 수익자 부담의 원칙에 입각한다.	
	부담의 재산 소득비례원칙	재원조달은 수익자의 재산과 소득에 따라 정률제를 택하고 있다.	
	급여우선의 원칙	건강보험급여는 인간의 생명과 고통에 직결되므로 그 발생과정이나 요인이 어떠하든 간에 급여시행을 우선적으로 하여야 한다. 중대한 귀책사유가 있다 하여도 의료의 필요성 필수성에 따라 적시에 적정급여를 시행하고 사후에 그 책임을 분명히 하게 된다.	
	적정급여의 원칙	의료는 인체의 생명과 직결되므로 가장 필요하고 적정한 급여가 제공되어야 한다.	
	사후 치료의 원칙	질병의 예방이 아닌 사후치료영역에 속한다.	
	3자 지불원칙	• 급여시행자, 급여수령자, 비용지급자가 상이 • 3자 관계의 성립에 따라 급여비용심사제도가 나타나게 된다.	
	발생주의 원칙	건강보험대상자의 자격취득과 상실은 현실적으로 사후확인에 의해 그 권리행사가 가능하지만 근본적으로 확인행위 이전에 자격을 취득하였다고 보아야 한다.	

✎ 건강보험 재정관리의 원칙

보험재정 수지상등(균형)의 원칙 (급부 반대급부 균등의 원칙)	보험료의 총액과 보험급여의 총액이 균등해야 한다는 원칙
보험료 부담 공평성의 원칙	능력비례에 따라 보험료를 산정해야 한다는 원칙
보험료 비용부담의 원칙	직접적인 수익자 이외에 사회구성원 모두에게 보험료 등을 분담시킨다는 원칙
보험료 불가침의 원칙	보험료로 갹출된 재원은 피보험자와 피부양자를 위한 보험급여로만 활용되어야 한다는 원칙

2 관리운영방법 [14 충북]

통합방식	• 전 국민을 한데 묶어 의료보험을 하나의 조직으로 관리·운영 • 우리나라는 2000년부터 통합방식으로 운영
조합방식	• 기초소득의 형태가 상이한 집단별로 분류하고 각각 다른 의료보험조합을 구성·관리·운영하는 방식 • 임금소득자와 비임금소득자로 구분하여 각자의 조합을 설립 운영하며 보험재정을 조합별로 분리운영

구분	장점	단점
통합방식	• 위험분산효과 • 소득분배효과 • 급여수준의 평등 • 운영 관리비 절감 • 재정 불균형 및 운영 차별성 해소	• 관리조직의 거대화 관료화로 관리운영의 비효율성 • 급여관리의 허점, 보험료 징수율 저하 가능성 • 보험료 일시 인상 시 국민의 저항 • 지역형평성 보험료 부과체계의 어려움. • 의료문제의 중앙집중식 간리(적자 시 정부재정압박)
조합방식	• 조합 간 특성고려 대상 지역별 보험료 부담의 형평성, 보험재정의 안정 • 노사협조체계 가능 • 주민참여에 의한 자치적 운영 • 보험료 자율결정, 보험료인상에 대한 저항 감소, 재원조달용이 • 조합선택의 자유 및 조합 간 경쟁 • 의료보험분쟁의 국지화 • 지역단위 보건의료체계 구축용이	• 위험분산 범위가 조합 내 국한되어 위험분산효과가 제한적 • 규모의 경제 미달 시 관리운영비 증가 • 조합 간 빈부차 및 갈등, 형평성 문제 • 보험자가 많아져 보험자당 적용인구가 적어져 지역 보험의 재정예측 불확실 및 재정취약 • 소득수준이 비슷한 집단으로 구성 시 소득재분배 효과가 미흡 • 지역 또는 직업별 구분으로 사회적 연대감과 통합저해 퇴거, 거주지 이전 등으로 자격변동 시 자격관리 애로

PART 04

3 의료서비스 급여의 범위

기능별 분류	상병수당	질병이나 사고로 소득상실을 보상하기 위해 현금으로 지급
	의료급여	질병이나 사고로 인한 치료와 관련하여 지급하는 요양급여
	장제급여	질병이나 사고로 사망하는 경우 현금으로 지급
급여형태	현금급여	상병수당, 요양비, 장제비
	현물급여	요양급여, 건강검진, 약제급여
법적분류	법정급여	요양급여, 요양비, 건강검진
	임의급여	장제비, 상병수당, 임신 출산진료비 등

4 의료제공 형태

현물급여형 (제3자급여형, 의료서비스급여형) 15 경기	가입자는 보험자에게 보험료를 지급하고 진료를 받은 경우 이용한 의료제공자에게 본인일부 부담금만을 지급하고 의료제공자가 나머지 진료비를 보험자에게 청구하고, 보험자가 이를 심사하여 지불하는 제3자 지불방식이 직접 서비스형이다.	
	국가	우리나라, 독일, 일본
	장점	• 저소득층 의료이용 수월 • 의료공급체계의 합리화 촉진
	단점	• 피보험자의 의료기관 선택권 제한 • 수진남용 • 과잉진료, 부당청구
현금급여형 (배상보험형, 사환형, 환불제) 15 서울 / 17 인천	가입자가 자유 의사에 따라 의료기관을 이용하고 진료비를 지불한 후 영수증을 보험자에게 제출하여 약정한 비율의 보험 급여를 상환받게 되는 제도	
	국가	프랑스, 벨기에, 스위스
	장점	• 환자가 진료비 전액을 직접 지불해야 하기 때문에 의료남용이나 과잉진료를 억제할 수 있다. • 의료기관의 진료비 청구부담을 제거한다. • 피보험자의 의료기관 선택권을 보장한다.
	단점	• 의료 수요자에게는 여러 가지 번거로움을 줄 뿐만 아니라 진료 시 돈이 없을 경우 필요한 의료이용이 억제되는 경우가 발생한다. • 의료공급체계의 합리화 촉진이 불가능하다.
변이형 (혼합형, 직접형) 16 교육청	• 보험자가 의료기관을 직접 소유하거나 계약하여 가입자들에게 포괄적인 의료서비스를 제공함으로써 의료비를 절감하고자 하는 유형 • 가입자들의 의료기관 선택의 기회가 없으며 의료서비스의 제공이 최소화되는 경향	
	국가	남미, 미국의 HMO, 독일의 총괄계약제
	장점	진료비 심사가 필요없다. 행정절차가 간편하다.
	단점	• 의료인과 보험자 간 갈등이 발생한다. • 피보험자의 의료기관 선택권이 제한된다.

04 본인일부 부담제 16 경남·서울보건연구 / 17 부산·대전 / 18 경기 / 19 경기 / 22 서울 / 23 지방

1 본인부담 정률제

본인부담정률제 17 교육청	보험자가 의료비의 일정 비율만 지불하고 본인이 나머지 부분을 부담 **예** 총 의료비가 1만원일 경우 30%를 본인부담으로 하는 경우: 미용 성형술, 신규 고가의료서비스	
	장점	• 불필요한 의료비용을 억제한다. • 의료서비스를 이용하는 사람은 가격이 상대적으로 저렴한 의료기관을 선택함으로써 의료비를 줄이려 한다.
	단점	• 의료이용의 접근도를 제한할 수 있다. • 필요한 의료서비스마저 이용하지 못하게 될 수 있다. • 본인부담분에 대해 추가적인 보험을 구입하게 될 수 있다.

2 일정금액공제제(비용공제제)

일정금액공제제 (비용공제제) 16 서울 / 17 교육청 / 20 인천	의료비가 일정수준에 이르기까지는 전혀 보험급여를 해 주지 않아 일정액까지는 피보험자가 그 비용을 지불하고, 그 이상의 비용만 보험급여로 인정하는 것 **예** 진료비 중 일정액 5만원에 대해서는 이용자가 부담하고 그 이상의 비용에 대해 보험자가 지불하는 것	
	장점	• 환자의 비용의식을 높임으로써 의료서비스 이용을 억제할 수 있다. • 소액 청구서가 감소하면서 심사 및 지불을 위한 행정비용이 절감될 수 있다. • 가벼운 질환으로 인한 의료이용을 억제할 수 있다.
	단점	비용의 한도가 소득수준과 무관하게 정해져 있을 경우 저소득층에 경제적 부담을 줌으로써 의료서비스에 대한 접근성을 떨어뜨릴 수 있다.

3 급여상한제

급여상한제	보험급여의 최고액을 정하여 그 이하의 의료비에 대해서는 보험급여를 적용해주고 초과하는 의료비에 대하여 의료서비스 이용자가 부담하는 방식 **예** 상업보험	
	장점	의료서비스가 고액이면서 치료의 효과가 불분명한 서비스의 경우 수요를 억제시키는 데 효과적
	단점	최고액을 넘어서는 서비스에 대해 보험급여를 제공하지 않기 때문에 고액이면서도 필요한 서비스에 대한 접근성이 제한될 수 있다.

4 소액정액제

정액부담제	• 의료이용 내용과 관계없이 이용하는 의료서비스 건당 일정액만 소비자가 부담하고 나머지는 보험자가 부담하는 제도 • 소액의 의료서비스를 과다하게 이용하는 것을 억제하는데 효과 예 총의료비가 1만원일 경우 3,000원을 본인부담으로 하는 경우	
정액수혜제	정액제와 반대로, 이용하는 의료서비스 건당 일정액만을 보험자가 부담하고 나머지는 환자가 지불하는 제도	
	장점	보험자가 일정액만 부담하므로 수요억제 효과가 크다.
	단점	보험자의 부담액이 적을 경우 환자의 부담이 클 것이며, 의료서비스에 대한 접근성을 떨어뜨릴 것이다.

5 본인 일부 부담 감소제 : 본인부담상한제 ^{23 지방직}

본인부담상한제	과도한 의료비로 인한 가계 부담을 덜어 드리기 위하여 환자가 부담한 건강보험 본인부담금이 개인별 상한액을 초과하는 경우 그 초과금액을 건강보험공단에서 부담하는 제도[단, 비급여, 선별급여, 전액본인부담, 임플란트, 상급병실(2-3인실) 입원료, 추나요법 본인일부부담금 등은 제외]	
	사전급여	동일 요양기관에서 진료를 받고 발생한 당해 연도 본인부담금 총액이 2020년 기준 582만원(2019년 580만원)을 넘는 경우 환자는 582만원까지만 부담하고, 그 넘는 금액은 병·의원에서 공단으로 청구
	사후급여	당해 연도에 환자가 여러 병·의원(약국 포함)에서 진료를 받고 부담한 연간 본인부담금을 다음해 8월 말경에 최종 합산하여 보험료 수준에 따른 본인부담상한액을 넘는 경우에는 그 넘는 금액을 공단이 환자에게 직접 지급

05 우리나라 건강보험제도

1 국민건강보험제도

목적법(제1조) 12 서울	국민의 질병·부상에 대한 예방·진단·치료·재활과 출산·사망 및 건강증진에 대하여 보험급여를 실시함으로써 국민보건 향상과 사회보장 증진에 이바지함을 목적으로 한다.	
특성 13 충북 / 14 경기 / 15 경기 / 17 충남 / 19 인천 / 22 서울	• 모든 국민을 강제가입 • 보험료는 경제능력에 비례부과, 보험급여는 동일하게 주어지도록 형평성 유지 • 보험료 부과방식은 직장가입자와 지역가입자로 이원화 • 직장가입자의 보험료 : 표준 보수월액 × 보험료율 • 지역가입자의 보험료 : 소득, 재산고려 부가표준소득을 점수로 나타내고 적용점수당 금액을 곱하여 산정	
건강보험이 갖추어야 할 요건 18 경기	접근성보장	건강보험급여를 개인의 지불능력과 상관없이 언제 어디서나 필요 에 따라 제공받을 기회가 모든 국민에게 보장
	효율성확보	• 투입대비 결과 즉 성과목표를 달성하기 위해 한정된 자원(재원, 인력, 장비, 물품, 시설 등)을 적절히 활용해야 한다. • 최소한의 비용으로 최대의 산출을 추구하는 비용 효율성과 건강 보험제도의 자원이 최적 배분되는 배분적 효율을 충분히 고려
	형평성확보	보험료부담 및 급여혜택에 가입자간 부담능력에 따라 공평하게 분 담되고 필요에 따른 의료이용이 보장되어야 한다.
	지속가능성확보	건강보험의 재정수입 대비 지출이 적정수준을 유지함으로써 제도 가 지속적으로 유지되어야 한다.
역사 14 서울 / 15 경기 / 16 대구 / 17 경북·울산·광주 / 19 경남·부산 / 20 경기	1963.12.16	최초의 의료보험법 제정 공포
	1977.7.1	500명 이상의 사업장근로자 대상 직장의료보험 강제적용
	1979.1.1	공무원 및 사립학교 교직원의료보험 시작
	1988.1.	농어촌 지역의료보험제도 실시
	1988.7.22	5인 이상의 사업장근로자 대상 직장의료보험 당연적용
	1989.7.1	도시지역 의료보험 실시, 전 국민의료보험실시
	1998.10.1	「국민의료보험법」 시행 공무원 및 사립학교 교직원 의료보험과 227개 지역의료보험 통합 → 국민의료보험공단 업무개시
	1999.2.1	국민건강보험법 제정
	2000.7.1	「국민건강보험법」 시행 국민건강보험공단으로 완전 통합(의료보험조직 완전 통합) • 국민의료보험공단 및 직장조합 통합 → 국민건강보험공단 및 건강보험심사평가원 업무개시 • 의약분업 전면 실시 • DRG 전면 실시
	2001.7.1.	5인 미만 사업장 근로자 직장가입자 편입
	2003.7.1.	• 국민건강보험 조직 및 재정 완전 통합, 직장·지역 가입자 재정 통합 운영 • 근로자 1인 이상 모든 사업장 당연적용
	2008.7.1.	노인장기요양보험 시행
	2011.1.1	사회보험 통합징수

2 관리운영체계

보건복지부	건강보험의 관장자로서 건강보험관련 정책을 결정하고 건강보험업무 전반을 총괄
국민건강보험공단 의 업무 (국민건강보험법 제14조)	1. 가입자 및 피부양자의 자격 관리 2. 보험료와 그 밖에 이 법에 따른 징수금의 부과·징수 3. 보험급여의 관리 4. 가입자 및 피부양자의 질병의 조기발견·예방 및 건강관리를 위하여 요양급여 실시 현황과 건강검진 결과 등을 활용하여 실시하는 예방사업으로서 대통령령으로 정하는 사업 5. 보험급여 비용의 지급 6. 자산의 관리·운영 및 증식사업 7. 의료시설의 운영 8. 건강보험에 관한 교육훈련 및 홍보 9. 건강보험에 관한 조사연구 및 국제협력 10. 이 법에서 공단의 업무로 정하고 있는 사항 11. 「국민연금법」, 「고용보험 및 산업재해보상보험의 보험료징수 등에 관한 법률」, 「임금채권보장법」 및 「석면피해구제법」(이하 "징수위탁근거법"이라 한다)에 따라 위탁받은 업무 12. 그 밖에 이 법 또는 다른 법령에 따라 위탁받은 업무 13. 그 밖에 건강보험과 관련하여 보건복지부장관이 필요하다고 인정한 업무
건강보험심사평가원 업무 12 서울 / 13 경기 / 14 서울 / 18 서울·경기 / 21 충남	1. 요양급여비용의 심사 2. 요양급여의 적정성 평가 3. 심사기준 및 평가기준의 개발 4. 제1호부터 제3호까지의 규정에 따른 업무와 관련된 조사연구 및 국제협력 5. 다른 법률에 따라 지급되는 급여비용의 심사 또는 의료의 적정성 평가에 관하여 위탁받은 업무 6. 그 밖에 이 법 또는 다른 법령에 따라 위탁받은 업무 7. 건강보험과 관련하여 보건복지부장관이 필요하다고 인정한 업무 8. 그 밖에 보험급여 비용의 심사와 보험급여의 적정성 평가와 관련하여 대통령령으로 정하는 업무

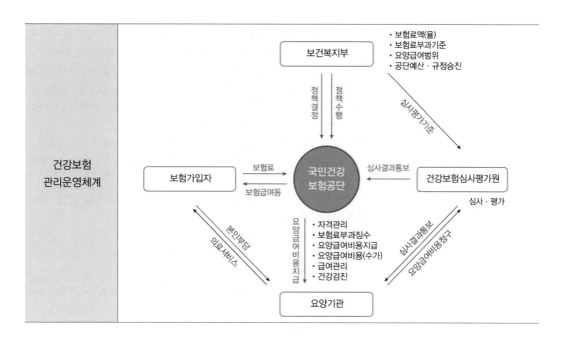

3 국민건강보험의 적용

건강보험 관리운영체계	적용대상	국내에 거주하는 모든 국민은 적용 대상자
	제외	의료급여수급권자와 유공자 등 의료보호 대상자
	예외 적용자 중 건강보험 가입자	예외 적용자 중 건강보험가입자 또는 피부양자가 될 수 있는 경우 • 유공자 등 의료보호 대상자 중 건강보험 적용을 보험자에게 신청한 사람 • 건강보험을 적용받고 있던 사람이 유공자 등 의료보호 대상자로 되었으나 건강보험의 적용배제 신청을 보험자에게 하지 않은 사람

건강보험의 가입자 (피보험자) (국민건강보 험법 제5조)	가입자	직장가입자	모든 사업장의 근로자 및 사용자와 공무원 교직원
		지역가입자	직장가입자와 그 피부양자를 제외한 가입자
		직장가입자 제외	• 고용기간이 1개월 미만인 일용근로자 • 현역병(지원에 의하지 아니하고 임용된 하사 포함), 전환복무된 사람 및 군간부 후보생 • 선거에 당선되어 취임하는 공무원으로 매월 보수 또는 이에 준하는 급료를 받지 아니하는 사람 • 그 밖에 사업장의 특성, 고용형태 및 사업종류를 고려하여 대통령령으로 정하는 사업장의 근로자 및 사용자와 공무원 및 교직원

	직장가입자에서 제외되는 사람(국민건강보험법 시행령 제9조)	"대통령령으로 정하는 사업장의 근로자 및 사용자와 공무원 및 교직원"이란 다음 각 호의 어느 하나에 해당하는 사람 1. 비상근 근로자 또는 1개월 동안의 소정(所定)근로시간이 60시간 미만인 단시간근로자 2. 비상근 교직원 또는 1개월 동안의 소정근로시간이 60시간 미만인 시간제공무원 및 교직원 3. 소재지가 일정하지 아니한 사업장의 근로자 및 사용자 4. 근로자가 없거나 제1호에 해당하는 근로자만을 고용하고 있는 사업장의 사업주
피부양자		직장가입자에게 주로 생계를 의존하는 사람으로 보수나 소득이 없는 사람 • 직장가입자의 배우자 • 직장가입자 및 배우자의 직계존속 • 직장가입자 및 배우자의 직계비속 그 배우자 • 직장가입자의 형제 자매
	피부양자의 자격취득 (동법시행규칙 제2조 2항)	피부양자는 다음 각 호의 어느 하나에 해당하는 날에 그 자격을 취득한다. 1. 신생아의 경우: 출생한 날 2. 직장가입자의 자격 취득일 또는 가입자의 자격 변동일부터 90일 이내에 피부양자의 자격취득 신고를 한 경우: 직장가입자의 자격 취득일 또는 해당 가입자의 자격 변동일 3. 직장가입자의 자격 취득일 또는 가입자의 자격 변동일부터 90일을 넘겨 피부양자 자격취득 신고를 한 경우: 국민건강보험공단의 피부양자 자격(취득·상실) 신고서를 제출한 날. 다만, 천재지변, 질병·사고 등 공단이 정하는 본인의 책임이 없는 부득이한 사유로 90일을 넘겨 피부양자 자격취득 신고를 한 경우에는 직장가입자의 자격 취득일 또는 가입자의 자격 변동일로 한다.
	피부양자의 자격상실 (동법시행규칙 제2조 3항)	피부양자는 다음 각 호의 어느 하나에 해당하게 된 날에 그 자격을 상실한다. 1. 사망한 날의 다음 날 2. 대한민국의 국적을 잃은 날의 다음 날 3. 국내에 거주하지 아니하게 된 날의 다음 날 4. 직장가입자가 자격을 상실한 날 5. 법 제5조제1항제1호에 따른 수급권자가 된 날 6. 유공자등 의료보호대상자인 피부양자가 공단에 건강보험의 적용배제 신청을 한 날의 다음 날 7. 직장가입자 또는 다른 직장가입자의 피부양자 자격을 취득한 경우에는 그 자격을 취득한 날 8. 피부양자 자격을 취득한 사람이 본인의 신고에 따라 피부양자 자격 상실 신고를 한 경우에는 신고한 날의 다음 날 9. 피부양자 요건을 충족하지 아니하는 경우에는 공단이 그 요건을 충족하지 아니한다고 확인한 날의 다음 날

	자격취득 (국민건강보험 법 제8조)	가입자는 국내에 거주하게 된 날에 직장가입자 또는 지역가입자의 자격을 얻는다.
피보험자의 자격	예외	다음 각 호의 어느 하나에 해당하는 사람은 그 해당되는 날에 각각 자격을 얻는다. 1. 수급권자이었던 사람은 그 대상자에서 제외된 날 2. 직장가입자의 피부양자이었던 사람은 그 자격을 잃은 날 3. 유공자등 의료보호대상자이었던 사람은 그 대상자에서 제외된 날 4. 보험자에게 건강보험의 적용을 신청한 유공자등 의료보호대상자는 그 신청한 날
	자격상실 시기 (국민건강보험 법 제10조)	1. 사망한 날의 다음 날 2. 국적을 잃은 날의 다음 날 3. 국내에 거주하지 아니하게 된 날의 다음 날 4. 직장가입자의 피부양자가 된 날 5. 수급권자가 된 날 6. 건강보험을 적용받고 있던 사람이 유공자등 의료보호대상자가 되어 건강보험의 적용배제신청을 한 날
보험자		국민건강보험을 관리 · 운영하는 보험자는 국민건강보험공단
보험료		건강보험의 재원은 건강보험 납부의무자로부터 징수하는 보험료(본인＋사용자＋정부)와 국고보조금, 이자수입, 기타로 이루어진다.

4 보험료

	구분	직장근로자	농어민, 도시자영자
재원조달	보험료	• 보수월액의 6.99% • 사용자와 근로자 50%씩 부담 • 사용자가 원천징수하여 공단에 납부 • 교원은 본인, 학교경영자, 정부가 각각 50%, 30%, 20%씩 부담 • 공무원은 본인, 정부가 각 50%씩 부담	• 소득, 재산(자동차포함) 등급별 적용점수를 합산한 후 보험료 부과점수에 점수당 단가(205.3원)을 곱한 금액 • 세대주가 자진납부 또는 보험자가 방문징수
	정부지원	매년 해당연도 보험료 예상수입의 14% 지원	
	국민건강증진 기금	매년 보험료 예상수입의 6%	

	구분		가입자	사용자	국가	계
보험료 부과	직장가입자	근로자	50%	50%		100%
		사립교원	50%	30%	20%	100%
		공무원	50%		50%	100%
	지역가입자		100%			100%

직장가입자	월별보험료 17 울산	보수월액보험료	보수월액 × 보험료율
		소득월액보험료	소득월액 × 보험료율
		상한선 (법 시행령 제32조)	가. 직장가입자의 보수월액보험료 : 보험료가 부과되는 연도의 전전년도 직장가입자 평균 보수월액보험료(이하 이 조에서 "전전년도 평균 보수월액보험료"라 한다)의 30배에 해당하는 금액을 고려하여 보건복지부장관이 정하여 고시하는 금액 나. 직장가입자의 소득월액보험료 및 지역가입자의 월별 보험료액 : 보험료가 부과되는 연도의 전전년도 평균 보수월액보험료의 15배에 해당하는 금액을 고려하여 보건복지부장관이 정하여 고시하는 금액
		하한선	가. 직장가입자의 보수월액보험료 : 보험료가 부과되는 연도의 전전년도 평균 보수월액보험료의 1천분의 75 이상 1천분의 85 미만의 범위에서 보건복지부장관이 정하여 고시하는 금액 나. 지역가입자의 월별 보험료액 : 가목에 따른 보수월액보험료의 100분의 90 이상 100분의 100 이하의 범위에서 보건복지부장관이 정하여 고시하는 금액
보험료경감 (동법 제75조) 16 대구·울산 / 17 울산 / 21 경북·경기	다음 각 호의 어느 하나에 해당하는 가입자 중 보건복지부령으로 정하는 가입자에 대하여는 그 가입자 또는 그 가입자가 속한 세대의 보험료의 일부를 경감할 수 있다. 1. 섬·벽지(僻地)·농어촌 등 대통령령으로 정하는 지역에 거주하는 사람 2. 65세 이상인 사람 3. 「장애인복지법」에 따라 등록한 장애인 4. 「국가유공자 등 예우 및 지원에 관한 법률」에 따른 국가유공자 5. 휴직자 6. 그 밖에 생활이 어렵거나 천재지변 등의 사유로 보험료를 경감할 필요가 있다고 보건복지부장관이 정하여 고시하는 사람		
보험료면제 (동법 제74조) 17 제주	• 국외체류(1개월 이상의 기간으로서 대통령령으로 정하는 기간 3개월 이상 국외에 체류하는 경우에 한정) 그 가입자의 보험료를 면제한다. • 현역병(지원에 의하지 아니하고 임용된 하사 포함), 전환복무된 사람 및 군간부 후보생 • 교도소, 그 밖에 이에 준하는 시설에 수용되어 있는 경우		
보험료 납부의무 (동법 제77조) 17 제주	• 직장가입자의 보험료는 다음 각 호의 구분에 따라 그 각 호에서 정한 자가 납부한다. 　- 보수월액보험료 : 사용자. 이 경우 사업장의 사용자가 2명 이상인 때에는 그 사업장의 사용자는 해당 직장가입자의 보험료를 연대하여 납부한다. 　- 소득월액보험료 : 직장가입자 • 지역가입자의 보험료는 그 가입자가 속한 세대의 지역가입자 전원이 연대하여 납부한다. 다만, 소득 및 재산이 없는 미성년자와 소득 및 재산 등을 고려하여 대통령령으로 정하는 기준에 해당하는 미성년자는 납부의무를 부담하지 아니한다. • 사용자는 보수월액보험료 중 직장가입자가 부담하여야 하는 그 달의 보험료액을 그 보수에서 공제하여 납부하여야 한다. 이 경우 직장가입자에게 공제액을 알려야 한다.		

5 국민건강보험급여 13 지방 / 14 대전 / 17 서울 / 19 부산 / 21 서울·충남 / 22 서울

요양급여 (법 제41조)		진찰·검사, 약제·치료재료의 지급, 처치·수술 기타의 치료, 예방·재활, 입원, 간호, 이송
선별급여 (법 제41조의4)		• 요양급여를 결정함에 있어 경제성 또는 치료 효과성 등이 불확실하여 그 검증을 위하여 추가적인 근거가 필요하거나, 경제성이 낮아도 가입자와 피부양자의 건강회복에 잠재적 이득이 있는 등 대통령령으로 정하는 경우에는 예비적인 요양급여인 선별급여로 지정하여 실시할 수 있다. • 보건복지부장관은 선별급여에 대하여 주기적으로 요양급여의 적합성을 평가하여 요양급여 여부를 다시 결정하고, 요양급여의 기준을 조정하여야 한다.
방문요양급여 (법 제41조의5)		가입자 또는 피부양자가 질병이나 부상으로 거동이 불편한 경우 등 보건복지부령으로 정하는 사유에 해당하는 경우에는 가입자 또는 피부양자를 직접 방문하여 요양급여를 실시할 수 있다.
요양비 (동법 49조)		공단은 가입자나 피부양자가 긴급하거나 그 밖의 부득이한 사유로 요양기관과 비슷한 기능을 하는 기관으로서 보건복지부령으로 정하는 기관("준요양기관")에서 질병·부상·출산 등에 대하여 요양을 받거나 요양기관이 아닌 장소에서 출산한 경우에는 그 요양급여에 상당하는 금액을 가입자나 피부양자에게 요양비로 지급한다.
	요양비 (시행규칙 제23조) 21 부산	1. 요양기관을 이용할 수 없거나 요양기관이 없는 경우 2. 만성신부전증 환자가 의사의 요양비처방전에 따라 복막관류액 또는 자동복막투석에 사용되는 소모성 재료를 요양기관 외의 의약품판매업소에서 구입·사용한 경우 3. 산소치료를 필요로 하는 환자가 의사의 산소치료 요양비처방전에 따라 보건복지부장관이 정하여 고시하는 방법으로 산소치료를 받는 경우 4. 당뇨병 환자가 의사의 요양비처방전에 따라 혈당검사 또는 인슐린주사에 사용되는 소모성 재료나 당뇨병 관리기기를 요양기관 외의 의료기기판매업소에서 구입·사용한 경우 5. 신경인성 방광환자가 의사의 요양비처방전에 따라 자가도뇨에 사용되는 소모성 재료를 요양기관 외의 의료기기판매업소에서 구입·사용한 경우 6. 보건복지부장관이 정하여 고시하는 질환이 있는 사람으로서 인공호흡기 또는 기침유발기를 필요로 하는 환자가 의사의 요양비처방전에 따라 인공호흡기 또는 기침유발기를 대여받아 사용하는 경우 7. 수면무호흡증 환자가 의사의 요양비처방전에 따라 양압기(수면 중 좁아진 기도에 지속적으로 공기를 불어 넣어 기도를 확보해 주는 기구를 말한다)를 대여받아 사용하는 경우
부가급여 (동법 제50조)		공단은 이 법에서 정한 요양급여 외에 대통령령으로 정하는 바에 따라 임신·출산 진료비, 장제비, 상병수당, 그 밖의 급여를 실시할 수 있다
장애인에 대한 특례 (동법 제51조)		공단은 「장애인복지법」에 따라 등록한 장애인인 가입자 및 피부양자에게는 보조기기에 대하여 보험급여를 할 수 있다.
건강검진	대상	직장가입자, 세대주인 지역 가입자, 20세 이상인 지역가입자 및 20세 이상인 피부양자
	실시시기	2년마다 1회 이상 실시하되, 사무직에 종사하지 않는 직장가입자에 대해서는 1년에 1회 실시한다. (동법 시행령 제52조)

PART 04

비용의 일부부담	① 요양급여를 받는 자는 대통령령으로 정하는 바에 따라 비용의 일부(이하 "본인일부부담금"이라 한다)를 본인이 부담한다. ② 제1항에 따라 본인이 연간 부담하는 본인일부부담금의 총액이 대통령령으로 정하는 금액("본인부담상한액")을 초과한 경우에는 공단이 그 초과 금액을 부담하여야 한다. ③ 제2항에 따른 본인부담상한액은 가입자의 소득수준 등에 따라 정한다			

급여형태 16 충남·전남 / 17 부산	법정급여	법률에 의하여 급여의 지급이 의무화되어있는 급여 📋 요양급여, 건강진단, 요양비, 장애인 보조기기급여비		
	부가급여 (동법 제50조)	법률에서 정한 급여 이외의 급여로, 공단이 대통령령이 정하는 바에 의하여 지급(임의급여) 📋 임신 출산진료비, 장제비, 상병수당 그 밖의 급여		
	현물급여	요양기관 등으로부터 본인이 직접 제공받는 의료서비스 일체 📋 요양급여, 건강검진		
	현금급여	가입자 및 피부양자 신청에 의하여 공단에서 현금으로 지급하는 것 📋 요양비, 장애인 보조기기 급여비, 임신 출산진료비, 본인부담상한제		

구분	종류	급여방법	수급권자
법정급여	요양급여	현물급여	가입자 및 피부양자
	건강진단	현물급여	가입자 및 20세이상 피부양자
	요양비	현금급여	가입자 및 피부양자
	장애인 보장구 급여비	현금급여	등록장애인
	본인부담환급금	현금급여	가입자 및 피부양자
	본인부담보상금	현금급여	가입자 및 피부양자
부가급여	임신 출산진료비	이용권	가입자 및 피부양자

비급여	일상생활에 지장이 없거나 미용을 목적으로 하는 의료와 안경 보조기기에 대해 급여를 하지 않는 것을 의미
급여의 제한 (동법 제53조)	1. 고의 또는 중대한 과실로 인한 범죄행위에 그 원인이 있거나 고의로 사고를 일으킨 경우 2. 고의 또는 중대한 과실로 공단이나 요양기관의 요양에 관한 지시에 따르지 아니한 경우 3. 고의 또는 중대한 과실로 제55조에 따른 문서와 그 밖의 물건의 제출을 거부하거나 질문 또는 진단을 기피한 경우 4. 업무 또는 공무로 생긴 질병·부상·재해로 다른 법령에 따른 보험급여나 보상(報償) 또는 보상(補償)을 받게 되는 경우
급여의 정지 (동법 제54조)	• 국외체류(1개월 이상의 기간으로서 대통령령으로 정하는 기간 3개월 이상 국외에 체류하는 경우에 한정) 그 가입자의 보험료를 면제한다. • 현역병(지원에 의하지 아니하고 임용된 하사포함), 전환복무된 사람 및 군간부 후보생 • 교도소, 그 밖에 이에 준하는 시설에 수용되어 있는 경우

6 건강검진

건강검진 **(동법 제52조)** 16 서울 / 17 대구·전북		공단은 가입자와 피부양자에 대하여 질병의 조기 발견과 그에 따른 요양급여를 하기 위하여 건강검진을 실시한다.	
	종류 및 대상	일반건강검진	직장가입자, 세대주인 지역가입자, 20세 이상인 지역가입자 및 20세 이상인 피부양자
		암검진	「암관리법」 제11조 제2항에 따른 암의 종류별 검진주기와 연령 기준 등에 해당하는 사람
	영유아건강검진		6세 미만의 가입자 및 피부양자

일반건강검진	**대상**		직장가입자, 세대주인 지역 가입자, 20세 이상인 지역가입자 및 20세 이상인 피부양자	
	검진주기		2년마다 1회 이상 실시하되, 사무직에 종사하지 않는 직장가입자에 대해서는 1년에 1회 실시한다	
	구분	대상		실시주기
	지역가입자	세대주 및 만 20세 이상 세대원		2년에 1회
	직장가입자	• 비사무직 : 근로자 전체 • 사무직 : 근로자 중 격년제 대상		• 비사무직 : 1년에 1회 • 사무직 : 2년에 1회
	직장 피부양자	만 20세 이상 피부양자		2년에 1회
	의료급여 수급권자	만 19~64세 세대주 및 세대원		2년에 1회

암검진	**암검진** **비용지원** **대상자**	의료수급권자, 월별 보험료액이 보건복지부장관이 공고하는 선정기준액(건강보험가입자의 하위 50% 수준) 이하에 해당하는 건강보험가입자 및 피부양자
	비용부담 **(암검진실시기준** **제11조)**	• 의료급여수급권자의 암검진에 소요되는 비용은 국가와 지방자치단체가 각각 100분의 50(다만, 서울특별시는 국가가 100분의 30, 지방자치단체가 100분의 70)을 부담 • 건강보험가입자 및 피부양자의 검진비용은 국가 및 지방자치단체가 각각 100분의 5(다만, 서울특별시는 국가가 100분의 3, 지방자치단체가 100분의 7)를 부담하고, 공단이 100분의 90을 부담한다. 다만, 건강보험가입자의 자궁경부암, 대장암 검진비용은 공단이 전액 부담한다. • 암검진 대상자중 암검진비용 지원 대상자를 제외한 자의 암검진비용은 공단이 100분의 90을, 수검자가 100분의 10을 각각 부담(자궁경부암, 대장암 검진비용은 공단이 전액 부담)

PART 04

	암종	검진대상	검진주기	검진방법
6대암검진 권고 11 지방직 / 12 서울 / 16 울산·전남·충남·서울 / 17 전북·전남 / 22 서울·지방직	위암	만 40세 이상 남녀	2년	기본검사 : 위내시경검사 (단, 위내시경검사를 실시하기 어려운 경우 위장조영검사를 선택적으로 시행)
	간암	만 40세 이상 남녀 간암 발생 고위험군	6개월	간초음파검사 + 혈청알파태아단백검사
	대장암	만 50세 이상 남녀	1년	분변잠혈검사 : 이상소견시 대장내시경검사 (단, 대장내시경을 실시하기 어려운 경우 대장이중조영검사 선택적 시행)
	유방암	만 40세 이상 여성	2년	유방촬영술
	자궁경부암	만 20세 이상 여성	2년	자궁경부세포검사
	폐암	만 54세 이상 만 74세 이하의 남·여 中 폐암 발생 고위험군	2년	저선량흉부 CT검사(3차원적 검사로−3∼5mm 크기의 결절들도 발견 가능)
	1. '간암 발생 고위험군'이란 간경변증, B형간염 항원 양성, C형간염 항체 양성, B형 또는 C형 간염 바이러스에 의한 만성 간질환 환자를 말한다. 2. '폐암 발생 고위험군'이란 30갑년[하루 평균 담배소비량(갑) × 흡연기간(년)] 이상의 흡연력 (吸煙歷)을 가진 현재 흡연자와 폐암 검진의 필요성이 높아 보건복지부장관이 정하여 고시 하는 사람을 말한다.			
영유아검진	6세 미만의 가입자 및 피부양자			
검진기관	건강검진은 「건강검진기본법」 제14조에 지정된 건강검진기관에서 실시하여야 한다.			
	검진기관의 지정	보건소(보건의료원을 포함)가 국가건강검진을 수행하고자 하는 경우에는 보건 복지부장관으로부터 검진기관으로 지정을 받아야 한다		

7 요양기관(국민건강보험법 제42조)

요양급여 실시기관	요양급여(간호와 이송은 제외한다)는 다음 각 호의 요양기관에서 실시한다. • 「의료법」에 의하여 개설된 의료기관 • 「약사법」에 의하여 등록된 약국 • 「약사법」에 따라 설립된 한국 희귀·필수의약품센터 • 「지역보건법」에 의한 보건소·보건의료원 및 보건지소 • 「농어촌 등 보건의료를 위한 특별조치법」에 의하여 설치된 보건진료소
전문요양기관	보건복지부장관은 효율적인 요양급여를 위하여 필요하면 보건복지부령으로 정하는 바에 따라 시설·장비·인력 및 진료과목 등 보건복지부령으로 정하는 기준에 해당하는 요양기관을 전문요양기관으로 인정할 수 있다. 이 경우 해당 전문요양기관에 인증서를 발급하여야 한다.

요양기관에서 제외되는 의료기관 (동법시행령 제18조 제1항)	1. 「의료법」 제35조에 따라 개설된 부속 의료기관 2. 「사회복지사업법」 제34조에 따른 사회복지시설에 수용된 사람의 진료를 주된 목적으로 개설된 의료기관 3. 제19조제1항에 따른 본인일부부담금을 받지 아니하거나 경감하여 받는 등의 방법으로 가입자나 피부양자를 유인(誘引)하는 행위 또는 이와 관련하여 과잉 진료행위를 하거나 부당하게 많은 진료비를 요구하는 행위를 하여 다음 각 목의 어느 하나에 해당하는 업무정지 처분 등을 받은 의료기관 　가. 업무정지 또는 과징금 처분을 5년 동안 2회 이상 받은 의료기관 　나. 면허자격정지 처분을 5년 동안 2회 이상 받은 의료인이 개설·운영하는 의료기관 4. 업무정지 처분 절차가 진행 중이거나 업무정지 처분을 받은 요양기관의 개설자가 개설한 의료기관 또는 약국

8 요양급여 진료절차

요양기관구분	1차 요양기관	• 「의료법」에 따라 시장 군수 구청장에게 개설신고를 한 의료기관 • 「지역보건법」에 따라 설치된 보건소 보건의료원 및 보건지소 • 「농어촌 등 보건의료를 위한 특별조치법」에 따라 설치된 보건진료소 • 「약사법」에 따라 등록된 약국 및 희귀·필수의약품센터
	2차 요양기관	「의료법」에 따라 시·도지사가 개설 허가를 한 의료기관으로 병원, 종합병원을 말한다.
	3차 요양기관	종합병원 중에서 중증질환에 대하여 난이도가 높은 의료행위를 전문적으로 하는 병원으로 보건복지부장관이 지정한다.
요양급여절차 (요양급여기준 규칙 제2조) 14 강원 / 16 서울 / 17 울산·충남 / 22 서울·지방직	요양급여는 1단계 요양급여와 2단계 요양급여로 구분하며, 가입자 또는 피부양자(이하 "가입자등"이라 한다)는 1단계 요양급여를 받은 후 2단계 요양급여를 받아야 한다.	
	1단계 요양급여	상급종합병원을 제외한 요양기관에서 받는 요양급여(건강진단 또는 건강검진을 포함
	2단계 요양급여	상급종합병원에서 받는 요양급여
	상급종합병원에서 1단계 요양급여를 받을 수 있는 경우	1. 「응급의료에 관한 법률」 제2조제1호에 해당하는 응급환자인 경우 2. 분만의 경우 3. 치과에서 요양급여를 받는 경우 4. 「장애인복지법」 제32조에 따른 등록 장애인 또는 단순 물리치료가 아닌 작업치료·운동치료 등의 재활치료가 필요하다고 인정되는 자가 재활의학과에서 요양급여를 받는 경우 5. 가정의학과에서 요양급여를 받는 경우 6. 당해 요양기관에서 근무하는 가입자가 요양급여를 받는 경우 7. 혈우병환자가 요양급여를 받는 경우
	가입자등이 상급종합병원에서 2단계 요양급여를 받고자 하는 때에는 상급종합병원에서의 요양급여가 필요하다는 의사소견이 기재된 건강진단·건강검진결과서 또는 별지 제4호서식의 요양급여의뢰서를 건강보험증 또는 신분증명서(주민등록증, 운전면허증 및 여권을 말한다. 이하 같다)와 함께 제출하여야 한다.	

06 진료비 지불 수가체계 13 충북 / 15 서울 / 17 전북 / 21 경기

1 행위별수가제(Fee for Service)

개념	• 의사의 진료행위마다 일정한 값을 정하여 진료비를 결정하는 세계적으로 가장 흔한 진료비 지불방법으로서 치료의 종류와 기술의 난이도에 따라 의료비가 결정되는 형태 • 의사는 제공된 서비스의 단위당 가격과 서비스의 양을 곱한 만큼 보상
장점	• 제공하는 보건의료서비스의 종류와 양에 의해 진료비가 결정되므로 환자진료의 재량권이 크고, 의사−환자 관계를 원만히 유지할 수 있다. • 의료인의 자율성이 보장되어 양질의 의료를 유지할 수 있으며, 환자들로서는 최선의 진료를 받을 수 있다. • 첨단 과학기술을 응용한 고급 의료기술의 개발에도 크게 기여한다.
단점	• 서비스 제공자의 수입 극대화를 위한 과잉진료 위험성, 의료비 상승, 예방보다는 치료중심의 의료행위로 치우치는 경향이 있다. • 보건의료의 수준과 자원이 지역적, 사회 계층적으로 불균등하게 분포되고 의료비 지불심사상의 행정절차가 복잡하고 비용이 많이 든다. • 개별항목의 의료서비스마다 수가를 정해야 하므로 의료제공자와 의료보장조직 간의 마찰이 불가피하다.

2 상대가치 수가제

개념		• 의료인의 진료행위의 난이도에 대한 상대가치와 자원의 투입량을 고려하여 수가를 책정하는 방법 • 의료인의 노력(신체적인 노력, 정신적인 노력), 숙련도, 판단력, 시간, 스트레스, 의료장비 및 재료비, 보조인력의 인건비 등을 고려하여 산정한 가치를 의료행위별로 비교하여 상대적 점수로 나타낸 것 • 국민건강보험법 개정 후 수가계약제(환산지수) 상대가치제 시행
구성요소	업무량 (의료서비스)	주시술자(의사, 약사)의 전문적인 노력에 대한 보상으로 시간과 강도를 고려한 상대가치
	진료비용 (임상인력 의료장비 치료재료)	주시술자(의사)를 제외한 보조의사, 간호사, 의료기사 등 임상인력의 임금, 진료에 사용되는 시설과 장비 및 치료재료 등을 고려한 상대가치
	위험도 (의료분쟁해결비용)	의료사고 빈도나 관련비용조사를 통하여 의료사고 관련 전체비용을 추정하고, 진료과별 위험도를 고려한 상대가치
산출구조		• 상대가치점수에 서비스의 단위당 가격인 환산지수를 곱한 값으로 결정된다. 　−의료행위의 분류 → 상대가치 × 환산지수(유형별 점수당 단가) = 수가 • 진료수가는 진료행위 별로 분류된 각 수가항목별 점수에 요양기관 유형별 환산지수(점수당 단가)를 곱하여 금액으로 나타냄.
문제점		• 의료서비스에 투입된 의사들의 자원만이 고려되고 의료서비스 질 등 서비스 산출결과가 지표의 산정에 포함되지 못하고 있다. • 의사들의 능력과 질이 투입자원을 고려하지 못하고 있다. • 환자의 상태가 고려되지 못하고 있다.

3 포괄수가제(Case Payment, DRG-PPS방식)

1. 의미와 유형

의미	환자에게 제공되는 의료서비스의 양과 질에 상관없이 의사에게 환자 1인당 또는 환자 요양일수별 혹은 질병별로 보수단가를 설정하여 미리 정해진 진료비를 의료기관에 지급하는 제도 1997년 시범사업실시 이후 2003년부터 7개질병군에 대해 신청의료기관에 한해 실시하였고 2013년 7월부터 종합병원 및 상급종합병원에서도 적용하여 전국 의료기관이 포괄수가제를 시행하고 있다.
질병군별 포괄수가제 (DRG)	• DRG(Diagnosis Related Groups)에 각 환자군에 포괄적으로 산정된 진료비를 적용하는 지불제도 • 우리나라는 안과, 이비인후과, 일반외과, 산부인과의 4개 진료과 입원환자 중 다음 7개 진단군 <table><tr><td>진료과</td><td>질병군</td></tr><tr><td>안과</td><td>백내장(수정체) 수술</td></tr><tr><td>이비인후과</td><td>편도 및 아데노이드 절제술</td></tr><tr><td rowspan="3">외과</td><td>항문수술</td></tr><tr><td>탈장수술(서혜 및 대퇴부)</td></tr><tr><td>맹장수술(충수절제술)</td></tr><tr><td rowspan="2">산부인과</td><td>자궁적출, 자궁 및 자궁부속기(난소, 난관) 수술</td></tr><tr><td>제왕절개분만</td></tr></table>
일당 및 방문당 수가제 (Per-Diem Payment)	• 일당수가제는 환자 입원 1일당 또는 외래 진료 1일당 수가를 정하여 지불하는 방식으로 주로 장기 진료를 받는 경우에 적용한다. 방문당 수가제는 방문 시 이루어진 진찰, 처방, 검사, 처치 등 모든 비용을 포함하는 수가를 적용한다. • 우리나라는 요양병원의 입원료나 의료급여 정신과 입원치료비는 일당수가제가 적용되고, 가정간호에서는 가정간호사가, 보건기관(보건소, 보건지소, 보건진료소)에 내소한 경우나 방문간호 등은 방문당 수가를 적용하고 있다.
신포괄수가제	• 포괄수가제도 개선을 위한 논의를 통하여 정부는 진료내역의 편차가 큰 질병들에 있어 의사서비스의 차별성을 어느 정도 수용할 수 있는 제도적 장치로 새로운 포괄모형(신포괄수가제)을 개발하였다. • 신포괄수가제는 새로운 '의료비 정찰제'로, 진료비 산정 시 포괄수가와 행위별수가를 병행하며 의사의 직접진료, 선택진료비, 상급 병실료, 식대 등은 별도로 계산되는 방식이다. • 이 제도는 2014년 현재 4대 중증 질환(암, 뇌, 심장, 희귀난치성 질환)과 같이 복잡한 질환까지 포함시켜 더 많은 입원환자가 혜택을 받을 수 있도록 실시하고 있다.
신포괄수가 적용 방식	신포괄 요양급여 비용 = 포괄수가 + 비포괄수가(행위별수가) + 가산수가 • 가산수가: 포괄수가 × 기관당 가산율 • 포괄수가: 기준점수 × 점수당 단가 × 조정계수(입원료, 검사료, 투약료, 마취료) • 비포괄수가(행위별수가): 입원료(중환자실, 격리실, 응급의료 관리료 등), 수술처치료, MRI, PET방사선치료, 내시경 검사료, 마취 초빙료

2. 포괄수가제의 장단점

장점	• 의료비 지불수준이 미리 결정되는 사전 결정 방식으로 과잉진료 및 진료비의 억제효과(진료의 표준화를 유도하거나 경제적 진료 수행) • 진료비 청구를 위한 행정적 업무절차가 간편 • 수익을 위해서 의료기관의 자발적 경영효율화 노력을 기대
단점	• 과소진료(서비스의 최소화, 규격화)로 의료의 질적 저하를 초래할 우려가 많음. • 과소진료로 의료의 질적 저하를 초래할 우려가 많은 의료서비스를 요구하는 환자를 기피하는 현상 • 분류정보 조작을 통한 부당 청구가 성행할 가능성 • 행정직의 진료직에 대한 간섭요인 증가 • 의료행위에 대한 자율성 감소 • 합병증 증가 및 발생 시 적용 곤란 • 신규 의학기술에 적용 곤란

구분	7개 질병균 포괄수가	신포괄수과
대상환자	단순 외과환자	전체 입원환자
포괄범위	전체 입원진료비(일부 비급여제외)	의사행위, 고가 서비스를 제외한 입원진료비
지불범위	입원건강지불	입원건강지불, 일당지불, 행위별 수가
지불정확성	질병군별 지불 정확성	의료기관 단위 지불 정확성

4 총액계약제(Global Budget) 15 서울 / 16 경남 / 17 대구·인천·제주·경기

개념	지불 측(보험자)과 진료 측(의사단체)이 미리 진료보수 총액을 정한 계약을 체결하고, 진료 측에서는 그 총액의 범위 내에서 진료를 담당하나 지불자는 진료비에 구애받지 않고 보건의료서비스를 이용하는 제도
특징	• 독일이 대표적 • 의사는 사후보상 • 진료자와 지불자 전체의 입장에서는 진료비 총액을 사전에 결정하는 제도 • 보험자 연합회와 보험의사회가 진료계약을 체결하고 각 보험자가 진료비용을 보험의사에 지불하면 의사회는 각 의사들에게 진료량에 비례하여 이를 배분한다.
장점	• 총 의료비의 억제 가능 • 진료 보수의 배분을 진료 측에 위임함으로써 개별 의사의 과잉진료에 대해 자체적으로 통제하여 의료비의 절감을 가져올 수 있다는 점
단점	• 첨단 의료서비스 도입의 동기가 상실될 우려 • 매년 진료비 계약을 둘러싼 교섭의 어려움으로 의료공급 혼란을 초래할 우려

PLUS HMO, DRG를 이용한 PPS 병원 폐쇄전용, 대체의료기관/서비스 개발,
대체의료인력 개발, 의사 수 규제

1. HMO(Health Maintenance Organization, 건강보호기구)
   ⑴ 진료시설과 인력을 보유한 조직에 지역주민들로 하여금 일정금액을 지불하고 가입하게 한 뒤 그
      조직이 일정기간 가입자에게 포괄적인 의료서비스를 제공하고 가입자의 건강에 책임을 지게 하
      는 제도이다.
   ⑵ 3대 특징 : 자발적 가입, 포괄적 의료서비스, HMO 간의 경쟁

2. DRG(Diagnosis Related Group)를 이용한 선지불제도(PPS, Prepayment System)
   ⑴ 입원환자의 종류를 질병의 종류 및 입원기간 동안의 의료자원 사용에 있어서 유사성을 중심으로
      하여 DRG(진단명 기준환자군)로 분류하고 DRG에 대한 포괄수가를 정하게 하여 그 병원이 진료
      한 연간 DRG의 종류 및 수량에 따라 보험진료비를 총량적으로 지급하게 하는 제도이다.
   ⑵ 만약 병원이 정해진 재원기간보다 빨리 대상자를 치료하여 퇴원시킬 경우 포괄수가제에 대한 지
      정된 수당을 받고 또 병원을 유지할 수 있는 돈을 벌 수 있지만 재원기간 내에 대상자를 퇴원시키
      지 못할 경우 추가 진료일수에 대해서는 금액을 상환받지 못하므로 손해를 보게 된다.
   ⑶ 단점 : 병원에 돈이 되는 환자를 끌어들이는 데 주력, 병원에 손해가 되는 환자의 입원은 기피하
      는 경향을 보인다.

3. 선호제공자기구(Preferred Provider Organization, PPO)
   ⑴ 자신이 가입한 HMO 네트워크 내의 의원과 병원만 이용해야 하는 HMO의 단점을 보완하기 위해
      만들어졌다.
   ⑵ PPO 네트워크 내에 계약된 의사와 병원을 이용하고 약정된 금액을 지불하게 되면, 주치의를 거치
      지 않고 추가부담으로 직접 외부의 전문의를 찾을 수 있다.

4. POS(Point-of-Service Plans)
   ⑴ HMO와 PPO가 혼합된 형태의 관리의료기구이다.
   ⑵ 등록된 사람은 담당 일차진료의사를 선택하고 이 일차진료의사는 진료나 예방서비스를 제공하
      고 필요에 따라 환자를 전문의에게로 후송하는 역할을 한다.
   ⑶ 환자는 일정한 본인부담금을 지불하는데, 자신이 등록한 기구에 속하지 않는 의료제공자를 이용
      하는 경우 본인부담금 비율이 높아지게 된다.

07 노인장기요양보험제도

1 노인장기요양보험제도

의의	고령이나 노인성 질병 등으로 일상생활을 혼자서 수행하기 어려운 이들에게 신체활동 및 일상생활 지원 등의 서비스를 제공하여 노후 생활의 안정과 그 가족의 부담을 덜어주기 위한 사회보험제도
배경	• 급속한 인구고령화로 치매, 중풍 등 요양보호 필요 노인의 급격한 증가 • 저출산, 핵가족화, 여성의 사회활동 확대로 가족 요양보호의 한계 • 불필요한 입원으로 노인의료비 증가: 치료의 목적보다는 노인을 돌볼 수 있는 가족이 없어 의료기관에 장기 입원조치 • 노인수발비용의 과중한 부담: 월 100~250만원. 노인가정의 부담 경감 필요
법특징	• 건강보험제도와 별도 운영 • 사회보험방식을 기본으로 한 국고지원 부가방식 • 보험자 및 관리운영기관의 일원화: 건강보험과 독립적인 형태로 설계하되, 그 운영에 있어서는 효율성 제고를 위하여 별도로 관리운영기관을 설치하지 않고 국민건강보험공단이 이를 함께 수행 • 노인중심의 급여
신청대상	소득수준과 상관없이 노인장기요양보험 가입자(국민건강보험 가입자와 동일)와 그 피부양자 의료급여수급권자로서 65세 이상 노인과 65세 미만의 노인성 질병이 있는 자
급여대상	65세 이상 노인 또는 치매, 중풍, 파킨스병 등 노인성 질병을 앓고 있는 65세 미만인 자 중 6개월 이상의 기간 동안 일상생활을 수행하기 어려워 장기요양서비스가 필요하다고 인정되는 자
노인장기 요양보험의 신청절차 (장기요양인정 및 서비스 이용절차)	① (공단 각 지사별 장기요양센터) 신청 → ② (공단직원) 방문조사 → ③ (등급판정위원회) 장기요양 인정 및 등급판정 → ④ (장기요양센터) 장기요양인정서 및 표준장기이용계획서 통보 → ⑤ (장기요양기관) 서비스 이용

2 노인장기요양보험법

개념	고령이나 치매, 중풍 등 노인성 질환으로 타인의 도움 없이 살기 어려운 노인에게 간병, 수발, 목욕, 간호, 재활요양서비스를 제공하여 노후생활의 안정과 가족의 부담을 덜어주기 위한 국가와 사회의 공동 책임하에 제공하는 사회보험제도	
목적	이 법은 고령이나 노인성 질병 등의 사유로 일상생활을 혼자서 수행하기 어려운 노인등에게 제공하는 신체활동 또는 가사활동 지원 등의 장기요양급여에 관한 사항을 규정하여 노후의 건강증진 및 생활안정을 도모하고 그 가족의 부담을 덜어줌으로써 국민의 삶의 질을 향상하도록 함을 목적으로 한다.	
정의	"노인등"이란	65세 이상의 노인 또는 65세 미만의 자로서 치매·뇌혈관성질환 등 대통령령으로 정하는 노인성 질병을 가진 자
	장기요양급여	6개월 이상 동안 혼자서 일상생활을 수행하기 어렵다고 인정되는 자에게 신체활동·가사활동의 지원 또는 간병 등의 서비스나 이에 갈음하여 지급하는 현금 등
	장기요양사업	장기요양보험료, 국가 및 지방자치단체의 부담금 등을 재원으로 하여 노인등에게 장기요양급여를 제공하는 사업
	장기요양기관	지정을 받은 기관 또는 제32조에 따라 지정, 의제된 재가장기요양기관으로서 장기요양급여를 제공하는 기관
	장기요양요원	장기요양기관에 소속되어 노인등의 신체활동 또는 가사활동 지원 등의 업무를 수행하는 자
장기요양급여 제공의 기본원칙	• 장기요양급여는 노인등의 심신상태·생활환경과 노인등 및 그 가족의 욕구·선택을 종합적으로 고려하여 필요한 범위 안에서 이를 적정하게 제공하여야 한다. • 장기요양급여는 노인등이 가족과 함께 생활하면서 가정에서 장기요양을 받는 재가급여를 우선적으로 제공 • 장기요양급여는 노인등의 심신상태나 건강 등이 악화되지 아니하도록 의료서비스와 연계하여 이를 제공 • 장기요양보험료의 산정·징수 　- 건강보험료에 장기요양 보험율을 곱하여 산정, 건강보험료와 통합징수	

3 서비스 이용체계

장기요양 인정신청 (국민건강보험공단) 10 공무원		• 장기요양보험 가입자(국민건강보험 가입자와 동일) 또는 그 피부양자나 의료급여 수급 권자로서 65세 이상 노인 또는 64세 이하의 치매, 뇌혈관성 질환, 파킨슨 병, 관련 질환의 노인성 질환자가 국민건강보험공단에 의사소견서를 첨부하여 장기요양인정을 신청한다. • 장기요양 1등급 또는 2등급을 받을 것으로 예정되는 자로서 거동이 현저하게 불편하거나 도서·벽지 지역에 거주하여 의료 기관을 방문하기 어려운 자는 의사 소견서를 제출하지 않는다. • 의료급여: 생활 유지능력이 없거나 일정 수준 이하 저소득층을 대상으로 국가재정에 의 하여 기본적 의료혜택 제공으로 의료 보장
방문조사 (공단직원)	방법	국민건강보험공단 소속직원(장기요양관리요원인 사회복지사, 간호사)은 직접 방문 하여 신청인의 심신상태, 기능상태, 요양요구조사 실시
	조사	**기능상태** 신체기능, 일상생활수행능력(동작)(ADL), 수단적 일상생활 수행능 력(동작)(IADL), 인지기능, 문제행동 **요양요구** 간호욕구, 재활욕구, 주거환경조사
등급판정 (등급판정위원회)	판정	• 공단은 신청서, 의사소견서, 조사결과서 등을 등급판정위원회에 제출하며 등급 판정위원회는 심의·판정을 하는 때 신청인과 그 가족, 의사소견서를 발급한 의 사 등 관계인의 의견을 들을 수 있다. • 등급판정위원회는 등급판정기준에 따라 신청서를 제출한 날로부터 30일 이내에 장기요양급여를 받을 자로 판정을 완료한다.
	연장	정밀조사가 필요한 경우 등 부득이한 경우 30일 이내로 연장 가능하다.
장기요양수급자 판정		신청자격요건을 충족하고 6개월 이상 혼자서 일상생활을 수행하기 어렵다고 인정하는 경 우 심신상태 및 장기요양이 필요한 정도 등 등급판정 기준에 따라 수급자로 판정한다. 1. 장기요양 1등급: 심신의 기능상태 장애로 일상생활에서 전적으로 다른 사람의 도움이 필 요한 자로서 장기요양인정 점수가 95점 이상인 자 2. 장기요양 2등급: 심신의 기능상태 장애로 일상생활에서 상당 부분 다른 사람의 도움이 필요한 자로서 장기요양인정 점수가 75점 이상 95점 미만인 자 3. 장기요양 3등급: 심신의 기능상태 장애로 일상생활에서 부분적으로 다른 사람의 도움이 필요한 자로서 장기요양인정 점수가 60점 이상 75점 미만인 자 4. 장기요양 4등급: 심신의 기능상태 장애로 일상생활에서 일정부분 다른 사람의 도움이 필 요한 자로서 장기요양인정 점수가 51점 이상 60점 미만인 자 5. 장기요양 5등급: 치매환자로서 장기요양인정 점수가 45점 이상 51점 미만인 자 6. 장기요양 인지지원등급 [17 공무원 / 22 임용]: 치매환자로서 장기요양 인정 점수가 45점 미만인 자
유효기간	1년	장기요양인정 유효기간은 1년으로 한다.
	같은 등급	장기요양인정의 갱신 결과 직전 등급과 같은 등급으로 판정된 경우 • 장기요양 1등급의 경우: 4년 • 장기요양 2등급부터 4등급까지의 경우: 3년 • 장기요양 5등급, 인지지원등급의 경우: 2년
	6개월	등급판정위원회는 장기요양 신청인의 심신상태 등을 고려하여 장기요양인정 유효 기간을 6개월의 범위에서 늘리거나 줄일 수 있지만, 장기요양인정 유효기간을 1년 미만으로 할 수 없다.
	신청	장기요양인정의 갱신신청, 장기요양등급 등의 변경신청, 이의신청 절차가 있다.

장기요양인정서, 표준장기요양 이용계획서	요양 인정자는 국민건강보험 공단으로부터 장기요양인정서, 표준장기요양 이용계획서를 송부 받아 장기요양기관과 이용계약을 체결하면 장기요양급여를 받을 수 있다.
장기요양급여 시작 (장기요양기관)	장기요양인정서가 도달한 날부터 장기요양급여 시작(다만, 돌볼 가족이 없는 경우 등은 신청서를 제출한 날부터 장기요양급여를 받을 수 있음.)
갱신절차	장기요양인정의 갱신을 신청하려는 자는 장기요양인정의 유효간이 끝나기 90일 전부터 30일 전까지 기간에 장기요양인정 갱신신청서에 의사소견서를 첨부하여 공단에 제출한다.

4 장기요양급여 종류

재가급여 18 경기	방문요양	• 장기요양요원이 수급자의 가정을 방문하여 신체활동 및 가사활동을 지원한다. • 장기요양 5등급에는 가사지원(빨래, 식사 준비 등)을 제공할 수 없다. 예 목욕, 배설, 화장실 이용, 옷 갈아 입히기, 세발, 취사, 청소, 세탁 • 인지 활동형 방문 요양: 치매 상병이 있는 장기요양 1~5등급 수급자에게 인지 자극 활동과 잔존 기능 유지 향상을 위한 사회훈련을 제공하는 급여이다. 수급자와 함께 옷 개기, 요리하기가 있다.
	방문목욕	장기요양요원이 목욕설비를 갖춘 장비를 이용하여 수급자의 가정을 방문하여 목욕을 제공
	방문간호	장기요양요원인 간호사 등이 의사, 한의사, 치과 의사의 방문간호지시서에 따라 수급자의 가정을 방문하여 진료의 보조, 간호, 요양에 관한 상담, 구강 위생을 제공
	주야간보호	수급자를 하루 중 일정한 시간 동안 장기요양기관에 보호하여 신체활동 지원 및 심신기능의 유지·향상을 위한 교육·훈련을 제공
	단기보호 04 서울	수급자를 일정 기간(월 9일 이내이며 1회 9일 이내 범위에서 연간 4회까지 연장가능) 동안 장기요양기관에 보호하여 신체활동 지원 및 심신기능의 유지·향상을 위한 교육·훈련을 제공
	기타 재가급여	수급자의 일상생활·신체활동 지원 및 인지기능의 유지·향상에 필요한 용구를 제공하거나 가정을 방문하여 재활에 관한 지원을 제공
시설급여	정의	장기요양기관이 운영하는 노인의료 복지시설에 장기간 동안 입소하여 신체활동 지원 및 심신기능의 유지·향상을 위한 교육·훈련을 제공 cf) 노인 전문병원 제외
	노인요양시설	치매, 중풍 등 노인성 질환 등으로 심신에 상당한 장애가 발생하여 도움을 필요로 하는 노인을 입소생활시설에서 서비스 제공
	노인요양 공동생활가정	위 노인에게 가정과 같은 주거 여건과 급식, 요양, 일상생활에 필요한 편의를 제공함을 목적으로 하는 시설
특별현금 급여	가족요양비	도서벽지에서 요양시설 이용이 곤란한 지역 거주자로 가족이 수발하는 경우
	특례요양비	수급자가 미지정 시설(양로원, 장애인복지시설) 이용 시 지급
	요양병원간병비	• 요양병원 입원 시 간병비 지급 • 요양병원: 노인 환자들이 여명을 보내기 위해 입원하는 병원

5 재원조달방식

장기요양보험료	장기요양보험료율은 10.25%로, 소득 대비 0.68%에 해당하며 건강보험료로 7만 원이 나간다면 그중 10.25%인 약 7천100원이 장기요양보험료로 납부
노인장기요양보험 가입자	국민건강보험 가입자와 동일, 건강보험료와 통합징수
수발급여비용	• 시설급여 20%(비급여 : 식재료비, 이·미용료 등은 본인부담), 재가급여 15% • 의료급여수급권자 등 저소득층은 부담금 60% 감경 • 기초생활수급권자는 무료

6 장기요양급여비용

장기요양급여비용		의사소견서 발급비용	방문간호지시서 발급비용
재가급여	본인 6% 공단 94%	본인 10%	본인 10%
시설급여	본인 8% 공단 92%	공단 90%	공단 90%

재원조달		장기요양보험료 60%, 국가 20%, 이용자 20%(15%)
수발급여비용 09 지방	20%	시설급여, 의사소견서 , 방문간호지시서 발급비용
	15%	재가급여(방문요양, 방문목욕, 방문간호, 주야간보호, 단기보호)
	무료	기초생활수급권자 : 공공부조로 저소득 국민으로 부양 의무자가 없거나 있어도 부양을 받을 수 없는 가구로 최저 생계 보장, 자활 조성 위해 생계보호, 주거보호, 교육보호
	부담금 60% 감경	• 본인일부부담금의 60% 감경 : 시설급여 8%, 재가급여 6% 부담 기초생활수급권 자를 제외한 의료급여 수급권자 • 소득·재산 등이 보건복지부장관이 정하여 고시하는 일정 금액 이하인 자. 다만, 도서·벽지·농어촌 등의 지역에 거주하는 자에 대하여 따로 금액을 정할 수 있다. • 천재지변 등 보건복지부령으로 정하는 사유로 인하여 생계가 곤란한 자
	전액 본인 부담	• 비급여 항목 비용(식사 재료비, 상급침실이용에 따른 추가 비용, 이·미용비), 월 한도액 초과비용 • 기초생활수급권자, 의료급여수급권자도 전액 본인 부담

7 노인장기요양보험의 방문간호

정의	장기요양 인정 5등급 이상 판정받은 수급자의 가정을 방문하여 진료의 보조, 간호, 요양에 관한 상담, 구강 위생을 제공		
방문간호 지시서 14 지방	의사, 한의사, 치과의사가 장기요양인정자를 직접 진찰한 후 발급하는 방문간호지시서에 의해 실시한다.		
기간	• 방문간호지시서의 유효기간은 발급일로부터 180일이며, 유효기간 내 재발급이 가능하다. • 방문간호지시서는 의사가 수급자를 직접 진찰한 경우에만 산정할 수 있으며, 진찰행위 없이 지시서 내용을 수정, 변경한 경우에는 산정할 수 없다.		
방문횟수 14 지방	주 3회	서비스 대상자의 장기요양등급, 질병명에 관계없이 1회 방문당 서비스 제공시간에 따라 수가가 산정되며, 주 3회까지 산정할 수 있다.	
	서비스 제공 시간	서비스 제공시간에 따라 30분 미만, 30분 이상 60분 미만, 60분 이상으로 구분되며 장기요양등급, 질병명에 상관없이 1회 방문당 서비스 제공 시간에 따라 산정	
	응급상황	응급상황에는 3회를 초과하여 산정이 가능하고, 오후 6시 이후에는 20%가 가산되고 심야, 공휴일에는 30%가 가산된다. 초과: 기준이 되는 수는 포함하지 않으면서 그 수보다 큰수	
급여항목	• 방문간호의 단위 시간당 급여 항목과 비급여 항목 구분 • 방문간호수가에는 유치도뇨관, 기관지삽입관, 거즈의 재료비, 검사료와 교통비는 방문간호 수가에 포함되어 별도로 산정하지 않는다.		

PART 04

08 의료급여제도 13 서울 / 14 충북 / 17 서울 / 18 경기 / 20 경기

1 개념

의의	수입이 적어 자력으로 생활하기가 곤란하거나 특수한 상황에 처해 있는 자에게 의료를 무상 또는 일정한 금액만을 본인이 부담하게 하여 그들의 생활에 도움이 되도록 하는 제도
목적	생활이 어려운 자에게 의료급여를 실시함으로써 국민보건의 향상과 사회복지의 증진에 이바지함을 목적으로 한다.
연혁	• 1961년 「생활보호법」 제정으로 생활보호와 의료보호를 함께 실시 • 1977년 「의료보호법」이 제정되어 생활보호와 의료보호가 분리 • 2001년 「의료급여법」의 제정으로 의료보호가 의료급여로 변경

2 수급권자의 구분(의료급여법 시행령 제3조) ^{17. 서울}

수급권자	• 수급권자란 의료급여를 받을 수 있는 자격을 가진 사람 • 1종 수급권자와 2종 수급권자로 구분
수급권자 (의료급여법 제3조)	1. 「국민기초생활 보장법」에 따른 의료급여 수급자 2. 「재해구호법」에 따른 이재민 3. 의사상자 및 이사자 유족 4. 국내에 입양된 18세 미만의 아동 5. 독립유공자, 국가유공자 및 보훈보상대상자와 그 가족 6. 국가무형문화재 보유자(명예보유자 포함)와 그 가족 7. 북한이탈주민과 그 가족 8. 5・18민주화운동 관련자 보상을 받은 사람과 그 가족 9. 노숙인 10. 그 밖에 생활유지 능력이 없거나 생활이 어려운 사람으로서 대통령령으로 정하는 사람
	의료급여법 제3조의2 (난민에 대한 특례) 「난민법」에 따른 난민인정자

1종 수급권자 15 보건복지부7급 / 16 경기・충남연구사・ 경기의료기술		「국민기초생활보장법」에 의한 수급자 중 다음의 어느 하나에 해당하는 자
	근로능력이 없는자	• 18세 미만인 자 • 65세 이상인 자 • 중증 장애인 • 임신 중에 있거나 분만 후 6개월 미만의 여자 • 병역 의무를 이행 중인 자 ⊞ '중증 장애인'이란 장애인 중 근로 능력이 현저하게 상실된 자 질병, 부상 또는 그 후유증으로 치료나 요양이 필요한 사람 중에서 근로능력 평가를 통하여 시장・군수・구청장이 근로능력이 없다고 판정한 사람
		「국민기초생활보장법」 제32조의 규정에 의한 보장 시설에서 급여를 받고 있는 자
		보건복지부장관이 정하여 고시하는 결핵 질환, 희귀난치성 질환 또는 중증 질환을 가진 사람

수급권자(의료급여법 시행령 제2조)	일정한 거소가 없는 사람으로서 경찰관서에서 무연고자로 확인된 사람
보장시설 (국민기초생활보장법 제32조)	1. 「장애인복지법」 장애인 거주시설 2. 「노인복지법」 노인주거복지시설 및 노인의료복지시설 3. 「아동복지법」 아동복지시설 및 통합시설 4. 「정신건강증진 및 정신질환자 복지서비스 지원에 관한 법률」 정신요양시설 및 정신재활시설 5. 「노숙인 등의 복지 및 자립지원에 관한 법률」 노숙인 재활시설 및 노숙인 요양시설 6. 「가정폭력방지 및 피해자보호 등에 관한 법률」 가정폭력 피해자 보호시설 7. 「성매매방지 및 피해자보호 등에 관한 법률」 성매매 피해자 등을 위한 지원시설 8. 「성폭력방지 및 피해자보호 등에 관한 법률」 성폭력 피해자 보호시설 9. 「한부모가족지원법」 한부모가족 복지시설 10. 「사회복지사업법」 사회복지시설 중 결핵 및 한센병 요양시설 11. 그 밖에 보건복지부령으로 정하는 시설
2종 수급권자	1. 「국민기초생활 보장법」에 의한 수급자 중 1종 수급권자에 해당하지 아니하는 자 2. 보건복지부장관이 2종 의료급여가 필요하다고 인정하는 사람

3 의료급여 내용

의료급여 내용 (의료급여법 제7조)	1. 진찰·검사 2. 약제(藥劑)·치료재료의 지급 3. 처치·수술과 그 밖의 치료 4. 예방·재활 5. 입원 6. 간호 7. 이송과 그 밖의 의료목적 달성을 위한 조치
의료급여기관 (의료급여법 제9조 제1항) 17 경남보건연구사	• 「의료법」에 의하여 개설된 의료기관 • 「약사법」에 의하여 등록된 약국 • 「약사법」에 따라 설립된 한국 희귀·필수의약품센터 • 「지역보건법」에 의한 보건소·보건의료원 및 보건지소 • 「농어촌 등 보건의료를 위한 특별조치법」에 의하여 설치된 보건진료소
요양비 (동법 제12조)	시장·군수·구청장은 수급권자가 긴급하거나 그 밖의 부득이한 사유로 의료급여기관과 같은 기능을 수행하는 기관으로서 보건복지부령으로 정하는 기관에서 질병·부상·출산 등에 대하여 의료급여를 받거나 의료급여기관이 아닌 장소에서 출산을 하였을 때에는 그 의료급여에 상당하는 금액을 수급권자에게 요양비로 지급한다.
장애인 임산부에 대한 특례 (동법 제13조)	① 시장·군수·구청장은 장애인인 수급권자에게 보조기기에 대하여 급여를 실시할 수 있다. ② 임신한 수급권자가 임신기간 중 의료급여기관에서 받는 진료에 드는 비용(출산비용을 포함한다)에 대하여 추가급여를 실시할 수 있다.

건강검진 (동법 제14조)	시장·군수·구청장은 수급권자에 대하여 질병의 조기발견과 그에 따른 의료급여를 하기 위하여 건강검진을 할 수 있다.	
	일반건강검진	의료급여 수급권자 중 만 19세부터 64세까지 세대주 및 세대원에게 실시하는 건강검진
	의료급여생애전환 기검진	생애전환기검진이란 「의료급여법」에 따른 의료급여 수급권자 중 만 65세 이상 세대주 세대원에게 실시하는 건강검진을 말한다.
	영유아 건강검진	영유아 건강검진이란 법 제52조 제2항 제3호에 따른 대상자와 6세 미만 의료급여 수급권자에게 실시하는 건강검진을 말한다.
	암검진	「암관리법 시행령」에 따른 암검진 대상 암

의료급여의 제한(동법 제15조)	① 시장·군수·구청장은 수급권자가 다음 각 호의 어느 하나에 해당하면 이 법에 따른 의료급여를 하지 아니한다. 　1. 수급권자가 자신의 고의 또는 중대한 과실로 인한 범죄행위에 그 원인이 있거나 고의로 사고를 일으켜 의료급여가 필요하게 된 경우 　2. 수급권자가 정당한 이유 없이 이 법의 규정이나 의료급여기관의 진료에 관한 지시에 따르지 아니한 경우 ② 의료급여기관은 수급권자가 제1항 각 호의 어느 하나에 해당하는 경우 대통령령으로 정하는 바에 따라 수급권자의 거주지를 관할하는 시장·군수·구청장에게 알려야 한다.

PART 04

의료급여기금의 설치 및 조성(제25조) 15 보건복지부7급 / 17 보건복지부7급 (공중보건)	① 급여비용의 재원에 충당하기 위하여 시·도에 의료급여기금을 설치한다. ② 기금은 다음 각 호의 재원으로 조성한다. 　1. 국고보조금 　2. 지방자치단체의 출연금 　3. 상환 받은 대지급금 　4. 징수한 부당이득금 　5. 징수한 과징금 　6. 기금의 결산상 잉여금 및 그 밖의 수입금
보장기관(제5조) 17 보건복지부7급·서울	① 이 법에 따른 의료급여에 관한 업무는 수급권자의 거주지를 관할하는 특별시장·광역시장·도지사와 시장·군수·구청장이 한다. ② 제1항에도 불구하고 주거가 일정하지 아니한 수급권자에 대한 의료급여 업무는 그가 실제 거주하는 지역을 관할하는 시장·군수·구청장이 한다. ③ 특별시장·광역시장·도지사 및 시장·군수·구청장은 수급권자의 건강 유지 및 증진을 위하여 필요한 사업을 실시하여야 한다.

4 의료급여 본인부담액[의료급여법 시행령 (별표 1)]

구분		1차	2차	3차	식대	약국	PET, MRI, CT 등
1종	입원	없음	없음	없음	20%	–	없음
	외래	1,000원	1,500원	2,000원	–	500원	5%
2종	입원	10%	10%	10%	20%	–	10%
	외래	1,000원	15%	15%	–	500원	15%

5 의료급여 진료절차

의료급여기관별 진료범위 (의료급여법 제9조 제2항) 15 보건복지부7급 / 16 보건복지부7급 / 17 울산	제1차 의료급여기관	• 「의료법」에 따라 시장·군수·구청장에게 개설신고를 한 의료기관 • 「지역보건법」에 따라 설치된 보건소·보건의료원 및 보건지소 [17 서울] • 「농어촌 등 보건의료를 위한 특별조치법」에 따라 설치된 보건진료소 • 「약사법」에 따라 개설등록된 약국 및 같은 법 제91조에 따라 설립된 한국희귀·필수의약품센터
	제2차 의료급여기관	「의료법」에 따라 시·도지사가 개설허가를 한 의료기관 「의료법」에 따라 시·도지사가 개설허가를 한 의료기관
	제3차 의료급여기관	2차 의료급여기관 중에서 보건복지부장관이 지정하는 의료기관

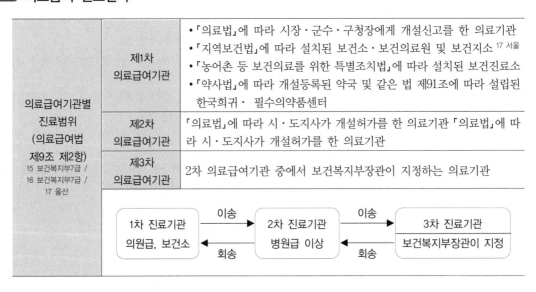

의료급여 관리운영체계 12 서울 / 17 서울 / 20 대구	보건복지부	의료급여사업의 정책개발 및 결정, 의료급여사업의 총괄적인 조정 및 지도감독 수행
	지방자치단체	• 시·도는 의료급여기금의 관리, 운영, 보장기관에 대한 지도감독 • 시·군·구는 수급권자의 자격선정과 관리
	건강보험심사평가원	진료비 심사 및 급여 적정성 평가
	국민건강보험공단	진료비 지급업무, 수급권자 자격 및 개인별 급여내역의 전산관리 등을 위탁받아 수행
의료급여의 절차(의료급여법 시행규칙 제3조 제1항)	수급권자가 의료급여를 받으려는 경우에는 제1차 의료급여기관에 의료급여를 신청하여야 한다. 다만, 다음 중 ①부터 ⑧까지의 어느 하나에 해당하는 경우에는 제2차 의료급여기관 또는 제3차 의료급여기관에 의료급여를 신청할 수 있고, ⑨부터 ⑭까지의 어느 하나에 해당하는 경우에는 제2차 의료급여기관에 의료급여를 신청할 수 있다. <개정 2020.12.31.> ① 「응급의료에 관한 법률」 제2조 제1호에 해당하는 응급환자인 경우 ② 분만의 경우 ③ 영 제3조 제2항 제1호 라목에 따라 보건복지부장관이 정하여 고시하는 결핵 질환, 희귀난치성 질환 또는 중증 질환을 가진 사람이 의료급여를 받으려는 경우 ④ 제2차 의료급여기관 또는 제3차 의료급여기관에서 근무하는 수급권자가 그 근무하는 의료 급여기관에서 의료급여를 받으려는 경우 ⑤ 「장애인복지법」 제32조에 따라 등록한 장애인이 「장애인·노인 등을 위한 보조기기 지원 및 활용촉진에 관한 법률」 제3조 제2호에 따른 보조기기를 지급받으려는 경우 ⑥ 「장애인복지법」 제32조에 따라 등록한 장애인이 「구강보건법」 제15조의2에 따른 장애인 구강진료센터에서 의료급여를 받으려는 경우 ⑦ 감염병의 확산 등 긴급한 사유가 있어 보건복지부장관이 정하여 고시하는 기준에 따라 의료급여를 받으려는 경우 ⑧ 「건강검진기본법」에 따른 국가건강검진을 받은 사람이 보건복지부장관이 정하여 고시하는 결핵질환의 확진검사에 대하여 의료급여를 받으려는 경우 ⑨ 단순 물리치료가 아닌 작업치료·운동치료 등의 재활 치료가 필요하다고 인정되는 사람이 재활의학과에서 의료급여를 받으려는 경우 ⑩ 한센병환자가 의료급여를 받으려는 경우 ⑪ 「장애인복지법」 제32조에 따라 등록한 장애인이 의료급여를 받으려는 경우(6의 경우는 제외한다.) ⑫ 「국민건강보험법 시행령」 제45조 제1호에 해당하는 지역의 의료급여 수급권자가 의료급여를 받으려는 경우 ⑬ 「국가유공자 등 예우 및 지원에 관한 법률 시행령」 제14조 또는 「보훈보상대상자 지원에 관한 법률 시행령」 제8조에 따른 상이 등급을 받은 사람이 의료급여를 받으려는 경우 ⑭ 15세 이하의 아동이 의료급여를 받으려는 경우

PART 04

급여비용의 대지급 (의료급여법 제20조)	① 급여비용의 일부를 의료급여 지금에서 부담하는 경우 그 나머지 급여비용(보건복지 부장관이 정한 금액으로 한정한다)은 수급권자 또는 그 부양의무자의 신청을 받아 제 25조에 따른 의료급여기금에서 대지급할 수 있다(의료급여법 제20조). cf) 응급의료비 대지급제도: 건강보험 심사평가원이 돈이 없는 응급환자의 진료비를 대신 지불하고 향후 환자에게 돌려받는 제도로, 경제적 이유로 의료기관의 진료 거부를 사전에 방지하고 취약계층에 대한응급의료를 국가가 보장해 주기 위해 1995년부터 시행해 오고 있다. ② 대지급금을 받은 사람(그 부양의무자를 포함한다)은 보건복지부령으로 정하는 바에 따라 대지급금을 그 거주지를 관할하는 시장·군수·구청장에게 상환하여야 한다. 이 경우 대지급금의 상환은 무이자로 한다(동법 제21조).

6 건강보험제도와 의료급여제도

구분	건강보험제도	의료급여제도
적용 인구	95-96%	4~5%
구조	보건복지부, 공단(보험자), 심평원, 가입자, 요양기관	보건복지부, 보장기관, 심평원, 수급자, 의 료급여기관
자격 증명	건강보험증	의료급여증(의료급여 증명서)
재원 조달	보험료(일부 국고)	조세(국고 + 지방비)
급여 비용 청구·심사·지급	요양기관 → 심평원 → 공단	요양기관 → 심평원 → 공단
적정성 평가	심평원	심평원
이의 신청	공단(자격 등 공단의 처분), 심평원(심사, 적정성 평가)	보장기관(자격 등 보장기관 처분), 심평원 (심사, 적정성 평가)
급여 수준	진찰, 검사, 약제, 치료, 입원 등	건강보험에 급식비, 영안실 안치료 추가 포함
급여 절차	2단계(의원, 병원 → 상급종합병원)	3단계(의원 → 병원 → 상급종합병원)
실시	보건복지부장관	보건복지부장관

7 우리나라의 의약분업 [12 서울]

정의	우리나라에서 2000년 7월부터 시행된 의약분업의 경우, 의사는 진료와 처방을 하고 약사는 약차 조재만 하게 하여 의사와 약사의 업무 한계를 명확하게 하고자 하는 제도이다. 이때 약품은 일반 의약품과 전문 의약품으로 구분하게 되는데, 전문 의약품만이 의사의 처방을 필요로 한다.	
역사	• 독일·프랑스·미국 등 유럽을 비롯한 선진 각국에서 널리 시행된다. • 독일: 1240년 독일 황제 프리드리히 2세의 의약법이 의약분업의 효시 • 한국: 1989년 부분 분업, 2000년 완전강제 분업 시행	
목적	• 의사·약사 사이에 환자치료 역할 분담으로 불필요하거나 잘못된 투약 방지 • 무분별한 약의 오남용으로 인한 피해 감소 • 환자의 알 권리 증진	
의약분업의 형태	완전강제 분업	• 의사는 처방전만을 발행하고 조제권은 약사에게만 부여(우리나라) • 의사 및 약사 간의 직능을 완전 분리 : 의사의 의약품 조제권 일체 불인정(다만, 약국이 없는 벽지에 한해서 예외로 의사의 투약 인정) • 약국의 임의 조제 일체 불허용(약국의 개업 규제)
	부분강제 분업	• 의사의 조제와 약사의 임의 조제는 원칙적으로 배제되지만 환자의 상태, 약품의 종류, 지역의 특성 등에 따라 의사의 조제 또는 약사의 임의 조제를 허용 • 의사의 조제권과 약사의 임의 조제는 원칙적으로 배제되지만 예외 인정 • 의료기관이나 환자의 상태 또는 약품 종류나 지역에 따라 의사의 조제권 허용
	임의 분업	제도적으로 분업체제를 갖추고 있음(의사가 처방전을 발행하되 필요에 따라 직접 투약하는 방법).
우리나라 의약분업의 특징	• 의료기관에서 진료받은 외래환자는 원내에서 조제·투약을 받을 수 없고, 반드시 원외에 있는 약국에서만 투약 • 약국에서는 의사 또는 치과의사의 처방전에 따라 전문 의약품과 일반 의약품을 조제 • 대상 의약품은 모든 전문 의약품으로 하되, 진단 용약·예방접종약·희귀약품·방사성 의약품·신장 투석액·의료기관 조제실 제제 등은 병·의원에서도 직접 조제·투약 • 의사는 일반명 또는 상품명으로 처방하되, 약사는 상품명 처방도 필요한 경우 성분·함량·제형이 동일한 다른 의약품으로 대체 조제 가능 → 약사는 환자에게 알리고 동의를 받아 추후에 의사에게 통보 • 그동안 약사의 임의 조제에 대해 적용하던 약국 의료보험제도가 폐지되고, 의사의 처방전에 의해 조제받는 경우에만 건강보험을 적용	
장점	• 의약품의 오용과 남용을 막을 수 있다. • 의사는 진료에만 전념을 할 수 있다. • 의료비를 절감할 수 있다. • 환자에 대한 의약 서비스의 수준을 향상시킬 수 있다. • 약사에 의한 약의 과잉 투여를 막을 수 있다.	
단점	• 복약지도가 소홀해지고 책임 소재가 불명확해진다. • 비밀 누설의 문제가 제기된다. • 환자의 불편이 가중된다. • 조제료와 처방료가 따로 부담되어 의료비가 증가된다. • 일반 의약품과 전문 의약품의 구분이 어렵다. • 의사와 약사 단체 간의 알력이 생긴다.	

PART 04

신희원
보건행정
길라잡이
기본 이론서

PART

05

조직 및
인사행정

Chapter 01 보건행정 조직과 조직 이론

Chapter 02 조직관리

Chapter 03 인사행정

보건행정 조직과 조직 이론 www.pmg.co.kr

01 조직 이해

1 조직의 이해

조직	특정한 목적을 달성하기 위하여 의도적으로 만들어진 사회적 단위 또는 인간들의 집합체이자 사회적 체제로, 일정한 경계를 갖고 체계화된 구조와 구성원들의 상호작용을 통해 외부환경에 적응해 나가는 것을 의미	
조직 특성	목표 지향적	조직은 어떤 특정한 목표를 이룩하기 위한 수단적인 성격을 갖고 있다.
	합리성	조직은 가급적 그 목표를 합리적으로 이룩하고자 한다.
	분업적	조직은 분업의 원칙에 따라 편성된다.
	환경과 상호 작용	이러한 조직은 하나의 체제로써 언제나 주변환경과 영향을 주고받는 상호작용을 한다.
	규모성과 복잡성	대체로 조직은 규모가 크고 복잡하므로 대인관계에 있어 비정의성 및 보편성의 원칙에 따르려고 한다.
	동태성	조직은 시대나 상황과 연관성이 많기 때문에 끊임없이 동태적으로 변한다.
	조직 내의 비공식적 관계	조직 내에는 비공식적 집단이 생겨나고 공식적 계획에서 예정하지 않았던 갈등이 벌어지기도 한다.
	인간으로 구성되는 사회적 실체	서로 의사소통을 할 수 있고 공공의 목표를 위하여 노력을 바칠 용의가 있는 사람들이 모여 조직을 구성한다.

2 조직구조의 변수: 조직의 효율성에 영향을 주는 요소

구분	변수	특징
기본 변수	복잡성	• 수직적 분화: 계층화(계층의 수, 계층제의 깊이 등) • 수평적 분화: 횡적인 분화 및 직무의 전문화 정도 • 장소적 분산: 공간적 확산 정도
	공식성	직무의 정형화, 표준화된 정도
	집권성	의사결정권의 상위 계층으로의 집중 상태
상황 변수	규모	조직의 물적 수용능력, 인력, 투입, 산출의 양 및 자원
	기술	투입을 산출물로 전환시키는 방법
	환경	조직의 외부영역으로 환경의 불확실성이 높을 경우 분권화, 낮을 경우 집권화가 발생
	이외 전략, 권력 작용 등이 있다.	

상황변수와 조직구조

구분	규모(증가할수록)	기술(비일상적 기술일수록)	환경(불확실성이 높을수록)
복잡성	+	+	+
공식성	+	−	−
집권성	+	−	−

02 조직의 기초 이론

1 조직이론의 역사적 흐름

구분	고전적 조직이론 (1930년 이전)	신고전적 조직이론 (1930~1950년)	현대 조직이론 (1950년 이후)
기초 이론	과학적 관리론(기계화), 행정관리론, 관료제 이론	인간관계론, 행태과학론, 의사결정론	체계 이론, 상황이론
인간관	합리적 경제인관(X이론)	사회인관(Y이론)	복잡인관, 자아실현인관
추구 가치	기계적 능률, 구조·기술 행정 개혁, 수단 중시	사회적 능률, 실증·인간주의	다원적 가치, 조직발전, 동태적 조직, 상황적응적 요인
주 연구 대상	공식적 구조	비공식적 구조	계층적 구조(체제적 구조)
연구방법	원리접근법(형식적 과학성)	경험적 접근법 (경험적 과학성)	복합적 접근법(경험적 과학성 제고, 관련 과학 활용)
환경	폐쇄형	폐쇄형	개방형
행정변수	구조	인간	환경

2 고전적 조직이론(과학적 관리론, 폐쇄-합리적 조직이론)

12 경북교육청·7급수탁 / 14 경남 / 17 부산·경남보건연구사 / 20 인천

발달 배경	• 과학적 관리 학과인 Taylor의 시간과 동작을 분석하여 경영의 합리화 운동을 전개 • 행정 관리 학파인 Gulick은 POSDCoRB와 조직의 원리를 제시 • 합리적·합법적 이념형을 제시한 Weber의 관료제 이론 • 19세기 말 20세기 초 미국 자본주의와 관련

주요 특징	분업	행정의 전문성을 강조
	계층적 과정	조직의 수직적 관계를 말하며, 명령 통일, 권한과 책임의 위임 등이 따른다.
	공식 구조를 강조	효과적인 수직적 관계를 형성 유지하는 수단이 된다.
	통솔범위	
	기계적 능률성 중시	
	환경 변수 무시(폐쇄체제)	
	상의하달형 의사 전달(경직성 초래)	
	시간×동작을 통한 1일 과업량을 설정	
	능률의 법칙(3S)	단순화(Simplification), 표준화(Standardization), 전문화(Specialization)

문제점	• 인간성 소외현상 초래 • 비공식 조직의 무시 • 사회적 능률성의 무시 • 환경 변수 무시 • 외부 문제 무시

📋 **우드로 윌슨(Woodrow Wilson)** 14 서울7급

1. 19세기 말에 미국 정치를 좌지우지하던 엽관주의의 폐해를 극복하기 위해, 정치와 행정의 분리를 골자로 하는 펜들턴 법을 제정하였다.
2. "행정 정치 권력적 현상이 아닌 관리기술로 보아야 한다."고 하여 정치행정 이원론을 주장 하였다.

3 **신고전적 조직이론(인간관계론, 폐쇄-자연적 조직이론)** 12 7급수탁 · 경북교육청 / 15 보건복지부7급 / 16 충북 / 19 서울

발달 배경	1930년대 과학적 관리법의 한계점을 보완하고자 대두
Mayo의 호손(Hawthorne) 실험 19 서울	과학적 관리법이 지나치게 인간을 기계시하고 작업을 세분화하기 때문에 인간 소외, 흥미 상실, 인간성의 무시로 오히려 작업의 능률이 저하된다는 비판에서 Mayo가 하게 된 실험이다.

실험내용	첫 번째, 조명도 실험	조명도의 밝기와 산출량과는 관계가 없었다.
	두 번째, 계전기실 실험	휴가 시간, 점심 제공, 주당 노동시간의 감소도 산출량과는 관계가 없었다.
	세 번째, 면접조사	흥금을 털어놓게 하여 불만을 개선하자 생산량이 증가하였다. 즉, 작업자들에게 자신이 주요한 존재라는 인식을 시켜주자 생산량이 증가하였다.
	마지막 연구로 비공식 조직이 작업자의 태도를 결정한다는 것을 알게 되었다. 즉, 구성원들을 인간으로 대접해야 한다는 인간관계론이 만들어지게 된 것이다.	

특성 17 부산 · 경남보건연구사	• 구성원의 능력은 육체적인 면보다 사회적인 면이 중시된다. • 비경제적 요인의 우월성을 강조한다. • 비공식 집단 중심의 사기 형성이 중요하다. • 의사소통, 리더십과 참여의 중요성을 강조한다.
문제점	• 기계적 능률성을 무시 • 합리적 측면의 무시 • 내부 문제 중시로 인한 외부 문제의 등한시

4 **현대 조직이론**

의의	고전적 조직이론과 신고전적 조직이론에서 설명하지 못하는 복잡하고 다양한 동태적 현대 조직이론의 필요성에 등장한 이론이다. 하지만 다양한 이론이 제시되고 있을 뿐 지배적 흐름은 찾기 어려워 이들을 총칭해서 현대 조직이론이라고 한다.
체계 이론	• 전체성을 강조하는 총체주의적 관점 • 목표론적 관점 • 환경의 영향 중시

체제의 기능 : Parsons의 AGIL 기능	적응 기능(Adaptation)	변화하는 환경에 적응하기 위하여 외부로부터 자원을 통원하고 체계의 정당성을 확보하는 기능
	목표달성 기능 (Goal Attainment)	체계가 추구할 목표를 정하고, 목표달성을 위하여 유·무형의 가치를 창조하는 기능
	통합 기능(Integration)	체제 전체의 목표달성을 위해 하위체제의 활동을 통제 조정하는 기능
	형상유지 기능 (Latent Pattern Maintenance)	체제가 갖고 있는 가치체계를 보존하고 제도화된 체제를 유지하는 기능
상황 이론	• 모든 상황에 맞는 보편적이고 최선의 조직관리 전략은 없다는 전제에서 출발한다. • 상황에 따라 다양한 이론을 적용시킬 수 있으며, 때로는 고전적 조직이론, 때로는 신고전적 조직이론을 적절히 활용해야 한다는 논리이다.	

🔖 조직이론의 분류

구분		인간에 대한 관점	
		합리적	자연적(사회적)
조직에 대한 관점	폐쇄적	1상한 : 폐쇄합리적 조직이론(1900~1930년) 과학적 관리론, 행정관리론, 관료제 이론	2상한 : 폐쇄 자연적 조직이론(1930~1960년) 인간관계론, 행태과학론
	개방적	3상한 : 개방 – 합리적 조직이론 (1960~1970년) 체계이론, 상황이론	4상한 : 개방 – 자연적 조직이론(1970년~) 팀제 이론, 네트워크 조직이론, 프로세스 조직이론 등

1. 자원 의존론

(1) 경영학 분야의 세계적 석학인 스탠포드대학교 페퍼(J. Pfeffer) 교수와 카네기멜론대학교의 살란지크 (G. R. Salancik) 교수에 의해 1978년에 처음 제시된 이론이다. 기본 분석단위는 조직이며, 조직과 조직 간의 관계 및 조직 간 자원의 흐름에 초점을 둔다.

(2) 조직은 환경에 피동적으로 반응하기보다 자신이 보유한 자원 및 필요한 자원에 따라 환경에 적극적으로 대응해야 한다는 관점을 취한다. 즉, 기존의 상황적합적 이론이 환경 결정론적 관점을 취하는 반면, 자원의존이론은 환경의 통제를 극복하려는 조직의 주체적인 노력을 강조하는 접근법이다.

(3) 조직의 궁극적 목적은 생존이며, 생존 가능성은 조직 유지에 필수불가결한 자원들을 획득하고 유지하는 능력에 따라 결정된다. 하지만 이 자원들이 조직 내부에 모두 존재하는 경우는 사실상 불가능하기 때문에 조직은 외부 환경, 즉 다른 조직들이 보유하고 있는 자원들을 조달해야 한다. 자원을 다른 조직으로부터 조달해야 하는 조직은 그것을 보유하거나 통제하는 조직에 종속 된다. 바꾸어 말하면, 다른 조직에 대한 자원의존 상태에 놓이게 된다.

2. J. D. Thompson의 기술유형론

(1) 기술을 조직이라는 체제의 입장에서 파악하면서 기술이 조직의 내부적 상호의존성을 규제한다고 제시하였다. 모든 조직은 집단적 상호의존성을 갖고 있으며 표준화에 의하여 조정이 가능하다고 주장한다.

(2) 기술의 분류

① 길게 연결된 기술(Long-Linked Technology) : 여러 가지 기술이 순차적으로 의존관계를 이루고 있는 것으로 조립라인에 의한 대량생산을 예로 들 수 있다. 부서 간 상호의존성은 연속적이다. 예 대량생산 라인

② 중개적 기술(Mediation Technology) : 의존관계에 있는 고객들을 연결하는 기술로서 역시 표준화를 추구한다(은행에 돈을 맡기는 사람과 빌리는 사람을 연결하는 기술). 부서 간의 상호의존성은 단순히 집합적이다. 예 은행, 전화 회사 등

③ 집약형 기술(Intensive Technology) : 어떤 사물이 변동을 일으키기 위해서 끌어 모은 다양한 기술복합체로서 부서 간의 교호적 상호의존관계를 갖는 기술형태이다. 예 종합병원, 회사등

기술	상호의존성	의사전달의 빈도	조정 형태
중개적 기술	집합적 상호의존성	낮음.	규칙, 표준화
연계형 기술	연속적 상호의존성	중간	정기적 회의 수직적 의사전달 계획
집약적 기술	교호적 상호의존성	높음.	부정기적 회의, 상호 조정, 수평적 의사전달, 예장표

3. 전략적 선택이론

(1) 조직구조는 재량을 지닌 관리자들의 전략적 선택에 의해 결정된다는 이론이다.

(2) J. Child는 구조적 상황이론에서 조직구조의 결정요인으로 간주하고 있는 환경, 기술, 규모 등은 지배집단의 전략적 선택을 제약하는 요인에 불과하며, 실질적으로 조직구조를 결정하는 요인은 지배집단들의 이해관계와 권력이라고 하였다.

(3) 동일한 상황의 조직이라도 관리자의 환경에 대한 가치관에 따라 상이한 선택을 할 수 있음을 중시한 이론이다.

4. 생태론

(1) 행정을 살아 있는 유기체로 간주하여 조직의 변화가 외부환경의 선택에 따라 좌우된다고 주장하는 극단적 환경 결정론적 관점

(2) 행정학에 미친 영향
① 환경변수를 고려하게 한 점
② 종합 학문적인 성격을 띠게 한 점
③ 행정현상에 대한 특수성을 연구

(3) 한계점
① 지나치게 환경변수를 강조하여 행정의 피동성, 종속적인 면을 강조
② 개발도상국은 스스로 발전할 능력이 없다고 무시함.

03 조직의 원리 15 보건복지부7급 / 16 보건복지부7급 / 17 대구

1 계층제의 원리 15 보건복지부7급 / 16 보건복지부7급·대구 / 17 보건복지부7급·경기

의의		계층제란 권한과 책임의 정도에 따라 직무를 등급화 시키고, 이에 따라 상하 간의 계층을 설정하여 지휘계통과 명령계통을 확립시킨 피라미드형의 직제를 말한다.
계층제의 실현 과정	리더십의 존재	조직 전체를 총괄하는 리더십이 존재해야 하는데, 이는 조직 하부로 확대되면서 발휘된다.
	권한의 위임	조직 목표의 효율적 달성을 위해 계층에 따라 권한이 위임되어야 하는데, 이를 통해 보고와 감독의 책임이 발생한다.
	직무의 결정	각 계층에 따라 구체적인 직무와 기능을 부여한다.
계층제의 특징	계층의 수	조직의 대규모화와 전문화, 그리고 업무의 다양성과 구성원의 수가 증가됨에 따라 조직의 계층도 증가한다.
	계층 수준	계층 수준이 높을수록 주요 정책에 대한 비정형적인 업무를, 낮을수록 정형적 업무나 구체적인 운영을 담당한다.
	계층제와 분업의 관계	계층제는 업무의 곤란도나 책임도의 차이에 기준을 두고 있는 수직적 분업의 일종이다.
	계층제와 통솔범위의 관계	통솔범위가 넓어지면 계층의 수는 적어지고, 통솔범위가 좁아지면 계층의 수는 많아진다(역관계).
	계층제와 계선·참모와의 연계	계층제는 계선조직을 중심으로 형성되나, 참모조직은 계층제 형태를 띠지 않는다.
	관료제의 전형이며, 명령일원화의 체계이다. 이 결과 인간성이 상실된다. 소외현상 이론(X이론)이 등장한다.	
	조직의 수직적 차원에서 적용되며, 개선 조직을 중심으로 형성된다.	
기능 16 전북 / 17 서울/ 19 서울	순기능	역기능
	• 상의하달식 의사전달의 통로 역할 → 신속한 정책 결정 • 조직 내의 분쟁을 해결하여 행정조직의 질서와 동일성 확보 → 조직의 안정성 유지 • 행정기관의 내부통제의 경로 • 업무의 배분과 권한의 위임 통로 • 행정책임의 한계 명확 • 승진을 통해 구성원의 사기 양양 → 승진의 통로 • 능률성 확보	• 조직의 경직성 초래 • 계층의 수가 많아지면 의사전달 왜곡 • 동태적인 인간관계의 형성 저해 • 기관장의 독재화 우려 → 민주성 확보 곤란 • 환경변화에 신축적으로 적용 곤란 • 구성원의 개성과 창의성 계발 및 활동 저해 • 할거주의 초래
역기능의 극복		계층제가 지나치게 심화되면 역기능이 초래되나, 계층 경사가 완만하고 통솔범위가 넓은 평면적 조직에서는 구성원의 사기 양양, 창의성 계발에 도움이 된다. 또한 계층제의 역기능을 극복하기 위해서는 행정조직의 동태화가 요청된다.

2 통솔범위의 원리 ^{15 경기 / 20 서울}

의의		통솔범위란 1인의 상관, 감독자가 효과적으로 직접 감독할 수 있는 부하의 수로써, 이 개념은 개인이 기울일 수 있는 주의력의 범위에는 심리적·생리적으로 한계가 있음에 근거를 두고 있다. → 관리한계의 원리, 관리책임의 원리
통솔범위에 관한 이론	영국의 홀데인 위원회	내각의 수는 10~12명이 적정하다고 주장하였다.
	Graicunas의 연구	$N = n(2n/2+n-1)$ 여기서 N은 부하와 상사의 관계를 가리키고, n은 부하의 수를 의미한다. 위 공식을 풀어 보면 부하의 수에 따라 부하와 상사의 관계도 증가하게 된다.
	Graicunas	통솔범위의 적정한 인원 수를 6명으로 파악하였는데, 그 이유는 책임자가 직접 밀접히 접촉할 수 있어야 감독이 잘 이루어질 수 있다고 생각한 데 있다.
	Davis	육체활동의 통솔범위는 10~30명, 정신활동의 통솔범위는 3~6(9)명이 적합하다고 주장하였다.
통솔범위의 결정요인 17 경남보건연구사·인천	시간적 요인	신설 조직보다는 기성 조직, 안정된 조직의 감독자가 좀 더 많은 부하직원을 통솔할 수 있다.
	공간적 요인	공간적으로 분산되어 있는 경우보다 동일 장소에 집중되어 있을 때 통솔범위가 확장된다.
	직무의 성질	단순하고 반복적 표준화된 동질적 업무를 다루는 경우에 통솔범위가 확장된다.
	감독자와 부하의 능력	감독자의 통솔능력이 뛰어나고 부하들이 유능하고 잘 훈련되어 있는 경우 통솔범위가 확장된다.
	의사전달 기술의 발달	교통·통신 기술 및 과학 기술 등 의사전달 기술이 발달하면 통솔범위가 확장된다.
통솔범위와 계층제 15 전남 / 16 대구·서울		• 동일 조직에서 상부로 올라갈수록 통솔범위가 축소되며, 하부로 내려갈수록 확대된다. • 계층의 수를 늘리면 통솔범위가 축소되고, 계층의 수를 줄이면 확대된다.
감독자의 신임도와 부하 집단의 특징		감독자가 부하에게 신임을 받고 있으면 통솔범위가 확대되고, 부하 집단의 사기·인간관계·창의성 등도 영향을 미친다.

3 전문화 · 분업의 원리 _{15 보건복지부7급 / 16 보건복지부 7급 · 대구}

의의	업무를 성질별, 기능별로 분할하여 계속적인 수행을 거쳐 조직의 능률성을 제고하고자 하는 원리를 말한다. 분업의 원리라고도 하며, J. D. Mooney는 기능의 원리라고도 하였다.	
분업의 유형	• **수직적 분업(계층별)** : 중앙 · 각 도 · 시 · 군 또는 서울특별시의 경우 시청 · 구청 · 동사무소 • **수평적 분업(기능 업무의 성질별)** : 각 부처 간의 분업 또는 국별, 과별 분업 • 상향적 분업 • 하향적 분업 • 일의 전문화 : 업무를 세분화하여 반복적 · 기계적 업무로 단순화시키는 것 • 사람의 전문화 : 사람이 교육과 훈련에 의하여 전문가가 되는 것	
	장점	단점
분업의 장 · 단점	• 업무 세분화를 통해 업무를 익히는 데 걸리는 시간을 단축시킨다. • 전문화에 의해 능률적 업무 수행이 가능해지고 시간과 경비가 절약된다. • 조직의 합리적 편성이 이루어지며 인간의 능력을 기계적으로 이용할 수 있다. • 특정 분야의 전문가 양성이 가능하다. • 조직의 목표를 달성하기 위한 능률적인 수단이다.	• 단순 업무의 반복으로 흥미를 상실할 우려가 있다. • 개인 간, 부서 간 할거주의가 야기되어 조정 · 통합을 저해할 수 있다. • 창조성이 결여되고 권태감 · 소외감을 느낄 수 있다. • 특정 분야에 대해서는 전문가이지만 시야가 좁고 전체적 통찰력을 지니기 어렵다. • 인간의 기계화를 초래할 우려가 있다. • 인간의 지식 · 기술 · 능력에는 한계가 있다.

4 명령통일의 원리 _{15 서울8급 · 보건복지부7급 / 16 전북 / 20 경기7급}

의의	한 사람의 상관으로부터 명령을 받고 보고하는 원리이며 의사전달의 능률화를 위한 원리로써, 하나의 조직에는 오직 한 명의 장이 있어야 함을 말한다. 계층제의 한 원리에 속한다.	
	장점	단점
장 · 단점	• 책임의 소재를 명확히 함으로써 부하에 대한 통제를 가능하게 한다. • 조직구성원에게 명령 및 보고 대상자를 명시하여 줌으로써 조직 지위의 안정성을 확보한다. • 의사 전달의 효용성을 확보한다. • 조직 책임자의 전체적 통합과 조정을 가능하게 한다. • 계선 조직에 전형적으로 적용된다.	• 횡적 조직 간의 조정을 어렵게 한다. • 기능적 전문가의 영향력이 감소된다. • 행정의 분권화와 권한 위임을 저해한다.

PART 05

5 **조정 · 통합의 원리** 15 보건복지부7급 / 16 보건복지부7급 · 대구 / 18 서울

의의	• 조직체의 공동의 목적을 달성하기 위하여 행동의 통일을 이룩하도록 집단의 노력을 질서 정연하게 결합하고 배열하는 과정을 조정(coordination)이라 한다. • J. D. Mooney는 조정의 원리는 현대조직의 최고 · 제1의 원리라고 주장하였다.	
	저해 요인	극복 방안
조정의 저해 요인 및 극복 방안	• 조직규모의 거대화로 권한 책임의 불명확 • 업무의 다양화 · 이질화 · 복잡화 행정의 전문화 필요성 증대 • 이익단체의 압력과 행정기관 간 배타적 · 협조적 할거주의 • 횡적 의사전달의 미흡 • 조직 목표나 이해관계의 차이	• 수평적 · 분권적 · 참여적 조직관리 중시 (MBO) • 민주적인 조직 관리(Y이론) • 타협, 동의, 설득, 유인 중시 • 원활한 의사 전달(하의상달) • 직무 중심, 직무 확대 강조(이론)

6 **기타 원리**

위임의 원리	업무에 대한 결정권을 타인에게 부여하는 것을 의미한다.			
목표의 원리	상부 조직이 갖는 장기적인 목표와 하부조직이 갖는 단기적인 목표의 명확성이 유지되어야 한다는 것을 의미한다.			
책임과 권한의 일치 원리	어떤 과업에 대한 권한과 책임이 일치해야 한다는 것을 의미한다.			
부처 편성의 원리	• 조직을 편성하는 원리로 사회의 변화에 따라 부처의 수는 일반적으로 확대, 분화되는 경향이 있다. • 부처 편성의 원리를 실제 적용할 경우 기준이 중복되고 애매하며, 기준 가운데 유일 최선의 기준은 없고 혼합되어 사용되고 있는 것이 현실이다. 현실적으로 부처 편성은 그 사회의 문화와 결정자의 주관이 개입된다. • 부처의 수는 통솔범위의 문제를 고려하여 산정하여야 한다. 또한 상부 구조는 법률, 하부 구조는 재량을 부여할 필요가 있으며 계층제를 완화하는 방향으로 나아가야 한다.			
기준별 부처 편성의 유형(Gulick)	구분	장점	단점	비고
	목적 · 기능별	• 사업 목적과 가능 파악 용이 • 권한 및 책임 한계 분명	• 전문화 곤란 • 기능의 중복 방지 곤란 • 국민의 대정부 접촉 곤란	대부분의 중앙기관
	과정 · 절차별	• 행정의 전문화 가능 • 최신 기술의 활용	전문가적 무능 현상	통계청, 감사원, 조달청, 예산처 등
	대상 · 고객별	• 해당 부처와 정부와의 접촉 및 교섭 용이 • 서비스 증진	• 부처 권한의 대립 • 압력단체에 의한 부당 영향	국가보훈처, 보건복지부, 고용노동부
	지역 · 장소별	• 지역 실정 반영 가능 • 지역주민들의 의사 반영	전국적인 통일행정 저해	지방자치단체, 외교통상부 하부기구

📑 **Fayol의 관리 원칙**

1. 분업화의 원칙: 업무의 분화
2. 권한과 책임의 원칙
3. 기강 확립의 원칙: 훈육
4. 지휘 일원화의 원칙: 동일한 목적을 지닌 업무 활동들에 대하여 한 명의 책임자와 하나의 계획만 있어야 한다.
5. 명령의 일원화의 원칙
6. 개인에 대한 공적 이행의 우선: 개발 이익의 전체 이익에의 종속 원칙
7. 적정 보상의 원칙: 조직 구성원에 대한 보상
8. 중앙 집중화의 원칙
9. 관리계층 연쇄의 원칙: 조직은 최고 권한을 지닌 계층으로부터 최하위직까지 감독의 계층으로 이루어져 있다.
10. 질서 유지의 원칙: 적재적소의 원칙
11. 공공성의 원칙
12. 고용의 안정성의 원칙
13. 자발성의 원칙
14. 종업원 단결의 원칙: 팀워크와 인간관계를 강조

04　조직의 유형　20 경기 / 21 광주·전남·전북

1 조직의 수혜자를 기준으로 한 분류

1. 블라우와 스코트(P. M. Blau & W. G. Scott)의 분류

유형	정의	사례
호혜적 조직	조직구성원 모두의 상호 이익이 가장 중요한 목표인 조직	정당, 노동조합, 이익단체, 사교클럽 등
사업 조직	소유주가 조직의 수혜자로서 역할을 하는 조직	일반 민간기업체, 공장 등
서비스 조직 (봉사 조직)	조직과 정기적·직접적 관계를 갖는 고객이 조직의 수혜자로서 기능을 하는 조직	병원, 학교, 법률상담소, 사회사업기관 등
공익 조직 (공중복리조직)	공익을 추구하는 조직으로, 일반 국민과 불특정 다수인이 수혜자가 되는 조직	행정기관, 군대, 소방서, 경찰서 등

2. 주된 수혜자 조직의 특징

유형	주된 수혜자	예
호혜적 조직	조직의 구성원	• 클럽, 노동조합, 정당 이익단체 • 문제점 : 구성원들의 무관심, 구성원에 대한 통제의 어려움이 존재한다.
사업 조직	소유주	• 이윤을 추구하는 사기업체, 은행, 보험 회사 • 특징 : 조직의 성장과 발전, 능률성을 중시한다.
서비스 조직	고객 집단	• 병원, 학교, 사회사업 기관, 법률 상담소 • 특징 : 조직의 전문성이 중요하게 취급된다.
공익 조직	일반 국민	• 행정 기관, 군대, 경찰서, 소방서 • 특징 : 민주적 통제가 중요한 문제로 대두된다.

2 조직의 사회적 기능을 기준으로 한 분류

1. 파슨스(T. Parsons)의 분류

사회시스템으로써 '적응, 목표달성, 통합, 형상 유지'의 4가지 기능을 기준으로 한 분류

구분	정의	사례
경제 조직 (적응 기능)	사회나 구성원이 소비하는 상품을 생산하는 조직	기업, 경제조직
정치 조직 (목표달성 기능)	사회가치를 창출하고 권력을 창출하여 배분하는 역할을 수행하는 조직	정당, 정부, 정치조직
통합 조직 (통합 기능)	사회구성원의 갈등을 해소하는 역할을 수행하는 조직	사회복지조직, 경찰, 사법기관
현상유지 조직 (현상유지 기능)	교육이나 문화 활동을 통해 사회의 틀이 오랫동안 유지 되도록 하는 조직	학교, 종교집단, 정부기관

2. 카츠와 칸(D. Katz & Kahn)

Parsons의 조직의 기능을 기준으로 한 분류 17 울산

구분	기능	사례
적응 조직	적용 기능	연구소, 대학
경제적·산업적 조직	목표달성 기능	회사, 공기업
정치·관리적 조직	통합 기능	정당, 정부 기관, 노조, 압력단체
현상유지 조직	현상유지 기능	학교, 교회, 가정

3. 파슨스와 카츠, 칸 분류 비교

구분	Parsons	Katz & Kahn
적용 가능	경제 조직(회사, 공기업)	적용 조직(연구소, 대학, 조사 기관)
목표달성 가능	정치 조직(행정 기관, 정당)	경제적·생산직 조직(산업 조직)
통합 가능	통합조직(경찰, 사법 기관, 정신병원)	정치적·관리적 조직(행정 기관, 정당, 노동조합, 압력조직)
현상유지 기능	현상유지 조직(학교, 교육단체)	현상유지 조직(학교, 종교 단체)

3 조직 권위(상하 간)의 복종관계를 기준으로 한 분류

1. 에치오니(A. Eizioni)의 분류 14 인천 / 19 경남·부산 / 21 경남보건연구사

구분	정의	사례
강제적 조직	조직구성원들에게 강제로 조직의 명령에 따르도록 하는 조직으로(질서 목표), 구성원은 조직에 대해 소외감을 느낀다.	군대, 교도소, 경찰, 감금 정신병원
공리적 조직	승진, 보수 등이 조직구성원으로 하여금 명령에 순응하게 하는 조직으로(경제적 목표), 대다수 구성원은 타산적으로 행동하게 된다	기업, 경제단체, 이익단체, 평상시의 군대
규범적 조직	이념이나 규범이 조직에 따르도록 하는 조직으로(문화적 목표), 구성원은 조직에 대하여 헌신적이고 사명감을 지니고 도덕적으로 행동한다.	종교단체, 정당, 정치단체, 가족, 대학

2. 권위유형에 따른 조직의 특징

구분	권위의 유형	특징	종류
강제적 조직	강제적 권위	조직구성원이 고도의 소외감을 느끼는 조직, 질서 목표	경찰서, 감금 정신병원
공리적 조직	보수적 권위	개인의 타산적 이해관계에 따라 관여하는 조직, 경제 목표	회사
규범적 조직	규범적 권위	개인이 권위나 권력에 대하여 높은 일체감을 갖는 조직, 문화 목표	학교, 교회, 종교단체

4 조직구성원의 참여 정도를 기준으로 한 분류

1. 리커트(R. Likert)의 분류

Likert는 관리체제 유형을 착취적 권위형(제1체제), 온정적 권위형(제2체제), 협의적 민주형(제3제제),
참여적 민주형(제4체제)으로 분류하고, 생산성이 높을수록 제4체제와 가까운 관리 체제를 갖는다고
언급하였다.

제1체제 착취적 · 권위적 조직	관리자들이 주로 공포와 위협적인 방법들을 사용하며, 일방적인 상의하달식의 명령이 흔히 일어난다. 또한 상하 간의 관계가 매우 소원할 뿐만 아니라 모든 결정들이 조직의 최상층부에서 이루어지는 관리방식을 의미한다. → 부하 배제
제2체제 온정적 · 권위적 조직	주로 경제적 보상체계에 의한 관리가 행하여지고 부하들의 상사에 대한 태도가 복종적이다. 의사소통에 있어서도 밑으로부터의 의견 개진은 대체로 상사들이 듣기를 원하는 정보로 국한되어 있으며, 중요한 결정들은 상층부에서 이루어지고 일부가 중간관리층에 위임되기도 한다. → 부하제한적 허용
제3체제 협의적 · 민주적 조직	자문형 또는 협의형이라고도 하며, 경제적 보상과 아울러 조직몰입 방식을 통하여 동기 부여를 진작시킨다. 의사소통은 상하 양방향으로 이루어지지만 하위 계층의 의견은 자문성의 성격으로 그치는 경우가 많다. → 부하 허용
제4체제 참여적 · 민주적 조직	집단참여형의 관리방식을 말하며, 완전한 자율과 자유로운 참여, 대화와 신뢰를 바탕으로 한 의견 교환과 접촉 및 협동과 공정성을 보장하는 이상형의 관리체제라 할 수 있다. → 부하 광범위 적용

2. 관리체제 유형

구분	권위형 체제		참여형 체제	
분류	제1체제(착취형)	제2체제(온정적 권위형)	제3제제(협의형)	제4체제(참여집단형)
특징	관리자가 일방적 의사결정	상급자의 동의에 의한 부분적 권한 위임	주요정책 외에는 하급자가 결정	모든 결정과정에 하급자의 광범위한 참여

5 조직의 규모와 기술 정도를 기준으로 한 분류

1. 우드워드(J. Woodward)여사의 분류

구분	정의	사례
소량생산 체제	동일 제품을 비교적 짧은 공정을 거쳐 소량으로 생산하는 체제	주문 생산 및 견본품 생산업체 등
대량생산 체제	동일 제품을 어셈블리 라인으로 대량 생산하는 산업체	자동차 공장 및 가전 제품사
연속생산 체제 (과정적 생산 체제)	일정한 과정을 거치면서 성질이 다른 제품을 연속적으로 생산하는 체제	정유 공장, 화학처리 공장 등

6 조직의 규모와 복잡성의 정도를 기준으로 한 분류 15 서울 / 17 대전

1. H. Mintzberg의 분류

단순구조 조직	상대적으로 구조가 간단하고 소규모 조직이지만 조직 환경이 매우 동태적이며 조직기술은 정교하지 않은 유동성이 강한 조직(최고관리자에게 권한 및 통제수단이 집중) 예 자동차 딜러 •엄격한 통제가 요구되는 신생 조직, 독재 조직, 위기에 처한 조직 등 •전략 정점(최고 관리층)과 운영 핵심(작업 계층)의 2계층으로 구성된 조직
기계적 관료제 조직	일반적으로 조직규모가 크고 조직 환경이 안정되어 있으며 표준화된 절차에 의해 업무가 수행되는 조직(권한 및 통제 수단의 조직적 분화와 작업의 표준화) •은행, 우체국, 대량 제조업체, 항공회사 등 •전략 정점에서 중요한 결정으로 하고, 일상적인 업무는 중간관리자의 감독 하에 운영 핵심(작업 계층)에서 공식적 규정과 규칙에 따라 수행되는 조직
전문적 관료제 조직	전문적·기술적 훈련을 받은 조직구성원에 의해 표준화된 업무가 수행되고, 전문가 중심의 분권화된 조직으로써, 조직 환경이 상대적으로 안정되고 외부통제가 없는 조직(권한 및 통제수단의 수평적 분화와 기술의 표준화) •대학, 종합병원, 사회복지기관 컨설팅 회사 등 •운영 핵심(작업 계층과 작업 중추)이 큰 비중을 차지하고 있으며, 전략 정점과 운영핵심 사이에 계층의 수가 비교적 적다.
대형지부 조직	대규모 조직 내 중·소규모의 독자적 구조를 가진 분립된 구조로써, 다수의 지부를 가지고 있는 거대 조직(권한 및 통제 수단이 하부 단위로 준자율적이며, 산출의 표준화) •대기업의 자회사, 대학분교, 지역병원을 가진 병원 조직 •조직의 관리층이 핵심적 역할
임시특별 조직	고정된 계층구조를 가지지 않고 공식화된 규칙이나 표준화된 운영절차가 없는 조직으로, 조직 구조가 매우 유동적이고 환경도 격동적인 연구개발 조직과 같은 성향의 조직(권한 및 통제수단의 수평적 분화와 상호 조절) •첨단기술 연구소, 우주 센터, 광고 회사 •지원 참모의 위치가 중요하다.

2. 조직의 규모에 따른 특징

구분	규모	핵심부문	특징	조정수단	예
단순 구조	소규모	최고관리자 (전략정점)	조직 기술은 정교하지 않다.	직접 감독	엄격한 통제의 신설조직, 독재 조직, 위기에 처한 조직
기계적 관료제	대규모	기술 구조	안정적, 표준화된 절차	작업과정의 표준화	은행, 우체국, 대량 생산제조 업체
전문적 관료	가변적	운영 핵심	•전문적·기술적 조직 •구성원에 의한 표준화된 업무, 분권화된 조직, 안정적 외부통제가 없는 조직	작업기술의 표준화	대학, 종합병원, 컨설팅 회사
대형 지부	대규모	중간관리층	독자적 구조, 분립된 조직, 중간관리층의 핵심적 역할	산출물의 표준화	대기업의 자회사, 대학 분교
임시 특별	상호조절	지원 참모	유동적, 비표준화, 동태적	상호조정	첨단기술 연구소, 우주센터, 광고 회사

7 학습조직

1. Senge의 학습조직

전제적 이론	Senge의 학습조직은 개방체제 모형과 자기실현적 인간관을 전제적 이론으로 삼았다.
조건	• 조직구성원들이 진정으로 원하는 결과를 창출할 능력을 지속적으로 신장할 것 • 새롭고 개방적인 사고방식이 육성될 것 • 공동의 갈망이 자유롭게 분출될 것 • 조직구성원들이 함께 배우는 방법을 계속적으로 배울 것 등
Senge의 학습조직을 탄생시키는 5가지 수련	• 자기완성 : 목표를 달성시키는 데 필요한 요건이며 방법이고 기술이다. • 사고의 틀 : 타인의 생각과 관점, 그것이 자신의 선택과 행동에 영향을 미치는지에 관한 끊임없는 성찰 • 공동의 비전 : 구성원 간의 공감대 • 집단적 학습 : 구성원 간의 진정한 대화 • 시스템 중심의 사고체계를 구성하는 여러 요인들을 통합·융합시킬 수 있는 능력들을 말한다.

2. 기존 조직과 학습 조직 비교

구분	기존 조직	학습조직
계층 단계	많음.	적음.
구조	분업의 원리, 수직적 구조	수평적 구조
기능성	단순 기능	다기능
외부와의 경계	고정적	유동적
공동체 의식	통제에 의한 공동체 의식	목표의 공유에 의한 공동체 의식
조직원들 간의 관계	관료적	대등
권한의 소재	리더에게 집중	조직원들 간 분산
책임의 소재	책임의 전가	스스로 책임
정보의 공유 여부	정보의 독점	정보의 공유
주요 의사소통	공식적 의사소통	비공식적 의사소통
변화의 대응력	지연, 정직	신속, 유연

05 조직과 조직원 관리(조직의 인간 관리)

1 개인의 조직에 대한 적응 모형

1. 프레서스(R. Presthus)의 성격 유형

상승형	• 조직에 대하여 적극적으로 참여하는 유형으로, 주로 조직의 상층부에서 형성된다. • 승진 욕구가 강하며, 조직의 권위를 존중하는 권력지향형이다. • 조직의 정책이나 방침에 대한 일체감이 강하다. 적극 수용한다. • 대부분 조직의 상위직을 차지하는 조직인들의 성격 유형이다.
무관심형	• 조직에 대하여 소외감을 느끼고 열등감을 가진 유형으로, 하층부에서 형성된다. → 자포 자기형 • 타인이나 조직에 끌려가며, 권력에 대한 야망이 거의 없고 조직에의 일체감을 느끼지 못한다. • 직무 외의 생활에서 보람을 찾고자 한다. 외부 흥미형과 유사하다.
애매형	• 비판 능력과 전문 지식을 소유하고 있지만 조직에 대해 적극적인 참여도 못하고, 참여 거절도 못하는 형이다. • 이상주의적 성격으로 성공을 원하지만 대가를 치르지 않으려고 하고 대인관계가 원만하지 못하다. 내성적이고 독립심이 강하고 규제나 통제를 싫어한다. • 전문가라는 자아의식으로 참모조직이나 연구소에서 발견된다. 조직이 제시한 지시·감독·권위에 저항한다.

2. C. Cotton의 권력균형화 이론

독립인	조직에 대한 자기 의존을 최소화시키는 형태로써 R. Presthus의 애매형과 같다.
외부흥미형	하위자가 자신의 흥미를 외부에서 찾는 형태로써 R. Presthus의 무관심형과 같다.
조직인	열심히 일해 자신의 가치를 높이는 유형으로써 R. Presthus의 상승형과 같다.
동료형	하위자와 상위자의 관계가 지배·복종이 아닌 동료적인 입장으로, 권력의 분포가 가장 이상적인 형태이다.

3. 다운스(A. Downs)의 성격 유형 [16 울산]

출세형 (동격형, Climbers)	권력, 위신, 수입을 아주 높게 평가하고, 이를 획득하기 위해 적극적으로 노력한다.
현상 옹호형 (보존형, Conseves)	권력, 위신, 수입을 추구하기보다는 주로 편의와 신분의 유지에 관심을 가지며, 현상 유지에 노력한다.
열성형 (집착형, Zealots)	비교적 범위가 한정된 정책이나 조직에 충성을 바치며, 추진하는 사업 정책에 영향을 미치기 위해 권력을 추구한다.
창도형 (Advocators)	열성형에 비해 보다 광범위한 정책이나 조직에 충성을 바치며, 추진하는 사업·정책에 영향을 미치기 위해 권력을 추구한다.
경세가형 (Statesman)	사회 전체를 위해 충성을 바치며, 공공복지에 관심을 가지고, 국가정책에 영향을 미치는 데 필요한 권력을 추구한다.

4. 맥클랜드(McClelland)의 성격 유형

욕구와 학습의 개념을 결합한 이론으로 사람들은 세 가지 기본적인 동인 또는 욕구를 지니고 있다고 하였다.

도전적 성취 지향	이들은 경쟁에서 이기고 싶어 하며 남보다 잘하고자 한다. 이들은 업무에서 스스로 설정한 표준을 가지고 있으며 열성적으로 매진한다. 현재 수행하고 있는 업무에 관해 피드백하기를 좋아하는 반면에, 경력과 삶에 관해 관심을 기울여 다른 사람보다 장기적인 목적을 설정한다. 하지만 이들은 일상적인 문제에 관해서는 집중을 하지 않는다.
권력욕구	다른 사람들에 대해 영향을 미치기를 원하며 타인을 지도하고자 하는 사람을 말한다. 권력지향적인 사람들은 타인을 통해 업무가 추진되기를 바라는 반면, 성취지향적인 사람들은 사적으로 일이 진행되는 것을 좋아한다. • 부정적인 유형: 개인이 타인을 지배하고 통제하려는 난폭자로서 행세하려는 경향을 지닌 유형 • 긍정적인 유형: 설득과 모범적인 행위를 통해 다른 사람들에게 영향력을 행사하려는 유형
친교욕구	다른 사람들과 연관을 맺으며 감정적인 관계를 설정하고 유지하려는 욕구로 경쟁적인 상황보다는 협조적인 상황을 선호하는 형이다.

2 동기부여 이론(조직의 인간관계 전략) : 내용이론 16 전남

동기부여		H. Koonz는 '조직이 개인으로 하여금 소망스러운 상태로 인도하는 것'을 동기부여라고 하였음.
차원	내용적 차원 17 경남 / 20 서울	내용적 차원의 이론은 인간의 선험적인 욕구를 인정하고 이의 자극을 통한 동기부여를 유발함을 말한다.
	과정적 차원 12 서울 / 13 인천 / 15 경북 / 21 경기	• 욕구 충족과 동기 유발 사이에는 인간만이 가지고 있는 어떤 주관적인 평가과정이 개재한다. • 기대이론은 사람에 따라 반응이 다르게 되므로 동기를 부여하는 최선의 방법이 있는 것은 아니라고 본다.

1. 매슬로우(A. H. Maslow)의 인간욕구 5단계

Maslow는 인간의 욕구는 성장요인과 충족요인의 지속적 작용을 통하여 저차원의 욕구에서 고차원의 욕구로 단계적인 상승을 한다는 전제 하에 5단계의 욕구론을 제시하였다. 15 서울 / 16 전북·서울 / 17 경기

구분	의미	관리전략
생리적 욕구	인간의 가장 기본적인 욕구로써 목마름, 배고픔, 수면 등이 이에 해당한다.	보수체계의 적정화, 휴양·휴가제도, Flex Time 제도
안전의 욕구	생명에 대한 위기, 즉 사고, 전쟁, 질병, 경제적 불안 등으로부터의 해방의 욕구를 말한다.	고용·신분의 안전성, 연금제도, 작업환경의 안정성

사회적 욕구	애정의 욕구, 진화의 욕구로 불리며, 여러 사람들로부터 사랑을 얻고자 하는 욕구를 말한다.	의사전달의 활성화, 갈등 제거, 비공식 조직의 인정, 인간화 등
존경의 욕구	다른 사람들로부터 존경을 받고 싶어 하는 욕구로써 명예욕, 권력욕, 지위욕 등이 이에 해당한다.	제안제도, 참여 촉진, 교육훈련과 평가, 승진, 전직·전보 등
자아실현의 욕구 15 서울	자신의 가능성, 잠재력을 발휘하여 자신의 이상과 목적을 성취하고자 하는 욕구를 말한다.	조직에 대한 사회적 평가의 제고, 직무 충실·확대, 사명감 고취 등

2. 엘더퍼(C.P. Alderter)의 E.R.G 이론 _{15 인천·경기7급 / 17 대구}

개념	욕구충족을 위한 행동이 얼마나 추상적인가를 기준으로 존재(Existence), 관계(Relatedness), 성장(Growth)의 3단계로 분류한다.				
E.R.G이론과 욕구계층이론과의 관계	욕구를 계층화하고, 순차적으로 욕구의 발로가 이루어진다는 점에서는 공통점이지만 이론은 매슬로의 욕구계층이론이 가지고 있는 한계점을 보완한다.				
Maslow와의 차이점	• 인간의 욕구란 항상 저차원의 욕구에서만 출발하는 것이 아니라고 보았다. • 인간의 욕구는 보통 만족하면 진행하지만 좌절하면 퇴행한다고 파악하였다. • 동시에 몇 가지의 욕구가 함께 작용할 수 있다고 보고 있다. • 자기존경 욕구를 성장의 욕구에 포함시켰다.				
Maslow와의 공통점	하위수준의 욕구가 충족되면 상위수준의 욕구가 동기유발의 힘을 얻게 된다.				
Alderfer는 Maslow의 인간욕구 5단계 수정하여	E.R.G 이론	존재(Existence) 욕구		관계(Relatedness) 욕구	성장(Growth) 욕구
3가지로 제시 15 보건복지부7급	욕구계층 이론	생리적 욕구	안전의 욕구	사회적 욕구 / 존경의 욕구	자아실현의 욕구

3. 맥그리거(D. McGregor)의 X-Y이론

McGregor는 「기업의 인간적 측면(1960)」에서 인간에 대한 가정을 전통적 인간관인 X이론과 현대적 인간관인 이론으로 제시하고 있다. _{16 부산·경남·전북·울산·서울 / 18 서울 / 22 서울·지방직}

구분	X이론	Y이론
	전통적 관리체제의 정당화	새로운 관리체제 뒷받침
인간관	• 성악설 • 철이 안 든 아동형 • 당근과 채찍 이론 • 경제적 합리성을 강조 • 권위적 리더십 • 공식적 조직에서 중시 • 고도의 계층제	• 성선설 • 성인형 • 자아 실현 인간관 • 자기 통제·자기 책임·MBO • 민주적 리더십 • 비공식적 조직의 활용 • 인간적 보상을 강조

관리전략	• 폐쇄적 · 정태적 · 기계적 구조 • 집권 · 권위주의적 리더십 • 강제 · 명령 · 위협 · 벌칙 • 상부 책임제도의 강화 • 경제적 보상체계의 강화	• 개방적 · 동태적 · 유기적 구조 • 분권 · 권한의 위임 • MBO, 의사결정의 민주화 • 자기평가 제도 • 인간적 · 자발적 처리 • 비공식 조직의 활용

4. Z이론 모형 ^{17 울산}

Z이론		고전적인 인간은 인간의 욕구체계를 이분법적으로 양극화시키고 그 중 어느하나가 반드시 훌륭하다는 가정에 입각하고 있다. 그러나 현대 행정의 내 외적 환경의 복잡화와 인간행동의 변이성이 고조되면서 기존의 이론을 가지고 관리할 수 없는 문제들이 발생하였다. 따라서 맥그리거의 X, Y이론의 한계성이 지적되면서 현대인의 복잡한 심리상태를 묘사하기 위한 제3의 모형이 제시되는데, 이를 'Z이론'이라 한다.
런드스테드 (S. Lundstedt)의 Z이론	자유방임형 조직 비조직형 조직	• 상황적 인간으로서 대학이나 연구실에서 나타나는 유형 • 타인의 간섭을 싫어하고 자유로운 상태를 추구하는 인간으로 자유방임주의형 리더십이 지배한다 (X이론은 독재형 권위형, Y이론은 민주형 리더십을 도출)
오우치(Ouchi)의 Z이론	경영 가족주의	미국 경영방식(A형) + 일본 경영방식(J형), 즉 일본식 경영방식을 도입한 미국기업이 가장 바람직한 것으로 보고, 이를 Z이론이라고 명칭한다.
	특징	• 평생 고용제 • 장기간에 걸친 평가와 승진 • 내부통제 방식(자율적) • 비전문적 경력 통로 집단적 의사결정과 책임을 통한 만족감의 추구 • 전체에 대한 관심
	장점	• 강한 집단의식으로 팀워크 개발 • 협조적 노사관계에 의한 높은 생산성 • 조직의 목표와 개인 목표의 일치가능성 상승
	단점	• 종신고용제에 의한 인력 비용의 과도 지출 • 기업의 안정기 및 성장기에만 적용 가능 • 자주성, 자율성, 창조성의 결여 • 하위직의 승진 기회 폐쇄 • 강한 집단성으로 책임 의식의 결여 • 계선보다 참모를 등한시하여 전문화에 역행
롤리스(D. Lawless)의 이론	복잡한 인간, 상황 적응적 관리	• 사람은 환경변화에 따라 변동하므로 융통성있는 관리전략을 펴야 한다고 주장 • 고정적이고 획일적인 관리전략을 부인하면서 조직이 놓여있는 구체적 상황에 잘 적응하는 리더십을 중요시 여긴다.

| 라모스(Ramos)의 Z이론 | 팔호인 | • X이론의 인간을 작전인, Y이론의 인간을 반응인, 제3의 인간형을 팔호인이라고 하며, 팔호인은 지혜와 슬기를 가진 사람으로 객관적으로 검토할 수 있는 능력의 소지자라고 하는 이론이다.
• 팔호인은 이지적 인간으로 자기의 내부세계 및 환경을 떠나서 자아를 객관적으로 검토할 수 있는 능력의 소지자이다.
• 팔호인은 자기존중과 자율성을 기초로 한 이상지향형이며, 성공을 위하여 무리한 노력을 하지 않고, 정서적으로 안정되고 객관적·쇄신적 성향을 지닌 인간형이다.
• 팔호인은 물질적 동기에 의하여 자극할 수 없으며, 오히려 사회적 참여의 기회 증대, 직장을 통한 인생의 의의 발견, 개성표현의 확대 등을 통하여 자극시킨다. |

5. 허츠버그(F. Herzberg)의 2요인 이론 : 욕구충족이론

15 서울·경기9급·서울 / 17 경북보건연구사·경북·경기 / 19 서울 / 20 경기7급

개념	• 조직 구성원에게 불만을 주는 요인(위생요인)과 만족을 주는 요인(동기요인)은 상호 독립되어 있음을 제시(동기-위생이론) • 만족의 반대는 불만족이 아닌 만족이 없는 상태이며, 불만족의 반대는 만족이 아닌 불만족이 없는 상태
이원적 욕구이론 (허츠버그)	Herzberg는 피츠버그의 심리학 연구소의 동료들과 함께 그 지방의 11개 산업체에서 선정한 약 200여 명의 기술자들과 회계사를 대상으로 직무를 수행할 때 언제가 가장 만족스럽고 즐거웠으며, 어떠한 것이 불유쾌하며 불만족하였는지를 조사하였다. 이에 근거하여 Herzberg는 인간은 이원적 욕구를 가지고 있으며, 욕구는 불만과 만족의 감정에 대하여 별개의 차원에서 작용함으로써 불만족 요인과 만족 요인은 서로 다르다는 이원적 욕구이론을 제시하였다.
욕구의 이원적 구조	인간의 기본적 욕구는 불유쾌한 것을 피하려는 욕구(위생욕구)와 개인적 성장을 추구하는 욕구(동기욕구)가 두 개의 평행선과 같이 이원화
동기요인 (민족 요인 Y이론)	직무 자체와 관련된 심리적 욕구로써 성취감, 안정감, 승진, 직무 자체에 대한 만족감, 보람 있는 일, 능력 신장 등 정신적 측면을 언급하는 아브라함 본성과 관련된다. 아울러 Herzberg는 조직의 생산 제고와 직결되는 것은 위생 요인이 아니라 만족 요인의 충족이라고 언급하고 이에 근거한 동기 부여를 역설하였다. → 충족 시 생산성 향상
위생 요인 (불만족 요인, X이론) 17 보건복지부7급	작업자의 환경범주와 관련된 것으로써 정책과 관리, 감독 기술, 근무 조건, 개인상호 간의 관계, 임금, 인간관계, 안전 문제 등을 들고 있으며, 인간의 본능적 측면과 관련된 아담의 본성을 말한다. → 미충족 시 불만

	구분	위생요인(불만요인)	동기요인(만족요인)
동기요인과 위생요인의 구별	성격	직무외적 또는 근무 환경적 요인	직무자체와 관련되어 있고 개인에게 성취감을 줄 수 있는 요인
	예시	• 조직의 정책과 관리 • 감독 • 보수 • 대인관계 • 작업조건	• 직무상의 성취(승진 등) • 직무에 대한 타인으로부터의 인정 • 보람있는 직무 • 직무상의 책임 • 성장 및 발전(자아개발)
	매슬로의 욕구	생리적, 안전, 사회적 욕구	존중 자아실현 욕구
두 요인 충족의 상이한 효과		위생요인의 충족(또는 불만요인의 제거)은 불만을 줄여 주는 소극적 효과이며 직무행 태에는 단기적 영향에 불과하지만, 동기요인(만족요인)의 증대는 자기실현 욕구에 자 극을 주고 직무수행의 동기를 유발한다.	
한계		• 개인차에 대한 고려가 없음(위생요인이나 동기요인이 개인에게 미치는 영향은 개인 의 연령이나 직위에 따라 상이). • 전문직에 종사하는 사람을 연구대상으로 하였으므로 일반화가 곤란함. • 연구자료가 중요사건기록법을 근거로 수집되어 동기요인이 과대평가함. • 직무요소와 동기 및 성과 간 관계가 충분히 분석되지 않고 개인의 만족도와 동기수 준의 관계에 대해서도 제대로 설명 못함.	

6. 샤인(Schein)의 인간본질의 4가지 관점

합리적 · 경제적 인간	• 인간은 자기에게 최대의 경제적 이익이 있는 경우에만 움직인다. 이는 고전적 조직이론(과 학적 관리론)에서의 기본적인 인간관이다. • 조직의 운영을 위해서는 조직의 합리적 설계, 통제 체제의 확립, 경제적 위상 체제의 확립 이 필요하다. 즉, 권위적 · 강압적 감독과 통제가 필요하다.
사회인간	• 인간의 사회심리적 욕구 충족을 중시하는 인간관으로, 동기 유발은 경제적 유인보다는 사 회적 유인에 의해 발생된다. 이는 인간관계론에서 강조하고 있다. • 조직구성원의 사회 · 심리적 욕구 충족, 자생집단의 인정과 수용이 중요한 관리전략이다.
자기실현인간	• 인간은 자아를 실현하려는 존재이다. 따라서 인간은 직무의 만족을 통하여 내재적 동기부 여를 한다. • 관리자는 촉진자, 촉매자로서의 역할을 수행해야 하며, 외적인 정보 제공과 참여적 관리, 자기 통제와 자기 개발을 통한 관리 전략을 수립하는 것이 효과적이다.
복잡한 인간	• 조직의 상황에 따라 구성원의 성향이 달라지고 욕구에는 개인차가 있다. • 상황적응이론의 인간관이라 할 수 있으며 현대사회에서 가장 적합한 인간관이라 할 수 있다. • 복잡인관에 근거한 관리자는 진단가로서 인간의 변이성과 개인차를 파악하여 유연성과 신 축성 있는 관리전략을 수립해야 한다. 즉, 상황적응적 관리, 신축성 있는 대인관계 기술, 진 단가의 역할을 수행하기 위하여 직원들의 다양한 능력과 욕구를 감지할 수 있는 감수성과 진단 능력이 있어야 한다.

7. 아지리스(C, Argyris)의 성숙 - 미성숙 이론

개념	인간이 미성숙에서 성숙의 단계로 발전하며, 공식조직에 초점을 맞춘 고전적 관리전략은 인간을 미성숙 상태로 조장한다고 비판	
성숙-미성숙인	**미성숙인**	**성숙인**
	• 수동적 활동 • 의존적 상태 • 단순한 행위 • 변덕스럽고 얕은 관심 • 단기적 전망 • 종속적 지위에 만족 • 자기의식의 결여	• 능동적 활동 • 독립적 상태 • 다양한 행위 • 깊고 강한 관심 • 장기적 전망 • 대등 내지 우월한 지위에 만족 • 자기 의식 및 자기 규제 가능
관리전략의 특징	• Argyris는 인간의 퍼스낼리티는 미성숙 상태로부터 성숙 상태로 변하며, 조직관리자는 조직구성원을 성숙한 인간으로 관리하여야 한다고 주장하였다. • 인간의 퍼스낼리티가 미성숙 상태에서 정체되는 것을 방지하기 위한 방안으로서 '직무 확대, 참여적 리더십, 현실 중심적 리더십'을 강조하고 있다.	

8. 맥클리랜드 McClelland의 3욕구 이론(성취동기 이론) 13 지방 / 19 경남·인천

개념	• 모든 사람이 비슷한 욕구와 계층을 가지고 있다는 매슬로 욕구계층이론을 비판 • 개인의 동기는 사회문화와 상호작용하는 과정에서 취득되고 학습되는 것으로 개인마다 욕구의 계층에 차이가 있음.
특징	학습된 욕구들을 성취욕구, 권력욕구, 친료욕구로 분류하고 조직 내 성취욕구의 중요성에 중점을 둔 성취동기이론을 제시하였다.
3욕구	작업환경과 관련된 3가지 주요한 동기와 욕구들이 있다고 주장한다. • 권력 욕구: 타인을 행동하도록 만들려는 욕구 • 친화 욕구: 친근하고 가까운 인간관계에 대한 욕구 • 성취 욕구: 남보다 뛰어나고 표준에 맞게 무언가 이루어내고, 성공을 추구하려는 욕구

🔖 욕구이론의 상호관계

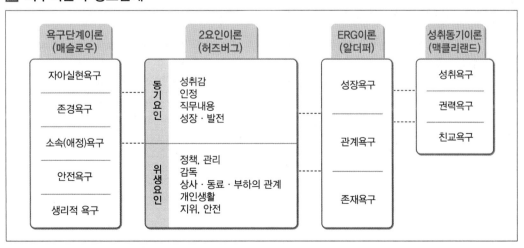

3 동기부여이론(과정적 차원) 12 서울 / 13 인천 / 15 경북 / 17 경남 / 21 경기

개념	• 욕구 충족과 동기 유발 사이에는 인간만이 가지고 있는 어떤 주관적인 평가 과정이 개재한다. • 기대이론은 사람에 따라 반응이 다르게 되므로 동기를 부여하는 최선의 방법이 있는 것은 아니라고 본다.

1. 브룸(Vroom)의 기대 이론(VIE 이론) 16 보건복지부7급 · 서울 / 17 서울 · 인천 / 20 전북 / 21 서울

개념	• 직무를 수행하는 과정 시 나타나는 기대감과 보상의 정도에 의해 동기 부여가 결정된다고 파악하는 이론 • 기대 이론, 형평 이론, 순치 이론 등이 대표된다 • 기대이론은 K. Lewin과 E. Tolman에 의하여 제시되었고, V. H. Vroom에 의해 발견되었다.
VIE 기대 이론	• 동기의 강도는 자신의 노력이 성과(1차적 노력)로 이어진다는 기대와 성과가 보상(2차적 결과)을 가져올 것이라는 믿음, 예상되는 보상에 대한 자신의 선호도(유의성)에 달려있다고 주장 • 사람이 행위를 선택하는 데 영향을 미치는 요인(주요변수)로 유의성, 수단성, 기대감을 제시
유의성 (Valence)	행위의 결과로 얻게 되는 보상에 부여하는 가치
	긍정적 유의성 / 개인이 원하는 결과에 대한 강도로써 보상, 승진, 인정 등을 의미
	부정적 유의성 / 과업과정에서의 압력과 벌 등을 의미
수단성 (Instrumentality)	• 개인이 지각하는 1차적 결과와 2차적 결과와의 상관관계 • 성과가 보상을 가져올 것이라는 믿음
기대감 (Expectancy)	개인행동이 자기 자신에게 가져올 결과에 대한 기대감
M = f(V, 1, E)	M은 일을 하고자 하는 심리적 힘, 즉 동기의 강도를 의미 • 사람이 조직 내에서 어떠한 행위 또는 일을 수행할 것인가의 여부를 결정하는 데는 그 일이 가져다 줄 가치와 그 일을 함으로써 기대하는 가치가 달성될 가능성, 그리고 자신의 일처리 능력에 대한 평가가 복합적으로 작용하게 된다. • 외적보상보다 내적보상을 더 강조

2. 포터와 로울러(Porter & Lawler)의 업적 · 만족이론

개념	• 업적은 개인이 원하는 목적과 결과를 성취하려는 노력에 의하여 결정되고, 만족은 실제로 달성하는 결과에 의하여 결정된다. • '만족 → 성과'(직무성취수준)의 관점이 아닌 '성과 → 만족'의 관점이다.
특징	업적은 만족의 원인이 될 수 있으나 이들의 관계는 내 · 외적인 보상에 의해 연결된다.
	외적 보상 / 보수, 승진, 지위, 안전
	내적 보상 / 높은 업적에 대해 개인이 스스로 얻는 만족으로 이것이 외적인 보상보다 중요하다.

3. Adams의 공평(정)성 이론

개념 17 제주·서울	• 노력과 직무 만족은 업무상황의 지각된 공정성에 의해서 결정된다. • 개인은 자신의 노력과 그 결과로 얻어지는 보상과의 관계를 다른 사람과 비교하여 자신이 느끼는 공정성에 따라 동기가 영향을 받는다. • 공정성이론은 동기를 자극하는 욕구나 유인 등의 가치에 의하여 그 강도가 작용하는 것이 아니라 산출과 투입의 상대적 비율, 그리고 다른 사람과의 상대적 관계에서 동기요인들이 작용한다.
예	본인이 생각하는 적절한 보상을 회사로부터 받았다고 생각하는 사람이라도 동등한 노력으로 다른사람과 비교하여 상대적으로 대우를 받지못했다고 느끼면 공정함을 느낄 수 있을 때까지 자신의 노동과 노력을 줄인다. 이처럼 불공정성을 줄이기 위해 여러방법을 찾는 과정에서 조직내 갈등과 대립이 생기게 된다.

4. 기타

Georgopopulos의 통로·목적 이론	어떤 행동이 스스로 설정한 목표에 이르는 통로가 될 때 동기부여가 된다는 이론
Atkinson의 기대 모형	성취하려는 욕구의 강도, 성공적으로 성취할 수 있다고 믿는 확률, 성취 시 주어지는 유인가에 의하여 동기가 유발된다는 이론
Locke의 목표설정 이론	설정된 목표를 달성하기 위하여 동기가 유발된다는 이론으로, 목표의 난이도가 높을수록 성취감이 커지게 된다.

◪ 동기부여 이론 종합 비교표

McGregor	X이론		Y이론			Z이론
Maslow	생리적 욕구	안전 욕구	애정·사회 의 욕구	존경의 욕구	자아실현 의 욕구	–
Alderfer	생존의 욕구		관계의 욕구		성장의 욕구	–
Herzberg	위생 요인		동기 요인			–
Ramos	작전인		반응인			괄호인
Schein	경제적·합리적 인간관		사회인간관			복잡인관 자아실현인관
Argyris	미성숙인		성숙인			–
Likert	체제1	체제2	체제3		체제4	–
이론적 배경	인간불신, 과학적 관리		상호의존, 인간관계론의 토대			–
동기 부여	물질적 욕구(저개발국형)		정신적 욕구(선진국형)			–
리더십 유형	권위형, 독재형		민주적			자유방임형

PART 05

06 조직의 형태 및 구조

1 관료제

1. 개념

개념	•관료제란 일정한 규칙의 지배를 받는 계층제적 형태를 가진 합법적이고 합리적인 복잡한 대규모조직을 말한다. •계층적 형태를 띠고 합법적 지배가 제도화되어 있는 보편성을 지닌 안정적 조직	
	구조적 개념 (M. Weber)	구조적으로 볼 때 관료제는 일정한 규칙의 지배를 받는 계층적인 형태를 가진 합법적이고 합리적인 복잡한 대규모 조직을 의미하며, 다음과 같은 특성을 내포 한다.
	관료제의 보편성	관료제는 이념형을 의미하므로 국가뿐만 아니라 사기업, 노동조합, 교회 등의 비국가적 조직에서도 보인다.
	단일적 의사결정	관료제란 계층제를 지닌 대규모의 조직이지만, 모든 대규모 조직이 모두 관료제는 아니다. 적어도 관료제란 단일의 의사결정의 최고점을 지닌 대규모 조직이다. 따라서 종합병원은 대규모 조직이지만 단일의 의사결정을 지니지 않으므로 엄밀한 의미의 관료제라고 하기는 힘들다.
구조·기능적 관점 (F. Riggs)	Riggs는 관료제란 구조적으로 고도의 계층제 형태를 지니고 있고, 기능적으로 합리적·병리적 기능을 수행하는 조직체의 관점으로 파악하였다.	
정치적(권력적) 관점 (H. J. Laski, H. Finer)	권력적 관점에 따르면 관료제란 행정 엘리트(특권층)에게 권한이 집중되어 있고, 대중을 지배하면서도 대중으로부터는 통제받지 않으려는 조직으로 민주주의에 역행한다고 파악하였다.	

2. M. Weber의 관료제

Weber 이론의 특색	•Weber는 18세기 이후 서구의 근대화 과정에서 생성된 대규모 공공조직들의 공통된 특징을 통찰하고, 합리적이고 작업능률을 극대화할 수 있는 이상적인 조직형태로써 관료제에 대한 이념형을 설정하였다. •Weber의 관료제이론은 이념형이며, 최고의 능률을 확보하는 조직으로써 합리성을 추구 하며, 대규모 조직이면 언제나 존재하는 보편성을 특징으로 한다.
Weber가 제시한 근대 관료제의 발전 요인(대두배경)	•화폐경제의 발달 •행정사무의 양적 확대와 질적 변화 •관료제 조직의 기술적 강점 •행정수단의 집중화 •사회적 차별의 철폐 및 균등화

Weber 이론의 지배 유형	Waber의 관료제 이론은 지배 유형에 관한 이론에 근거를 두고 있는데, 그는 이념형의 입장에서 권위의 정당성을 기준으로 하여 지배 유형을 전통적 지배, 카리스마적 지배, 합법적 지배로 나눈다.	
	전통적 지배	지배의 정당성의 근거가 과거부터 존속되어 온 전통이나 지배자의 권력의 신성성에 대한 신념에 입각하여 이루어지는 지배 유형을 말하며, 이러한 지배가 전형적으로 이루어지고 있는 것이 가산적 관료제이다.
	카리스마적 지배	일상적인 것을 초월한 지도자의 비범한 자질이나 능력에 대한 외경심이 피지배자의 복종 근거가 되는 지배 유형이다.
	합법적 지배	지배의 정당성이 법규화된 질서 또는 명령권이 합법성의 신념에 입각하고 있는 지배 유형을 말하며, 합리적 지배라고도 한다. 합리적 지배의 순수한 유형이 근대적인 관료제적 지배이다

3. 근대적 관료제의 특징

계층적 구조	조직단위 상호 간 또는 조직내부의 직위 간에는 명확한 명령복종 관계가 확립되고 있다.
권한과 책임의 명료화	관료의 권한과 직무 범위는 법규에 의해 규정되며, 관료제의 지배 원리는 합리적 절차에 따라 제정된 법규 또는 규칙에 따른다.
공·사 엄벌주의	직무 수행은 몰주관적·비인격적 성격을 띠며, 관료는 비정의적 자세를 견지하고 법규에 따라 공정한 업무처리를 수행한다.
업무의 전문화와 세분화	모든 직무는 전문 지식과 기술을 지닌 관료가 담당하고, 이들은 시험 또는 자격증 등에 의해 공개적으로 채용된다. 또한 관료들은 지속적인 교육훈련을 통해 전문적 능력을 기르고 관료직을 '평생의 직업'으로 여기고 전념한다.
전임직	강한 신분보장이 이루어진다.
문서 중심의 간접적이고 객관적인 사무 처리	직무의 수행은 서류(문서)에 의거하여 이루어지며, 그 결과는 문서로 기록·보존된다.
고용관계의 자유계약성	관료제에서 고용관계는 전통적인 신분관계가 아닌 평등한 관계에서 고용의 자유계약이 허용된다.
예측 가능성	관료제는 고도의 안정성을 강조하는 조직이며, 목표가 명확히 주어진 상태에서 이를 능률적으로 수행할 것이 요구된다. 이에 따라 미래 상황을 보다 확실히 예측할 수 있다고 전제한다.
몰정의성 및 비정의성	지배 양식이 법규에 근거하기 때문에 감정 및 정의적 요소에 기초를 한 행위를 배제한다.
기타	고도의 집권성·상하 간의 수직적 인간관계(명령과 복종 체제) 등이다.

PART 05

4. 관료제의 순기능과 역기능(병리 현상)

순기능	• 표준화에 의해 조직구성원들의 행동이 통제되고 예측이 가능하므로 조직의 전문성·능률성·생산성을 높일 수 있다. • 법과 규칙에 근거를 두고 업무를 처리함으로써 조직 활동의 객관성 예측가능성·일관성을 확보할 수 있다. • 비정의성을 중시하여 인간의 감정을 배제하고 공평·무사한 업무 처리를 할 수 있다. • 계층제에 입각하여 명령·복종관계와 질서를 확립할 수 있다. • 문서주의에 따라 직무 수행의 객관성정·정확성·공식성을 기할 수 있다. • 능력·성적주의와 공직에의 기회 균등을 보장할 수 있다.

	순기능	역기능(병리 현상)
관료제 기능	• 공식적 문서화된 업무절차 정립 • 지위에 따른 명확한 역할구분 • 명령계통의 확립, 분명한 책임소재 • 능력 원칙에 따른 지위 분배 원칙, 공정성 • 진급 또는 재직보장의 수단 • 고정된 급료의 보장과 능력에 따른 진급보장	• 서면주의: 형식적 측면만 지나치게 강조 • 수단과 목표의 대치: 동조과잉(지나친 규칙, 절차의 엄수), 규칙의 내면화 • 전문화로 인한 무능: 전문성에 의한 제약 • 현상유지적 보수주의: 변화에 대한 저항 • 인격적 관계의 상실 • 할거주의 • 무사안일: 책임회피, 상관에 의존 • 폐쇄적인 특권집단 • 갈등조정 수단의 부족

5. 관료제의 역기능(병리 현상)과 쇄신 방안

구분	역기능(병리 현상)	쇄신 방안
구조적 측면	• 할거주의: 오랜 근무로 인한 이해 부족, 조직 내 권력관계에 의한 경쟁 때문에 소속 기관과 부서만 생각하고 타부서에 대한 배려를 하지 않는다. • 갈등 조정수단 부족: 집권화에 따른 기능적 부문 사이의 갈등 해소의 제도적 장치가 부족하다. • 전문가적 무능: 구조적 분화에 따라 타분야에 대해 문외한이 되는 훈련된 무능현상이 나타난다(포괄적인 통제력 부족). • 조직의 활력 상실: 특정한 동일 업무의 반복으로 권태와 무력감에 빠지게 된다.	• 참여를 통한 원활한 의사소통 및 조정 촉진 • 조직의 동태화 및 수평적, 평면적 구조로 조직구조 변화 • 분권화의 촉진 • 보수·상벌제도 개선

행태적·인간적 측면	• 무사안일주의 (변화에 대한 저항) : 문제해결 방식으로 선례를 중시하고, 자신의 신분 보호에 몰두하여 소극적 태도로 업무에 임하며, 상급자의 권위에 의존하려는 경우가 빈번하다. • 인간성 상실 : 대규모 조직의 부속품처럼 기계화·비정의화되어 인격적 관계를 상실한다. • 이기주의(관료제적 이익 추구) • 각자의 능력을 넘는 수준까지 승진한다는 'Peter의 원리'가 나타난다. • 극단적 비밀주의, 권력에 대한 욕구, 출세주의 • 귀속주의 : 비공식적 집단에 의한 문제해결	• 발전지향적 행정행태 확립 (모험적, 창조주의, 발전지향적 자세) • 행정윤리의 확립 • 적정한 신분 보장 • 행정관리의 민주화 • 전문 직업의식 확립
환경적 측면	• 문서주의(Red Tape, 서면주의), 형식주의, 번문욕례, 다인장주의 문서화, 형식과 절차를 내세워 업무처리를 지연시킨다. • 목표와 수단의 전도 현상, 지나친 규칙 준수로 인한 동조 과잉 : 조직 전체의 목표달성보다는 규칙과 질서에 지나치게 집착한다. • 환경 적응능력 부족	• 사회 환경의 정화 • 국민 의식수준 향상 • 관료제에 대한 민주적 통제 강화

📋 **권한과 권력**

1. **가산적 관료제** : 중세시대의 관료제 내지 조선시대의 관료제가 그 전형적인 예인데, 그 특징을 살펴보면 권한 행사의 자의성과 예측 불가능성, 기능의 미분화, 공사 구분의 결여, 전인격적 지배, 관료의 특권성 등을 들 수 있다.

2. **권력의 유형(French & Raven)** [17 제주]

   (1) 정통적 권력 : Weber의 합법적 권위와 유사하며 권력 소지자가 집단구성원의 순종을 요구하고 명령할 수 있는 합법적인 권리를 지니고 있을 때 생기는 권력

   (2) 보상적 권력 : 권력 소지자가 성적 또는 부적 강화물의 통제능력을 지니고 있을 때 생기는 권력

   (3) 강요적 권력 : 요청이나 요구들에 따르지 않는 상대방을 처벌할 수 있을 때 성립하는 권력

   (4) 준거적 권력 : 집단구성원들이 권력 소지자와 일체감으로 그에게 호감을 느끼거나 또는 존경하는 것을 기반으로 하는 권력(개인적인 신호, 존경, 기호, 매력 등에서 발생)

   (5) 전문가적 권력 : 권력 행사자가 전문가로 인정받을 때 인정되는 권력(보건의료인력의 지시에 환자가 그대로 믿고 따르는 전문적 지식과 경험 등에 의한 권력)

3. **권한과 권력의 개념**

   (1) 권한

   ① 한 개인이 조직 내에서 차지하고 있는 위치로 인하여 갖게 되는 공식적인 힘이다.

   ② 조직의 규범에 의해 합법적으로 인정을 받고 있으며, 이러한 권력의 행사를 집단이 정당한 것으로 받아들일 때 성립된다.

   (2) 권력

   ① 한 개인이나 집단이 다른 개인이나 집단에 대하여 지배력을 확보하는 것으로, 합법성을 꼭 가져야 하는 것은 아니다.

   ② 권력이 핵에 가까울수록 의사결정에 영향을 줄 수 있는 힘이 증대된다.

4. 권한 위임

(1) 개념 : 상관이나 상급기관이 가지고 있는 권한 중의 일부를 부하나 하급 기관에게 위임하는 행위

(2) 목적 : 부하의 참여를 통한 사기 제고, 조직의 민주성을 확보하는 필요성(Y이론)

(3) 특성

① 권한 위임은 대폭적일수록 바람직하다.

② 권한이 위임되면 책임도 수반되어야 한다.

③ 권한 위임되면 보고, 감독 기능이 있어야 한다.

④ 권한의 위임은 가능하다.

(4) 장·단점

장점	• 관리자는 중요한 문제를 해결할 수 있는 기간적 여유를 가질 수 있다. • 하급자의 능력을 개발할 수 있다. • 업무 수행을 효과적, 효율적으로 할 수 있다. • 권한을 위임받은 부하 직원의 사기와 인간관계를 증진시킨다. • 융통성 있고 신속한 의사결정으로 급변하는 환경에 적절히 대응할 수 있다.
단점	• 조직 전체라는 의식보다 부서 우선 의식이 팽배해질 수 있다. • 분산화로 인해 많은 관리자가 필요하며, 중앙 부서와 일선 부서의 기능이 중복될 수 있다.

6. 관료제와 민주주의

긍정적인 면	법 앞의 평등 보장	관료제는 신분, 정실에 근거한 임용을 배제하고, 일반적 법규에 의한 보편주의 및 임용을 강조함으로써 법 앞의 평등을 이룩하는 데 공헌하였다.
	공직 취임의 기회균등 보장	관료제는 전문적 지식과 능력에 의한 관료의 임용을 원칙으로 함으로써 고용의 기회균등을 촉진하였다.
	민주적 목표의 능률적인 수행	민주적으로 결정된 조직의 모든 민주적 목표를 구조적 특성에 근거하여 보다 능률적으로 처리할 수 있게 하였다.
부정적인 면	과두제의 철칙 (관직의 특권화)	관료제는 소수의 엘리트나 공무원에게 지나친 권력을 집중시킴으로써 권력의 불균형을 초래하여 민주주의를 저해할 위험성이 있다.
	시민에 대한 무책임	공직에 있어 특수 계층을 형성하여 국민의 요구를 외면하고 국민 위에 군림하는 체제라는 점에서 비판을 받는다.
	정책결정에 있어서의 역할 과다는 행정의 자율성을 강화시켰고, 이것은 행정의 외부 통제나 민주 통제를 어렵게 만들었다. 그 밖에 관료제의 병리현상은 모두 이에 속한다고 볼 수 있다.	

2 공식 조직과 비공식 조직 13 경기 / 14 강원 / 16 서울 / 17 경기 / 20 경북·부산·전남 / 21 서울

1. 의의

공식 조직 15 인천	인위적인 형식적 절차와 제도에 의하여 만들어진 조직체로 계층제의 형태를 통하여 일정한 목표를 달성하려는 조직을 말한다.
비공식 조직	현실적 인간관계를 토대로 자연 발생적으로 형성된 자생 조직으로, 공식 조직 내에 존재하고 자체 규범과 리더가 존재한다.
의의	공식 조직이 전형적인 조직이라면, 비공식 조직은 공식 조직을 전제로 한 것이다.

2. 공식 조직과 비공식 조직의 특징 16 경남·대구·서울 / 17 제주·대구·경기

구분	공식 조직	비공식 조직	소집단(참조)
조직의 생성	외면적, 가시적, 인위적, 제도적, 합리적으로 생성된 조직(계층적, 고전적, 관료제 조직)	내면적, 비가시적, 자연발생적, 비제도적, 감정적으로 생성된 조직	구성원 간의 상호 작용으로 생성된 조직
성격	합리적 조직	비합리적 조직	대면적인 관계
명문화 여부	합법적 절차에 따른 규범의 작성(명문화된 조직)	구성원의 동태적인 인간관계에 의한 규범의 형성(불문화)	구성원 상호 간에 개인적인 인상이나 지각을 지님.
분업성	강함.	약함.	약함.
목적	공적 목적 추구	사적 목적 추구	−
논리	능률과 과학적 합리성의 논리가 지배	인간의 감정의 논리가 지배	소집단은 공식적일 수도 있고, 비공식적일 경우도 있다.
질서	전체적 질서를 위해 활동(관료제이론)	부분적 질서를 위해 활동(자생 조직)	
관리기법	과학적 관리	인간관계론	
특징	영속성, 경직성, 명확성	비영속성, 동태성, 불명료성	
형태	외면적, 외재적 조직	내면적, 내재적 조직	

📋 **소집단**

1. 정의: 대면적 관계가 있고, 집단구성원 간에 상호 작용이 행하여지는 제한된 수의 사람들의 상호 관계에 의하여 이루어지는 집단을 의미
2. 소집단에 관한 연구: Simmel의 형식사회학 이론, Homans와 Bales의 상호작용이론, Lewin의 집단 역학, Moreno의 Sociometry 이론

3. 특징
   (1) 대면적인 접촉 관계
   (2) 구성원 간의 활발한 상호 작용
   (3) 구체적이고 광범위한 의사 전달
   (4) 집단 의식 및 규범 공유
   (5) 구성원 간의 감정적인 인간관계 형성
   (6) 소집단은 비공식 집단과 달리 공식적 집단도 포함
   (7) 조직은 다양한 소집단으로 형성된 체제
   (8) 소집단은 개인의 심리적인 욕구충족의 기능도 수행

3. 비공식 조직

비공식 조직의 형성 요인	• 개인의 인간적 욕구의 충족 의식: 사람은 누구나 인격과 개성을 지니고 있기 때문에 규칙보다는 감정·욕구에 따라 행동하고자 한다. • 공식 조직의 비인격성: 공식 조직의 지나친 규칙의 강조는 비인격적 성격을 등장시키고 이에 대한 반발로써 비공식 조직이 형성된다. • 공식 조직의 신축성의 결여: 공식 조직은 지나치게 법규에 의한 지배를 강조하기 때문에 조직의 경직화를 가져오며, 이익 결함을 보완하기 위하여 비공식 조직이 등장한다. • 공식적 권위와 영향력의 차이: 공식적 권위와 사실상의 영향력 사이에는 상당한 차이가 있으므로 비공식 집단을 형성하게 한다.
비공식 집단의 발생요인	• 비인간적인 공식 조직의 한계 • 개인의 인간적 욕구와 지위 의식의 강조 • 귀속적 요인, 인간적 친분 관계의 결속 • 변동에 대한 적응 • 공식적 권위·명령과 실제 권력·영향력의 차이
비공식 조직의 장·단점 15 전남 / 16 충북	**장점** • 귀속감·심리적·안정감 등의 충족과 사기 앙양에 기여한다. • 구성원 간의 행동 기준을 확립하여 공식 조직의 목표 달성에 기여한다. • 공식 조직의 능력을 보완하고 쇄신적 분위기를 조성한다. • 구성원 간 협조와 지식, 경험의 공유를 통한 업무의 능률적 수행에 도움을 준다. • 공식 조직(계층제)의 경직성 완화와 적응성 증진에 기여한다. • 의사소통을 원활히 한다. **단점** • 적대 감정과 심리적 불안감을 조성할 수 있다. • 비생산적 규범(norm)을 형성한다. • 정실 행위의 만연 가능성이 있다. • 공식적 권위가 약화되고 파벌을 조성하는 경우가 있다. • 비공식적 의사소통의 역기능(소문 등의 만연), 정보의 공식적 이용 곤란 등의 문제가 발생한다.

비공식 조직의 통제		비공식 조직은 공식 조직의 목표달성에 기여하는 순기능과 공식 조직의 목표달성을 저해하는 역기능을 동시에 가진다. 따라서 비공식 조직의 통제 필요성은 그의 순기능을 최대화하는 동시에 그의 역기능을 최소화하는 데 있다.
	비공식 조직의 통제방안	• 조직 내 비공식 집단의 유형·목표·기능·행동규범과 인적사항 등 실태를 파악해야 한다. • 공식 조직의 목표·규범과 비공식 조직의 목표·규범이 일치되도록 노력한다. • 비공식 집단의 갈등·대립과 지나친 경쟁을 방지하고 상호 간의 의사소통을 촉진시킨다. • 비공식 지도자를 파악하여 소속집단의 평가가 높을수록 특별히 배려하고 공식 조직을 지지·협조하게 하거나 의사결정에 참여시키도록 한다. • 비공식 집단의 목표·기능·규범이 조직의 목표달성에 해로운 경우 강압적 방법을 쓰기 전에 참여·의사소통 등으로 이를 변동시키도록 한다. • 집단구성원의 인사 이동, 사직, 비공식 지도자의 격하 등을 고려할 수 있다.
	통제의 한계	• 비공식 조직은 주로 내재적·불가시적이어서 그 발견 및 통제가 제약된다. • 비공식 조직의 통제는 조직의 전체적인 관점에서 볼 때에는 항상 부차적인 것에 지나지 않는다. 그것은 어디까지나 공식 조직의 부분 질서이기 때문이다.

3 계선 조직과 막료 조직 15 울산 / 20 서울

1. 의의

계선 기관	계층제의 구조 하에서 목표 달성에 직접적으로 봉사하는 기관(장관·차관·국장·과장·계장)을 말한다.
막료 기관	계선을 간접적인 측면에서 보좌·지원하여 주는 기관으로, 자문·권고·협의·정보의 수집과 판단·기획·통제·인사·회계·법무·공보·조달·조사·연구 등의 지적 기능을 수행하는 참모기관을 말한다. 예컨대 차관보, 기획실장, 총무과, 비서실, 담당관, 각종 위원회, 연구소 등을 말하며, 18세기 프러시아 군대에서 연유되었다.

2. 계선과 막료의 특징 및 장단점

계선(라인조직)의 특징	계선은 계층제적 성격(장관, 차관, 실장, 계장 등)을 띠며, 조직 목표 달성에 직접 기여하고 국민과 직접 접촉하며, 명령권·집행권을 행사하고, 수직적 명령복종 관계를 가지며, 일반 행정가가 주축이 된다. • 군대식 조직으로써 업무의 결정과 실행을 담당하는 부서들만 있는 조직형태이다. • 과업의 분화라든지 부분화가 진전되지 않은 매우 초보적인 조직형태로, 오늘날 창업 단계에 있는 기업이나 중소기업에서 많이 볼 수 있다. • 조직구성원들 간의 관계가 가족적이며, 서로 협동하며 조직에의 사명감과 일체감을 갖고 목표를 달성하기 위해서 몰입하게 된다. • 라인조직의 목표는 비용 절감과 같은 효율성의 제고 및 생산성 향상에 두게 된다. 따라서 효율적으로 일하기 위해 기능별로 조직을 구성한 형태로 나타난다. • 경영환경이 불안정적이거나 불확실성이 높은 상황, 규모가 큰 상황에서는 덜 효과적이다.
막료(라인-스태프 조직)의 특징 18 서울	비계층적 성격(행정 기관장의 인격 확장)을 띠며, 조직 목표 달성에 간접적으로 기여하고 국민과 직접 접촉하지 않는다. 또한 명령·집행권은 없으며, 수평 대응한 관계를 이루되, 전문행정가가 주축이 된다. • 라인은 수직 조직을 스태프는 수평 조직을 의미한다. • 라인-스태프 조직은 조직이 대규모화되는 초기상황, 경영환경이 안정적이고 확실성이 높은 상황에 효과적인 조직형태이다.

3. 계선 조직과 막료 조직의 특징비교

구분	계선 조직	막료 조직
개념	행정조직의 목표달성에 직접 권한과 집행을 담당하는 조직	개선을 지원·조언하는 보조적 서비스 조직
형태면	상하명령 복종관계, 계층적·수직적 조직	좌우지원 복종관계, 측면적·수평적 조직
기능면	명령적 집행적 기능(명령·지휘·집행·실시)	자문적 서비스적 기능(권고·조언·보조)
태도면	현실적·실제적·보수적 사고	이상적·이론적·개혁적 사고
결정권	결정권과 책임의 존재	결정권 없음.
장점	• 권한과 책임의 한계 명확 • 업무수행의 능률성 • 신속한 결정 • 강력한 통솔력 행사 가능 • 조직의 안정성·신속성 • 소규모 조직에 적합	• 최고관리자의 인기 확장 • 계선기관의 결합 보완, 기관장의 통솔범위 확대 • 전문적 지식과 경험에 의한 합리적·창의적 결정 • 계선기관 간의 업무 조정(수평적 업무 조정)용이 • 조직의 신축성, 동태성 확보 • 대규모 조직에 적합
단점	• 대규모 조직에서는 최고관리자의 과중한 업무 부담 • 조직장의 주관적 독단이 위험 초래 • 상황변화에 대한 신축성 결여 • 계선기관의 업무량 증가 • 특수분야 전문가의 지식, 경험 이용 곤란	• 계선기관과의 대립·충돌 가능성으로 조직 내 알력과 불화문제 발생 • 의사결정의 지연 및 의사전달의 혼란 가능성 • 참모기관에 소요되는 경비의 과다 • 계선과 막료 간 책임 전가 문제 발생 • 중앙집권화의 경향 추진

4. 막료의 유형

보조형 막료	인사·회계·예산·서무 등과 같이 계선기관을 유지·관리·보조함으로써 봉사기능을 수행하고, 군대의 특별 참모에 해당하며, 계선기관의 하부조직을 형성한다.
자문형 막료	기획·조사·자문·연구 등의 기능을 담당하는 좁은 의미의 막료이며, 군대의 일반참모에 해당하고 계선·보조 양 기관에 대해 조언·권고하며 (고유한 의미), 최고집행자 직속(심의관, 담당관, 차관보 등)에 있는 막료이다.

📋 **우리나라의 담당관계**

1. 의의 : 우리나라에서 1970년에 도입된 제도로써 행정조직의 경직성을 극복하고, 환경 변동(불확실한 상황)에 대해 신축적으로 적응하도록 전문 지식·기술을 활용하여 계획 입안·연구·조사·분석·평가·개선 등에 대해 개선의 장을 보좌하는 막료기관을 의미한다.
2. 기능
   (1) 계층제 조직의 단점을 보완하고 행정조직의 경직성을 완화한다.
   (2) 행정 환경에 대해 신축적, 능동적으로 대처한다.
   (3) 일반 행정기관의 집행업무는 담당하지 않으며, 전문적 기술 지식을 지닌 발전막료로서 계획 입안에 중점을 둔다.
   (4) 계선기관에게 조언해 주며 아이디어, 계획 등을 제공하여 효과적으로 계선기능이 이루어지도록 한다.
      → 행정의 전문성 확보
   (5) 각 국·과 간의 연락·조정 기능을 한다.
   (6) 새로운 전문지식이나 관리기술을 조직에 도입하고 정책입안 시에 반영한다.

5. 계선과 막료의 상호관계

계선과 막료의 관계		• 일반적으로 계선 기관은 명령·결정·집행을 하며, 참모 기관은 조언·권고·서비스를 한다고 생각되고 있으나, 양자 간의 엄격한 분리는 존재하지 않으며, 양 기능은 서로 보완적인 관계에 있고 상호 의존하고 있다. • 참모 조직이 확대되면 기관장의 통솔 범위가 확대되며, 또한 수평적인 업무의 조정과 협조가 순조롭게 된다. 이에 따라 참모 기관이 업무 감독을 하게 되는 중앙 집권화가 나타날 가능성이 높다. • 계선과 막료는 공식적인 구조상의 위치보다 원만한 협조를 통하여 어떻게 최선의 결과를 확보하느냐에 따라서 양자의 관계를 인식해야 하며, 계선과 막료 활동의 통합이 이루어지는 방향으로 조직이 운영되어야 할 것이다.
Golembiewski의 계선·막료(참모) 관계	중립·열등 도구 모형	전통적 모형, 참모는 2차적 존재로서 계선에 봉사한다.
	변형된 자아 모형	참모는 기관장의 사고방식을 그대로 따르고, 기관장의 명의로 명령을 내릴 수도 있다.
	동료 모형	참모는 계선에 종속되지 않고 독립적인 권한을 가지며, 양자의 협조 협상 관계에 의한 목표 달성에 중점을 둔다.

계선과 막료의 갈등 원인	사회적·문화적 양식의 차이	일반적으로 막료는 계선에 비해 교육 수준이나 사회적 지위가 높고, 개인주의적 경향이 강하다. 반면 계선은 전문적 지식은 부족하지만 실무적 측면에서는 우월하며 보통 연장자이고 보수적 경향이 높다.
	개혁과 현상유지 추구	계선은 현실적이고 상식적인 문제를 해결하려고 하는데 반해, 막료는 이상적이고 이론적이다. 또한 계선은 보수적이고 현실 긍정적인 데 반해 개혁적이고 부정적인 경향이 많다.
	상호 간 인식 부족	시야에 있어서 계선은 종합적이고 전체적인 것을 보려고 하는데 반해, 막료는 부분적인 입장에서 보려고 함에 따라 갈등이 발생하게 되며, 심한 경우 조직의 발전이 저해되는 경우가 많다.
	계선의 방어적 태도	막료는 최고관리자의 측근에서 전문적인 지식과 조언을 제공하기 때문에 계선은 막료를 매우 위협적인 존재로 보게 되어 방어적 자세를 견지하게 된다. 막료의 영향력이 클수록 계선은 질투하기 쉽다.
갈등의 해결 방안	권한과 책임의 명료화	계선과 막료가 각각 자기 업무에 대한 확신을 가지고 양자가 서로 업무를 이해하고 협조할 수 있도록 양자 간의 권한과 책임의 한계를 분명히 한다.
	교육훈련의 강화	계선에게는 막료를 최대한 활용할 수 있는 능력을 발전시키고, 막료에게는 좁은 전문가적 사고 방식과 편견에서 벗어나 유용한 권고와 조언을 할 수 있는 자질을 향상시킨다.
	인사 교류	계선과 막료 간에 직책의 교체에 따른 인사 교류를 통하여 이해를 촉진시킴과 동시에 능력의 발전을 도모한다.
	상호 대면 기회의 제고	참모와 계선이 서로 친밀하여지도록 상호 접촉을 증가시킨다.
	기관장의 편견 해소	기관장이 계선과 막료에 대한 편견을 버리고 양자가 협조할 수 있는 분위기를 조성한다.

🗂 행정 농도

1. **의의**: 행정 농도란 L. Pondy가 사용한 말로써, 직접인력에 대한 간접인력의 비율을 의미한다. 즉, 개선기관에 대한 막료기관의 비율 또는 관리층에 대한 비관리층의 비율을 의미한다고 볼 수 있다.
2. **특징**
   ① 조직의 규모가 클수록 행정 농도는 커지는 경향이 있다.
   ② 후진국보다는 선진국의 행정 농도가 높다.
   ③ 행정 농도가 높을수록 조직의 동태화, 민주화의 측면이 강하다.
   ④ 우리나라의 경우 행정 농도가 비교적 높은 편이다.

6. 위원회 조직 ^{21 서울}

개념	•복수의 자연인으로 구성된 합의제 형태를 지닌 막료조직 형태이다. •상설적인 형태로써 소수의 인원으로 구성되어 있다.	
순기능과 역기능	**순기능**	**역기능**
	•신중한 문제 해결에 유리 •참여를 통한 민주성 확보 •할거주의 방지 •행정의 계속성, 안정성, 중립성 확보 •창의적 의사결정 도모	•시간 및 비용의 과다 소모 •책임 소재의 불분명 •신속한 정책 결정이 곤란 •최선보다는 차선 선택의 문제 발생 •타협적인 결정

4 기계적 구조와 유기적 구조(Robey) ^{15 서울8급}

구분	기계적 구조	유기적 구조
장점	예측 가능성	적응성, 탄력성, 신축성
조직 특성	•좁은 직무 범위 •계층제 •표준운영절차(SOP) •공식적이며 몰인간적인 대면 관계 •분명한 책임 관계	•넓은 직무 범위 •적은 규칙 및 절차 •비공식적이며 인간적인 대면 관계 •모호한 책임 관계
상황 조건	•명확한 조직 목표와 과제 •분업적이고 단순한 과제 •성과 측정이 가능 •권위의 정당성 확보 •금전적 동기 부여	•모호한 조직 목표와 과제 •분업이 어려운 복합적인 과제 •성과 측정이 어려움. •도전받는 권위

PART 05

01 리더십

1 리더십의 의의와 기능

개념		조직구성원으로 하여금 바람직한 조직 목적에 자발적으로 협조하도록 하는 일종의 기술 및 영향력을 말한다.
직권력과 명령의 관계	직권력(Hendship)	공식적 직위를 근거로 한 제도적 권위의 물리적·강제적·일방적 성격을 띤다.
	리더십(Leadership)	도자 자신의 권위를 근거로 하여, 구성원들을 자발적으로 행동하도록 유도하며, 지도자와 구성원 간에 심리적 공감과 일체감이 강하게 작용한다.
	명령	공식적인 계층적 지위에서 행하여지고 일방적·규칙적인 데 반해, 리더십은 비일상적이며 사기 변화와 관련하여 나타난다.
리더십의 기능		• 조직의 방향 제시 및 목표 설정과 목표의 명확화·구체화 • 수단과 인적·물적 자원의 동원 및 조작 • 조직의 통제·통합·조정으로 목표 달성에 공헌 • 조직의 일체성과 적응성의 확보 • 리더십은 공식적 구조화와 공식적 구조 설계의 미비점 보완
리더십의 특징		• 부하와의 상호 작용이다. • 직무 중심의 행태와 인간관계 중심적 행태에 중점을 둔다. • 영향을 미치는 과정이다. • 목표지향적이다. • 변수 간 상호 의존성을 갖는다. • 동태적·신축적·가변적 성격을 갖는다.

2 리더십에 관한 학설

자질론 (속성론)	성공적 리더의 자질	성공적인 리더에게는 다른 사람과 구별되는 비교적 안정적이고 지속적인 특성이 선천적으로 주어진다고 파악하는 학설로, 주로 신체적 특성, 사회적 배경, 지적 능력, 성격 등에 의하여 결정된다고 파악한다.
	단일적(통일적) 자질론	• 지도자는 하나의 단일적(통일적) 자질을 구비한다고 보아 이러한 자질을 가진 자는 어떤 상황에서든 지도자가 된다고 본다. • Bernard는 이와 같은 지도자의 자질로 박력과 인내력, 결단력, 설득력, 책임감, 지능 등을 들고 있다.
	성좌적 자질론	리더십에 있어 단일적(통일적) 자질은 존재하지 않는다고 보고, 여러 가지 자질의 결합에 의해 지도자의 인성을 파악하려는 견해이다. 이에 의하면 각 지도자에게는 그에게 고유한 리더십의 능력을 구성하는 자질의 유형이 있다고 본다.
	자질론의 비판	자질론은 집단의 특성·조직 목표·상황에 따라 리더십의 자질도 전혀 달라질 수 있으며, 지도자라고 하더라도 누구나 동일한 자질을 갖는 것은 아니며, 지도자가 반드시 갖추어야 할 보편적인 자질은 없다는 비판을 받고 있다.
상황론 20 경기7급	상황요건에 관심	상황 이론은 리더십의 효과성이 집단의 성격, 직무의 특성, 리더와 부하와의 관계, 집단 규범, 부하 역할의 명확성, 정보의 이용도, 부하의 성숙성, 리더의 결정에 대한 부하의 수용, 리더의 지위, 권력 등에 따라서 달라진다는 입장을 취하며, 개인적 요인보다는 사회적 요인을 중시한다.
	자질론 + 상황	상황론은 지도자가 피지도자와 다른 자질을 갖추고 있다는 사실을 부인하지는 않았다. 따라서 자질론과 근본적으로 대립되는 것은 아니다.
	대표이론	• 파들러(Fiedler)의 상황 적합적 리더십이론 • 허쉬와 블랜차드(Hersey와 Blanchard)의 리더쉽 상황이론 • 하우스와 에반스(House& Evans)의 경로-목표 이론 등
	평가	순전히 상황적 요인만 작용한다면 동일한 상황에서 어느 특정인이 다른 조직원들과의 경쟁에서 이기고 지도자가 되는 이유를 명확하게 해명하지 못한다.
집단관계 이론 (상호작용 이론)		자질론과 상황 이론을 종합한 이론으로 '지도자, 피지도자 상황'의 3대 변수의 상호 작용에 의해 리더십이 형성된다고 본다. 이 이론은 너무 많은 변수를 결합시키고 있어서 엄밀한 과학성이 결여되었다는 비판을 받는다.

	리더십 공식	• 지도자의 자질, 상황, 추종자의 상호 작용에 의해 지도력(L: Leadership)이 결정된다
		• $L = f(T \cdot S \cdot F)$
		  - 지도자의 개인적 자질(T: Traits)
		  - 지도자가 처해있는 상황(S: Situations)
		  - 추종자(F: Followers)

PART 05

3 리더십의 역사 15 충북·보건복지부7급 / 16 경기 / 17 보건복지부7급·부산

특성론적 접근방법(1940~1950년대)	행태론적 접근방법(1950~1960년대)	상황론적 접근방법(1970년 현대)
리더와 리더가 아닌 사람을 구별할 수 있는 특성이 반드시 존재한다는 이론으로, 리더의 개인적 특성 및 자질을 연구한다.	가장 중요한 것은 리더의 특성이 아니라 리더가 여러 상황에서 수행하는 행위이다. 즉, 성공적인 리더와 비성공적 리더는 리더십 스타일에 의해 구별된다.	리더의 유효성은 그의 스타일뿐만 아니라 상황에 의해서 좌우된다. 상황에는 리더나 하위 자의 특성, 과일, 성격, 집단 구조 등이 있다.
유전적 입장, 자질론, 요소론, 속성론	Blake & Mouton의 이론, Ohio 대학의 연구	Fidler의 상황이론

4 리더와 관리자의 차이

리더	관리자
• 혁신, 개발, 창조 • 사랑을 중시 여김. • 신뢰감의 고취 • 장기적인 시각 • 무엇을 왜 하는가? • 옳은 일을 함. • 수평에 관심 • 독자적(독립적 인간) • 변화적, 전략적 관리	• 관리, 유지, 모방 • 체제나 구조를 중시 여김. • 통제에 의존 • 단기적 시각 • 어떻게 언제 하는가? • 일을 옳게 함. • 하한선에 관심 • 전형적인 유능인 • 일상적, 전술적 관리

5 리더십의 유형

권한과 참여 기준	• 권위형(X이론) • 민주형(Y이론) • 자유방임형(Z이론)		
1. 2. 3차원적 리더십	1차원적 리더십	과업 중심	권위형, 민주형, 방임형 리더십
	2차원적 리더십	과업 중심 + 인간 중심	Black & Mouton, 오하이오(Ohio)대학의 연구
	3차원적 리더십	과업 중심 + 인간 중심 + 상황	Fledler의 상황 이론, Robert House의 리더십, Hersey & Blanchard의 3차원 리더십

White와 Lippitt의 리더십 유형론 (권한과 참여 기준)	권위형	• 지도자가 중요한 결정을 홀로 내리고 부하로 하여금 이에 따르게 하는 것이다. • 시간적 여유가 없거나 부하들의 능력이 부족하거나 또는 참여에 대한 기대가 작은 사회에서는 불가피한 면도 있다. 그러나 사정이 이와 다를 때에는 그 조직의 성과를 저해시킬 가능성이 있다.
	자유방임형	• 지도자가 스스로 결정하지 않고 오히려 구성원들의 재량을 최대한 인정하는 것이다. • 부하스스로 프로그램 목표를 세우고 그에 따른 계획을 수립한다. • 구성원의 능력이 고루 우수하고 업무의 내용이 고도로 전문직업적인 성격을 가져 자율성이 발휘되는 이점이 있으나, 그런 조건을 갖추지 못한 경우 규율이 서지 못하고 일의 진전이 늦어져 성과가 저하되기 쉬운 단점이 있다.
	민주형	• 지도자가 부하들의 의견을 반영하여 결정하는 것으로, White와 Lippitt는 민주형이 가장 효과적이라고 보았다. • 결정을 함에 있어 부하직원에게 의견을 묻고 이를 결정과정에 참여시킴. • 동기유발적, 개인의 지식과 기술을 잘 활용하고 많은 정보를 얻고 참여를 통해 개인의 기술을 발전시킬 수 있다. 또한 직원의 창의성도 살리고 근무의욕을 높일 수 있으나 권위주의적이며 참여에 대한 기대가 별로 없는 경우에는 시간만 낭비하게 되고 성과도 올리지 못하는 결과가 되기 쉽다.

6 White와 Lippitt의 리더십의 유형비교

구분	권위형	자유방임형	민주형
지도자와 부하와의 관계	수동적	지도자에 무관심	호의적
집단행위의 특성	• 노동이 많다. • 냉담·공격적	불만족	• 응집력이 크다. • 안정적
지도자 부재 시 부하의 태도	좌절감	불만족	계속 작업 유지
성과	생산적	비생산적	가장 생산적
X-Y-Z 이론	X이론	Z이론	Y이론
장점	• 예측가능한 안정된 집단 활동 • 혼돈 완화 → 생산성 증가	• 모든 구성원의 동기부여 • 자기 지시적 • 창의성, 생산성 산출	구성원들 간 협동과 조정이 필요 시 효과적
단점	창의성, 자기동기화, 자율성 저하	• 비지시적 • 혼돈 초래 • 무관심, 무감동 야기	• 시간 소요가 많다. • 신속한 결정 시 혼돈야기

7 행태론적 리더십

1. 아이오와 주립 대학

권위형 (X이론)	• 모든 권위와 책임을 리더가 독점 • 업무와 책임을 부하에게 분명하게 배분 • 상의 하달식 의사전달 • 장점: 신속, 질서, 통제 • 단점: 경직, 수동
민주형 (Y이론)	• 권위를 위임하되 최종 책임을 짐. • 부하가 의사결정에 참여 • 쌍방향 의사전달 • 장점: 참여 자발적 헌신 • 단점: 지연
자유방임형 (Z이론)	• 집단에 완전한 자유를 주고 사실상 리더십의 행사가 없음. • 구성원의 전문성이 뛰어나거나 의욕적일 때 효과적 • 장점: 무간섭, 자발 • 단점: 혼란, 방향감각 상실

2. 미시간 대학연구(리커트 Likert)

목적	집단성과를 높이는 리더의 유형을 밝히기 위함.
직무중심 리더십	세밀한 감독과 합법적이고 강제적인 권력을 활용하여, 업무계획표에 따라 실천하고 성과를 평가하는데
직원중심 리더십	보다 인간지향적이며 권한과 책임의 위임과 구성원의 복지와 연구, 승진, 개인적 성장에 관심을 둠.
미시간대 연구특징	두 유형은 동일차원의 양극단을 보여줌. 즉 어떤 리더가 직무중심 스타일을 갖고 있으면 동시에 직원중심 스타일은 보여줄 수 없다.
연구결과	• 직원중심 리더십이 보다 높은 생산성과 직무만족도를 보여줌. • 직무중심 리더십은 낮은 집단 생산성과 낮은 직무만족도를 보여줌.

3. 오하이오(Ohio) 주립 대학의 연구(행태론)

구조주도 중심 직무중심 리더십	• 리더가 종업원의 업무 수행에 기획, 조직, 지시, 통제하기 위해 행동 • 세밀한 감독과 합법적이고 강제적인 권력을 활용하여, 업무계획표에 따라 실천하고 성과를 평가
배려 혹은 인간 중심 직원중심 리더십	리더와 종업원 간의 관계에 있어서 신뢰, 우정, 지원, 관심을 드러내기 위해 행동 종업원 중심 리더십과 유사

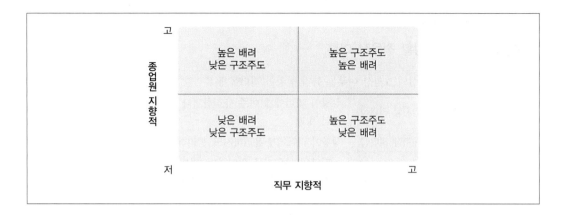

4. 블레이크와 머튼(Blake와 Mouton)의 관리그리드 (Managerial Grid) [16 보건복지7급]

개념	생산에 대한 관심	• 9점 척도로, 9는 생산에 높은 관심을, 1은 낮은 관심을 나타낸다. • 9의 리더는 과업 중심적이고 임무를 완수하는 데에 초점을 맞춘다.
	인간에 대한 관심	• 9점 척도로, 9는 인간에 대한 높은 관심을, 1은 낮은 관심을 나타낸다. • 9의 리더는 갈등을 피하고, 부하들과 우호적인 관계를 가지려고 노력한다.
과업형 관리자 (9, 1)	인적 요인의 개입을 최소한 줄이는 방향으로 작업 조건을 마련함으로써 운영 능률을 확보한다. 이 지도자는 한마디로 생산 극대화에 관심이 높다.	
친목형 관리자 (1, 9)	인간관계를 만족시키기 위하여 사람들의 욕구에 대하여 주의를 함으로써 편안하고 우정있는 조직 분위기와 작업 속도가 이루어진다. 이 지도자는 동료와 부하 사이의 좋은 감정을 가장 강조한다.	
빈약형 관리자 (1, 1)	요구되는 작업을 수행하는 데 최소한의 노력을 하는 것이 조직 구성원의 자격 유지에 적절하다.	
중도형 관리자 (5, 5)	작업상의 필요와 만족 수준의 직원 사기를 유지하려는 욕구 간의 균형을 취함으로써 적절한 조직 성과가 가능하다.	
팀형 관리자 (9, 9)	헌신적 사랑을 통해 작업이 이루어진다. 조직 목표에 있어서 공동 이해관계를 통한 상호 의존성 때문에 상호 신뢰하고 존경하는 관계가 형성된다. 이 지도자는 집단구성원의 광범한 참여를 통해 질과 양에 있어서 높은 결과를 얻기 위하여 목표중심 접근을 취한다.	

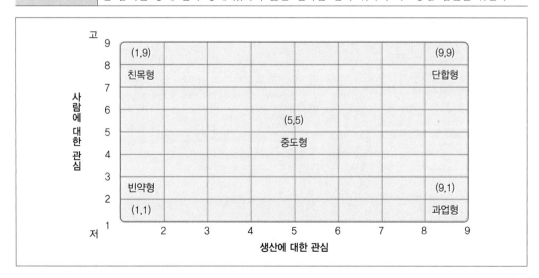

8 상황론적 리더십

1. 피들러(Fidler)의 상황 적응적 이론 [16 경남·경기]

개념		리더십의 효과성 여부는 특정 상황이 리더에게 유리한가 또는 불리한가에 의해 결정된다.
리더십유형	과업지향 리더십	상황이 리더에게 아주 유리하거나 극단적으로 불리한 경우 효과적인 리더 형태
	관계지향 리더십	상황이 리더에게 유리하지도, 불리하지도 않은 경우 효과적인 리더 형태
상황 변수	리더와 부하와의 관계	• 집단의 분위기를 의미하며, 리더와 부하 간에 신뢰감과 친밀감, 존경 관계가 존재할수록 상호 간에 좋은 관계가 형성된다. • 집단의 구성원들이 리더를 신뢰하고 좋아하며 그의 말을 기꺼이 따르려는 정도를 뜻하며, 가장 중요한 상황변수이다.
	과업구조	과업의 일상성 또는 복잡성을 의미하며, 과업이 보다 구조화되어 있을수록 그 상황은 리더에게 호의적으로 된다. 두 번째로 중요한 변수로서 다음과 같은 내용을 포함한다. • 과업의 요구조건들(requirements)이 얼마나 명백히 정해져 있는가 하는 것(즉, 목표명료성) • 어떤 과업을 수행하는 데 사용될 수 있는 과업수행 방법의 수(목표-경로의 다양성) • 과업을 수행하고 나서 그 결과를 알 수 있는 정도(검증가능성) • 과업에 대한 최적의 해답이나 결과가 존재하는 정도(구체성)
	리더의 직위 권력	• 리더가 갖고 있는 직위에 집단구성원들을 지도하고 평가하고 상과 벌을 줄 수 있는 권한이 주어진 정도를 말한다. • 리더가 집단구성원에게 명령을 받아들이게끔 구성원 행동에 영향을 줄 수 있는 능력으로써, 공식적·합법적·강압적 권력 등을 포함한다. 특히 승진, 승급, 해임 등의 상벌에 대한 권력이 매우 중요하며, 이러한 영향력이 많을수록 리더의 직위 권력은 강해진다.
상황이론의 고유변수	상황 변수	일반적인 환경
	조직 특성 변수	조직 구조, 관리 체계 등
	조직 유효성 변수	조직의 성과 또는 능률

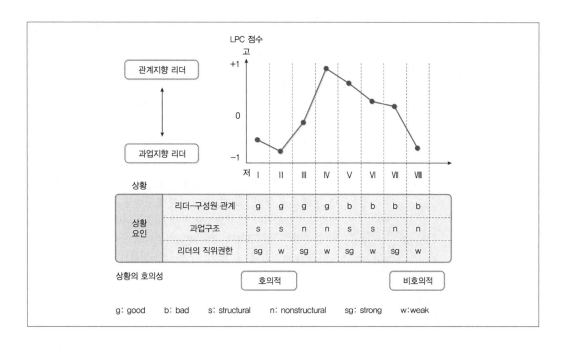

g: good   b: bad   s: structural   n: nonstructural   sg: strong   w:weak

2. 하우스와 에반스(Robert Housee & Evans)의 경로 – 목표 이론 [20 인천]

개념		부하가 업무목표와 개인목표의 연계성을 지각하는데 미치는 영향을 중요시하고 그 상황 적응성을 설명하는 이론
상황변수	부하의 특성	능력, 성격, 동기 등
	근무환경의 특성	과업의 구조화정도, 직업집단의 특성, 조직 내 규칙 및 절차
리더십 유형	지시적 리더십	도구적 리더십(Instrumental leadership)이라고도 표현된다. • 통제와 조직화, 감독 행위 등과 관련된 리더의 행동으로 리더가 부하들이 해야 할 일이 무엇인지 분명히 알려주고, 구체적인 지시를 명령하며, 그들에게 기대되고 있는 것이 무엇이고, 그 과업이 어떻게 수행되어야 하는가에 대해 말해주며, 과업 완성기한 및 분명한 과업기준을 설정하여, 부하들이 따라야 할 규칙이나 규정을 명확하게 알려주는 리더십 유형을 말한다.
	후원적 리더십 (지원적 리더십)	접근하기 쉽도록 하는 리더행동이다. • 리더는 부하의 욕구를 배려하고, 복지에 관심을 가진다. 또한 후원적 리더십에서 리더는 의도적으로 만족스러운 인간관계를 강조하면서 부하들을 평등하게 대하며, 그들의 작업이 즐거운 것이 되도록 하기 위해 친구처럼 대하고, 동지적 관계를 중시하며, 후원적인 분위기를 조성하는 데에 노력한다.

	참여적 리더십		• 부하의 문제에 관하여 리더 혼자 독단적으로 결정하는 것이 아닌 부하와 협의를 하며, 부하의 의견과 제안을 고려하고, 의사결정과정에 참가시키는 행동을 하는 리더십의 형태를 말한다. • 내부적 통제 위치에 속하는 부하들에게 긍정적으로 작용하며, 높은 참여욕구를 가지고 있는 부하들에게 긍정적으로 작용한다.
	성취지향적 리더십		리더가 부하에게 도전적인 목표를 설정하고, 성과의 달성을 강조하며, 높은 탁월성수준(high standard of excellence)을 설정해 주고, 지속적인 개선을 추구하는 리더십의 형태이다.
상황적 변수	부하의 특성	부하의 욕구 및 능력	• 부하의 욕구에는 안전욕구, 귀속욕구, 보상욕구, 성취욕구, 자아실현욕구, 변화 욕구 등이 있으며, 만일 부하가 귀속욕구가 강하거나, 외적 보상욕구가 강하거나, 그리고 안전의 욕구가 강하면 지시적 리더십인 반면에 성취욕구가 강하면 성취지향적 리더십 행동이 적합하다. • 부하의 능력에는 지식, 태도, 기술 등이 있는데, 부하의 높은 능력과 경험은 지시적 리더십보다는 참여적 리더십이나 성취지향적 리더십 유형에 알맞다. 반대로 부하의 능력이 낮고 고도로 권위적인 경우에는 지시적 리더십이 더욱 적합하다.
		부하의 상황	자신의 일을 자신이 통제할 수 있다고 믿는 정도인 통제 성향의 위치가 내적인 위치나 외적인 위치냐에 따라서도 적절한 리더십의 유형이 다르다. • 부하가 자신의 일과 주변상황을 통제할 수 있다고 믿는 내적 통제 성향이 강하다면 참여적 리더십 유형이 적합할 것이다. • 자신의 일과 주변상황이 자신의 통제범위 밖에 있어 행운이나 운명 때문이라고 믿는 외부 통제적인 성향이 강하다면 지시적인 리더십 유형이 적합하다.
	환경특성	과업의 특성	효과적인 리더십은 과업구조가 단순반복적인지 모호한지에 따라서도 다르게 나타난다. • 역할 모호성이 높고 낮은 과업구조를 가진 경우에는 지시적 리더십과 참여적 리더십, 성취지향적 리더십이 적합하다. 단, 여기서 지시적 리더십은 부하의 낮은 능력이 있는 경우에 적합하다. • 반복지향적이고 높은 과업구조를 가지고 있는 경우는 후원적 리더십이 적합하다.
		조직의 상황	• 조직의 형성기에는 조직이 불안하기 때문에 상대적으로 지시적 리더십이 적합하다. • 조직이 정착하고 안정기에 접어들었을 때는 후원적 리더십과 참여적 리더십이 적합하다. • 긴급한 상황의 경우는 빠르게 의사결정을 내려야하기 때문에 지시적 리더십이 적합하다. • 불확실한 경우에는 참여적 리더십을 통해 하급자들의 의견을 듣는 것이 조직에게 긍정적인 효과를 낼 것이다. • 업의 특성상 리더와 구성원 간의 상호작용이 필요한 경우에는 후원적 리더십이 리더와 하급자 사이의 긍정적인 관계를 형성할 수 있다.

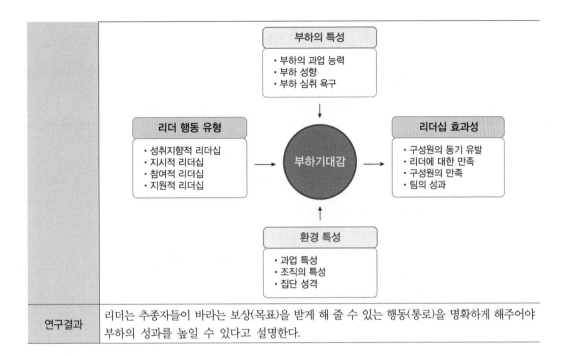

연구결과	리더는 추종자들이 바라는 보상(목표)을 받게 해 줄 수 있는 행동(통로)을 명확하게 해주어야 부하의 성과를 높일 수 있다고 설명한다.

3. 허쉬와 블랜챠드(Hersey & Blanchard)의 3차원 리더십(상황대응 리더십)

개념	리더의 행동을 과업지향적인 행동과 관계지향적인 행동이라는 두 차원을 가로축과 세로축으로 한 4분면으로 분류한 3차원 모형을 제시				

구분	M_1	M_2	M_3	M_4
구성원의 능력	낮음.	낮음.	높음.	높음.
구성원의 의지	낮음.	높음.	낮음.	높음.

리더십유형	M_1	지시적 리더	가까이서 지도하고 일방적인 의사소통과 리더 중심의 의사결정을 하게 된다.
	M_2	설득적 리더	결정사항을 부하에게 설명하고 부하가 의견을 제시할 기회를 제공하는 등 쌍방적 의사소통과 집단적 의사결정을 지향하게 된다.
	M_3	참여적 리더	아이디어를 구성원과 함께 공유하며 의사결정 과정을 촉진하는 등 구성원들을 의사결정에 참여하게 한다.
	M_4	위임적 리더	의사결정과 과업수행에 대한 책임을 구성원들에게 위임하는 등 구성원들의 자율적 행동과 과업수행에 대한 책임을 수행하도록 한다.

PART 05

리더십 상황이론	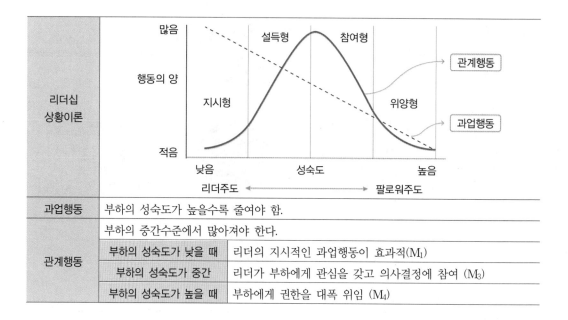
과업행동	부하의 성숙도가 높을수록 줄여야 함.
관계행동	부하의 중간수준에서 많아져야 한다.
	부하의 성숙도가 낮을 때 리더의 지시적인 과업행동이 효과적(M_1)
	부하의 성숙도가 중간 리더가 부하에게 관심을 갖고 의사결정에 참여 (M_3)
	부하의 성숙도가 높을 때 부하에게 권한을 대폭 위임 (M_4)

9 현대적 리더십

1. 변혁적 리더십 12 지방 / 15 부산 / 20 경북 / 21 서울 · 부산

개념	• 조직 합병을 주도하고, 신규 부서를 만들며, 조직 문화를 새로 창출해 내는 등 조직에서 중요한 변화를 주도하고 관리하는 리더십 행위 • 조직의 최고관리자에게 필요한 리더십 • 구성원의 성장 욕구를 자극하고 동기화시킴으로써 구성원의 태도와 신념을 변화시켜 더 많은 노력과 헌신을 이끌어 내는 지도자의 특성
구성 요인	**카리스마** 리더의 초자연적 능력, 신성한 속성, 리더의 개성적 자질 등을 의미하며 구성원 들에게 비전을 제공하고 자부심을 심어주고 존경과 신뢰를 얻는 능력을 의미
	영감 카리스마적 리더십 내부에 존재하는 하위 요인
	개별적 배려 구성원들에게 개별적인 관심을 보여줌으로써 구성원들의 자기존중감과 자아정 체감을 높일 수 있도록 도움을 주는 개념
	지적 자극 구성원들에게 변혁적이고 새로운 시도를 도전하도록 고무하며, 스스로 문제 해 결책을 찾도록 격려하고 자극하는 행위

2. 거래적 리더십

개념		• 타산적·교환적 관계를 중시하는 전통적 조직 이론 • 구성원의 결핍 욕구를 자극하고 이를 충족시켜 주는 것을 반대 급부로 조직에 필요한 임무를 수행하도록 동기화시키는 지도자의 특성
구성 요인	보상	리더가 부하들의 업적 수준과 만족에 관계된 보상을 하는 것을 의미
	예외 관리	기대된 성과 기준에 부합되지 않은 과오나 문제가 뚜렷하게 돌출되지 않을 경우 어떤 행동도 취하지 않음을 의미
	자유 방임	부하들에게 책임감을 위양함을 의미

3. 거래적 리더십과 변혁적 리더십의 비교

구분	거래적 리더십	변혁적 리더십
현상	현상을 유지하기 위해 노력함.	현상을 변화시키고자 노력함.
목표지향성	현상과 너무 괴리되지 않은 목표 지향	보통 현상보다 매우 높은 이상적인 목표 지향
시간	단기적 전망, 기본적으로 가시적인 보상으로 동기 부여	장기적인 전망, 부하들에게 장기적 목표를위해 노력하도록 동기 부여
동기부여 전략	부하들에게 즉각적이고도 가시적인 보상으로 동기 부여	부하들에게 자아실현과 같은 높은 수준의 개·인적 목표를 동경하도록 동기 부여
행위 표준	부하들은 규칙과 관례를 따르기를 좋아함.	변환적이고도 새로운 시도에 도전하도록 부하를 격려함.
문제 해결	부하들을 위해 문제를 해결하거나 해답을 찾을 수 있는 곳을 알려줌.	질문을 하여 부하들이 스스로 해결책을 찾도록 격려하거나 함께 일함.

4. 카스마적 리더십

특징	• Robert House가 제기한 현대적 리더의 자질론 • 구성원들이 리더를 지원하고 수용하도록 만드는 대인적 매력을 소유하고 있는 리더
기본요소	• 구성원들은 리더의 신념이 옳다고 믿고 리더의 신념과 유사한 신념을 소지하고 있다. • 구성원들은 리더에게 애정을 느끼고 자진하여 리더에게 복종한다.

5. 서번트 리더십(섬기는 봉사적 리더십) 21 서울보건연구사

특징	• 리더의 권력은 행사하는 것이 아니라 구성원들을 주인과 같이 섬기는 관계로 확보되어야 한다는 리더십의 형태 • 부하들의 욕구를 충족하기 위해 섬기는 자세로 봉사 • 부하들의 욕구가 무엇이며 어떤 방법으로 충족시킬 것인가 관심
기본요소	• Inspire(영감): 다른 사람에게 영감과 감화를 줌. • Support(지원): 정서적, 물질적, 정신적 지원 • Train(훈련): 앞선 기술, 핵심 능력을 가지고 최선의 업무 수행 • Acknowledge(인정): 개인과 팀의 노력과 결과를 인정함. • Reward(보상): 유형의 보상과 무형(기쁨, 자긍심, 팀 정신)의 보상을 줌.

6. 임파워먼트 리더십 ^{15 보건복지부7 / 17 충남}

정의	조직구성원에게 업무와 관련된 자율권 보장과 구성원의 잠재력을 극대화시키는 리더십으로 관리자들이 지니고 있는 권한을 실무자에게 이양하여 그들의 책임 범위를 확대함으로써 종업원들이 보유하고 있는 잠재 능력 및 창의력을 최대한 발휘하도록 하고 있다. Power(권한과 능력)를 부여하는 것이다.
기능	• 종업원들에게 자신의 가치에 대한 의미를 부여 • 자신의 직무 능력 향상에 의한 자신감 • 직장과 자신이 하나라는 공동체 의식 • 자신의 일을 자기 스스로 수행함으로써 느끼는 즐거움 등이 복합된 태도로 나타난다.

접근	개인수준에서의 '자기 임파워먼트'	개인 스스로가 자신의 부족한 요소를 명확하게 확인하고 자신에 대해 긍정적인 자기 암시를 제공하는 과정
	집단 및 조직수준에서의 '상호 작용적 임파워먼트'	구성원들이 자신의 증대된 파워를 다른 구성원들에게 확산하여 조직 전체의 파워를 키우는 과정

임파워먼트 실천 방법	• 정보의 공유 • 권한의 이전 • 비전의 공유 • 결과의 공유
임파워먼트의 효과	• 관료제의 병폐를 제거한다. • 참여 관리, 신뢰 관리를 추진하고 창의적 업무 수행을 촉진한다. • 관리의 집행을 권한중심 주의에서 임무중심 주의로 전환시킨다. • 조직은 조정, 통제에 필요한 인력과 비용을 절감할 수 있다. • 권력을 버림으로써 관리자들의 권력은 오히려 늘어나게 된다.

7. 슈퍼 리더십

정의		부하로 하여금 자발적으로 리더십을 발휘할 수 있도록 부하의 능력 개발 및 이를 발휘할 수 있는 여건을 조성하는 리더의 행위를 강조하는 리더십
유형	강자형 리더	1940년대 미국을 중심으로 등장한 리더십 이론으로, 신체적 조건(신장, 체력), 지식, 언변, 출신 성분과 같은 사회적 신분에 있어 강점을 가진 자가 리더가 될 수 있다는 이론이다.
	거래적 리더	리더의 역할은 달성해야 할 목표를 설정하고 그 설정된 목표를 달성할 수 있도록 적절한 유인을 제공하고 종업원은 기여를 제공함으로써 경영자와 종업원간에 유인과 기여의 교환 관계가 존재한다.
	비전 제시형 리더	부하들로 하여금 자신의 능력을 뛰어넘는 능력을 발휘할 수 있도록 미래에 대한 비전을 제시하고 그 비전에 몰입시킴으로써 조직의 목적을 달성시키는 리더이다.
	슈퍼 리더	가장 각광받는 현대적 리더로 부하들이 스스로 리드할 수 있도록 돕는 리더로서, 슈퍼 리더 밑에는 스스로 잘 훈련된 슈퍼 추종자들이 양성되는데, 이 부하들은 Self-Leadership을 통해 훌륭한 리더로 육성된다.

구분	강자형 리더	거래적 리더	비전제시형 리더	슈퍼 리더
초점	명령	보상	비전	스스로 리드
권력의 종류	지위, 권한, 강제	보상	관계적, 영감적, 분배적	공유 가치
지혜와 방향 설정의 원칙	리더	리더	리더	대부분 부하
전형적인 리더의 유형	지시, 명령, 성과와 무관한 질책	성과에 따른 보상과 질책	비전 제시, 현상 변화, 설득	스스로 목표 설정과 보상 등의 행동을 부하에게 보임.
부하의 반응	공포에 의한 복종	계산적 복종	비전에 근거한 감정적 몰입	주인의식에 근거한 몰입

8. 이슈 리더십

특징	• 주어진 상황에서 중요하다고 판단되는 이슈를 창안하는 행위
	• 창안된 이슈를 관련된 구성원들에게 그 중요성을 설득하여 동참과 몰입을 이끌어내는 행위
	• 이슈를 성공적으로 실천하기 위한 효과적인 실천 시스템을 구축하는 행위
	   - 이슈 리더란 나이에 관계없이 보다 창의적이고 핵심적인 이슈를 창안해내는 사람을 말한다.
	   - 오디언스란 그 이슈를 밀고 나가는 데 동참하고 몰입하는 사람을 말한다.

9. 21세기의 새로운 리더십

변혁적 리더십	항상 새로운 비전을 제시하고 구성원들의 노력을 이끌어 내어 상당한 변화를 창조해 내는 영향력을 발휘하는 리더십을 변혁적 리더십이라고 한다.
정보분석 능력을 가진 리더십	지도자는 정보분석과 정보관리 능력이 있어야 한다.
전략적 리더십	전략의 계획 수립 및 실천이 크게 요구되는 리더십이다.
능동적 리더십	지속적 변화에 능동적으로 대처하는 리더십으로 항상 무엇인가를 추구하는 형이다.
조직적 리더십	지식적·인적·물적 자원동원 능력 및 상징조작 능력을 가진 리더십이다.
민주적 리더십	평등, 수평적, 자율적 참여적 리더십이다.
발전 유도성과 신념이 강한 리더십	-
변화에 유연한 반응을 할 수 있는 리더십	-

PART 05

10. 리더십의 수준

최고관리층의 리더십	기능	• 조직의 목표 및 정책의 설정 • 자원의 동원 • 통제, 조정, 통합
	자질	• 정책구상 능력과 결정 능력 • 기술자나 전문가일 필요는 없다. 즉, 계산 능력보다 직관력, 창의력, 판단력, 장래 투시력 등이 높아야 한다.
중간관리층의 리더십	기능	한정된 범위 내에서 스스로 결정하는 것과 전문가로서 최고관리층에게 조언을 하고 새로운 정보, 새로운 아이디어를 제공하는 데 있다.
	자질	• 전문성 • 성실성(거짓이 없는 것뿐만 아니라 충성심도 포함)
하위관리층 리더십	기능	사업을 감독하고 일선 직원들에게 업무를 위임 또는 분담시키고 서비스가 제대로 공되고 있는가를 검토
	자질	• 기술적 지식: 직원과 자원을 효율적이고 효과적으로 활용하기 위하여 • 형평에 대한 관심도: 직원들의 동기 부여 및 조직에의 일체감을 발전시키기 위하여

▨ 리더십 패러다임의 전환

구분	기존형	미래형
조직 가치	능률, 성장, 가치 창조	인류복지 증진, 서비스, 자아 실현
이해관계자 관리	기업소유자, 주주, 고객 만족	전체 이해관계자 만족
사업 영역	국내 지역적	전 세계적
조직 상호관계	독립과 경쟁	상호 의존성과 협력
조직 간 경계	명확한 경계	무경계
조직 구조	관료제, 위계 조직	애드호크러시, 네트워크, 공동체 구조
권력/권한	직위 권력, 권력 집중	권력 공유
경영의 초점	관리 유지/미시적 관리 및 목표 설정/업무 중심	변화, 혁신/품질, 서비스 및 고객
관리 지휘	규칙과 규정	가치 공유와 건전한 조직 문화
조직 변화	필요와 위기	학습과 혁신의 연속
리더의 역할	보스, 관리자	코치와 촉진자, 리더
리더의 자격	최고경영자 중심	조직구성원 다수
리더의 가치관	지역적	세계 시민적
리더의 윤리	비윤리적	윤리적
리더-구성원 관계	수직적	수평적
구성원 관리	통제	임파워먼트
구성원의 가치	타율	자율
구성원의 태도	두려움, 방어적 성향	신뢰
구성원의 행위	동조	몰입
조직의 중심인력	남성 중심	여성 등 소수그룹 부상

02 의사소통

1 의사전달

1. 개념

개념	• 행정조직 내부에서 결정에 필요한 정보, 자료 등이 전달되고 전달받는 사람이 이를 수용하는 과정(의사교환) • H.D. Lasswell은 의사전달의 구성요소로써 전달자, 피전달자, 전달내용, 전달효과 등을 들고 있다.
특징	• 조직 내의 의사전달은 원칙적으로 목적적인 것이다. • 조직 내의 모든 상호 작용은 의사전달을 내포한다. • 의사전달이 없으면 조직은 성립될 수 없기 때문에 의사전달은 조직의 생명선이라고 할 수 있다.
의사전달 과정 핵심적 요소	• 의사전달의 기본적인 요소는 전달자(Messenger), 수용자(Receiver), 기호(Symbol)로 되어 있다. 첫째, 발신자와 수신자의 존재 둘째, 정보전달의 매체 또는 수단 셋째, 정보전달의 통로 　　📷 **Lasswell이 제시한 의사전달 요소** 　　1. 전달자　　　　　　　　　2. 피전달자 　　3. 전달 방법 및 절차　　　4. 전달 내용 　　5. 전달수단과 방법　　　　6. 전달 효과
의사전달의 과정	**F. Fisher의 모형**　아이디어와 문제의 명료화 → 참여 → 전달 → 동기부여 → 평가 **Shannon과 Weaver의 모형**　정보원 → 전달자 → 경로 → 수신자 → 목적지

2. 의사전달의 일반적 원칙(C, E, Redlield) 15 전남 / 17 보건복지부7급 · 제주

명료성의 원칙	의사전달은 명확한 용어와 평이하고 간결한 문장으로 표현되어야 한다.
일관성의 원칙	의사전달은 전후 내용에 일관성이 있어야 한다. 전후 모순이 없어야 한다.
적량성(적당성)의 원칙	의사전달의 정보와 내용은 과다·과소하지 않아야 한다.
적기·적시성의 원칙	의사전달에 필요한 정보는 적절한 시기를 택하여 행하여져야 한다.
분포성(배포성)의 원칙	피전달자가 누군가를 명확히 확정하여 정확히 전달하여야 하며, 의사전달은 한쪽에 치우쳐서는 안 된다. 가능한 널리 알려지도록 해야한다.
적응성과 통일성의 원칙	의사전달은 적응성과 통일성을 가져야 한다. 적응성이란 융통성·개별성·현실성·합치성을 의미하며, 통일성이란 각각의 의사전달이 전체로써 통일된 의사를 표현해야 하는 것이다.
관심과 수용의 원칙	의사전달은 피전달자가 관심을 갖고 받아들일 수 있도록 전달되어야 한다.

PART 05

3. 의사전달의 기능

조정(통제)의 기능	의사전달은 조직구성원의 행동을 통제하는 기능을 수행한다
동기유발 촉진(사기양양) 기능	의사전달은 조직구성원을 통솔하고 사기를 앙양하며, 자발적인 근무에 대한 동기부여와 조직목적에 추종 및 공헌하도록 한다.
정책결정·의사결정의 합리화 기능	정책결정과 의사결정의 합리성은 신속·정확하고 우수한 질을 가진 의사 통제에 의하여 확보된다.
사회적 욕구의 충족 기능	조직구성원들은 의사전달을 통해서 자신의 감정을 표출하고 다른 사람과의 교류를 넓혀 가면서 사회적 욕구를 충족시킨다.
리더십의 발휘 기능	의사전달의 활성화와 효과적인 활용을 통하여 행정 리더십을 확보할 수 있다.
조직체의 유지 기능	의사전달은 상위조직과 하위조직 간의 상호작용을 원활히 하여 줌으로써 조직체의 유지에 기여한다.

4. 의사전달의 유형

(1) 공식성 유무에 따른 유형

구분	공식적 의사전달	비공식적 의사전달
의의	공식 조직 내에서 계층제적 경로와 과정을 거쳐 공식적으로 행하여지는 의사전달을 의미하며, 고전적 조직론에서 강조한다.	계층제나 공식적인 직책을 떠나 조직구성원 간의 친분·상호 신뢰와 현실적인 인간관계 등을 통하여 이루어지는 의사전달을 말한다.
수단	공문서(명령, 지시, 보고, 품의)	• 그레이프바인 네트워크(포도넝굴처럼 엉킴)—소문, 풍문, 메모 • 배회관리(이곳저곳 돌아다님)
장점	• 의사소통이 객관적이다. • 책임소재가 명확하다. • 상관의 권위가 유지될 수 있다. • 정책 결정에의 활용이 용이하다.	• 전달이 신속하고 적응성이 강하다. • 배후 사정을 소상히 전달한다. • 긴장·소외감 극복과 개인적 욕구를 충족시킨다. • 행동의 통일성을 확보한다. • 공식적 전달을 보완한다. • 관리자에 대한 조언 역할을 한다.
단점	• 법규에 의거하므로 의사전달의 신축성이 없고 형식화되기 쉽다. • 배후 사정을 전달하기 곤란하다. • 변동하는 사태에 신속한 적응이 곤란하다.	• 책임 소재가 불분명하다. • 의사결정에 활용할 수 없다. • 공식적 의사소통 기능을 마비시킨다. • 수직적 계층하에서 상관의 권위를 손상시킬 우려가 있다. • 조정·통제가 곤란하다.

> **Grape vine**
>
> 마치 포도당굴처럼 복잡하게 얽혀 있기 때문에 생겨난 용어로, 리더의 중심적인 인물이 따로 존재하지 않아 구성원 중 누구라도 의사소통을 주도할 수 있는 비공식적 의사소통 방식으로 소문, 풍문, 메모 등이 이에 속한다.

(2) 방향과 흐름을 기준으로 한 유형 ^{17 서울}

상의하달 (하향적 의사전달)	정보가 위에서 아래로 흐르는 것을 말한다.		
	방법	명령	구두 명령, 문서 명령
		일반적 정보	기관지, 편람, 예규집, 구내 방송, 게시판, 행정 백서, 수첩 등
하의상달 (상향적 의사전달)	정보가 밑에서 위로 올라가는 것을 말한다. 예 보고, 품의, 의견, 조사, 제안, 면접, 고충 심사, 결재 제도 등		
	방법	● **횡적 의사전달** • 수평적 의사전달을 말한다. • 사전 심사, 사후 통지, 회람·공람, 회의(미팅), 레크리에이션, 토의(위원회) 등이 있다.	

5. 의사전달망의 유형

수레바퀴형(윤형)	집단 내 중심적 리더가 존재하는 형으로, 구성원 간의 의사전달이 중심에 있는 리더에게 집중되는 형태이며, 가장 신속하고 능률적인 모형
쇠사슬형(연쇄형)	상사와 부하 간에 의사전달이 이루어지는 수직적인 전달 형태로 비능률적인 모형
원형	집단구성원 간에 서열이나 지위가 불분명하여 동등한 입장에서 의사전달이 이루어지는 형태
Y자형(자유경로형)	집단 내에서 중심적 위치를 차지하고 있는 리더가 존재하지 않지만 비교적 다수의 집단구성원을 대표할 수 있는 경우에 이루어지는 형태
개방형(완전연결형)	집단 내의 모든 구성원들이 자유롭게 정보를 교환하는 형태

구분	수레바퀴형	쇠사슬형	원형	Y자형	개방형
신속성	고	중	저	중	고
리더의 출현 확률	고	중	저	중	저
구성원의 만족감	저	중	고	중	고
집권화	최고	중	저	고	최저
모호한 상황에의 적응	최저	저	고	저	고
의사전달의 왜곡	중	최고	고	중	최저

📖 의사소통 네트워크의 유형

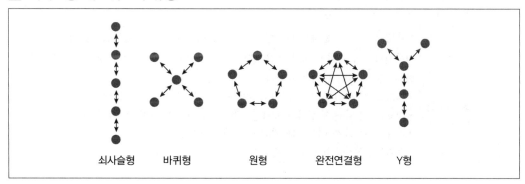

쇠사슬형　　바퀴형　　　원형　　　완전연결형　　Y형

6. 의사전달의 저해 요인과 촉진 방안

구분	저해 요인	촉진 방안
전달자와 피전달자	• 가치관·사고방식의 차이(준거기준 차이) • 지위상의 차이 • 전달자의 의식적 제한: 보안상 비밀 유지 • 전달자의 자기 방어: 전달자가 자기에게 불리한 사실은 은폐, 고의적 왜곡 • 피전달자의 전달자에 대한 불신이나 편견, 수용 거부, 잘못된 해석 • 원만하지 못한 인간관계 • 환류의 봉쇄: 정확성이 손상될 위험	• 상호 접촉 촉진: 회의·공동 교육 훈련, 인사 교류 등 • 대인관계 개선, 조직 내 개방적 분위기 조성 • 하의상달의 권장과 활성화: 권위주의적 행정 형태의 개선 • 의사전달 조정 집단의 활용: 상향적 의사진단의 누락, 왜곡 등 방지와 정보 처리의 우선순위 결정 • 민주적·쇄신적 리더십의 확립
전달 수단 및 매개체	• 정보 과다: 내용 파악 곤란 • 정보의 유실과 불충분한 보존 • 매체의 불완전성: 적절치 못한 언어·문자사용 • 다른 업무의 압박(업무의 과다·폭주) • 지리적 거리	• 매체의 정밀성 제고: 언어·문자의 정확한 사용, 약호화·계량화 • 효율적인 관리정보체계(MIS)의 확립과 시설 개선 • 의사전달의 반복과 환류·확인 메커니즘 확립
조직 구조	• 집권적 계층구조: 수직적인 의사전달 제한, 유동성 저하 • 할거주의, 전문화: 수평적 의사전달 저해 • 비공식적 의사전달의 역기능: 소문·풍문 등에 의한 정보의 왜곡 • 정보전달 채널의 부족	• 정보채널의 다원화 • 계층제의 완화와 분권화 • 정보의 분산

7. 의사전달의 일반적인 개선 방향

대인관계 개선	대인관계를 개선한다. 즉, Brain-Storming, Role Playing, Open Door Policy 등을 실시하여 바람직한 상호 접촉이 되도록 한다.
중요성 인식	의사전달의 중요성에 대한 인식을 제고시킨다.
정보관리 체계	효율적이고 적절한 정보관리체계를 확립하도록 한다.
정보처리 다원화	정보 처리의 분권화와 통로의 다원화를 모색한다.
생각 먼저 정리	말하기 전에 생각을 분류·정리한다.
단순 반복언어	단순하고 반복적인 언어를 사용한다.
전달방법 숙지	메시지 전달 방법의 숙지 및 환류를 제공한다.
청취 습관의 개선	상대방의 의사를 분명히 파악할 수 있도록 하고 메모하는 습관을 기르도록 한다.
전달 양 조절	의사전달은 한꺼번에 너무 많은 양으로 하지 말고 조금씩 하는 것이 효과적이다.
의사소통 과정의 단계 인식	의사소통 과정의 단계 인식한다. • 주의력, 집중: 수신자는 의사소통의 메시지를 집중하여 받아들여야 한다. • 이해: 수신자는 송신자가 보내는 메시지의 의미를 이해하여야 한다. • 수용: 수신자가 메시지를 기꺼이 받아들여야 한다. • 행위: 수신자는 요구되는 행동에 따라 처신하여야 한다.

2 의사결정

1. 개념

의사결정	• 문제 해결을 위한 하나의 행동 선택에 관한 결정이다. • 정보의 수집과 분석을 통한 문제의 발견. 문제 해결을 위한 대안의 탐색·선택·집행과 목표 달성 여부에 관한 평가 과정이다. • 효과적인 목표 달성을 위해 가능한 대안 중에서 하나를 선택하는 과정이다.

2. 의사결정과정

현재 문제의 인지와 확인 → 대안의 탐색과 대안의 평가 → 최적대안의 선택 → 선택된 대안의 집행 → 집행결과의 평가 → 환류 (피드백)

문제의 인지와 확인	문제의 인지	이미 설정된 조직의 목표를 규명하고 목표 달성의 바람직한 기대치와 실제 달성한 결과치의 차이를 밝히는 것이다.
	문제의 확인	내·외적인 정보를 취합함으로써 문제를 확인(병원 내원환자 수 및 유형, 일당 진료비, 진료비 증감 자료 등)한다. • 외적인 자료: 정부정책 자료 유관기관의 자료 소비자에 대한 자료 등

3. 대안의 탐색과 평가

대안의 탐색			문제해결을 위한 대안을 찾아내는 것으로 Gibson 등은 창의력을 자극시키는 방법으로 BrainStorming, Delphi 기법, Norminal Group Technique(NGT)를 제시하였다.
브레인스토밍 BrainStorming			• 가장 창의적인 집단 의사결정 기법(자유연상법) • 대략 4~12명의 집단 내에서 사회자에 의해 제기된 구체적이고 명확하고, 협소하게 한정된 문제로부터 시작하여, 도중에 비판 없이 새롭고 비상습적인 해결책의 최대 가능한 수가 짧은 시간(대략 30분) 안에 발견된다. 그 과정에서 그렇게 수집된 Idea의 아주 낮은 비율만이 직접 실행 가능한 것으로 수용된다. － 'Brainstorming'이란 용어는 1939년 유명한 미국광고회사의 Alex Osborne에 의해서 창의성을 촉진시키기 위하여 개발된 기법에 사용되었다. － 문제 해결에 대한 직관적이고 부정확하며 자아 발견적인 방법 중에 하나이다. － 창의성 촉진을 위한 방법
	4원칙	비판 금지	판단과 비판은 아이디어 기록이 끝날 때까지 유보한다.
		자유 분방	제안은 자유롭게 이루어져야 한다.
		대량 발언	많은 수의 아이디어가 나올수록 좋다.
		수정 발언	모든 아이디어들이 제안되고 나면 아이디어들을 결합하고 개발해야 한다.

Delphi(델파이) 기법			- 전문가 합의에 의한 무기명 반복 의사결정 기법이다. - 구조적이고, 형식적이며, 다단계로 구성된 독립된 집단의 질문 기법이다. - 전문가 집단은 결과의 환류와 체계적인 평가의 작업과 합의를 위해 사회적 압력을 배제한다. - Delphi는 그리스의 지명으로 그리스의 성인들이 미래를 예측하던 곳이며, Delphi기법은 1950년에 미국의 RAND 연구소에서 개발 응용되었다. - 몇몇의 전문가들은 어떤 분야의 미래의 경향에 대해 어떻게 평가할 것인지 조언을 요구받는다. 이것은 전문가 회의에 있어서의 일반적 형식이 아닌 익명적이며 다단계적인 질문과정이다. - Delphi 기법은 정책 기획과 의사결정에 대해 장기적인 경향을 제공할 수 있다. - 특히, 과거를 기초로 계산된 경향에서 예측할 수 없는 새로운 발전들의 예측에 적합하다. → 불확실한 미래의 가능성에 대한 장기적인 예측 - 상호 관련성과 과학적으로 확립된 경향이 없는 경우에 있어서 언제든지 1차적으로 고려한다.
	특징	집단 효과	모든 개인은 미래의 발전에 관하여 다른 생각을 갖고 있다. 그리고 일반적으로 영향을 주는 요인과 관련된 단지 일부만을 고려할 뿐이다. 집단 내에서 극단적인 의견과 오류의 효과가 서로 균형을 이루며, 어떠한 상태에서는 집단의 판단이 개개인의 판단의 합보다 더 나을 수 있다.
		익명성	전문가들은 다른 사람에 대해 알지 못한 채 개인적이고 독립적인 질문을 받는다. 한편으로 이것은 집단회의에서 관찰되는 집단에 대한 동의, 개인이익의 추구, 사회자의 지배에 대한 영향을 방지한다. 또 한편으로 이것은 일반적인 경향에 이르기 위해서 개인적 판단의 수정과 적응을 장려한다. 이런 익명성은 그들의 유권자들을 의식하여 개인적 의견을 공개적으로 표현하지 않는 정치인들에게 질문하는 데 특히 중요하다.
		통제된 환류와 다중 반복	개개의 참여자들의 정보의 가능성은 한 번의 개인적·개방적 순환보다 여러 번의 순환에서 보다 집중적으로 도출될 수 있다. 게다가 다중 반복은 개개인의 의견을 수렴하는 데 효과적이다.
		주관성	—
	한계		• Delphi 기법은 주관적인 절차이다. • 전문가들이 가지고 있는(모르는) 정보의 다양한 수준은 전체적으로 결과들을 왜곡할 수 있는 결과를 유발한다. • 여러 라운드 동안 참여자의 수와 집단의 구성이 변함없도록 유지하는 것이 곤란하다. • Nominal Group Technique(NGT, 명목적 그룹 테크닉): 팀의 구성원들이 모여서 문제나 이슈들을 식별하고 순위를 정하는 가중 서열화법이다. • NGT 그룹내의 영향력 있는 자를 중화시키고 참가자가 모두의 동등한 목소리를 듣기 위해 필요하다. • 집단이 곤경에 빠져 있을 경우에 특히 유용하다.

> **NGT의 적용 절차**
>
> 1. 과정1 : 이슈의 정의와 아이디어 제기
>   (1) 당면한 이슈를 소개하고 명확히 한다. 이슈를 모두 볼 수 있도록 벽면이나 칠판에 게시한다.
>   (2) 아이디어 제기 : 참가자들은 아이디어를 각자의 카드에 적되 상호 협의해서는 안 된다. 아이디어 산출 시간은 5~10분 정도가 적절하다.
>   (3) 아이디어 수집 : 참가자들은 자신의 아이디어를 차례로 읽어주고, 이를 칠판에 쓰거나 부착한다. 이때도 토론이나 대화는 금지된다.
>   (4) 아이디어 내용의 명확화 : 진행자가 각각의 아이디어를 큰소리로 읽어준다. 아이디어가 애매하면 그 아이디어의 제안자가 즉시 설명해야 하고, 여기서 불명확한 어구로 표현된 것은 정리하도록 한다.
>   (5) 아이디어의 결합 : 제안자들이 동의하는 경우에 한하여 둘 이상의 아이디어를 결합할 수 있다.
> 2. 과정2 : 서열화
>   (1) 아이디어별로 A, B, C 등 식별 기호를 배당한다.
>   (2) 참가자 전원이 모든 아이디어를 각자 서열화한다. 가장 중요한 아이디어는 가장 높은 점수를 할당한다.
>   (3) 참가자의 서열 점수를 합산하여 합계가 높은 순서로 서열화한다.

대안의 평가	대안을 비교 분석하는 과정으로 실현 가능성이 최우선적으로 고려되어야 한다. • 정보수집　　• 정보의 평가　　• 정보의 통합과 정리

최적 대안의 선택

• 고전적인 방법

구분		내용
확률적 방법		• 가능한 대안의 발견 • 대안에 영향을 미치는 요인들의 검토 • 대안 선택 시 발생할 사건들의 확률 산정 • 각 대안의 기대효과 계산 • 가장 높은 효과가 예측되는 대안을 선택한다.
비확률적 방법	Maxi-max Rule	• 최대 이익의 결과만 고려하여 선택하는 방법 • 불확실한 미래상황을 낙관적으로 보는 적극적 의사결정 방법 • 낙관적이고 긍정적인 사고의 관리자가 선택할 가능성이 많다. • 최대 보상, 최대 기준
	Maxi-mini Rule	• 비관적인 성향의 의사결정 방법으로 부정적인 지도자는 최악의 상황을 고려하여 의사결정을 하게 된다. • 최소 이익의 결과 중 가장 큰 이익의 대안을 선택한다. • 최대·최소 기준
	Mini-max Rule	• 대안 중 최대 손실값(Maximum Regret)을 비교하여 이 중 가장 작은 손실값으로 대안을 선택한다. • 보수적인 입장의 의사결정 • 최소·최대 후회 기준

• **형태적인 방법** : 대안의 결과에 대하여 알지 못한 상태에서 의사결정하거나 제안된 합리성 안에서 대안을 선택하는 방법이다.

PART 05

선택된 대안의 집행		조직구성원 전체가 참여를 통하여 집행의 효과를 높여야 하며, 집행의 관리를 위한 환류 체계가 개발되어야 한다.
집행결과의 평가	기계적 평가	조직환경이 안정적이고 불확실성이 낮은 경우의 평가가 주종을 이루며, 프로그램화·표준화된 절차에 의해서 능률성·경제성·일관성 등이 평가의 대상이 된다.
	판단적 평가	조직환경이 안정적이거나 복잡한 경우 행하는 평가로, 결정은 프로그램화 되어 있으나 복잡하여 위험성이 있는 경우이다. 능률성이 평가의 기준이나 결과의 다양성과 질적인 측면도 강조된다.
	타협적 평가	외부 조직환경이 단순하지만 역동적인 경우에 행하는 평가로, 결정은 프로그램화되어 있지 않고 신축성·안정성 등이 평가기준이다.
	적응적 평가	외부환경이 매우 역동적이고 복잡한 경우에 행하는 평가로, 혁신과 성장의 평가기준이다.

4. 의사결정의 유형

결정의 상황에 따른 분류	정형적 결정	일상적이고 반복적인 일로 기계적인 표준처리절차와 규칙(S.O.P) 또는 관례적인 경우이다. 예 직원의 선발과 임용, 진단서 발급, 입·퇴원의 결정, 재고 관리, 창고 관리, 임금 지불, 환자 스케줄 등
	비정형적 결정	선례·표준적 절차 등이 없는 결정을 말하며, 관리자는 이러한 상황에 직면하면 자신의 능력, 판단, 상상력 등에 의존할 수밖에 없다. 예 병원의 신축, 새로운 의료장비의 도입, 병원의 구조 조정, 병원 합병에 대한 전략적 결정 등
의사결정 수준에 따른 분류	전략적 결정	• 최고관리층의 결정으로 조직 목표를 정립하고 조직과 환경과의 상호 관계와 관련된 문제이다. • 전략적 결정은 포괄적·거시적·장기적 결정이며, 적극적이거나 행동적인 의미를 지닌다. • 급변하고 불확실한 상황에서는 전략적 결정이 적용된다. • 장기적 보건 기획, 의료기관의 위치 선정, 전문화, 투자, 합병 등에 관한 결정은 대표적인 전략적 결정이다.
	관리적 결정	• 인적·물적 자원의 동원과 훈련, 업무의 흐름과 배분경로의 체계화 등에 관한 결정으로 주로 중간관리층의 결정이다. • 조직 구조, 자원전환 구조, 내부서비스 구조, 자원의 습득과 개발 등에 대한 결정, 인적자원 관리와 재무 관리, 기본 운영계획
	운영적 결정	하위관리자들의 결정으로 주로 현재의 업무수행 상황에 대한 결정이다. • 조직 내에서 발생하는 일상적인 문제(day-to-day problems)를 취급한다. • 세부 운영계획, 즉 간호사의 일일배치 결정이나 입퇴원 결정, 재고 관리 등이 속한다.

경영환경에 따른 의사결정	확실한 상황	• 의사결정의 미래에 대한 정확한 결과를 알 수 있을 만큼 충분한 정보를 가지고 있는 상황 • 각 행동 대안을 채택하는 경우의 결과도 이미 알려져 있는 상황 • 최선의 대안을 선택하는 기준도 알려져 있는 상황 • 선행 계획법, 목표 계획법
	모험적 (위험 하의) 상황	• 의사결정 결과가 여러 가지로 산출되는 상황 • 각각의 결과가 어떤 확률로 발생하는가를 알 수 있는 상황에서의 의사결정 • 의사결정 Tree, 시뮬레이션
	불확실한 상황	• 정보가 없거나 있더라도 부족한 경우로 결과의 확률을 알아내기 어려운 상황으로 관리자가 결과에 대해 자신과 신뢰를 할 수 없는 상황 • 과학적인 방법이 거부되고 주관적인 확률에 근거하여 의사결정하게 되는 상황 • 의사결정자의 직관이나 자질, 경험, 숙련도에 의존하게 되는 상황 • Maxi-Mini, Maxi-Max, Mini-Max. Laplace(각 미래발생 확률이 동일하다고 가정 한 후, 각 대안에 따르는 성과들의 평균값을 의사결정 기준으로 삼음)
의사결정 접근방법	계량적 접근방법	합리적인 의사결정을 내릴 수 있다는 경제인의 모형으로 수학, 통계학, 경영과학 등의 지식에 근거한 의사결정 방법
	정성적 접근방법	주관과 경험에 의존하는 의사결정 방법으로, 오랜 경험을 쌓은 실무진들이 즐겨 이용하게 된다
주체별 의사결정	개인적 결정	• 관리자 개인이 독단적으로 결정하는 방법으로 극히 소규모 조직에서 이루어진다. • 신속한 결정을 요하는 경우, 의사결정자들 간의 별다른 논쟁이 없는 경우, 관리자가 타인을 불신하는 경우이다.
	집단적 결정	• 의사결정자들이 모두 참여하여 결정하는 방법이다. • 개인적 결정보다 신속성은 다소 떨어지나 전문성이 높으며 오류를 범할 가능성이 적어진다. 또한 결정된 결과가 다른 사람들에게 수용될 가능성이 높아진다.

집단적 의사결정의 장·단점

장점	단점
• 결정안에 대한 수용성 증가 • 다양한 경험과 지식의 공유 • 보다 많은 정보와 지식의 획득 • 의사결정의 정당성 및 합법성 증가 • 창의적인 의사결정 확률 증가	• 동조 압력으로 인한 소수의 지배 • 의사결정에 시간 소요 증가 • 최선보다 차선 선택 • 집단 사고의 함정 • 책임성의 모호성 • 동조 과잉

PART 05

5. Ansoff가 제시한 의사결정 유형

전략적 의사결정	전략적 의사결정은 기업의 목적 혹은 목표를 설정하는 기능과 그렇게 설정된 목적이나 목표를 달성하기 위해 기업이 가지고 있는 자금, 인력 등의 자원을 최적으로 배분하는 기능을 포함한다. 따라서 전략적 의사결정은 비일상적이고 일회적인 의사결정이라고 할 수 있다.
운영적 의사결정	기업 현장에서 일어나는 생산, 판매 등 구체적인 행위와 관련된 것으로, 일단 관리상의 지침이 설정된 후에 하나 하나의 행동에 대한 의사결정이 하부로 위양될 수 있는 단순하고 일상적이며 반복적인 기업활동에 관한 의사결정을 의미한다.
관리적 의사결정	결정된 목표와 전략을 가장 효과적으로 달성하기 위한 모든 활동과 관련이 있다. 대표적인 예가 조직화이다. 즉, 권한과 책임을 구조화해서 전략과 운영 사이의 갈등을 조정하고 최적의 성과가 날 수 있도록 조정하는 역할을 한다.

03 갈등관리

1 갈등의 개념 및 기능

1. 갈등의 개념 및 관점

갈등의 개념		조직 내의 의사결정 과정에 있어 대안 선택의 기준이 모호하여 결정자인 개인이나 집단이 심리적으로 곤란을 겪는 상태를 말한다.
갈등의 기능	순기능 (갈등이 건설적으로 해결되었을 경우)	• 조직 발전의 새로운 계기 • 조직의 장기적인 안정성 강화에 기여 • 선의의 경쟁 → 발전과 쇄신 촉진 • 갈등의 해결 → 조직의 문제해결 능력·창의력·적응 능력·단결력 등을 향상
	역기능 관점 (갈등이 해결되지 않았을 경우)	• 조직의 목표 달성을 저해 • 구성원의 사기 저하와 반목·적대 감정을 유발 • 갈등과 불안이 일상화 → 쇄신과 발전 저해 • 파벌이나 할거주의 초래

2. 갈등의 기능

순기능 (갈등의 건설적 해결)	• 조직 발전의 새로운 계기로 작용하여 조직의 장기적인 안정성 강화에 기여한다. • 선의의 경쟁을 통하여 발전과 쇄신을 촉진한다. • 갈등의 해결을 위한 조직의 문제해결 능력·창의력·적응 능력·단결력 등을 향상시킨다.
역기능 (갈등의 미해결)	• 조직의 목표 달성을 저해한다. • 구성원의 사기 저하와 반목·적대 감정을 유발한다. • 갈등과 불안이 일상화되어 쇄신과 발전을 저해할 수도 있다. • 파벌이나 할거주의를 초래한다.

3. 갈등과 조직의 효과성 ^{17 울산}

갈등과 생산성	• 갈등과 조직의 생산성간의 관계는 역자형의 U자 곡선 형태이다. • 갈등이 지나치게 낮아도 조직의 생산성이 저하되고 갈등이 지나치게 높아도 조직의 생산성이 떨어지고 적정수준의 갈등일 때 생산성이 가장 높다.
갈등과 조직의 효과성	• 조직의 갈등은 조직의 효과성에 영향을 미친다. • 갈등의 수준이 너무 높거나 낮을 때 조직의 효과성에 부정적으로 영향을 미친다. • 갈등이 적정한 정도일 때 조직구성원들은 자극을 받고 활력을 부여받는다.

갈등 수준	갈등의 유형	조직의 내부적 특성	조직의 효과성
낮거나 전혀 없음	역기능	냉담, 침체, 무변화, 새로운 아이디어의 결여	낮음
적정	순기능	생동적, 혁신적	높음
높음.	역기능	파괴적, 혼돈, 비협조	낮음

2 갈등의 유형

구분	기준		내용	
Simon & March	갈등의 주체	개인적 갈등	정자로서의 개인이 대안선택에 있어서 곤란을 겪게 되는 경우	
			비수락성	결정자가 각 대안이 초래할 결과를 짐작하고 있을 뿐만 아니라 대안의 성격에 대해서도 어느 정도 파악하고 있지만 제시된 대안 중 만족기준을 충족시키지 못하여 선택과 수용이 곤란한 경우에 발생하는 갈등
			비비교성	결정자가 대안이 초래할 결과를 짐작은 하지만 제시된 각각의 대안에 대한 비교 분석 시 우열을 가릴 수 없을 때 발생되는 갈등
			불확실성	대안 선택 시 초래할 결과를 알지 못할 때 곤란을 겪는 상황에서 발생하는 갈등
		집단적 갈등 (복수의사 주체 간의 갈등)	개인 간·집단 간·조직 간의 갈등으로 • 공동 의사결정의 필요성 • 목표의 차이 • 결정자의 인지나 태도의 차이 • 지나친 역할의 분화 • 상호 기대감의 차이 등에 의해 발생된다.	
Miller & Dollard	개인의 심리적 갈등	접근-접근 갈등	바람직한 가치를 가진(긍정적인) 두 가지 대안 중 하나를 선택해야 하는 경우	
		회피-회피 갈등	회피하고 싶은 부정적인 가치를 가진(부정적인) 두 가지 대안 중 하나를 선택해야 하는 경우	
		접근-회피 갈등	바람직한 긍정적 유인가와 회피하고 싶은 부정적 유인가를 함께 가진 대안 중 선택해야 하는 경우	

PART 05

Pondy	갈등의 성격	협상적 갈등	부족한 자원을 둘러싼 이해당사자 간에 쥐게 되는 갈등으로 노사관계나 예산획득 과정에서 발생
		체제적 갈등	동일 계층·기관이나 개인 간의 갈등
		관료제적 갈등	계층 상하 간의 갈등
	갈등의 영향	마찰적 갈등	조직구조의 변화를 유발하지 않는 갈등
		전략적 갈등	조직구조의 변화를 초래하기 위해 고의로 조성한 갈등

3 갈등의 원인과 해결 방법 15 부산

1. 갈등의 원인

갈등의 원인	개인적 갈등의 원인		• 비수락성(Unacceptable) • 비비교성(Incomparability) • 불확실성(Uncertainly)
	집단적 갈등의 원인	공동 의사결정이 필요할 때	공동으로 결정을 내려야 할 필요가 있을 경우 갈등이 일어나며, 주요한 원인은 한정된 자원의 공동 사용이나 스케줄의 작성 등이다.
		목표에 대한 불일치	조직단위 간의 목표에 차이가 있으면 갈등이 발생한다.
		사실에 대한 인지의 차이	사실에 대한 인지의 차이가 있으면 갈등이 일어난다.
		전문화	전문화로 인한 갈등의 가능성은 전문가와 일반 행정가뿐만 아니라 전문가와 전문가 사이에서도 일어난다.
		자원이 부족할 때	조직체 내에서 사용할 수 있는 자원은 수요를 충족시키지 못한다.
		비공식 조직의 존재	취미, 사상, 출신 배경 등을 중심으로 만들어진 비공식 조직이나 소집단은 조직 내에서 갈등의 원인이 된다.
		지위의 부조화	능력이나 자격의 면에서 열등한 자가 높은 자리를 차지하고 있을 때에 상하 간의 갈등이 야기된다.
		기타	• 의사결정이 불확실할 때 • 신속한 결정이 요구될 때 • 집권화된 조직일수록 갈등

2. 개인적 갈등 해결 방법

갈등 해결의 기본 방향		관리자는 적절한 갈등 관리를 함으로써 조직의 목표 달성을 저해하는 갈등을 중화 내지 완화시키고 조직을 갈등에 적응시키면서 조직에 유리한 갈등을 능동적으로 촉진시켜 나가야 한다.
개인적 갈등의 해결 방법 16 서울 / 17 전북	협조	• 양측의 관심사가 너무 중요하며 통합적인 해결안을 발견해야 할 때 • 양측의 관여를 확보하고자 할 때
	수용	• 논제가 다른 상대방에게 더욱 중요할 때 • 다음 논제에 대한 사회적 신용을 얻을 필요가 있을 때
	강요	• 신속하고 결단성 있는 행동이 요구될 때 • 비용 절감이나 규칙 강요 등의 조치가 요구될 때
	회피	• 논제가 사소하고 다른 논제가 더 긴급할 때 • 사람들을 진정시키고 생각을 가다듬게 할 필요가 있을 때
	타협	• 복잡한 문제에 대해 잠정적 해결이 필요할 때 • 임기응변적 해결이 요구될 때
	대인관계능력 개발	구성원들의 대인관계 능력이 향상되면 개인 간의 갈등을 크게 감소시킬 수 있다.

📑 Jo-Hari's Window(조하리의 창)

1. 정의 : Joe Luft와 Hary Ingham이 제시한 것으로, 마음의 4가지 창이라고도 한다. 주로 대인 관계 능력 강화에 많이 활용되고 있다.
2. 4개의 창
   (1) Public : 대인관계에 있어 마음의 상태에는 자신도 알고 타인에게도 알려진 영역인 '열린 창'
   (2) Blind : 자신은 모르나 타인에게는 알려진 영역인 '보이지 않는 창'
   (3) Private : 자신은 알고 있지만 타인에게는 알려지지 않은 영역인 '숨겨진 창'
   (4) Unknown : 자신도 모르고 타인도 모르는 영역인 '암흑의 창'

I 나와 남이 아는 나	II 나는 모르고 남만 아는 나
III 남은 모르고 나만 아는 나	IV 나도 모르고 남도 모르는 나

PART 05

3. 집단 간 갈등의 해결 방법 13 경기 / 14 대전 / 20 제주

문제 해결	갈등 당사자가 직접 접촉하여 공동으로 문제에 대한 해결책을 강구하려는 것이며, 당사자의 협동적인 문제해결 능력이 요구된다. 당사자 모두를 만족시킬 수 있는 문제 해결안을 모색하게 된다.
상위(공동)목표의 제시	갈등의 당사자가 추구하는 개별적 목표의 대립을 극복하기 위하여 당사자가 공동으로 추구해야 할 상위 목표를 제시함으로써 갈등을 완화할 수 있다.
제도화	합리적 업무 분담과 상, 벌, 승진, 보상에 대한 구체적인 규칙을 만들어 놓고 이에 따르도록 하는 방법이다.
커뮤니케이션의 활성화	집단 간 커뮤니케이션을 활성화하여 발생한 갈등을 상호 협상 및 타협으로 해결하도록 한다.
설득	개별 목표의 차이점보다는 공동의 목표에 초점을 두는 방법으로 공동목표에 대한 합의가 이루어질 수 있도록 설득이 필요하게 된다.
타협(협상)	토론을 통한 타협으로 완전한 승자도 패자도 없이 대립적인 주장을 부분적으로 양보하여 공동 결정에 도달하려는 방법이다. 따라서 타협은 갈등의 원인을 제거하지 못하고 갈등을 일시적으로 모면하게 하는 것이므로 잠정적인 갈등 해소법이 된다. 당사자 간의 협상과 제3자에 의한 중재로 나눌 수 있다.
자원의 확대	최소 자원의 획득을 위한 경쟁에서 초래되는 갈등을 해소하는 가장 효과적인 방법으로, 갈등 당사자 모두를 만족시켜 줄 수 있기 때문에 매우 효과적인 방법이다.
구조적 요인 개편	근본적인 해소를 위해 인사 교류, 업무배분의 변경, 조정담당 직위나 기구의 신설, 이의제도 실시, 갈등을 일으키는 조직단위의 합병, 보상체계 마련 등이 있다.
대결(대면)	갈등해소 방법 중 가장 완전한 해결법이다. 갈등 당사자가 상호 대면하여 그들이 해결 가능한 수단을 이용하여 문제를 해결하고자 하는 방법이다. 모든 문제 터놓고 논의함으로써 의견 차이의 폭을 줄여서 해결책을 찾도록 한다.
갈등 당사자의 태도 개선	갈등 당사자의 태도를 변화시키는 데 많은 시간과 경비가 소요되므로 사실상 시행이 어려운 방법 중 하나이나, 가장 효과적이고 확실성을 갖는 방법이다.
정치적 타결	정부나 이론, 대중 등과 같은 제3자의 지지를 얻어 협상하려는 것이다. 협상과 마찬가지로 갈등의 원인을 제거하지 못하고 표출된 갈등이 해소하게 된다.
위협	• 긍정적 위협: 새로운 불이익을 부과하는 형태 • 박탈적 위협: 이미 약속한 이익이나 보상을 유보 또는 철회하는 형태
중재자의 개입	중재자가 개입하여 객관적 입장에서 공평하고 합리적인 대안을 제시하도록 하는 방법

4. 토마스와 킬만(Kilman & Thomas)의 대인적 갈등해결 방법

자신의 주장을 충족시키는 욕구와 상대방의 주장을 만족시키려는 욕구에 따라 다음의 5가지 전략을 제시하였다.

경쟁(강제)	필요하다면 다른 사람을 희생시켜서 자신의 관심을 충족하고자 하는 것으로 위기상황이나 한쪽의 권한이 우위일 때 나타난다(Win - Lose 전략).
회피	조직의 목표를 강조하지도 않고 구성원들의 관심사항에 대해 협력하지도 않는다. 갈등이 있는 것을 알고 있지만 갈등이 표면화되는 것을 억제하는 행동으로, 사소한 문제이거나 자신의 욕구 충족 기회가 없을 때 나타난다.
수용(적용)	주장하지 않는 대신에 한쪽 당사자가 기꺼이 자기를 희생하는 행동이다. 자신의 결정이 잘못되었거나 상대방과 화합하고 조직의 안정과 사회적 신뢰를 중요시할 때 나타난다(Lose - Win 전략).
협력	갈등 당사자들이 각자가 모두 목적을 달성할 수 있도록 하는 행동이다. 양쪽의 필요를 동시에 만족시키는 통합적인 해결책을 찾으려고 노력한다. 갈등을 긍정적인 현상으로 받아들이며 조직의 목표가 학습에 있고, 상대에 대하여 신뢰와 정직을 나타낼 경우에 다양한 관점과 정보를 바탕으로 한 통합적인 해결전략이 필요할 때 나타난다(Win - Win 전략).
타협	조직의 목표와 개인의 필요 간에 균형을 찾는 방법이다. 양쪽에 어느 정도 수용할 수 있는 해결책을 찾는다. 조금씩 양보함으로써 절충안을 얻으려는 방법이다. 이 경우에는 승자와 패자가 명백하지 않다. 당사자들이 동등한 권력을 보유하고 시간적 여유가 없을 때, 특히 노사 간의 협상 등에서 현실적으로 많이 나타난다(Lose - Lose 전략).

5. M. A. Rahim의 갈등관리 유형 11 서울교육청 / 12 지방직 / 17 충북·전북

강압형 (지배형, 강요형, 압박형) 16 서울	공개적이고 참여적인 분위기에서는 부적합하다. 장점은 신속성, 단점은 상대방의 분노와 원망을 초래할 수 있다.
수용형 (배려형, 온화형, 순종형)	장점은 협동을 가능케 해주나, 단점은 중요한 문제를 소홀히 다룰 가능성이 있다.
회피형	—
협조형	갈등 당사자의 관심사를 모두 만족시키는 방식이다.
타협형	갈등해결에서 가장 흔하게 사용하는 방식이나 작은 타협은 우유부단하다는 평가를 낳기도 한다.

6. Simon-March의 이론

문제해결	정보 수집이나 대안 탐색을 통해 갈등 당사자 간의 목표를 합의하거나 목표가 공유되는 경우 서로 만족하는 점에서 문제를 해결한다.
설득	갈등 당사자들을 설득시킴으로써 합의에 이르도록 한다.
협상	서로 상반되는 이해와 갈등을 해결하기 위하여 갈등 당사자가 목표 조절을 위해 직접 교섭하는 것을 말한다. 가장 비합리적인 방법이라 할 수 있다.
전략	갈등 당사자들이 정부나 여론 및 대중과 같은 외부 세력의 유입과 지지에 의해 갈등을 해결하는 것이다. → 문제해결과 설득이 가장 합리적인 방법이다. 왜냐하면 문제해결과 설득은 기본 목표의 합의를 전제로 하기 때문이다. 반면 협상과 전략은 비합리적이며, 기본적 목표의 합의가 없는 경우에 해당된다.

04 행정 PR(공공 관계·대민 관계)

1 행정 PR(Public Relation)의 의의와 특징 및 필요성

의의		PR(Public Relation)이란 정부가 하는 일을 국민에게 알리고, 그들의 의견을 수렴하여 국민의 지지와 협조를 얻고자 하는 활동을 말한다.	
행정 PR의 특징	수평성	정부와 국민이 대등한 수평적 지위에서 상호 이해와 자주적 협조가 이루어져야 한다.	
	교류성	정부는 민의를 듣고 정책에 반영시키며, 정책 등을 통해 국민에게 알리는 공청·공보기능이 교류적으로 이루어져야 한다.	
	의무성	행정 PR에 있어서 국민은 알 권리가 있으며, 정부는 알려주어야 할 의무가 있다.	
	객관성	정부는 사실이나 정보를 진실하게 객관적으로 알려 국민이 이를 정확하고 올바르게 판단하도록 해야 한다.	
	교육성	행정 PR은 국민에 대해서 계몽적 교육의 성격을 지닌다.	
행정 PR의 필요성		• 국민과 정부 간의 신뢰 관계를 형성 • 정부 활동에 대한 국민의 지지와 이해·협조 획득 • 행정 수요의 파악, 민의 반영 • 국민의 알 권리 충족 • 정책의 공익성·객관성 확보 • 행정의 민주화·합리화의 조화	
의사전달 및 선전과의 구별	의사전달	선전	PR(공공관계)
	조직구성원 상호 간의 관계에서 이루어지는 것	• 일방적이고 선전자의 이익을 위해서만 공중의 태도와 의견에 영향 • 모든 정보를 전부 제공하는 것이 아니라 선전자의 견해에 호의적인 것만을 줌.	• 행정 조직과 특수한 공중(혹은 일반대중)과의 상호 관계에서 작용 • 쌍방적인 교류를 통하여 상호 간에 영향을 미치고 왜곡 없이 사실의 정보를 제공

2 공공 관계의 대상과 과정

대상	공공 관계의 대상은 행정기관 혹은 경영조직에 '의미 있는 공중'이어야 한다. 여기에서의 의미 있는 공중이란 • 하나의 문제가 제기되어 있고, • 그 문제에 대처함에 있어서 의견이 갈려 있고, • 그 문제 해결에 대해서 어떠한 방법으로든 의견을 표명하는 사람들의 집단을 말한다.	
과정	정보 투입 과정	여론 조사 청원, 민원, 문서 및 매개 분석 등을 통하여 문제와 민의(공중의 의견과 태도)의 소재를 파악하는 과정이다.
	정보 산출을 위한 전환으로써 수단의 입안 과정	국민으로부터 신뢰·이해·지지를 얻을 수단을 강구하며, 국민의 부당한 오해와 공격의 해소를 통하여 공공기관을 보호 혹은 방어하고, 공중의 조작을 통하여 사회적 긴장을 완화시키며, 민심을 수습하는 방법을 강구하는 과정
	정보 산출 과정	PR의 목적이나 공중의 성격에 따라 여러 가지 방법으로 행해진다. 즉, 정부 간행물(예 관보, 정부업적 보고서, 예산 개요, 행정 백서, 행정 연감 등)과 각종 Mass Media(예 신문, 잡지, 라디오, TV, 영화, 전시 등)가 그것이다.

3 행정 PR의 순기능과 역기능

1. 순기능

주지 기능	행정의 계획과 실적을 국민들에게 알려 이해와 협조를 얻는다.
방어 기능	국회·언론·정당·이익단체로부터 공격을 중화하는 역할을 한다.
안정 기능	민심을 수습하여 정부를 안정시키는 기능을 한다.
중개 기능	정부와 국민 사이의 의사교류를 위한 중개의 기능을 한다.
교육 기능	정부와 국민 상호 간을 교육시키는 기능을 한다.

2. 역기능

조작적 성격	국민은 자율성을 상실하게 되고, 왜곡된 정보에도 무감각하게 되어 정치적 무관심을 나타내게 된다.
선전적 성격	현실적으로 여론조종을 위한 선진적 성격을 많이 띠고 있다.
국가기밀의 강조	국가기밀의 한계가 문제된다.

4 행정 PR의 문제점과 개선 방향

문제점	• 종래 권위주의 시대의 잔재로 인하여 행정 PR에 대한 불신 경향이 강하다. • 정권유지 중심적 PR의 성격이 강하다. 즉, 정권의 유지·강화를 위한 공보 행정에 막대한 예산이 투입되었다. • 보안을 구실로 한 정보의 은폐 경향으로 말미암아 비밀 행정의 경향을 띠었다. • 정보의 진실성·객관성이 경시되고, PR 전문가가 부족하며, PR에 대한 인식이 부족했다. • 정보투입 기능이 무시되고, 여론 파악에 있어 정보기관 의존에 따른 진상 은폐, 국민의 비협조·무관심 초래 등 공청 기능의 약화와 정보기관의 역기능이 심했다. • 화재 경보적 PR성격을 띠었다.
개선 방향	• 국익 공익을 위한 행정 PR을 지향해야 한다. • 행정의 비밀주의 배제 및 공개 행정으로 행정의 신뢰성을 확보해야 한다. • 국민의사의 투입 기능, 공청 기능의 개선·강화로 민의를 정확하게 파악해야 한다. • 행정 PR에 대한 인식을 개선하고 국민의 적극적 참여를 유도해야 한다. • 대중매체의 보급을 높이고, 언론기관의 중립성·공정성을 확보해야 한다.

05 조직의 혁신

1 조직 혁신

개념	조직을 어떤 상태에서 보다 나은 바람직한 상태로 전환시키는 것 • Leavitt는 조직혁신의 대상 변수로 '과업, 인간, 기술, 구조'를 들고 있으며, 조직혁신은 4가지 변수 가운데 특정 변수의 변동을 유도하여 다른 변수의 변동을 도모하는 것		
	행태적인 조직혁신	• 조직구성원의 만족도↑ • 구성원 각자의 발전을 통해 조직의 능률성과 효과성을 높이는 과정인 조직발전(OD)	
	구조적인 조직혁신	• 조직구조의 과정적인 측면에 대한 개선 • 구성원 만족보다 생산성 비중으로 조직발전과 대치	
특성	• 계획적·의도적이며 목표 지향적 성격을 띠고 있다. • 현상을 타파하고 변동을 인위적으로 유도하는 동태적 과정이고 저항이 수반된다. • 조직의 구조적·기술적·행태적 측면의 개혁·쇄신에 중점을 두며, 구성원의 형태·가치관의 변화를 모색하는 조직 발전이 주요한 전략이 된다.		
접근 방법	구조적 접근 방법	조직의 구조적 요인을 주요 대상으로 하고 통솔범위의 재조정, 분권화의 확대, 기능과 책임의 명확화 등에 중점을 두는 접근법으로, 인간적 요인을 경시하는 문제점이 있다.	
	인간적·행태적 접근 방법	인간의 가치관·행태 등을 변화시켜 조직 전체의 개혁을 추구하는 방법으로, 조직발전(OD) 등을 들 수 있다.	
	기술적·과정적 접근 방법	조직 내 과정 또는 업무의 흐름 개선, 과학적 관리법이나 체제분석, 정보관리체계, 운영연구(OR) 등을 통해 업무 처리와 의사결정의 합리화를 추구하는 방법이다.	
	과업적 접근 방법	업무 중에서 반드시 필요한 것과 없어도 되는 것들을 구별하여 조직의 변화를 도모하는 것을 말한다.	
	종합적 접근 방법	위의 네 가지 접근방법을 모두 활용하는 접근법이다.	

2 조직혁신과정

레빈 Lewin, Barnes 18. 서울	낡은 것의 해빙	혁신 발상자가 나타나며, 변화에 대한 압력이 발생된다.
	새로운 것으로의 변화	저항과 갈등의 단계로, 변화에 대한 지지 등이 발생된다.
	새로운 것의 재결빙	일상화되는 단계로, 변화가 정착된다.
카이덴 Caiden	• 인지 단계: 변화의 필요성에 대한 인지 단계 • 입안 단계: 계획의 수립 단계 • 시행 단계: 개혁안을 실천에 옮기는 단계 • 평가 단계: 문제점을 평가, 환류하는 단계	
Whistler, Becker	• 자극: 새로운 아이디어 발명 등에 대한 인식을 하게 되는 단계 • 착상: 조직이 추구해야 할 행동을 계획하는 단계 • 대안: 착상된 계획을 공식적으로 제안, 조직 내 사람들로부터 승인을 받는 단계 • 적용: 제안된 회신내용을 실제 조직변화에 적용, 조직에 도래한 영향력까지 예측하는 단계	

3 조직혁신의 저항과 극복 방안

조직혁신에 대한 저항 원인 (저항의 일반적인 원인)		• 기득권에 대한 침해 • 개혁안 내용의 불명확성 • 매몰비용(Sunk Cost) • 개혁에 대비할 수 있는 능력의 부족 • 집단 간의 갈등·대립 • 정치적·사회적 요인의 작용 등을 들 수 있다.
저항의 극복 전략	강제적 전략	개혁주도 세력이 상급자로서의 권한 행사, 권력구조의 개편. 법령화, 의식적인 긴장 조성, 인사 조치 등으로 강압적 제재에 의해 저항을 극복하려는 것을 의미한다.
	규범적·사회적 전략	상위 이념이나 규범적 가치에 의한 설득·양해, 참여 기회의 확대, 의사소통 촉진, 심리적 불안의 해소, 개혁분위기의 적극적인 조성 등을 의미한다.
	공리적·기술적 전략	기득권 침해 폭의 최소화, 시기 및 절차의 조정, 단계별 추진, 인사 보수상 우대 개혁에 따르는 손실의 보상 등을 의미한다.

06 조직의 발전

1 조직 발전(OD : Organization Development)

개념	• 조직발전은 '조직구성원의 행태변화를 통한 조직의 생산성과 환경적응능력향상'을 목표로 변동담당자에 의해 조직 전반에 걸쳐 진행되는 관리전략 • 조직의 효과성·건전성을 높이기 위하여 형태 과학적 지식과 기술을 활용하여 조직구성원의 가치관·신념·태도와 조직 구조를 변화시켜 조직 개혁을 성취하려는 과정		
특징	• 행태과학적 지식의 이용 • 인간적 측면을 강조해 개인의 자기실현 욕구를 충족시킴. • 장기적 변화과정이며 일상화된 관리 과정→ 평가와 환류의 과정을 중시 • 하위조직 세계의 상호 연관성을 강조해 조직의 효율성을 증대 → 조직 전반에 관한 변화로 부분적인 변화가 아님.		
과정	조직의 특성이나 상황이 다르므로 전형적 과정을 제시하기는 어려우나, 일반적으로 다음의 3단계로 나누어 고찰할 수 있다. 각 단계는 상호 긴밀하게 연결되어 있고 독립적인 것은 아니며 일련의 활동은 연속적·순환적으로 진행한다.		
	문제의 인지, 자료의 수집	조직의 실태를 파악하여 OD를 위한 자료를 수집한다.	
	조직 진단	수집된 자료를 확인, 분석하여 문제해결을 위한 대안과 실시 계획을 수립한다.	
	행동 개입	변화과정의 핵심으로써 조직발전의 기법을 동원하여 실제적 행동에 돌입한다.	

2 조직발전의 주요 기법

전통적인 조직발전 프로그램은 감수성 훈련과 같은 개인발전 위주로 개발되어 점차 팀 형성 프로그램과 같은 집단 차원으로 발전되었고, 최근에는 업무 재설계(Work Redesign), 조사연구-피드백(Survey Research and Feedback), TQM과 같은 조직 전체에 대한 변화를 도모하는 프로그램들이 개발되고 있다.

팀 형성 (Team Building)	• 작업집단의 구성원들이 협조적인 관계를 형성하여 임무 수행의 효율화를 도모할 수 있게 하려는 작업집단 개선 기법이다. • 수직적 계층의 경우 상하간의 경직성으로 인해 자율적 집단 형성이 어렵게 되므로, 이러한 문제를 해결하기 위해 집단을 형성하여 집단구성원이 상호 의사소통을 원활히 함으로써, 집단으로서 자율적 협동적·수평적 인간관계를 도모하였다. • McGregor에 의해 제시된 조직발전의 기법이다. • 집단문제의 진단 회의, 가족집단 회의(직무 배정과 상호 갈등이 대상), 역할분석 회의 등이 있다.

감수성 훈련 (실험실 훈련) Sensitive Training T-Group Study)	개념	구성원의 가치관 변화를 위한 기법으로써, 행태 과학의 지식을 이용하여 자신·타인·집단에 대한 태도, 행동을 변화시킴으로써 조직에 있어서의 개인의 역할이나 조직 목표를 잘 인식시켜 조직 개선에 기여하려는 것이다.
	특징	• 경험·감성을 중시하고 지식을 행동으로 옮길 수 있는 능력 배양에 역점을 둔다. • 참여자들이 스스로 시각과 태도 및 행동을 반성하고 그 영향을 평가할 수 있는 상황을 마련한다. • 훈련 집단이 자체 분석의 대상이 되고, 외적 간섭과 기성 질서의 영향이 최소화된 비정형적 상황 속에서 참여자들이 새로운 대안을 자유스럽게 자율적으로 탐색하도록 외부와 차단된 실험실에서 1~2 주간 실시한다.
집단 간 회합		경쟁적 관계에 있는 2개의 작업집단끼리의 오해와 갈등을 제거하기 위한 방법으로, 두 집단 간의 구성원을 한데 모아 상대방 집단의 잘못과 자기 집단의 오해를 대화와 토의를 통하여 개선하는 방법이다.
과정 상담 (Process Consultation)		Argyris가 개발한 기법으로, 조직이 자신의 문제를 스스로 발견하여 해결하도록 자기 진단과 자기 개입을 통해서 조직 속에서 일어나는 과정을 외부 전문상담자가 상담·면접하는 조직발전 기법이다.
태도조사 환류 기법	방법	조직의 모든 구성원의 태도와 감정·가치관을 철저히 조사하여 이것을 관계된 모든 사람들에게 환류시켜 그들의 태도 변화를 유도하는 것이다.
	전통조사와의 차이	전직원의 태도를 조사하고, 모든 구성원에게 자료환류
관리망 훈련		• 블래이크와 머튼(Blake와 Mouton)이 개발한 기법 • 감수성 훈련을 발전 확대시킨 포괄적 기법
	정의	생산에 대한 관심과 인간에 대한 관심의 이원적 변수에 입각한 관리망을 기초로 개인-집단 간의 관계와 전체조직의 효율화를 추구하는 방법
	방법	세미나를 통해 스스로의 관리방식을 평가하고 학습하면서 개인과 집단간의 관계와 조직전체의 효율화를 추구하는 방식
	목표	생산과 인간의 최대관련성을 추구하는 (9.9)의 관리유형으로 유도
	특징	종합적이고 장기적 과정으로 운영, 3~5년 소요

3 조직발전의 성공 요건과 한계

조직발전의 성공 요건	• 개혁을 요구하는 조직 내외의 압력이 있어야 하며, 개혁의 분위기가 조성되어야 한다. • 최고관리층의 지지·지원하에 장기적 안목으로 추진되어야 한다. • OD 전문가와 조직구성원과의 긴밀한 협조관계가 있어야 하고, 모든 계층의 조직구성원이 조직발전에 대한 의욕을 가지고 자발적으로 참여할 수 있어야 한다. 조직발전을 수용하는 입장이 계층마다 다를 경우 조직발전은 실패하기 쉽다. • 결과에 대한 적절한 보상제도가 마련되고 계속적인 평가가 뒤따라야 한다. • OD 훈련은 최고관리층부터 시작하여 하위계층으로 실시해야 한다. • 보수 문제를 다루는 인사담당자가 조직발전 사업을 담당해야 한다. • 조직발전의 효용성을 초기에 과시하여야 지속적으로 추진될 수 있다. • 조직발전에 대한 비밀주의를 배척하고 목적·가정·기법 등을 널리 주지시켜야 한다.

한계	접근의 한계	• 조직의 인간적·사회적 동태에 집착하여 구조적·기술적 요인을 간과하거나 소홀히 다루는 경향 • 조직 내의 문화와 환경적 문화 간의 갈등을 야기할 수 있다. • 장기적 노력이 필요하므로 많은 비용·시간이 소요되고 다수의 OD 전문가를 요구
	실천상의 장애	• 훈련 효과의 지속성이 문제되며, 소집단 수준에서 행해진 훈련효과에 제약성이 있다. • 최고관리층의 빈번한 교체로 일관성 저해
	정부 부문에 가중된 제약	• 관료 내에서 복잡한 과정과 절차의 경직성으로 사업 집행의 적시성을 기하기 어렵다. －최고관리층의 빈번한 교체로 단기적 성과를 추구하고, 일관성 있는 사업 집행이 곤란하다. • 외부전문가에 대한 의존성으로 그의 독선이 가능

4 목표관리(Menagement By Objective, MBO) ^{15 대구 / 17 서울 / 21 부산}

개념		• 조직 목표 달성을 위해 조직 구성원들에게 생산해야 할 생산활동의 개별적 단기적 목표를 부여하고, 활동 수행 및 결과 평가, 환류의 관리체계 • 각 목표의 유기적 관리를 통해 조직 전체의 효율성을 높이는 조직 관리의 전략 • 1954년 미국의 피터 드러커(Peter Druker)에 의해 처음으로 소개
특징		• 조직의 상위 관리자와 하위 관리자가 자기들의 공통분모를 확인하고, 기대되는 결과의 측면에서 개개의 주요 책임 분야를 규정하며, 이것을 각 단위 조직의 운영 지침으로 이용하면서 구성원 각각의 기여도를 평가하는 하나의 과정이라고 할 수 있다. • 참여한 구성원들에게 각자의 목표와 책임을 합의를 통해 부과하고 그 업적의 결과를 평가하여 조직의 목표의 효율성을 올리려는 관리 기법의 하나다.
운영요소	참여적 관리	• 조직구성원들은 목표성취를 위해 자발적으로 협조하고 합리적으로 행동함을 가정(Y자 인간관) • 모든 조직구성원이 상하계층에 관계없이 공동참여(분권적 관리)
	구체적목표 설정	측정가능한 단기목표 중시
	운영상 상호의존성	• 팀워크 및 협동적 노력 중시(상호의존적 입장에서 팀워크) • 조직의 상하부층이 모두 참여하여 공동의 목표를 결정하고 그 업적을 측정 평가
	평가 및 환류	• 결과지향적 관리 • 목표의 효과성 제고

장점	• 직무만족도와 생산성 동시 향상 • 역할의 모호성과 갈등 감소 • 객관적 업무평가기준 제공 • 조직의 민주화, 구성원의 책임성 자율성 제고 • 조직 내 커뮤니케이션 증대 • 팀워크 향상
단점	• 목표과 성과의 측정이 어렵고 환경과 관리상황이 유동적인 경우 적용곤란 • 가시적이고 단기적인 성과를 거두는 업무에만 집착 • 관리문화가 강한조직에는 적용 곤란 • 과다한 문서작업과 많은 노력과 시간소요

MBO와 OD의 비교

1. 유사점
   (1) Y이론적 인간관, 자아실현인관
   (2) 결과 지향적 목표의 추구
   (3) 인간발전의 중시
   (4) 평가와 feedback의 중시
   (5) 조직 전체의 유기적인 협조체제의 강조
   (6) 개인의 목표와 조직의 목표와의 조화, 통합 중시
   (7) 실행에 있어 최고 관리층의 이해와 지원이 요구

2. 차이점

구분	MBO(목표관리)	OD(조직발전)
성향	단순성(환경에의 적응에 무관심)	다각적 성향(환경에의 적응이 중요)
관리의 주요내용	관리기법의 상식화	전반적 발전을 통한 실적과 효율성의 제고
목적	단기적 목표성취와 관리기법의 변화 (가치관, 태도 변화에 무관심)	인간의 형태 변화가 목적 (가치관, 태도변화에 관심이 큼.)
추진방향	상황적(상부에 지휘본부가 있음.)	하향적(최고층의 의지에 의해 추진)
추진자	계선기관, 실무자	외부 전문가의 유입
계량화	계량화에 중점	계량화에 무관, 행태 변화에 관심

5 총체적 품질관리(TQM : Total Quality Menagement) [21 경북]

개념	고객에 대한 서비스 품질향상을 목표로 조직 내 모든 사람이 참여하여 지속적으로 업무수행방식을 개선하고자 하는 관리방식, 산출물과 서비스 질을 개선하기 위한 포괄적인 고객중심 관리기법		
특징	고객의 요구존중	• 품질달성이 최우선 • 품질을 관리자가 아닌 고객이 평가	
	예방적 통제	예방적 사전적 통제, 장기적 시간관에 의한 관리	
	총체적 적용	• 조직내 모든 사람의 모든업무에 적용, 조직 내 여러기능의 연대적 관리 • 업무수행의 초점이 개인에서 집단적 노력으로 이동	
	지속적 개선	결점이 없어질 때까지 반복, 무결점주의	
	과학주의	사실에 기초한 과학적 품질관리	
	신뢰관계	모든 계층의 구성원들 사이에 개방적이고 신뢰하는 관계형성	
	분권적 조직구조	조직이 산출하는 재화의 부가가치를 극대화하는데 유리한 분권적 조직구조 선호	
TQM의 원칙	고객지향	품질이란 기관이 설정한 기준이 아니라 고객의 요구와 기대에 따르는 것	
	체계적사고	체계적 관점에서 품질향상을 위한 작업과정을 다룸.	
	지속적 개선	상품이나 서비스 생산에 실수가 없을 때까지 작업과정 개선에 초점	
	조직구성원 참여강화		
TQM과 MBO	구분	MBO(목표관리)	TQM(총체적 품질관리)
	안목	단기적・미시적 양적	장기적・거시적 질적
	지향	효과지향(대내지향)	고객지향(대외지향)
	성격	• 관리전략 • 평가 및 환류중시(사후적 관리)	• 관리지향 • 사전적 관리(예방적 통제)
	계량화	계량화 중시	중시하지 않음.
	초점	결과	과정 절차 문화
	보상	개인별 보상	충체적 헌신(집단중심)

07 조직의 환경변화에 대한 전략

1 SWOT(Strengths, Weaknesses, Opportunities, Threats) 분석 전략

1. 개념 15 경북의료기술 / 16 서울 / 17 충북 / 22 서울·지방직

개념	• 조직의 환경 분석을 통해 강점(strength)과 약점(weakness), 기회(opportunity)와 위협(threat) 요인을 규정하고, 이를 토대로 마케팅 전략을 수립하는 기법 • 어떤 조직의 내부 환경을 분석하여 강점과 약점을 발견하고, 외부 환경을 분석하여 기회와 위협을 찾아내어 이를 토대로 강점은 살리고 약점은 죽이고, 기회는 활용하고 위협은 억제하는 마케팅전략을 수립하는 기법
SO전략 (강점-기회 전략)	시장의 기회를 활용하기 위해 강점을 사용하는 전략을 선택, 공격적 전략, 시장점유율 확장 전략
ST 전략 (강점-위협 전략)	시장의 위협을 회피하기 위해 강점을 사용하는 전략을 선택, 차별화 전략, 시장투입 전략
WO전략 (약점-기회 전략)	약점을 극복함으로써 시장의 기회를 활용하는 전략을 선택, 방향전환 전략, 약점 극복 전략 16 서울
WT 전략 (약점-위협 전략)	시장의 위협을 회피하고 약점을 최소화하는 전략을 선택, 방어적 전략, 서비스 표준화 전략, 집중화 철수 전략

2. SWOT분석을 통한 전략도출

내부요인 외부요인	강점 (Strength)	약점 (Weakness)
기회 (Opportunity)	• 기회활용을 위해 강점을 사용할 수 있는 상황 • 공격적 전략: 사업구조, 영역 및 시장 확대	• 기회활용을 위해 약점을 보완해야 하는 상황 • 국면전환 전략: 구조조정, 혁신운동
위협 (Threat)	• 위험극복을 위해 강점을 사용할 수 있는 상황 • 다각화 전략: 신사업 진출, 신기술·신고객 개발	• 위험극복을 위해 약점을 보완해야 하는 상황 • 방어적 전략: 사업의 축소 폐지, 철수

PART 05

3. 보건의료분야의 SWOT

내적 강점	내적 약점
• 최첨단 의료시설과 장비 • 최고의 의료진 • 지리적인 접근의 용이 • 병원의 명성 • 다양한 시설 • 직원들의 전산화 활용도가 높다. • 외부 전문 인력(대학)의 높은 활용도	• 복리, 후생, 임금 상승으로 채산성의 악화 • 의료진과 직원들의 높은 이직률 • 직원들의 불친절 • 경영진에 대한 불만 • 의사와 간호사 간 또는 직원들 간의 갈등 • 경쟁적 지위의 쇠퇴 • 사업의 종류가 많아 집중도가 떨어진다.
외적 기회	외적 위협
• 국민 소득의 증가 • 의료 수요의 증가 • 의료 수요의 고급화 • 평균 수명의 증가 • 대단위 주거 단지 조성 • 경기 회복에 따른 소비심리의 회복 • 민간 건강보험의 도입 • 주민의 보건서비스에 대한 높은 만족도	• 국민의식수준의 향상에 따른 불만 및 관심의 증가 • 낮은 보험 수가 • 정부의 통제 및 규제 • 의료시장 개방 • 병원 노사분규의 확산 • 의료기관의 개설(새로운 경쟁자의 등장) • 경기 침체 • 장애인에 대한 편의시설 부족 • 낮은 정기적 운동 실천율

2 마이클 포터(Michael E. Porter)의 틈새 전략(Niche Strategy)

개념	• 경쟁에서 우위를 점하고, 시장에서의 확고한 위치를 차지하기 위해 조직이 보유하고 있는 기술, 생산, 재무, 마케팅 등 기능적 강점을 어느 부문에 어떻게 활용할 것인가를 결정하는 분석의 틀 • 모든 시장(소비자)을 상대로 하기보다는 조직의 장점 · 핵심 역량과 외부 상황을 판단하여 새로운 방향으로 차별적인 전략을 수립하는 것을 틈새 전략이라고 한다. • 1980년 Michael E. Porter가 제시한 전략
원가 우위 전략 (=코스트 리더십)	• 가격에 의한 경쟁우위 확보 • 설비규모의 유지, 경험에 의한 원가 절감, 비용의 엄격한 통제, 연구개발비의 최소화 등으로 원가를 최소화하는 전략 • 병원의 경쟁력 유지와 환경 변화에 대처하기 위해 비수익성 의료서비스의 제거, 낭비요인의 축소, 직원 감원 및 상호 기능적 조정을 통한 비용 통제
차별화 전략	• 독특한 제품의 인정 • 다른 제품 및 서비스와 구별되는 독특한 상품과 서비스를 창출하기 위한 전략 • 창조적 재능 : 일반적으로 잘 제공되고 있지 않은 서비스 제공(화상 진료, 노인병 진료)을 통한 기술 영역의 차별화 • 의료 보조 인력의 질에 의한 차별화 • 새로운 의료서비스 개발을 위한 시장조사

집중화 전략	• 원가 우위 전략이나 차별화 전략을 포괄하지만 산업 전반이 아닌 특정한 환자 분류나 서비스 분야의 경쟁력 향상에 집중하는 전략 • 환자군 또는 의료서비스의 세분화 • 의료시장의 세분화		
전략유형별 틈새전략	**구분**	**성공에 필요한 특성**	
	원가우위 전략	• 엄격한 비용 통제 • 저렴한 유통 시스템 • 지속적 자본 투자	• 효율적 설비 규모 • 프로세스 엔지니어링 기능
	차별화 전략	• 고급 품질과 기술 • 기술 주도권 • 창조적 재능 • 기초 조사능력	• 브랜드 이미지 • 고객서비스 • 강력한 마케팅 능력
	집중화 전략	• 틈새시장 식별 • 틈새시장 고객수요 검토	• 전문성 발휘

3 벤치마킹 15 경북

개념	• 자신보다 탁월한 상대를 목표로 그 성과를 비교·분석하고, 그러한 성과 차이를 가져오는 운영방식을 체득하여 조직의 혁신을 도모하는 경영혁신 기법 • 1980년대 미국의 제록스사가 최초로 도입한 것으로 타인으로부터 배운다는 뜻을 내포하고 있다.	
벤치마킹의 일반절차	계획단계	대상기능을 선정
	분석단계	선진 수준과의 격차에 대한 종합적 분석
	실행단계	분석결과를 공유, 벤치마킹을 모든 계층의 정규프로세스로 정착시킴.
내부적 벤치마킹	조직 내 다른 집단 또는 개인의 경험으로부터 배운다.	
경쟁자와의 벤치마킹	이의 가능성은 발간된 자료나 간접적으로 또는 추측에 의하여 얻을 수 있는 자료에 한정되는 경향이 있다.	
기능적 벤치마킹	• 어떤 조직이 자신과는 아주 판이한 사업에 종사하는 경우에도 동질적인 행위나 일을 행하는 경우 그 기능을 배운다는 뜻 • 공공분야에서는 기능적 벤치마킹을 활용하고 있다.	
유사한 조직의 벤치마킹	우리의 조직과 공통적인 특성을 가지고 있는 조직에게서 배운다는 뜻으로, 예를 들어 예약 업무를 취급해야 한다면 여행사 안내 부서를 벤치마킹	

4 리스트럭처링

개념	• 급변하는 환경에 대응하고 생산성과 경쟁력을 확보하기 위해 조직 구조를 혁신적으로 재구축하는 것 • 기구 및 조직의 통폐합, 불필요한 자산 정리, 업종 전문화를 통한 체질 강화, 해외 진출, 과감한 사업구조 조정, 적극적인 자동화 도입, 조직계층의 단순화 등을 말한다.

5 비즈니스 리엔지니어링

개념	비용, 품질, 서비스 속도와 같은 핵심적인 성과에서 극적인 향상을 이루기 위해 기업이나 행정의 업무 프로세스를 근본적으로 재설계하는 것, 즉 과거의 관행과 업무처리 방식에서 벗어나 업무수행의 새로운 규칙과 원리를 만드는 것이다.
예	기존의 행정제도 + 질 좋은 행정서비스
엔지니어링	• 분권화 • 통제의 최소화 • 업무절차 간소화 • 고객지향성 • 합리적 업무 수행 • 미국의 국세청: 리엔지니어링 결과 행정 능률과 생산성을 크게 향상시킬 수 있었다.

6 TQM(Total Quality Management)

개념	생산성 향상보다 품질 개선을 중시하고 품질 개선이 이루어지면 생산성도 따라서 향상된다고 보는 장기적인 개선과정에 중점을 두는 것으로, 특히 환자, 고객의 기대에 영합될 수 있는 높은 수준의 행정품질 기준을 확립시키기 위한 포괄적 접근방식
주요 특성	고객초점, 전원참여, 지속적 개선·평가·지원 등

7 CI(Corporate Identity)

개념	• 조직의 존속과 성장을 계속하기 위하여 조직을 둘러싸고 있는 환경을 자신에게 유리하도록 조성하는 전략으로, 조직 스스로가 자기 확인, 자기 확신을 바탕으로 조직의 가치와 개성을 창출하고 그것을 내·외부에 알림으로써 외부에서 바라보는 자기 조직의 이미지를 향상시켜 외부의 호감과 공감대를 형성시키는 조직의 전략기법(조직과 기업의 이미지를 높이는 기법) • 시장조사에 바탕을 두고 소비자의 새로운 구매 욕구를 창출하기 위한 기법으로 시각적인 효과에 중점을 두고 발전을 기하는 전략
특징	VI(Visual Identity, 시각적 정체성), BI(Behavioral Identity, 행태적 정체성), MI(Mind Identity, 의식적 정체성)가 동시에 조화롭게 추진될 때 행정의 기업 정체성의 본래 취지달성이 가능하게 된다.

8 팀제 조직 ^{22 서울 · 지방직}

개념	급변하는 환경변화에 대처하기 위하여 의사결정 방식과 의사결정 주제를 팀 경영에 의한 실무자 위주로 전환하는 전략 • 고객중심의 서비스를 제공하려면 시장중심의 수평조직 형태로 변화하고 협력적이고 참여적인 경영문화를 구축하여 유연성을 갖추어야 한다.
팀제	환경변화에 능동적으로 대응하여, 소수정예의 전문인들로 구성된 소규모 형태의 조직

9 전사적 자원관리(ERP : Enterprise Resource Planning) 시스템

개념	• 조직활동에 위해 쓰여지고 있는 조직 내의 모든 인적·물적 자원을 효율적으로 관리하여 궁극적으로 생산성을 극대화하는 대표적인 기업 리엔지니어링 운동을 말한다. • 최종 목표는 기업의 자원인 인력, 금전, 자재, 기계를 통합적으로 관리하여 시너지 효과를 창출하는 데 있으며, 이를 통하여 고객만족을 달성하고자 한다.

10 아웃소싱 Out-Sourcing

개념	외부 조직이나 인력을 활용하여 공공서비스를 공급하는 것으로, 즉 계약에 의한 민간위탁을 의미한다.
장점	• 외부의 첨단기술 이용 및 학습 • 조직의 핵심역량에 집중 • 개발 비용과 시간 예측 • 유능한 외부전문가 활용
단점	• 외부로의 정보유출 가능성 • 발주사 직원의 전직 • 공급업체와 발주사 간의 마찰 • 공급업체의 미숙한 관리와 구성원의 직무 혼동

11 레드오션 전략과 블루오션 전략

레드오션 전략 (Red Ocean Strategy)	• 기존 시장 공간 안에서 경쟁 → 경쟁에서 이겨야 한다. • 기존 수요시장 공략, 가치-비용 가운데 택일한다. • 차별화나 저비용 가운데 하나를 택해 회사 전체 활동체계를 정렬한다.
블루오션 전략 (Blue Ocean Strategy)	• 경쟁자 없는 새 시장 공간 창출 → 경쟁을 무의미하게 만든다. • 새 수요 창출 및 장악, 가치-비용을 동시 추구한다. • 차별화와 저비용을 동시에 추구하도록 회사 전체 활동체제를 정한다.

08 조직의 동태화 방안

1 구조적 측면(Adhocracy의 적용) [15 보건복지부7급]

Adhocracy란 Alvin Toffler가 「미래의 충격」에서 종래의 관료조직을 대체할 미래조직을 가리키는 말로 관료조직처럼 지위나 역할에 따라 종적으로 조직된 것이 아니라 가능과 전문적 훈련에 의해 유연하게 기능별로 분화된 횡적 조직을 말한다. 유연성, 적응성, 대응성, 혁신성이 높다.

과제의 폐지	계층제 조직의 할거성 등의 문제점을 해결하기 위해 조직 내에 과도하게 세분화된 것과 또는 계를 조직하여 조직의 신축성·기동성을 확보하려는 것이지만, 전면적인 과제폐지는 불가능하다.
Project Team 16. 보건복지부 7급 · 경기 · 경북 · 경남	특정사업(Project)을 추진하거나 과제를 해결하기 위해서 조직 내의 인적·물적 자원을 결합하여 창설되는 동태적 조직으로, 계층제 구조가 아니라 직무의 상호 연관성이라는 직무상의 횡적 관련을 중시하여, 전통적인 관료제 조직과 공존하면서 여러 가능을 통합하기 위해 조직된 잠정적인 조직이다. • 조직구성원은 정규 부서의 소속을 이탈하지 않으며 한시적인 문제를 해결하고 임무가 종료하면 원래의 소속에 복귀한다. 예 WTO 무역협상단 • 단시일 내에 과업을 강력히 추진할 수 있고 문제 해결에 적합하며, 할거주의를 방지하고, 조직의 신축성·전문성을 제고할 수 있으며, 각자의 역량을 최고로 만든다는 장점이 있으나, 심적 불안정성을 야기하고 사회적 풍토의 문제가 제기된다.
Task Force	• 특별한 임무를 수행하기 위하여 각 조직 내의 필요한 전문가를 차출하여 한 사람의 책임자 아래 입체적으로 편성한 조직이다. • Task Force는 Project Team에 비하여 존속기간이 길고 보다 대규모의 공식 조직이며, 업무내용이 변경될 수 있고, Project Team이 원래의 부서에 재직하면서 임시로 차출되는 형식을 취하는 데 반해, Task Force는 기간 중 구성원이 정규 부서에서 이탈하여 전임제로 참여한다는 점에서 법적 근거를 필요로 한다. 예 우리나라의 행정쇄신 위원회, 올림픽 조직위원회 • 외부 전문가의 의견을 도입하고, 변화하는 행정 수요의 정확한 판단을 가능하게 하나, 일반 행정가를 무시하고 행정의 일관성을 저해하는 문제점이 있다.

구분	법적 근거	조직 규모	조직구조	조직구성의 범위	근무방식
Project Team	×	작다.	수평적 구조	조직부문 내	Part-Time
Task Force	○	크다.	2~3계층 존재	조직 간	Full-Time

Project Team과 Task Force
17 보건복지부7급 · 경남보건연구사

담당관제	행정의 기동적 운영을 위하여 계선 중심의 경직성을 완화시키고 조직 환경에의 적응능력을 향상시켜, 전문성, 능률성, 기술성의 제고를 통해 행정의 전문화와 정책수립의 질적 향상을 추구하기 위한 막료(참모)제도를 말한다.

행렬 조직 (복합 조직, 매트릭스 조직) 15 전남 · 서울보건연구사 · 보건복지부 7급 / 16 인천 · 전북 · 부산 · 충북 / 17 대전 · 인천 · 강원 · 서울 / 19 서울 / 20 인천	의의	행렬(Matrix) 조직이란 조직의 신축성을 확보하기 위하여 전통적인 계선적 특성을 갖는 기능 구조에 수평적 특성을 갖는 사업구조(Project Structure)를 결합시킨, 즉 수직적인 직능 조직에 수평적, 횡적인 프로젝트 조직을 결합한 일종의 혼합적, 이원적 구조의 상설 조직이다.
	특징	명령계통은 다원화되어 있고, 조직구성원은 양 구조에 중복적으로 소속되어 기능적 관리자(주로 인사)와 프로젝트 관리자(주로 사업) 간에 권한이 분담되며, 환경적 압력이 있거나 부서간의 상호 의존 관계가 존재하고 내부자원 활용에 규모의 경제가 있는 경우 적절한 조직이다. 예 NASA, 재외공관, 지방행정기관 등

	장점	• 한시적 사업에 신속하게 대처할 수 있다. • 각 기능별 전문 안목을 넓히고 쇄신을 촉진시킨다. • 조직구성원들 간의 협동적 작업을 통해 조정과 통합의 문제를 해결할 수 있다. • 자발적 협력관계와 비공식적 의사전달체계의 결합으로 융통성과 창의성을 발휘할 수 있다. • 인적 자원의 경제적 활용을 도모하고, 조직단위 간 정보 흐름의 활성화를 기할 수 있다.
	단점	• 이중 구조 속에 발생하는 책임과 권한 한계의 불명확성 문제가 제기된다. • 권력 투쟁과 갈등이 발생할 수 있다. • 조정이 어렵고 결정이 지연된다. • 객관성 및 예측 가능성의 확보가 곤란하므로 조직 상황이 유동적이고 복잡한 경우에만 효과적이다.
공동관리 구조(동료 조직)		• 대학교, 연구소 등 고도의 전문직 조직에서 널리 사용된다. • 주요 결정에 모든 성원이 참여하는 완전 민주주의 조직이다. • 최고도의 분권화를 가지고 있으며 최소한도의 지침만 허용하고 자유재량의 폭을 넓게 가진다.
Link-Pin 조직		Likert가 언급하였으며, 조직을 수직적·수평적으로 연결하는 조직이다.
가상조직		정보통신기술의 발달에 힘입어 등장한 사이버 공간상의 조직으로 영구적이기보다는 잠정적, 임시적이며, 정부가 직접 모든 서비스를 제공하기보다는 외부기관과의 계약에 의한 위탁방식에 의존하며, 전통적인 관료제와 달리 엄격한 분업에 의한 단절이나 경제 개념을 타파하고 '이음매 없는 유기적 행정'을 중시한다.

✏️ 매트릭스 조직(대학병원의 경우)

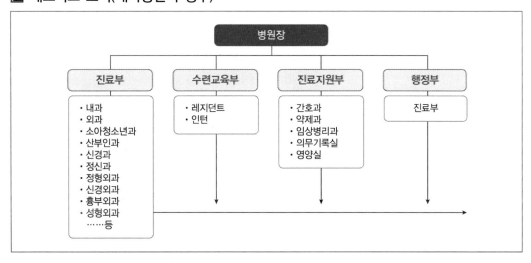

2 관리적 측면

Y이론적 인간관	통제중심의 X이론에서 자율통제와 계획중심의 Y이론으로 중점이 옮겨져야 한다.
상향식 의사전달	의사전달이 자유로워야 하고, 의사전달의 저해 요인을 제거해야 한다.
분권적 조직구조, MBO	분권적 조직구조와 MBO를 활용하여 참여를 촉진·지향해야 한다.
민주적 리더십	—

3 행태적 측면

개요	• 조직과 행정인은 서로를 통하여 목적을 달성하는 관계에 있다. 따라서 장기적으로 조직의 동태화는 행정인의 가치관 변화와 능력 발전에 의존한다. • 행정인은 사회 변동에 적응할 수 있는 행정조직의 동태화를 위하여 새로운 지식·기술을 습득하고 발전 및 성취지향적 가치관을 확립하여야 하며, 변동유도 능력·문제해결 능력·신속한 정책결정 능력·자원동원 능력 등을 갖추어야 한다.
형태적 측면의 방안	• 정실이 아닌 실적 중심의 인사행정을 실시한다. • 합리적인 교육훈련을 실시한다. • 상벌이 아닌 능력 발전의 목적에 입각한 근무성적 평정제도의 합리적 운영이 요구된다. • 실적 중심의 승진제도와 적극적 능력발전 수단으로서의 전직·전보제도를 운영한다. • 유능한 인재의 등용을 위한 적극적 모집과 장기적인 인력계획의 수립이 요청된다.

01 인사행정의 개념

1 정의

인사행정이란 조직체의 업무를 수행하기 위해서 요구되는 인적자원을 동원하고 관리하며 운용하는 과정을 의미한다. 즉, 조직체의 업무를 능률적이고 효과적으로 수행하기 위해서는 유능한 인재를 유치하고(채용), 그들의 능력을 개발·발전시켜(능력 발전), 사기를 높이는 활동(사기 양양)이 필요한 데 이러한 일련의 활동 과정을 인사행정이라고 할 수 있다.

2 인사행정의 중요성

현대 행정기능이 양적으로 증대되고 고도화·전문화됨에 따라 그에 대응하는 유능한 인재를 확보하고 개발·배분해야 할 필요성이 점증하고 있다. 따라서 국가발전과 사회 변동의 담당자 및 관리자로서의 기능을 담당할 유능하고 진취적인 인간적 자원의 충원·능력 개발·관리가 무엇보다도 중요해졌다.

3 인사행정의 4대 요소

1. 채용(임용)

채용이란 필요한 인력을 계획하고 이에 따라 채용(모집, 선발)하며, 적절한 업무에 배치시키는 것을 의미한다.

2. 능력 발전

직원의 능력을 개발시켜 업무를 능률적으로 수행하도록 하는 것이 능력 발전이다. 여기에는 교육훈련 근무성적 평정, 전직, 전보, 제안 제도, 파견 근무 등이 있다.

3. 사기 양양(동기부여)

직원의 업무수행 효과를 증진시키기 위한 노력이 사기 양양인데, 여기에는 공무원의 보수, 공무원 단체, 인사 상담, 연금 제도 고충처리 제도, 신분보장 제도 등이 있다.

4. 규율

4 현대 인사행정의 특징

1. 적극성

유능한 인재의 적극적인 공직 유치와 능력 개발, 생활의 질을 향상시키는데 적극적으로 앞장서고 있다.

2. 적응성

급변하는 환경 변화에 적응하기 위한 노력이 나타나고 있다.

3. 가능의 확대

인사행정의 적극화는 인사행정의 기능 확대와 기술 발전을 수반하고 있다.

4. 법규의 강조

현대 인사행정은 많은 영역에 걸쳐 법령의 규제나 절차, 승인을 거쳐야 하기 때문에 재량의 축소와 융통성 및 적시성을 저해한다.

5. 전문성과 과학성

행정기능의 양적 확대와 질적 변화 및 정부인력 규모의 방대성 등은 인사행정의 과학성과 전문성 · 복잡성을 초래하였다.

6. 객관적 측정의 곤란

사실상 정부활동이란 시장의 원리에 의하여 지배되지 않기 때문에 본래 그 활동의 효율성을 객관적으로 측정하기가 곤란하다.

02 인사행정의 전개과정

1 개요

인사행정제도의 변천	19세기 초 자유 민주주의(정치 우위의 시대 혹은 정치 · 행정 일원론) 하에서는 연관주의가, 19세기 후반 정치로부터 행정의 분리를 주장하는 정치 · 행정 이원론시대에서는 실적주의가 발전하였다. 현대에는 양자를 적절히 조화하려는 적극적 인사행정이 실시되고 있다.

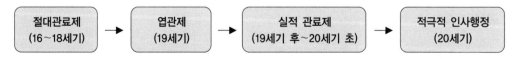

절대관료제 (16~18세기) → 엽관제 (19세기) → 실적 관료제 (19세기 후~20세기 초) → 적극적 인사행정 (20세기)

2 엽관주의(Spoils System) ^{17 경남보건연구사 · 경북보건연구사}

개념	공무원의 인사관리나 공직 임용에 있어 그 기준을 당파성이나 개인적 충성에 두는 제도 → 선거에서 승리한 정당이 전리품에 해당하는 공직을 권한으로 가지는 것을 의미함.
정실주의와의 관계	• 영국에서 발달한 정실주의는 엽관주의보다 더 넓은 개념으로 인식되고, 일단 임용되면 종신적 성격을 띠어 신분이 보장 🔲 **정실주의** 금력, 문벌 학벌, 충성, 혈연 등에 의한 공무원의 임용을 말한다. • 엽관주의는 미국에서 처음으로 도입되었고 선거에서 승리한 정당이 모든 관직을 전리품처럼 임의로 처분할 수 있는 제도를 의미하며, 정권 교체와 함께 공직의 광범위한 경질이 단행된다는 점에서 차이가 있다.

엽관주의와 정실주의의 비교	구분	엽관주의	정실주의
	성립 배경	미국, Jackson 대통령(1929)	영국, 19세기 중엽 이전
	충원 기준	정당에 대한 충성도	정당에 대한 충성도 + 개인적 친분
	대폭적 교체	있음.	없음.
	신분 보장	없음.	있음.

엽관주의의 등장 배경	• 공작의 특권화 방지: 국민의 선택에 의하여 공무원 신분이 좌우되었다. • 행정의 단순성: 엽관주의 시대의 행정은 최소 국가를 추구하여 모든 사람이 처리할 수 있었다. • 대통령의 지지세력이 확보되었다. • 정당의 당원들에게 유인수단으로써 공격을 부여하여 정당정치의 발전이 이루어졌다.
미국 엽관주의의 연혁	• 미국의 경우 제3대 대통령인 Jefferson이 자기 세력을 확장하기 위하여 정당에 대한 기여도를 공직 임용 기준으로 삼았다. • 1820년 4년 임기법이 제정되어 공무원의 임기가 대통령의 임기와 동일하게 되었다. • 제7대 대통령인 Jackson은 자기를 지지한 서부개척민들에게 공작을 개방하는 것이 행정의 민주화와 지지에 대한 보상이라고 여기고 민주주의의 실천적인 원리로 채택하였다. → Jackson민주주의
특징	• 공무원을 정당 관계, 개인적 충성심, 혈연, 지연 등으로 임명한다. • 무임기이며, 직업 보장이 없다. • 정책 결정의 지위에서 행정과 정치의 가교 역할을 한다. • 행정에서 정치적 민주주의의 이념을 추구하기 위하여 채택하였다. • 고위 정책결정자나 하위직에 임명되었으며, 비전문가 중심의 중원을 특징으로 한다.
장점	• 정당정치의 철저한 실현이 가능하다. • 특권화를 배제함으로써 평등의 이념에 부합한다. • 갱신을 통하여 관료주의화, 침체화를 방지한다. • 민주 통제 및 행정의 민주화가 가능하다. • 중요한 정책 변동에 대응하는 데 유리하다.

단점	• 공직 취임의 기회 균등을 억제하여 유능한 인재의 공직 취임을 방해한다. • 행정 능률을 저하시킨다. • 불필요한 직위의 남발과 예산의 낭비를 초래한다. • 관료의 정당 사병화, 정당의 과두제적 지배를 촉진한다. • 국민에 대한 책임성이 저하된다. • 신분이 보장되지 않음으로써 공직 부패가 발생한다.

3 실적주의 20 서울

개념		• 당파 학벌 지연이 아닌 개인의능력, 실적, 자격, 업적, 성적에 의하여 공직에 임용 • 단순한 엽관주의의 방지에만 주력하여 소극적 인사행정, 혹은 주관적 요인의 배제를 강조하여 과학적 인사행정이라 한다.
성립 과정		• 19세기 말부터 행정국가가 대두 • 미국의 엽관주의는 1883년 펜들턴법의 제정과 더불어 실적주의 공무원제로 전환되었으며, 영국의 정실주의는 1870년 제2차 추밀원령에 의하여 실적주의 공무원제의 기원을 이루게 되었다.
미국에서의 성립 배경		• 엽관주의의 폐해(행정의 비전문성 비능률성 , 예산의 낭비와 부패·무질서 만연 등)를 극복하기 위해서 개혁운동이 실적주의 수립요인으로 작용 • 자본주의와 산업화의 발달에 따른 행정의 양적 질적 분화현상이 나타나면서 전문적 기술적 능력을 갖춘 인력을 확보할 수 있는 실적주의가 필요해짐.
4대 속성	능력주의 자격주의	공무원 임용 등의 인사관리는 능력, 자격, 실적을 기준으로 하며 정실이나 당파성은 배제된다.
	공직임용상의 기회균등과 공개경쟁시험	공직은 모든국민에게 개방되어야 하고, 성별 신앙 사회신분 출신지역 학벌에 의한 차별을 받지 않는다. 이런의미에서 공개시험은 필수이다.
	정치적 중립	당파를 떠나 어떤 정당이 집권하든지 전문지식 경험에 의해 공평하게 봉사하고 특수이익이 공익을 추구해야 한다.
	공무원의 신분보장	공무원은 법령에 저촉되지 않는 한, 부당한 정치적 영향력으로부터 신분위협을 받지 않는다.
장점		공개경쟁시험제도를 통한 공직취임의 기회균등이라는 민주적 요청충족 • 실적을 기준으로 공무원을 임용하므로 행정능률의 향상에 기여 • 공무원의 신분보호를 통해 행정의 안정과 계속성 유지 • 엽관주의 공직의 상품화 근절, 행정적 부패감소
단점		• 인사행정의 소극성 경직성 비능률성 • 채용시험의 내용과 직무수행 능력과의 직접적인 연계성 부족 • 정치적 중립의 요구로 국민의 요구에 둔감한 폐쇄집단이 될 우려(대응성과 책임성 저해) • 강력한 신분보장으로 정치지도자의 공무원에 대한 통제력 확보 곤란 • 공무원의 정치적 자유에 대한 지나친 계약

4 적극적 인사행정

개념	• 실적주의 과학적 인사관리만 고집하지 않고 엽관주의를 신축성있게 받아들이며 인사관리에 인간관계적 요소를 적용하는 인사 관리방안 • 실적제의 한계점을 보완하고 분권적·사회심리적 욕구를 충족시키는 가치주의적·신축적인 인사관리를 운용하자는 것으로 엽관제의 장점과 실제의 장점을 상호 조화시키는 인사행정
발달 과정	반엽체적인 실적주의가 지닌 소극성·비융통성· 집권성·지나친 독립성 및 배타성 등의 한계와 과학적 인사관리에 따른 비인간주의 현상을 극복하기 위해 대두되었다.
특징	**적극적인 모집** 가장 유능하고 의욕적인 인재를 공직에 확보하여 오랫동안 근무할 수 있도록 하는 적극적인 모집활동이 의도적으로 실시된다.
	능력 발전 행정 능력, 기술의 발전 잠재력의 개발을 위하여 재직자의 교육·훈련이 강화되고, 합리적인 승진·전직·근무평정제도·특별채용 확대 등을 확립하여 능력 발전과 공동 의식을 고취한다.
	인간관계의 개선 및 사기 양양 공직에의 안정감을 확보하고 의욕적인 근무를 하게 하기 위하여 근무 환경의 개선, 고충처리제도, 인사상담제도, 동기 유발, 커뮤니케이션 관리 등을 개선하여 행정의 인간화로 발전시킨다.
	인사권의 분권화 중앙 인사기관의 인사권을 분리, 분권화하여 각 부처의 인사기능을 강화한다.
	고위직에의 정실주의 (정치적 임용의 부분허용) • 실적주의를 근간으로 하되, 상위직의 엽관주의 요소를 도입하여 민주성과 책임서을 제고 • 고위 직위의 정치적 임명이 가능하도록 신축성을 부여 → 고위 정책 결정권자와 행정수반과의 정치적 이념이 일치하게 됨으로써 정책 구현의 실효를 거둘 수 있음.
	실적주의의 비융통성 보완 • 특별채용을 확대하고 개방형 임용제를 도입 • 직위분류제와 같은 지나친 획일적 적용을 지양하고, 계급제를 적절히 가미하여 전체적으로 융통성 있고 능률적인 인사제도를 수립
	공무원단체의 인정 공무원의 권익보호와 근로조건을 개선

5 직업공무원제도 20 부산 / 21 경북

개념	젊은 인재를 공직에 유치해 공직을 명예롭게 생각하면서 일생동안 공무원으로 근무하도록 운영하는 제도 • 공직이 유능하고 인품 있는 젊은 남녀에게 개방되고(학력·연령제한 가능성, 기회 불균등) • 공개 경쟁시험을 거치고(신분 보장, 정치적 중립성 보장) • 업적과 능력에 따라 승진할 기회를 제공하고(폐쇄형 승진) • 공직이 전 생애를 바칠 만한 보람 있는 일로 생각될 만한 조치가 마련되어 있는 제도를 의미한다.

역할 및 필요성		• 정권 교체에 따르는 행정의 무정부 상태를 방지하기 위한 제도적 안정장치의 형성과 이를 통한 봉사의 증진 • 전직제 경향에 대비하고 행정의 능률성을 증진 • 행정의 안정성과 정치적 중립성 유지 • 전문직업주의(직업 의식이나 소명감) 고양
특성	행정의 안정성·정치적 중립성 강화	직업공무원제는 의회정치·정당정치에 따르는 정권교체나 정쟁에 의한 영향을 받지 않고 행정의 안정성·중립성을 확보함으로써 국가의 통일성을 유지할 수 있는 중요한 제도적 장치로써 기능한다.
	계급제·폐쇄형 및 신분보장 강화	직업공무원제는 계급제를 기반으로 하는 폐쇄형을 채택하고 있는 영국·독일·프랑스·일본·한국 등에서 발달하였으며, 신분보장 성향이 강하다.
	일반 행정가 양성, 최저 생계비를 보장하는 생활급 체계 등의 특징을 가지고 있다.	
장점		• 정치적 중립성 확보 • 신분 보장으로 행정의 안정성 확보 • 정부와 관료 간의 원만성 • 공직에 대한 충성심 제고 • 인사배치의 신축성 • 재직자의 사기 양양 촉진
단점		• 폐쇄적 인사행정 • 민주적 통제의 곤란 • 학력·연령의 제한으로 기회균등 위배 • 공직의 특권화와 관료주의화 초래 • 유능한 외부전문가의 유입 곤란
실적주의와의 관계		• 직업공무원제는 실적주의를 바탕으로 확립될 수 있지만, 양자가 서로 동일시 될 수는 없다. • 직업공무원제에서는 공직에 젊고 유능한 인재가 들어와서 봉사하는 데 중점을 둔 것이라면, 실적주의에서는 채용에 있어서 객관적 기준에 따른 공개 경쟁시험을 원칙으로 하기 때문에 양 제도는 서로 구별된다. • 양자의 유사점으로는 공개경쟁 채용, 신분 보장, 정치적 중립성, 공직취임 기회 균등 등이 있다.
확립방안 (수립조건) 15 울산4444	실적제의 확립	• 공개 경쟁시험, 신분보장, 정치적 중립성 확립을 전제로 한다. • 승진, 전직·진보 제도의 합리적 운영
	장기적 시각의 인력계획	• 공무원 재직자의 능력 발전 • 유능한 사람은 적시에 공급하고 무능한 자는 퇴직시킨다. • 인력의 수요 공급을 위한 정원관리 방안 등이 강구되어야 한다.
	직급별 인력수급계획의 수립	• 공무원의 연령 구조, 이직률 평균 근무 연한 등을 파악하여 장기적인 인력계획을 수립하고, 이에 의해 채용·효과적인 인력 관리·퇴직 관리를 해야 한다.
	사기양양책 연구	• 적절한 보수 및 연금제도 확립으로 재직 중 안심하고 공직에 종사할 수 있도록 한다.
	유능한 인재의 확보	• 유능한 젊은 인재들이 공직에 관림을 갖도록 유인하고 공무원으로 채용되어 실적에 따라 높은 상위직까지 일생을 근무하면서 승진할 수 있도록 절차를 마련해야 한다.

	구분	직업공무원제	실적주의
직업공무원제와 실적주의 비교	국가	영국, 프랑스, 독일, 일본	미국, 캐나다, 필리핀
	사회배경	농업사회	산업사회
	공직분류	계급제	직위분류제
	중점	인간중심	직무중심
	승진	폐쇄형	개방형(외부인재유입)
	급여	생활급	직무급

6 우리나라 인사행정의 방향

인사행정의 발전으로 민주적 정치 발전 촉진	실적 위주에 입각한 인사행정의 실현과 직업 공무원제의 확립 여부는 정치 발전과 상관관계가 있다.
민주적 공직관의 정립	우리나라에서는 아직도 관직의 사유관·관존민비 사상으로 공직에 대한 사회적 평가가 높은 편이다.
전문직업화의 향상	행정의 전문 직업화가 이루어져서 공무원이 전문지식에 의하여 자율적 태도로 직무 수행에 최선을 다하려는 노력이 요구된다.
행정풍토의 쇄신과 행정윤리의 확립	무사안일적·권위주의적 태도가 지양되고, 창조적 행정을 할 수 있는 쇄신적 분위기를 조성한다.
인사행정 기능의 전문화와 인사기관의 자율화	인사행정의 중요성에도 불구하고 그 전문화·기술화가 낮은 수준에 있으며, 인사전문가의 개발·육성도 미비하고 오히려 인사행정을 부수적 사무로 취급하는 경향이 있다.
신분보장제도의 개선	지나친 신분보장의 강화는 관료제의 특권화를 초래하는 것이지만, 우리나라 공무원은 강력한 법적 보호를 받고 있으면서도 실제로는 직위 해제·전보 제도·직권면직 등의 비정상적 운영으로 신분적 보장이 약화되어 왔다.
보수제도의 합리화	보수의 비현실성은 행정 능률의 저하와 공직 부패를 초래하였고, 퇴직연금 제도는 화폐 가치의 하락에 따르지 못하여 실질적인 기대를 갖지 못하게 하였다.
승진제도의 운영 개선	공무원 모집에 있어서 학력제한 철폐, 초임 시 높은 연령 수준, 소수인의 급진적인 고위직의 승진이 허용되는 비합리적인 승진제도 운영으로 직업 공무원제 확립이 저해되었다.
기타	목표 관리제, 연봉제, 개방형 임용, 근무성적 평정제도 등의 개선이 요구된다.

www.pmg.co.kr

03 공직의 분류

1 의의

개념	모든 공무원에 대하여 개개인의 능력에 따른 개별적인 임용·능력 발전·사기 향상을 도모하기가 어려우며 복잡하다. 따라서 인사행정의 편의와 능률화·공평성을 기하기 위해 공직을 일정한 기준에 따라 분류하고, 그 기준에 의한 분류 유형에 따라 공무원의 인사행정을 도모할 필요성에서 공직분류가 행해지고 있다.		
공직분류의 기준	임명권자의 기준	국가직과 지방직 공무원	국가가 임명하느냐, 지방자치단체가 임명하느냐에 따라 구분된다.
	충원방식 여부	폐쇄형과 개방형	모집을 모든 국민에게 개방하느냐, 제한을 두느냐
	인간·직무중심 여부	계급제와 직위분류제	계급제는 사람 중심이며, 직위분류 직무, 즉 업무 중심
	실적주의나 직업 공무원제의 적용 여부	경력직과 특수 경력직	경력직과 특수 경력직으로 구분
	행정 정치의 기준	행정관과 정무관	순수한 행정 업무를 맡은 행정관과 정치적 연관이 큰 업무를 담당하는 정무관으로 구분

2 경력직 공무원과 특수 경력직 공무원

우리나라는 1981년 국가공무원법을 개정하여, 종래의 일반직과 별정직을 다시 정리하여 경력직과 특수 경력직으로 분류하였다. 직업공무원제나 실적제의 적용 여부를 기준으로 한다.

경력직 공무원	• 실적과 자격에 의하여 임용 • 신분이 보장, 평생동안(or 근무기간을 정하여) 임용하는 공무원	
	일반직 공무원	• 기술·연구 또는 행정 일반에 대한 업무를 담당하는 공무원(1급에서 9급으로 구분) • 우리가 말하는 '공무원'의 의미(단, 1급은 신분보장이 안 됨) • 직업공무원제의 주류를 이루고 있다. • 행정안전부 인사국장, 특별시·광역시가 아닌 일반구청장 예 부천시 소사 구청장
	특정직 공무원	법관, 검사, 외무공무원, 경찰공무원, 소방공무원, 교육공무원, 군인, 군무원, 헌법재판소, 헌법연구관, 국가정보원의 직원과 특수 분야의 업무를 담당하는 공무원으로서 다른 법률에서 특정직 공무원으로 지정하는 공무원 cf) 9등급 체계와는 관련이 없다.

특수 경력직 공무원	경력직 공무원 이외의 공무원을 말하며, 그 종류는 다음과 같다.	
	정무직 공무원	• 선거로 취임하거나 임명할 때 국회의 동의가 필요한 공무원 : 구청장(자치구), 지방의회의원, 시장, 도지사, 군수, 대통령, 국회의원 등 • 고도의 정책결정 업무를 담당하거나, 이러한 업무를 보조하는 공무원으로서 법률이나 대통령령(대통령비서실 및 국가안보실의 조직에 관한 대통령령만 해당)에서 정무직으로 지정하는 자 　－ 외청장 중 통계청장, 기상청장, 문화재청장은 정무직이 아니다(1급 별정직 공무원)
	별정직 공무원	• 비서관, 비서 등 보좌업무 등을 수행하거나 특정한 업무 수행을 위하여 법령에서 별정직으로 지정하는 공무원 • 국회의원 보좌관, 비서관, 비서, 전문위원, 국가정보원 기획조정실장 • 상근직 · 비상근직

3 개방형과 폐쇄형

1. 개념

개방형	공작의 모든 계층에 대한 신규 채용을 허용하는 것이나 공작의 상위 또는 중간계층에 결원이 발생하는 경우 외부에서 신규 채용으로 이를 충원하는 것이다.
폐쇄형	신규 채용자는 누구나 원칙적으로 당해 직군의 최하위로부터 승진하여 올라가야 하며, 따라서 동일 직군 내의 중간 위치에 외부 인사의 임용이 금지되어 있는 제도이다.

2. 장점

개방형	• 공직에 유능한 전문가 도입이 용이 • 행정의 전문성 확보 • 공직의 신진대사 촉진 • 인사행정의 질적 수준 향상 • 공직에 경쟁원리 도입 • 재직자의 능력발전 기회 • 관료체제화의 극복 • 급변하는 정세에 대처 • 민 · 관 교류로 인한 노동시장의 유연성 확보 • 외부통제가 가능
폐쇄형	• 재직자의 사기 앙양(승진의 기회 확대) • 직업공무원제도 확립(공무원의 이직률이 낮아짐) • 행정능률 향상(공무원의 충성심 발휘) • 행정의 안정성 유지(공무원의 신분보장 강함) • 인사행정에 있어서 객관성 확보(경력위주로 승진제도 운영)

PART 05

3. 단점

개방형	• 신분보장의 약화로 인한 재직자의 사기 저하 • 이직률의 증가 • 직업공무원제 확립 곤란 • 행정의 불안정성 • 인사행정의 객관성 확보 곤란(정실 개입)
폐쇄형	• 우수한 인재의 등용 곤란 • 행정의 질적 수준 향상 곤란 • 행정조직의 침체와 관료주의화 우려 • 관료에 대한 민중통제 불가 • 기관장의 영향력과 리더십 발휘가 곤란

4 정무관과 행정관

정무관	정무관은 정치적 관계에 따라 임명되는 공무원이고, 평생 동안 신분보장이 확정되지 않는 공무원(특수 경력직 중 정무직)을 말한다.
행정관	행정관이란 실적주의 원칙에 따라 임명되어 정권 교체에 영향 받지 않고, 신분이 보장되는 직업공무원(경력직 중 일반직)을 말한다. 1급 공무원은 경력직에 속하지만, 신분 보장이 되지 않는다.

5 계급제와 직위분류제 ^{19 경기 / 20 경북}

1. 계급제

개념	• 계급제란 공무원의 자격·학력·신분을 기준으로 하여 계급을 부여하고, 일정한 신분, 자격에 의해 9급, 7급 혹은 5급에 분류하는 사람 중심의 공직 분류 형식이다. • 계급제에서는 전문적 지위보다 행정적 권위를 중시한다.
특성	• 공직이 계급으로 이루어져 있다. • 폐쇄형·직업공무원제를 채택한다. • 계급 간의 차별이 크다. • 고급 공무원의 엘리트화가 쉽게 이루어진다. • 계급 정년제가 존재하다. 즉, 일정한 기간 동안 상위직으로 승진하지 못하면 퇴직시키는 제도가 존재한다. • 생활급 • 우리나라 주요 인사제도

2. 직위분류제 ^{16 교육청}

개념		• 다수의 직위를 각 직위에 내포되는 직무의 종류와 곤란도·책임도를 기준으로 한 객관적인 직무 중심의 공직 분류 방법으로, 과학적이고 능률적인 인사행정을 의미한다. • 직위분류제는 동일한 업무에 동일한 보수 지급과 관련된다(직무급).	
구조	직위	직위는 공무원 각 개인에게 부여하는 직무와 책임을 의미한다. 이는 직위분류제가 시작되는 가장 최소한의 기초가 되는 단위이다.	인사계장, 총무과장
	직급	직위에 내포되어 있는 직무의 종류·성질이 유사하고, 곤란도·책임도 유사한 직위의 집합을 말하며, 동일한 직급에 속하는 직위는 임용 자격·시험·보수 등에 있어서 동일한 취급을 한다.	행정서기보, 행정주사
	직렬	직무의 종류가 유사하고 그 곤란성과 책임의 정도가 다른 직급의 집합이다	보건직렬, 의무직렬, 의료기술직렬
	직군	직무의 성질이 유사한 직렬의 집합이며 최대 단위이다.	보건의무직군 = 보건 + 간호 + 의료기술 + 약무 + 식품위생 + 의무 + 치무
	직류	동일 직렬 내에서 담당 분야가 동일한 직무의 집합	보건직류, 간호직류, 의료기술직류
	등급	직무의 종류는 상이하지만, 직무의 곤란도·책임도·자격 요건이 유사하므로 동일한 보수를 줄 수 있는 모든 직위 또는 직무를 등급이라고 한다.	계급제의 1~9급

장단점	장점	단점
	• 보수체계의 합리화 • 인사 배치의 객관적 기준 마련 • 동일 직무의 장기 근무로 행정의 전문화, 분업화 가능 • 전문행정가 양성 • 직책의 내용 파악으로 근무성적 평정의 자료 제공 • 상하 간 수평적인 권한 책임한계의 명확화와 행정 능률성 향상 • 행정의 민주화 • 정원관리의 효율화와 인력수습 계획의 수립 용이 • 예산 관리의 능률화(중복 업무의 억제)	• 유능한 일반 행정가의 확보와 양성이 곤란 • 인사 배치의 신축성이 결여 • 신분의 불안(직위가 없어지면 자신의 신분도 상실되므로) • 직업공무원제 확립의 곤란 • 장기적 다방면의 능력 발전이 곤란 • 조정의 곤란 • 조직구성원의 관계가 사무 중심으로 이루어져 사무적 인간관계를 지님.

구분		계급제	직위분류제
비교 17 보건복지부 7급	분류 기준	개인의 자격, 능력	직무의 종류, 책임도
	발달 배경	농업사회	산업사회
	채택 국가	영국, 서독, 일본	미국, 캐나다, 필리핀
	인간과 직무	인간 중심	직무 중심
	시험·채용	비합리성	합리성
	일반행정가·전문행정가	일반행정가	전문행정가
	보수 책정	생활급	직무급
	인사 배치	신축성	비신축성(경직성)
	행정 계획	장기 계획	단기 계획
	교육 훈련	일반 지식	전문지식
	조정·협력	원활	곤란
	개방형·폐쇄형	폐쇄형	개방형
	신분 보장	강함.	약함.
	양자의 관계	상호 보완관계, 양자의 접근	

성과중심의 행정

인적요소를 고려하기 보다는 직무의 중요성과 난이도를 중요기준으로 하는 행정이므로 계급제를 중시하는 직업공무원제보다는 직위분류제의 강화, 폐쇄형 임용보다는 개방형 임용제, 주관적인 근무평정보다는 객관적인 근무평정을 중요시할 것이다.

직위분류표

직군	직렬	직류	계급 및 직급								
			1급	2급	3급	4급	5급	6급	7급	8급	9급
보건 의무	보건	보건									
	식품 위생	식품위생									
	의료 기술	의료기술									
	의무	일반의무									
		치무									
	약무	약무									
		약제									
	간호	간호									
행정	행정	일반행정	관리관	이사관	부 이사관	서기관	행정 사무관	행정 주사	행정 주사보	행정 서기	행정 서기보
		법무행정									
		재경									
		국제통상									

직위분류계의 구조

구분		내용
직위(position)		한 사람의 근무를 요하는 직무와 책임 예 ○○담당
직무 분석	직군(Group)	직무 성질이 유사한 직렬의 군 예 행정직군, 기술직군
	직렬(series)	직무 종류가 유사하나 난이도와 책임도가 다른 직급의 군 예 보건의무직군 내 보건직렬
	직류 (sub-series)	동일 직렬 내에서 담당 분야가 같은 직무의 군 예 보건직렬 내 보건직류
직무 평가	직급(class)	• 직무의 종류·곤란성과 임도가 상당히 유사한 직위의 군 • 직위가 내포하는 직무의 성질·난이도·책임의 정도가 유사해서 채용·보수 등에서 동일하게 다를 수 있는 직위의 집단 예 보건행정 9급, 일반행정 9급
	직무등급 (grade)	• 직무의 곤란성과 책임도가 상당히 유사한 직위의 군 • 직무의 종류는 다르나 직무 수행의 책임도와 자격 요건이 유사해서 동일한 보수를 지급할 수 있는 지위의 횡적 군 예 9급

구분	직무 성질	곤란도, 책임도
직급	유사	유사
직류	유사	상이
직렬	유사	상이
직군	유사	상이
등급	상이	유사

PART 05

3. 직위분류제의 수립 절차

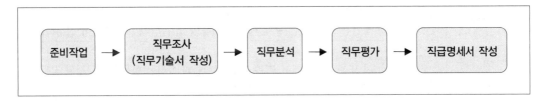

준비작업 → 직무조사 (직무기술서 작성) → 직무분석 → 직무평가 → 직급명세서 작성

4. 직무평가 방법

서열법	가장 오래되고 전통적인 방법으로 비교적 간단하고 신속하게 수행할 수 있는 방법으로 조직 내 각 직무를 최상위부터 최하위까지 비교 평가하여 순위별로 계층화하는 방법
분류법	서열법에서 더 발전된 것으로 조직 내의 모든 직무를 확인한 뒤, 같거나 유사한 직무는 같은 등급으로 묶어 평가하는 방법

점수법	직무를 계량화하는 방법 중에 하나로 직무의 중요성을 화폐단위로 표시하는 방법, 즉 직무를 구성하는 요소들을 확인하고 분류해 낸 다음 각 요소의 중요도에 따라 점수를 부과해서 그 직무를 화폐단위로 산출하는 것이다. 그 다음 가장 높은 금액의 직무에서부터 가장 낮은 금액의 직무에 이르기까지 조직 내의 모든 직무들을 등급화한다.

	2등급: 고도의 전문적인 업무, 최고 관리활동을 담당하며 예산을 담당하며, 지휘 통제할 수 있는 많은 재량권을 가진 업무(석사학위 요)
	3등급: 각 전문분야의 인력을 기획, 조직, 인사, 감독, 조정해야 하는 책임을 가진 중간 관리자와 스태프(석사학위 요)
	4등급: 10∼15명의 직원을 직접 감독해야 하는 책임이 있으며 이 직원의 일일업무계획, 지휘, 평가에 대한 전반적인 책임이 있는 일선 관리자(석사학위 요)

요소 비교법	서열법에서 발전된 기법으로 먼저 조직 내의 가장 중심이 되는 직무를 선정한 뒤 직무의 평가 요소를 선정하여 조직 내에 존재하는 각 직무들의 평가 요소들을 기준 직무의 평가 요소와 결부시켜 이들을 상호 비교함으로써 조직에서 이들이 차지하는 상대적 가치를 수량적으로 판단하는 것이다.

준비 작업	• 필요한 법적 근거 마련 • 분류 담당기관의 선정 • 분류대상 직위의 범위 결정 • 직위분류제에 대한 공보활동 등이 필요

직무 조사 (직무기술서 작성)	직위 분류에 필요한 구체적인 자료. 즉 직위에 배정된 직무의 내용, 책임도, 곤란도, 자격 요건 등에 관한 모든 자료를 수집하여 직무기술서를 작성해야 하는 단계이다. 이는 해당 직위의 공무원들이 작성하게 되는데, 그 전에 이에 대한 사전 설명과 설득을 한 후 기술서를 배부하여 기입하게 한다.

	설문지법	특정 직무에 관한 정보를 단답식 문항으로 작성해서 이에 대한 답을 그 직무를 담당하고 있는 사람들로 하여금 기입하도록 하는 방법
	면접법	작업장 또는 면접사무실에서 직원들의 업무와 책임에 관하여 질문하는 방법
	관찰법	직원이 직무를 수행하는 장소에서 직무를 관찰하는 방법이다. 관찰자는 질문지 또는 면접지에서 볼 수 있는 문항들과 유사한 항목으로 구성된 직무관찰자에 관찰한 내용을 기록하는 방법

직무 분석	직무 조사에서 얻은 직무에 관한 정보를 토대로 직무를 종류별로 구분하는 작업이다. 직무분석은 직무의 종류가 같거나 유사한 직위들을 묶어 직렬을 형성하고 다시 동일하거나 유사한 직렬 등을 묶어 직군을 형성하는 작업이다. 즉, 종적인 수직적 분류를 말하는 것이다.

	내용	직무의 기본적 특성, 직무의 신체적 요건, 직무의 정신적 요건, 작업 환경, 기타 인적 요건

직무 평가	직위들을 각 직위가 내포하고 있는 상대적 수준 또는 등급별로 구분하는 방법이다. 유사한 직위의 직무라도 직무 수행의 곤란성, 책임성, 복잡성 그리고 직무를 수행하는데 필요한 자격 요건 등에 차이가 있을 것이다. 이러한 차이를 기초로 하여 직위의 상대적 수준과 등급을 구분하는 작업이다. • 직위의 곤란도, 책임도에 따라 상대적인 가치를 평가하는 것으로, 직위의 횡적인 분류 방법으로 등급을 정하는 행위이다.

구분		특징
종합적·질적 방법	서열법	직위 분류 담당자들로 하여금 직무의 책임도와 곤란에 따라 직위의 서열을 나열하고 이를 통합하여 평균한 것에 의하여 직위의 순위를 정하는 것으로 작업이 단순하고 신속한 직무 평가로 시간, 노력, 경비가 절약되는 장점이 있다.
	분류법	등급 기준이 될 등급표를 미리 만들어 놓고 각 직위를 하나하나 평가하여 정급하는 것으로, 미리 정한 등급표가 만들어졌다는 점에서 서열법과 구별된다.
분석적·양적 방법	점수법	각 직위의 직무를 정신적인 능력, 육체적인 능력, 근무 환경, 책임, 기술 등의 구성 요소로 구분하고, 이들 각 요소에 대한 비중에 따라 가치를 점수로 배정한 다음, 요소별 평점을 합하거나 평균한 것을 등급 결정의 지표로 하는 방법이다.
	요소 비교법	많은 사람들이 가장 타당하다고 인정하는 대표적인 기준 직위를 선정하여 기준 직위의 평가 요소에 부여된 수치에 평가하려는 직위의 각 요소를 대비시켜 평정을 함으로써 그 직위의 상대적 가치를 결정하는 방법이다.

📝 직무평가 방법의 예

요소	정의	점수
학력	• 고등학교 졸업 이하	10
	• 고등학교 졸업	20
	• 전문대학 졸업	30
	• 학사학위(4년제 대학과정)	40
	• 석사학위	50
	• 박사학위	60
감독책임	• 감독책임 없음.	10
	• 10명 이하	20
	• 10~25명	30
	• 26~50명	40
	• 50~100명	50
	• 100명 이상	60
신체적 노력	• 항상 앉아서 하는 업무	10
	• 자주 앉아서 하는 업무	20
	• 지속적인 신체적 노력, 거의 앉지 않고 계속 활동하는 업무	30
	• 많은 신체적 노력이 요구되며 계속 들어 올리고 움직이는 업무	40
근무 조건	• 안전한 좋은 근무 조건	10
	• 안전한 근무 조건이나 가끔 해로운 환경에 노출됨.	20
	• 대체로 안전한 근무 조건이지만 자주 해로운 환경에 노출됨.	30
	• 계속적으로 해로운 환경에 노출되는 나쁜 근무조건	40

PART 05

🖊 요소 비교법

요소 등급	요소				
	근무 조건	책임	기술 요건	신체적 요건	정신적 요건
1		계장(370)		서무(400)	
2	서무(260)				계장(240)
3			계장, 서무(230)		
4		서무(80)		계장(900)	
5	계장(120)				서무(80)

5. 직무 분석과 직무평가

	직무 분석	직무 평가
직무 분석과 직무 평가의 비교 16 경북	• 종적인 분류 • 직군, 직렬을 결정 • 직무기술서의 자료를 근거로 함. • 직무 분류의 객관화, 과학화, 합리화와 관련	• 횡적인 분류 • 등급, 직급을 결정 • 직무 분석의 자료를 근거로 함. • 보수의 합리화와 관련
직무 분석의 이분적 접근법	직무 특성	임무, 기구, 장비, 근무 조건, 타 직무와의 관계
	개인적 특성	지식, 기술, 태도, 적성
직무 분석의 요소	직무 명칭과 근무 위치	직무 명칭과 근무 위치는 직무를 적절하게 지정하고 특성을 파악하게 한다.
	임무	직무 담당자가 무엇을 하고 어떻게 업무를 수행해야 하는가를 포함하여 임무를 상세히 열거할 때 각각의 주요 업무에 대한 발생 빈도와 시간 할당에 대한 분을 표시하는 것이 바람직하다.
	직무 관계	직무 사이의 관계를 수평적·수직적으로 관련지어 책임과 권한을 분석·비교함으로써 조직 내의 해당 직무의 위치를 설정하는 것을 돕는다.
	감독	그 직무가 받아야 할 감독과 감독해야 할 사람의 수, 감독 책임의 한계를 명확히 한다.
	정신적 요구	창의성, 판단력, 분석능력, 지도력, 집중력, 정서 등의 요구를 분석한다.
	신체적 요구와 기술	요구되는 신체적 활동과 노력, 기능, 눈-손-발의 조정 등의 운동 능력과 감각 지각 등이다.
	작업 조건	직무 담당자가 직면하는 환경 상태로 위험의 성격, 발생 확률 등이 고려되어야 한다. 직무 분석에 의해서 수집된 직무에 관한 자료는 직무기술서와 직무명세서를 개발하는 데 기초가 된다.

6. 직급명세서 작성

작성		• 직무 분석과 직무 평가를 통하여 직위를 수직적이고 수평적으로 분류하게 되면 각 직급의 특징에 관한 정의 내지 설명이 있어야 한다. • 즉, 직급명세서에는 직급명, 직무의 개요, 직무 수행의 예시, 최저 자격요건, 보수액 등을 명시한다. • 인사행정의 기초가 되는 직급명세서 작성은 직위분류 계획의 기본이 되는 문서이며 공무원 채용, 교육 훈련, 근무성적 평정 등에 기준이 되는 문서이다.
직무명세서 17 전북	정의	직무명세서관 직무 분석의 결과에 의거하여 특정 목적의 관리 절차를 구체화하는데 편리하도록 정리하는 것으로써, 직무 수행에 필요한 종업원의 행동·기능·능력·지식 등을 일정한 양식에 기록한 문서를 말하며, 인적 요건에 초점을 둔 것이다.
	내용	• 직무 명칭 • 육체적 특성과 교육 • 지적 능력 • 특수한 지식과 기능 • 과거의 직업 경험 등을 포함
직무기술서 17 전북·인천	정의	직무기술서란 직무 분석의 결과에 의거하여 직무 수행과 관련된 과업 및 직무 행동을 일정한 양식에 기술한 문서를 말하며, 과업 요건에 초점을 둔 것이다.
	내용	• 직무 명칭 • 직무 활동과 절차, 수행되는 과업 • 작업 조건, 사회적 환경 • 고용 조건, 작업 시간, 임금 구조 등을 포함한다.
	작성시유의 사항	• 직무기술서는 표현이 명료하고, 범위를 명시해야 하며, 구체적이어야 한다. • 감독 책임을 나타내며, 단순하고, 직무담당자의 재검토가 있어야 한다.

7. 직무 설계

개념	직무 내용과 조직 목적을 효과적으로 달성함과 동시에 개인의 욕구도 충족시킬 수 있도록 설계하는 것을 말한다.
효과	• 직무 만족의 증대 • 작업 생산성 향상 • 이직 및 결근율 감소 • 제품의 질적 개선과 원가 절감 • 훈련 비용의 감소 • 상하 관계의 개선 • 새로운 기술 도입에 대한 신속한 적응

PART 05

	직무 확대(수평적 직무 부하) [18 서울]	직무 충실(수직적 직무 부하)
직무확대와 직무충실	• 종업원의 활동이나 일할 의욕을 높이는 것이 목적으로 담당하는 일의 범위를 일의 흐름에 따라서 동일한 수준으로 확대하는 개념 • 한 직무에서 수행되는 과업의 수를 증진시키는 개념 • 종업원으로 하여금 중심 과업에 다른 관련 직무를 더하여 수행하게 함으로써 개인의 직무를 늘려서 넓게 확대 수행	• 구성원들에게 더 많은 책임과 더 많은 선택의 자유를 요구 • 인적자원 관리에서 매우 중시되는 이론 • 종업원의 활동이나 일할 의욕을 높이는 개념 • 직무 확대의 미비점을 보완하도록 제시된 방안이 직무 충실화 • 직무 확대보다 더 포괄적인 것으로 구성원들에게 더 많은 책임과 더 많은 선택의 자유를 요구
직무 재설계	• 조직의 효율적 업무 수행을 위해 각 직무의 구체적 내용, 직무수행 방법, 조직 내 다른 직무들과의 연계 등을 설계하는 것을 직무 설계라고 한다면, 기존의 직무를 다시 설계하는 것을 직무 재설계라고 한다. • 최초 직무 간소화에 대한 관심으로부터 출발하였으나, 그 후 직무 확충, 직무 다양화 등으로 관심이 확충되었고, 최근에는 인간중심적 직무 재설계의 관심이 증대되고 있다. • **직무 재설계를 위한 방법**: 분업 전문화, 직무 순환, 직무 확대, 직무 충실화 등이 있다.	

04 채용과 임용

1 모집

개념		• 모집이란 적절하고 유능한 지망자가 공직에 임용되기 위해서 경쟁에 유치되는 과정을 의미한다. • 해당 분야에서 가장 뛰어난 인재를 유인·선발하여 전문성을 확보해야 한다는 입장과 공직은 대표성·민주성·개방성을 띠어 다양한 계층이 골고루 충원되어야 한다는 입장이 있다. • 양자를 적절하게 조화시키는 방안이 바람직하다고 하겠다.	
종류	소극적 모집	• 공직에서 단지 부적격자를 가려내는 방식으로써, '~는 안 된다'는 규정을 두고 있다. • 소극적 모집의 기준에는 국적, 학력, 연령, 거주지, 성별 등이 있다.	
	적극적 모집	• 보다 유능한 인재들이 공직에 응시하도록 적극적으로 유인·유치하는 활동으로써, '~을 갖추어야 한다'는 규정을 두고 있다. • 적극적 모집의 기준은 가치관, 태도, 지식, 기술, 자격증 등이 있다.	
		방법	• 여성채용목표제, 대표적 관료제, 지역임용 할당제 • 공직 설명회 개최 • 정기적인 모집 • 홍보활동의 다양화

2 시험(선발)

개념			• 모집된 인원 중에서 가장 우수한 자를 선발하는 단계로써 직무수행 능력의 유무를 판정하는 기준이다. • 공개경쟁 채용시험을 거쳐 공직에 대한 기회 균등, 행정의 능률성에 기여하는 제도이다.
시험의 효용성 기준	타당도		응시자의 시험 성적과 채용 후의 근무 성적을 비교하여 차이가 근소할수록 타당도가 높다.

구분	내용
구성 타당성 (=개념 타당성)	• 개념: 시험내용 = 직무능력과 관련한 이론적 구성요소 • 검증 　- 수렴적 타당성: 동일한 개념을 상이한 측정방법으로 측정했을 때 그 측정값 사이의 상관관계를 분석 - 지표 간 상관관계↑ ⇒ 구성 타당성 　- 차별적 타당성: 서로 다른 이론적 구성개념을 나타내는 측정 지표들 간의 상관관계를 분석 - 지표 간 상관관계↓ ⇒ 구성 타당성↑
기준 타당성 (=경험 타당성)	• 개념: 시험내용 = 직무수행 실적(직무수행 능력) • 검증 　- 예측적 타당성 검증: 시험합격자의 시험성적과 근무를 시작하여 일정기간이 지난 후 평가한 근무실적 간의 상관관계를 분석 　- 동시적 타당성 검증: 재직자에게 시험을 실시하여 얻은 시험성적과 그들의 근무실적에 대한 자료를 수집하여 상관관계를 분석
내용 타당성	• 개념: 시험내용 = 직무능력 요소 • 검증: 전문가 집단이 시험의 구체적 내용과 직무수행의 적합성 여부를 주관적으로 판단하여 검증

	신뢰도	동일한 사람이 동일한 시험을 달리하여 치른 경우 그 성적 차이가 근소할수록 신뢰도가 높다.
	객관도	동일 답안을 다른 채점자가 채점한 결과의 차이가 근소할수록 객관도가 높다.
	난이도	쉬운 문제와 어려운 문제의 혼합 비율의 적정도를 말한다.
	실용도	비용이 저렴하게 드는가, 시험의 실시와 채점은 용이한가 등 현실적으로 얼마나 실용적인가 하는 것을 말한다.

종류	형식적 분류	직무수행 능력 측정 기준에 의한(목적별) 분류
	• 필기 시험: 주관식 시험, 객관식 시험 • 실기 시험 • 구술 시험	• 일반 지능(적성) 감사 • 특수 지능(적성) 검사 • 성격 검사 • 업적 검사 • 체력 검사

PART 05

모집	시험	임용
적절하고 유능한 지망자가 공직에 임용되기 위해서 경쟁에 유치되는 과정	• 모집된 인원 중에서 가장 우수한 자를 선발하는 단계로써 직무수행 능력의 유무를 판정하는 기준 • 공개경쟁 채용시험을 거쳐 공직에 대한 기회 균등, 행정의 능률성에 기여하는 제도	임용이란 공무원을 특정의 직위에 취임시키는 행위로써, 공무원의 결원을 충원하는 것

3 임용충원방식

개방형임용	• 신규채용이 공직의 모든 직급이나 직위 불문하고 공직 내 외 모두에게 허용되는 인사제도 • 산업사회의 전통이 강하고 직위분류제를 채택하고 있는 미국 캐나다에서 발달한 제도로 공직침체방지 및 공직 전문성 향상을 도모하는 제도
폐쇄형임용	• 신규채용이 최하위 계층에서만 허용되며 내부승진을 통해 그들이 상위계층까지 올라갈 수 있는 인사제도 • 공직 내의 안정성 일관성 유지, 일반행정가 양성 및 공무원의 사기양양에 유리하다. • 농업사회 전통이 강하고 계급제를 채택하거나 직업공무원제가 일찍부터 발달한 영국 프랑스 · 독일 · 일본등에서 발달하였다.

구분	개방형 임용	폐쇄형 임용
신규임용	전등급에서 허용	최하위직에서만 허용
임용자격	전문능력	일반능력
승진기준	최적격자(내외부)	상위적격자(연공 고려 내부 임용)
공직분류	직위분류제(직무 중심)	계급제(사람중시)
신분보장	신분 불안정(임용권자가 좌우)	신분보장(법적 보장)

4 임용과 배치 전환

임용이란 공무원을 특정의 직위에 취임시키는 행위로써, 공무원의 결원을 충원하는 것을 의미한다.

1. 임용의 단계

채용후보자	채용 후보자의 명부를 작성한다.
임용추천	기관장이 채용 후보자 중 추천을 한다.
시보임용	직위에 맞게 수습을 시키기 위하여 시보 임용을 한다.
보직	직급에 상응하여 직위를 부여한다.

2. 배치 전환(내부임용)

개념		동일한 계급 내의 수평적인 인사이동을 의미한다. 즉, 공무원이 지금까지 담당하고 있던 직위와 책임 수준이 같은 동일한 계급 내의 횡적인 인사이동을 의미한다.
종류 16 울산	전직	직무의 종류와 내용을 달리하는 직렬의 직급으로 수평적 이동을 하는 것을 말하며, 전직 시험에 합격해야만 가능하다. 예 인사국장 → 보건복지국장
	전보	동일한 직급·직종·직렬 내에서 직위 변동되는 수평적 이동으로 보직 변경을 의미한다. 예 인사국장 → 총무국장
	파견 근무	국가적 사업의 수행을 위하여 공무원의 소속을 바꾸지 않고 일시적으로 타기관이나 국가기관 이외 기관 및 단체에 근무하게 하는 것이다. 예 보건복지부 직원 → 월드컵 조직위원회에서 한시적 근무
	전입	인사 관할을 달리하는 입법부, 행정부, 사법부 간의 타 기관 소속공무원을 이동시키는 경우가 이에 해당한다. 예 법무부 산하 교도소 의무직 공무원 → 보건복지부 산하 국립의료기관
	겸임	한 사람에게 직무 내용이 유사한 둘 또는 그 이상의 직위를 부여하는 것으로써 일종의 잠정적인 결원 보충방법이라고 할 수 있다. 예 인사국장과 총무국장 겸임
	직무 대행	공무원의 직급 배정을 변경함이 없이 다른 직급의 업무를 수행하게 하는 것이다. 일종의 잠정적인 임용방법이다. 예 보건소 총무과장의 보건소장 대행

05 능력 발전

1 교육훈련

개념		공무원에게 직무 수행상 필요한 지식과 기술을 연마시키고 가치관과 태도를 발전 지향적으로 개선시키고자 하는 인사 기능
목적과 효용	생산성의 증가	공무원의 직무수행 능력을 증가시킴으로써 실적을 향상시키고 이를 통하여 조직의 생산성을 증가시킬 수 있다.
	사기의 제고	공무원의 능력을 발전시켜 자신감을 불어넣어 준다.
	통제와 감독의 필요성 감소	−
	인력 자원의 원활한 운용	−
	능력 발전	−
	질의 향상	적절한 교육훈련은 산출의 양을 증가시켜 줄 뿐만 아니라 일반적으로 산출의 질도 향상시켜 준다. 공무원들이 좋은 지식과 기술을 습득하게 되는 경우 그만큼 직무 수행의 실수가 감소되기 때문이다.
	행정 발전	교육훈련의 가장 포괄적인 목적은 행정 발전에 있으며, 교육훈련은 궁극적으로 행정체제의 침체를 방지하고 개혁을 가져오는 데 그 의의가 있다.

방법	목적	방법
	지식의 습득	강의, 토론회, 시찰, 사례 연구, 시청각 교육 등
	기술의 연마	사례 연구, 모의연습, 시청각 교육, 전보·순환보직, 실무수습 현장 훈련 등
	태도·행동의 교정	역할 연기, 사례 연구, 감수성 훈련 등

2 교육훈련 방법

1. 강의(Lecture) ^{17 서울}

개념	한 사람의 훈련관이 일시에 지식을 전달하는 방법으로써, 경제적이며 획일적·체계적인 방법이다. 그러나 일방적인 지식의 전달, 피훈련자 개개인에 대한 관심의 소홀, 피훈련자의 흥미 상실 등이 단점으로 지적된다.
장점	• 조직적·체계적·논리적 전달이 가능하다. • 내용 조절이 가능하다. • 일시에 다수인에게 전달이 가능하다(경제적).
단점	• 일방적 주입식으로 흥미를 상실할 우려가 있다. • 참여의 기회가 적다. • 실무 활동에 기여하지 못한다. • 피훈련자의 이해 반응을 잘 알 수 없다.

2. 토론·토의 ^{13 경기 / 18 경기}

회의		12~25인이 모여 어떤 주제를 중심으로 아이디어와 정보를 교환하고 문제의 해결 방식법을 모색하며 전체적으로 사회자가 의제를 이끌어가고 결론을 내리는 방식이다.
	장점	• 여러 사람이 가지고 있는 지식 정보를 한데 모으는 데 효과적이다. • 참가자들이 능동적으로 참여함으로써 독창적인 사고능력을 기를 수 있고 태도를 수정하는 데 유용하다.
	단점	• 소집단에만 사용할 수 있고, 그 과정이 느리다. • 회의 참여자들은 주제에 대하여 어느 정도의 사전 지식을 가지고 있어야 한다. • 새로운 정보를 체계적으로 전달하는 데 적합하지 않다.
패널		각기 다른 배경을 가진 몇 명의 전문가나 경험자가 단상에서 하나의 주제를 가지고 공동으로 토론하는 것을 피훈련자들이 듣는 방식을 말한다. ^{15 경기}
심포지엄		패널과 유사하나, 특정 문제에 관한 각자의 입장과 견해를 발표하는 데 중점을 두며, 여러 명의 연사들이 각각 별개의 주제에 대해 발표한다. ^{15 경기·인천 / 16 전남의료기술직·서울보건연구사·인천 / 17 보건복지부7급}
포럼		청중 (피교육자)의 적극적인 참여에 의하여 진행되는 공개 토론회를 말한다.
비고	패널	하나의 주제	발표자 간 토론	방청객 참여 없음.
	심포지엄	다수의 주제	—	방청객 참여 제한
	포럼	—	공개적 토론	방청객 참여 있음.

분임 연구 (신디케이트)	피훈련자들을 분반으로 나누어 분반별로 동일한 문제를 토의하여 문제해결 방안을 작성한 후, 다시 전원이 한 장소에 모여 이를 발표하고 토론을 벌여 하나의 합리적인 안을 최종적으로 작성하는 형태의 훈련방법으로, 참여자의 관심을 유도하고 중지를 효율적으로 모을 수 있어 새로운 문제해결을 위한 정책대안 모색에 유용하지만, 비경제적이고 충분한 시간이 요구된다. 22 서울·지방직

3. 사례 연구(Case Study) 11 서울교육청

개념	구체적이고 실제적인 사례를 중심으로 교육하는 것으로, 피훈련자의 능동적 참여를 유도하고 응용력, 문제해결 능력을 기를 수 있으나, 사례 준비에 시간과 비용이 많이 들고, 상황변화 시 적응이 어렵다는 문제가 있다.
장점	• 피훈련자 전원이 능동적으로 참여함으로써 관심과 흥미를 느낄 수 있다. • 스스로 배우게 함으로써 독자적인 문제해결 능력을 길러준다. • 참여한 모든 사람의 경험이 동원되므로 폭넓은 지식을 얻고 보다 충실한 결론에 도달 할 수 있다. • 토론 참가자는 자신의 의견과 타인의 의견을 비교하면서 통찰력과 이해심을 기를 수 있으며 공동으로 문제를 해결하는 경험을 쌓게 된다.
단점	• 작은 집단에만 사용할 수 있는 방법이다. • 매우 능숙한 사회자를 필요로 한다. • 많은 시간이 소요된다. • 적당한 사례를 준비하는 데 고도의 기술을 동원해야 하는 어려운 작업이다.

4. 역할 연기(Role Playing)

개념	어떤 사례를 몇 명의 피훈련자가 청중들 앞에서 실제의 행동으로 연기하고, 사회자가 청중들에게 그 연기내용을 비평·토론하도록 한 후 결론적인 설명을 하는 것이다. 피훈련자의 참여와 감정 이입을 촉진하고 태도나 행동을 변경하는 데 효과적이나 고도의 기술적 사회방법으로 사전 준비가 요구된다.
장점	• 상황을 실연하므로 문제에 대한 이해가 빠르다. • 참여자들은 '보호된 경험(Protected Experience)'을 할 수 있다. • 대인 관계에 대한 통찰력과 기술력을 길러줄 수 있다. • 참여자들의 태도 변화를 촉진한다.
단점	• 많은 사전 준비가 필요하다. • 연출되는 상황은 인위적이기 때문에 어색한 경우가 많다. • 수줍어하는 사람들에게는 고통을 준다.

5. 현장 훈련(OJT) 15 경기 / 19 서울

개념	• 훈련을 받은 자가 실제 직위에 앉아 일을 하면서 상관으로부터 지도 훈련을 받는 것이다. • 고도의 기술적 전문성과 정밀성을 요구하는 훈련에 적합하고 실용적이나, 다수인을 동시에 훈련할 수 없고, 좁은 분야의 일을 집중적으로 훈련하므로 고급공무원 훈련에는 부적당하다.

PART 05

6. Off-JT(Off-the-Job Training)

개념	• 직무 현장을 떠나 별도 훈련 장소에 모여서 훈련을 받는 형태로, 현장 외 교육으로 번역된다. • 일을 실시하는 장소를 떠나서 직무 수행에 공통적으로 필요한 지식, 기술, 태도에 대해서 보통 직속 상사 이외의 사람, Staff에 의해서 시행되는 교육훈련을 말한다.	
종류	계층별 교육	신입사원교육, 중견사원 교육, 감독자 교육, 관리자 교육, 경영자 교육
	직능별 교육	영업, 연구개발 등을 대상으로 실시
	과제별 교육	사업과제별 교육

비교구분	OJT	Off-JT
장점	• 실질적인 훈련이 된다. • 구성원의 동기가 유발된다. • 상사나 동료 간의 이해와 협동 정신을 강화할 수 있다. • 훈련을 하면서 일을 할 수 있어 비용이 적게 든다. • 대상자의 습도와 능력에 맞게 훈련할 수 있다. • 전문적인 고도의 기능을 전달하기에 적합하다.	• 계획한 대로 수행할 수 있다. • 많은 구성원을 동시에 교육할 수 있다. • 전문적인 교관이 실시하게 된다. • 대상자는 업무 분담에서 벗어나 훈련에 전념하므로 교육의 효과가 높다.
단점	• 우수한 상관이 우수한 교관은 아니다. • 일과 훈련 모두를 소홀히 할 가능성이 있다. • 많은 구성원을 동시에 훈련시킬 수 없다.	• 교육 결과를 현장에 즉시 활용하기 곤란하다. • 부서에 남아있는 종업원의 업무 부담이 증가한다. • 비용이 많이 든다.

7. 순환보직(Rotation)

전보를 통한 순환보직	• 공무원의 시야와 경험을 넓히는 데 효과적이고, 개인의 경력 발전을 위해 적극적으로 활용할 만한 방법이다. • 훈련이라는 명목 하에 비합리적인 인사 배치에 악용될 수 있으며, 업무 수행의 전문성과 능률성을 저하시킨다.
전직을 통한 순환보직	• 한 직위에서만 경험・실무를 통해서 훈련하는 것이 아니라 피훈련자의 근무처를 여러 다른 직위・직급에 전직 또는 순환 보직시키면서 훈련하는 것이다. • 여러 업무에 대한 종합적 지식과 폭넓은 경험을 얻을 수 있고 직무 수행에 있어서 효과적인 활용이 가능하며, 다른 사람과 이해・협조하는 태도를 고양할 수 있다는 장점이 있다.

8. 시찰(Observation)

개념	• 피훈련자가 실제로 현장에 가서 어떤 일이 어디서, 어떻게 이루어지고 있는가를 관찰하는 방법이다. • 실제 상황을 관찰하는 것이므로 흥미를 유발하고 훈련의 효과를 높이며, 피훈련자의 시야를 넓히는 데 기여하나, 시간과 비용이 많이 들고 치밀한 관찰 계획을 짜야 하며 시찰 받는 곳에서도 준비가 필요하다는 단점이 있다.

9. 모의 연습(Simulation)

개념	실제와 유사한 가상적 상황을 꾸며놓고 피훈련자가 이에 대처하도록 하는 것이다.

10. 감수성 훈련 15 보건복지부 7급 / 16 충북 · 경남보건연구사 / 20 부산

의의	• 태도 변화의 훈련방법으로써, 피훈련자들을 10명 내외의 이질적 소집단으로 구성하여, 외부와 격리된 장소에서 모든 집단의 귀속관계를 차단하고, 인간관계를 매개로 하여 자유로운 토론을 함으로써 자기와 다른 사람의 태도에 대한 자각과 감수성을 기르는 훈련방법이다. • 개인으로 하여금 자신의 행동에 대한 민감성을 높이고 자신의 가치관에 변화를 가져 오게 하여 (자기표현적인 인간을 중시) 행동을 개선하게 하고 대인관계 기술을 향상시키는 방법(집단의 감정을 중시)으로, 결과보다는 과정에 중점을 두며, 어떠한 절차나 공식적인 사회자 없이 1~2주 정도에 걸쳐 진행된다. • 이 훈련에서는 토론 안건이 정해져 있지 않고 전통적 의미의 리더십도 존재하지 않는다.
장점	• 타인의 감정 표현에 대한 인식력과 감수성이 높아진다. • 집단의 상호 작용에 대한 이해를 증진시킨다. • 개방적인 대인관계가 조성되며, 타인에 대한 관심이 증대된다. • 타인에 대한 편견과 개인차에 대한 이해를 증진시킨다. • 집단 내에서 자신과 타인의 성격과 태도에 대한 이해가 높아진다. • 타인을 신뢰하고 협조하는 태도를 함양한다.
단점	• 훈련 과정에서 사회자나 지도자가 없기 때문에 수동적이며, 주입식 교육 과정에 익숙해진 사람에게는 심리적 부담이 된다. • 많은 사람의 참여가 곤란하다. • 개인보다 집단의 가치를 지나치게 중요시한다. • 훈련에 의한 개인의 태도와 가치관의 변화가 장기적으로 행정 개혁에 기여한다는 보장이 없다. • 관리 · 감독 등의 실제적 문제를 다루는 데 부적절하다. • 계층이나 연령을 초월한 자유로운 분위기 속에서의 대화가 어렵다.

11. 분임연구(Syndicate, 신디 게이트)

개념	• 이 연구방법은 집단연구 활동에 중점을 두는 방법이다. • 피훈련자를 몇 개의 분반으로 나누고 분반별로 각각 주어진 과제를 연구 토의하며 그 결과를 전원에게 보고하고 비판이나 토의를 가하는 방식이다.

📋 교육훈련의 사후 평가

훈련에 대한 평가는 훈련 자체에 대한 평가(과정 평가)보다는 훈련의 목적 달성 여부에 대한 평가(훈련의 결과 평가)가 중심을 이룬다. 평가를 위해서는 교육훈련 목표를 명확히 설정하고 객관적인 평가 기준을 마련해야 한다. 가장 중요한 평가 기준은 교육훈련 이후의 근무실적이다.

3 근무성적 평정

1. 개념 및 용도

개념	근무성적 평정이란 공무원이 일정기간 동안 수행한 근무 실적, 잠재적 능력, 가치관 등을 체계적으로 판정 기록하여 이를 인사행정에 활용하는 과정을 말한다.	
특징	• 직위분류제에서 유용하다. • 절대 평가가 아닌 상대 평가이며, 탄력성을 지녀야 한다. • 경쟁 원리를 도입한다. • 승진, 승급, 교육 훈련, 적재적소의 인사 배치 등의 자료로 활용된다.	
용도	인사행정의 기준	상벌의 목적으로 이용됨으로써 인사행정의 기준을 제공하여 준다. 즉 근무성적 평정의 결과는 승진·승급·면직·감원 등의 결정 기준이 된다.
	채용시험의 타당도	측정 신규 채용 시의 시험성적을 임용 후의 근무 성적과 비교해 상관관계를 밝혀보면 채용 시험의 타당도를 측정할 수 있다
	적정한 인사배치의 자료	근무성적 평정을 통하여 공무원의 능력 및 특질에 맞는 직책을 부여할 수 있다.
	훈련의 필요성	근무성적 평정을 통하여 공무원의 능력이 파악되면 그가 담당하는 직책이 요구하는 능력과 비교하여 훈련의 수요를 파악할 수 있다.
	감독자와 부하의 이해관계 증진	감독자와 피평정자인 부하 간에 근무 상황에 대하여 솔직하게 의견 교환을 하고 개선책을 강구하게 되면, 상호 간의 이해의 증진을 도모하여 부드러운 인간관계를 형성할 수 있다.
	근무능률의 향상	공무원 개개인이 그의 감독자로부터 자신의 장·단점을 기술적으로 지적받을 경우 사기 앙양과 아울러 근무 능률의 향상을 가져올 수 있다.
	공무원의 능력 발전	근무성적 평정제도는 공무원 스스로 파악하기 힘든 자신의 장·단점을 평정자가 지적하여 줌으로써 능력 발전의 계기가 된다.
	보수 관리의 기초 자료	—

2. 근무성적 평정방법 ^{17. 울산}

(1) 도표식 평정 척도법

의의	가장 많이 이용되고 있는 방법으로, 한편으로는 평정하고자 하는 평정 요소를 나열하고, 다른 편에 평정 요소별로 평정하기 위한 등급을 숫자나 언어로 표시해 놓은 도표를 작성해 놓고 평정 요소별로 점수를 낸 후 전체 합계로 평정 점수를 계산하는 방법이다. • 즉, 한편에는 실적·능력을 나타내는 평정 요소를 나열하고 다른 한편에는 우열을 나타내는 등급을 표시하여 평정자를 관찰하고 해당 등급에 표시하게 되어 있다.

장점	• 일시에 다수 인원을 신속히 평정할 수 있다. • 평정표의 작성이 간단하고 평정이 용이하다. • 상벌 목적에 이용하기가 편리하다. • 경비를 절약할 수 있다. • 평정 결과의 계량화와 통계적인 조정이 가능하다. • 분석적 평가로 타당성을 높일 수 있다. • 평정 결과의 정확성과 신뢰도를 높일 수 있다.	
단점	• 합리적 평정 요소의 선정이 곤란하다. • 등급의 비교 기준이 모호하다. • 평정 요소의 비중 산출이 곤란하다. • 평정자의 주관 개입과 연쇄효과(Halo Effect)가 작용할 우려가 있다. • 평정 요소 간 중요성에 따른 가중치 결정이 어렵다.	

종류

단계식 평정척도 (비연속 척도법)

미리 몇 개의 평정요소를 선정하고 그것을 몇 단계로 구분하여 각 단계에 수, 우, 미, 양, 가 또는 A, B, C, D와 같은 평어로 표기하고 평정자는 이 평어에 의해 비평정자를 몇 개의 단계로 평가하고 구분하는 방법

	수(50점)	우(40점)	미(30점)	양(20점)	가(10점)
지도력					
계획력					
판단력					
협동력					

도표식 평정척도 (연속평정척도)

각 고과 요소마다 각 종업원이 지니고 있는 특성과 직무수행에서 나타난 실적의 정도에 따라 체크할 수 있는 연속적인 척도를 마련하고 고과자가 척도 상 임의의 장소에 체크할 수 있도록 하는 방법

매우 강한 지도력을 가졌다. / 강한 지도력을 가졌다. / 약한 지도력을 가졌다. / 매우 약한 지도력을 가졌다.

도표식 평정척도(1점에서 5점까지 부여)

구분	평정 요소	구분	평정 요소	구분	평정 요소
근무 실적	담당업무의 질과 양	직무 수행 능력	전문 지식	직무 수행 태도	책임성
	목표 달성도		이해 판단력		대민 친절성
	적시성		지도력		협조성
	창의성		기획력		청렴도
	노력도		업무 추진력		보안도
	조직·사회기여도		종합 실무능력		—
	합계		합계		합계

(2) 강제 배분법 17 울산

개념	근무성적을 평정한 결과 피평정자들의 성적 분포가 과도하게 집중되거나 관대화되는 것을 막기 위해, 즉 평정상의 오류를 방지하기 위해 평정 점수의 분포 비율을 획일적으로 미리 정해 놓는 방법
특징	피평정자가 많을 때에는 관대화 경향에 따르는 평정 오차를 방지할 수 있으나, 평정 대상 전원이 무능하거나 유능한 경우에도 일정 비율만이 우수하거나 열등하다는 평정을 받게 되어 현실을 왜곡하는 부작용이 초래될 수 있으며, 역산식 평정을 할 가능성도 있다.

(3) 강제 선택법 20 부산

개념	2개 또는 4~5개 항목으로 구성된 각 기술 항목의 조 가운데서 피평정자의 특성에 가까운 것을 강제적으로 골라 표시하도록 하는 방법
장점	• 평정자의 편견이나 정실을 배제한다. • 신뢰성과 타당성이 높다.
단점	• 평정 기술항목들을 만들기 어려울 뿐만 아니라 작성 비용도 많이 든다. • 피평정자와 평정에 관해 상의하기 어렵다. • 평정자들이 어떤 조의 기술 항목들 중 하나를 반드시 선택해야 한다.

(4) 사실 기록법

개념		• 공무원의 근무 성적을 객관적인 사실에 기초를 두고 평가하는 방법으로, 객관적이기는 하나 작업량을 측정하기 어려운 업무에 대하여는 적용할 수 없다는 결점이 있다. • 무엇을 평가 기준으로 하는가에 따라서 산출 기록법, 주기적 검사법, 근태 기록법, 가감 점수법으로 나누어 볼 수 있다.
특징	산출기록법	산출량을 기록하여 비교 평가하는 방법으로 업무의 성질이 일상적 반복적이어서 그 단위측정이 가능한 직위에 적용
	주기검사법	대상자가 달성한 일의 양 또는 일정한 일의 완성함에 소요되는 시간을 주기적으로 검사하여 평정하는 방법
	근무태만기록법	대상자의 근무태만을 기록하여 이를 평정의 주요 요소로 하는 방법

(5) 서열법(성적 순위법, ranking method)

개념	• 피평정자 간의 근무성적을 서로 비교해서 서열을 정하는 방법으로, 비교적 작은 집단에 대해서만 사용할 수 있고 특정 집단 내의 전체적인 서열을 알려 줄 수 있으나 다른 집단과 비교할 수 있는 객관적인 자료는 제시하지 못한다. • 서열을 정하기 위한 비교 방법에는 쌍쌍 비교법, 대인 비교법이 있다.

(6) 체크리스트 평정법 [17 인천]

개념	• 공무원을 평가하는 데 적절하다고 판단되는 표준행동 목록을 미리 작성해 두고 이 목록에 단순히 가부를 표시하게 하는 방법을 통해 공무원을 평가하는 방법이다. • 평정 요소가 명확하게 제시되어 있고, 평정자가 피평정자에 대한 질문 항목마다 유무 또는 가부만을 판단하기 때문에 평정하기가 비교적 쉬우나, 평정 요소에 관한 평정 항목을 만들기가 힘들 뿐만 아니라 질문 항목이 많을 경우 평정자가 곤란을 겪게 된다. • 대표적인 것으로 프로브스트(Probst) 고과법과 오드웨이(Ordway) 고과법이 있다.
특징	**프로브스트 평정법** · 구체적인 행동 양식을 기술한 근무 보고서, 평정된 사실을 채점하는 프로브스트 채점 기준표, 프로브스트 종합 기준표로 구성된다. 근무 보고서는 근무의 성패를 나타내는 구체적 항목이 100여 개가 기술되어 있다. 이 100여 개의 항목에는 각각 +2, +1, 0, −1, −1/2, −2, −3의 점수가 채점 기준표에 할당되어 있다. **오드웨이 평정법** · 특수한 업무를 평정하는 A식 고과표와 프로브스트법과 같은 B식 고과표로 구성된다. B식 고과표는 A식 고과표에 해당되는 특수한 실책이 없는 경우에 사용되는 것이며, A식 고과표에 있어서는 프로브스트법과 같이 사실만을 체크하는 것이 아니라 그 증거를 제시하는 것이 특색이다.

가중 체크리스트 평정법의 실례	형태	체크란	가중치
	근무시간을 잘 지킨다.		4.0
	업무가 많을 때는 기꺼이 야근을 한다.		5.0
	책상 위의 문서는 항상 깨끗이 정돈되어 있다.		3.5
	동료의 조언을 경청하기는 하나 따르지는 않는다.		1.5

(7) 중요사건 기록법(Critical Incident Method)

개념	• 피평정자의 근무 실적에 큰 영향을 주는 중요 사건들을 평정자로 하여금 기술하게 하거나 또는 중요 사건들에 대한 설명구를 미리 만들어 평정자로 하여금 해당되는 사건에 표시하게 하는 방법이다. • 피평정자와의 상담을 촉진하는 데 유용하고, 사실에 초점을 두고 있다는 장점이 있으나, 이례적인 행동을 지나치게 강조할 위험이 있다.

중요사건 기록법 실례	일자, 장소	중요사건
		일하면서 불쾌감을 표시하거나 화를 낸다.
		동료직원 돕기를 거부한다.
		동료직원이 상부의 지시를 받아들이도록 설득한다.
		작업방법의 개선을 제안한다.
		훈련받는 것을 거부한다.

(8) **행태기준 평정 척도법(BARS : Behaviorally Anchored Rating Scales)** [17 서울 / 20 경북]

개념	• 도표식 평정척도법(주관성)과 중요 사건 평정법(객관성)의 장점을 통합한 것이다. • 직무분석에 기초하여 중요한 과업분야를 선정하고, 주관적 판단의 배제를 위해 각 과업 분야에 대하여 가장 이상적인 행태에서부터 가장 바람직하지 못한 행태까지 몇 개의 등으로 구분하여 점수를 할당하는 방법 • 특정 직무에 대한 성과를 정의하고 그에 따른 평가 방법과 가중치를 공개하여 직무 수행자가 그것을 인식하고 업무를 수행할 수 있도록 한다. • 목표관리법의 일환으로 사용될 수 있다.
예	○○○평정요소 : 평정대상자의 행태를 가장 잘 대표할 수 있는 난에 체크해 주십시오. | 등급	행태유형 | |---|---| | (　　) 5 | 여러사람과 상의하여 결정한다. | | (　　) 4 | 전문가로부터 자문을 구한다. | | (　　) 3 | 독자적으로 결정한다. | | (　　) 2 | 개인적으로 감정을 앞세운다. | | (　　) 1 | 결정을 자주 회피한다. |
장점	• 다양하고 구체적인 직무에 적용이 가능하다. • 객관성과 공정성이 높다. • 평가자 간 신뢰성을 높일 수 있다.
단점	• 개발에 시간과 비용이 많이 든다. • 평가의 대상이 되는 행동지표에 영향을 받게 되므로 피평가자의 다른 행동을 고려하거나 회상하기 어렵다.

(9) **직무기준법**

개념	• 직무분석을 통해 각 직위의 직무수행기준을 설정하고 피평정자의 직무수행을 이 기준과 비교 평정하는 방법
장점	• 실적을 기준으로 하고 있기 때문에 주관성의 개입을 감소시킬 수 있다. • 평정결과를 피평정자에게 쉽게 이해시킬 수 있다. • 부하의 실적이 직무기준에 미치지 못할 경우 그 원인이 어디에 있는지를 알 수 있다.
단점	• 각 직위별로 평정표를 따로 만들어야하기 때문에 시간, 노력이 많이 든다.

(10) **집단 평정법(다면 평정법, 360도 평가제)** [17 대구]

개념	• 평정에 감독자, 동료, 부하 등 다양한 사람들이 참여하게 되는 제도이다. • 여러 사람을 평정자로 활용함으로써 소수인의 주관과 편견, 이들 간의 개인 편차를 줄임으로써 객관성과 공정성을 높일 수 있다. • 참여의 범위를 지나치게 확대하여 평정 대상자를 정확히 모르는 상태에서 평가가 이루어 질 경우 오히려 정확성을 떨어뜨릴 위험성도 내포하고 있다.

장점 (유용성)	• 감독자의 민주적 리더십 발전에 기여 • 관료적 병폐 시정, 정실인사 폐단 방지 • 계층구조가 완화되고 팀워크가 강조되는 현대사회의 새로운 조직형태에 부합 • 업무의 효율성과 이해의 폭 증진 가능 • 원활한 인간관계 증진의 동기 부여 • 직무수행의 동기유발의 효과로 개인의 업무성과 향상과 조직의 생산성 향상 가능 • 평가의 객관성, 공정성, 수용성 확보 가능 • 평가 장·단점 환류를 통해 자기역량 강화의 기회 촉진
단점	• 관리자가 부하들의 평가를 받는 데 대한 저항감과 불쾌감으로 상사와 부하 간 갈등 야기로 조직 내 화합 저해·담합에 의한 평가결과 왜곡 가능성 • 부처별, 직급별로 특성에 따른 다양하고 적합한 평가가 어려울 가능성 • 부처의 통합 시 부서 이기주의와 소규모 부처 출신자의 부당한 평가 가능 • 상급자가 업무 추진보다 부하의 눈치를 의식하는 행정 발생 가능 • 인기투표로 변질될 가능성 존재

(11) 기타

목표관리법(MBO)	업무 담당자가 조직의 상위자와 협의하여 목표를 설정하고 정해진 기준에 따라 조직 단위들의 활동과 구성원의 기여도를 측정, 평가하는 총체적인 과정이다.
평정 센터법	1956년 미국 전신전화공사가 처음으로 산업적 용도에 사용하였고, 1970년대까지 큰 관심을 끌지 못했으나 오늘날 대기업에서 널리 사용되고 있다. 대개 직속 상사에 의해서 지명된 관리적 잠재력을 가진 12명 정도의 종업원을 행위 평가에 숙달된 평가자들(3~6명)이 2일에서 3일 정도 밀접하게 관찰한다. 고과자들은 대부분 심리전문가이지만 평가받는 사람들보다도 두 계층 높은 관리 계층의 사람들인 경우가 일반적이다. 평가 센터를 운영하는 목적은 관리자로서의 잠재력을 가진 종업원을 발견하고, 일선 감독자를 선발하며, 종업원의 개발 욕구를 자극하기 위한 것이다.
쌍대 비교법 (일조 비교법, paired comparison method)	피평정자를 한 쌍씩 비교하여 그 결과를 종합하여 순위와 득점을 평정하는 방법으로, 피평정자를 두 사람씩 비교하여 평정하므로 평정의 정확도가 높고, 평정 과정에서 평정자도 누가 1번이 되고 2번이 되는가를 알지 못하므로 주관적 조작을 제거할 수 있다.
인물 비교법 (대인 비교법)	어떤 표준적 인물을 판단 기준으로 하여 피평정자를 표준적 인물과 비교하는 방법이다.

> **평정법의 분류**
>
> 1. 종업원 비교법 : 서열법, 쌍대 비교법, 인물 비교법, 강제 할당법
> 2. 평정 척도법 : 단계식 척도법, 도식 척도법
> 3. 대조 리스트법 : 프로브스트 고과법, 오드웨이 평정법
> 4. 최근의 인사평정 방법 : 중요사건 기술법, 행동기준 평정법, 목표관리법

PART 05

4 근무성적 평정상의 오류 16 전남 / 17 경남보건연구소

역산제	미리 등급이나 종점을 정해두고 각 평정 요소의 점수에 적당히 배분하는 현상이 등장할 수 있다.
관대화 경향 17 울산	평정자가 피평정자로부터 불평이나 공격을 피하기 위하여 공정하게 평정하지 않고 무난 제일주의로 실제보다 높게 평정하는 경향이다.
중심화 경향 (집중화 경향)	평정자가 모든 피평정자들에게 대부분 중간 수준의 점수나 가치를 주는 심리적 경향을 말하며, 강제 배분법을 통하여 방지할 수 있다.
연쇄(헤일로) 효과 17 교육청·경기	평정표상의 특징 요소인 선입견, 인상이 모든 평정 요소에 연쇄적으로 적용되는 경향이 등장할 수 있다.
표준화의 어려움	부서별 직무 및 직원의 수준 차이로 표준화가 어렵다.
논리적 착오	평정요소 간의 논리적 상관관계가 있다는 관념에 의한 오차로써, 상관관계가 있는 한 요소의 평점 점수에 의해 다른 요소의 평정 점수가 결정된다. **예** 기억력이 높으면 지식이 높다든가, 작업량이 많으면 숙련도가 높다고 평정하는 경향
상동적 경향 (고정 관념, 선입견에 의한 오류) 17 대구	명성의 요소와 관계가 없는 요소 등에 대해 평정자가 갖고 있는 편견이 평정에 영향을 미치는 것을 말한다. 즉, 특정 지역의 출신이나 특정 학교 출신이기 때문에 당연히 어떠할 것이라고 범주화하여 판단하는 경우이다.
규칙적 오류	어떤 평정자의 가치관 및 평정 기준의 차이 때문에 다른 평정자들보다 언제나 후하거나 나쁜 점수를 주는 것을 말한다.
총계적 오류	평정자의 평정 기준이 일정하지 않아 관대화·엄격화 경향이 불규칙하게 나타나는 것을 말한다.
근접 오차 (시간적 오차) 17 울산	공간적·시간적으로 근접하여 평정한 경우, 공간적·시간적으로 멀리 떨어져서 평정한 경우보다 평정이 일치하는 경향
	자기유사 오류	평정자가 자기 자신과 유사하다고 인정되는 피평정자들을 더 호의적으로 평정하는 오류, 즉 가치관, 태도, 성격 및 출신 등이 평정자와 가까운 피평정자일수록 더 높은 고과 점수를 주게 되는 경향
	시간적 근접 오류	평정 시점과 가까운 시점에 일어난 사건이 평정에 큰 영향을 미치게 되는 오류
	공간적 오류	평정자와 피평정자와의 공간적 거리가 멀 때 발생하는 오류
대비 오차	• 여러 명의 피평정자 중에 한 피평정자의 능력이 특히 탁월한 경우에 다른 피평정자의 능력이 업무 수행을 위한 요구 조건을 충족시킴에도 불구하고 낮은 평정 점수를 받게 될 가능성 • 대비 오차는 능력이 서로 다른 여러 명의 피평정자를 동시에 평정해야 하는 경우에 발생
선택적 지각	정보를 객관적으로 받아들이지 않고 자신의 인지 체계, 지식, 가치관과 일치하는 것만을 받아들이는 것

5 승진

1. 개념

개념	• 하위 직급에서 직무의 책임도와 곤란도가 높은 상위 직급으로 또는 하위 계급이나 동일 계급 내의 하위 계급으로부터 상위 계급으로 종적 이동을 하는 것을 말한다. • 이는 동일 직급이나 등급 내에서 호봉만 올라가는 승급과 다르며, 횡적·수평적 이동인 전직·전보와 구별된다.
기능(중요성)	• 개인의 성공에 대한 기대감을 충족시킴으로써 사기의 앙양을 기할 수 있다. • 승진의 유인을 통해 각기 자기의 능력 발전을 도모하는 데 유인이 된다. • 승진을 통한 인적 자원의 효율적 이용에 도움을 준다. • 직업공무원제·실적주의의 확립에 기여한다.

교류제와 비교류의 비교	구분	교류제	비교류제
	장점	• 유능한 인재 확보 • 실적주의 요청에 부합 • 부처 간 배타적 파벌성 방지 • 승진 기회의 불균형 해소 • 부처 간 공무원의 질적 균형 유지 • 인사 배치의 신축성 확보	• 당해 부처 공무원의 사기 앙양 • 각 부처 업무의 특이성 유지 • 팀워크 강화
	단점	• 기득권의 상실로 인한 사기 저하 • 인간관계 형성 저해 우려	• 유능한 인재 확보 곤란 • 부처 간 승진 기회 불균형 • 승진 기회가 적은 부처의 사기 저하

2. 승진의 기준

경력	의의		근무연한·경험·경력 등을 승진의 기준으로 하는 것을 말한다(근무 연수, 경력, 학력, 연령 등).
	장·단점		고도의 객관성에 근거한 인사관리가 되며, 행정의 안정성이 유지되고 정실의 개입이 적어 불평의 이유가 되지 않는다는 장점이 있는 반면, 행정의 침체가 우려되고 유능한 인재 등용과 상급자의 통솔이 어렵다는 단점이 있다.
	경력 평정의 원칙	적시성의 원칙	과거 경력보다는 최근 경력을 높이 평가한다.
		친근성의 원칙	과거 경력과 관련이 있거나 승진 예정 직무와 유사한 관련 업무에 대한 경력은 배점 비율을 높여야 한다.
		습속성의 원칙	담당하고 있는 직무의 숙련도와 책임도·곤란도가 높은 상위 직급의 경력에는 보다 높은 가치를 부여해야 한다.
		발전성의 원칙	학력이나 직무와 관련된 훈련 경력 등을 참작해 잠재 능력과 장래 발전가능성을 평가한다.

실적	의의	교육·훈련·근무 성적 등의 실적을 기준으로 하는 것이며, 이는 경력에 비해 주관적인 면이 강하다(근무 성적 평정, 시험 성적, 실적, 상벌 사항 등).	
	방법	실적을 승진의 기준으로 하는 주관적 평가방법에는 근무성적 평정, 인사권자의 판단, 승진 심사위원회의 결정 등이 있으며, 객관적 평가방법에는 시험이 있다.	
	구분	주관적 평가방법	객관적 평가방법
	장점	행정의 침체를 방지하고 적응력과 협동심 등을 평가하는 데 유용하다.	공정성·타당성에 기여하고 정실 인사를 방지 할 수 있다.
	단점	정실 개입이 우려된다.	장기 근속자의 사기가 저하되고, 근무보다 시험공부에 주력하게 될 우려가 있으며 심리적 부담을 가지게 된다.

6 제안제도

개념	• 제안제도란 공무원으로 하여금 행정상의 개선 방안을 제안하게 하여 그 심사 결과 행정 운영에 능률과 절약을 가져올 것으로 인정되는 경우에는 그 공헌의 정도에 따라 표창과 상금을 지급하는 제도이다. • 재직자의 능력 발전과 사기 제고에 기여한다.	
목표	제안제도의 최우선 목표는 업무구조 개선이다.	
운영	제안제도의 관할	중앙 제안제도는 행정안전부, 자체 제안제도는 각 중앙행정기관이다. 우리나라의 경우에는 제안의 자격에 아무런 제한을 두지 않고 있다.
	제안의 대상	예산 절감 및 세수 증대 방안, 행정의 능률성 제고 방안, 대국민서비스의 질 향상 방안, 기타 국가 행정발전을 위한 개선 방안이다.
	제안은 채택과 동시에 실시하며 채택된 제안에 대해서는 창안상, 승급 같은 인사상의 특전, 상여금 등이 수여된다.	
장점	• 행정의 합리화와 능률화 • 계층 간의 의사소통 촉진 • 창의력 계발과 문제해결능력의 향상 • 참여의식의 고취와 행정관리의 민주화 구현 • 예산 절약 • 사기의 앙양	
성공적인 운영 방안	• 제안의 용이한 절차와 체제의 수립 • 정책 결정권자와 감독자의 이해 조정과 제안을 장려하는 분위기가 조성 • 제안의 신속하고 공정한 처리 보장 • 제안 제도의 실시에 필요한 지식 기술과 경비 확보 • 일반직원의 적극적 참여 • 채택된 제안의 실시	

06 보수

1 보수 수준의 기본 원칙과 결정 요인

개념		공무원의 근무에 대해 정부가 금전으로 지급하는 재정적 보상
보수수준의 결정요인	경제적 요인	• 정부재정 능력 • 국민의 담세 능력 • 민간의 임금 수준 • 경제 정책
	사회 윤리적 요인	생활 수준, 인원 수, 정부의 공무원에 대한 생계비 지급의 의무 등이 고려 요인으로 작용
	부가적·정책적 요인	휴가·병가 제도, 근무 조건, 신분 보장, 연금 제도, 퇴직 수당, 사회 복지 제도, 기타 부수입 연금 제도, 휴가, 근무 시간, 복지 후생 등을 고려
		정부 재정력을 상한선으로, 공무원 생계비를 하한선으로 하여 그 사이에 직책과 능력에 따라 결정한다.
공무원 보수규정 (법 제4조)	"보수"란	봉급과 그 밖의 각종 수당을 합산한 금액을 말한다. 다만, 연봉제 적용대상 공무원은 연봉과 그 밖의 각종 수당을 합산한 금액을 말한다.
	"봉급"이란	직무의 곤란성과 책임의 정도에 따라 직책별로 지급되는 기본급여 또는 직무의 곤란성과 책임의 정도 및 재직기간 등에 따라 계급(직무등급이나 직위를 포함한다. 이하 같다)별, 호봉별로 지급되는 기본급여를 말한다.
	"수당"이란	직무여건 및 생활여건 등에 따라 지급되는 부가급여를 말한다.
	"승급"이란	일정한 재직기간의 경과나 그 밖에 법령의 규정에 따라 현재의 호봉보다 높은 호봉을 부여하는 것을 말한다.

2 보수 체계 17 대구 / 20 대전 / 21 서울 7급

보수		기본급(봉급) + 부가급(수당)
연공급 16 부산	개념	근로자의 입장을 반영한 체계로 근로자의 학력·연령·성별 등의 개인적 요소를 고려하여 근속 연수를 중심으로 보수 수준을 결정 • 근속 연수가 길수록 같은 직무를 수행하더라도 보수가 높아지는 것이 보통이다.
	장점	• 기본적인 생활이 보장됨으로써 조직에 대한 높은 귀속 의식 • 서열 의식이 강하기 때문에 사회적 질서 의식과 합치 • 가족주의적 인간관계 • 경영자 중심의 임금 관리가 용이
	단점	• 근무 실적과 무관: 열심히 일할 동기 유발 기능이 약해 적당주의, 무사안일주의 발생 • 소극적인 근무 태도를 야기시켜 생산성이 저하 • 근로자의 종속적인 태도로 인해 조직 혁신 곤란 • 능력있는 젊은 층의 사기저하 • 인건비 부담이 갈수록 증가 • 전문 인력의 확보가 곤란

직무급	개념	• 동일한 직무에는 동일한 보수를 지불하는 것을 원칙 • 직무의 중요성과 난이도에 따라 직무의 질과 양에 대한 상대적 가치를 평가하여 보수결정 • 직무급을 위해서는 직무에 대한 과학적인 분석(직무 분석, 직무평가, 직무의 표준화 합리적인 인사관리)이 선행되어야 한다.
	장점	• 직무 중심으로 합리적인 인사 관리가 가능 • 생산성의 향상에 기여(능력주의) • 젊고 유능한 인재 확보가 용이 • 비합리적인 인건비의 과다 지출 방지
	단점	• 직무의 과학적 분석이 이루어지지 않은 조직에 적용이 곤란 • 합리적인 노동 시장의 형성을 전제, 즉 평가와 관리의 객관성을 전제 • 종신 고용 풍토의 혼란 • 학력, 연공 중심의 풍토에서는 저항
직능급 17 충남	개념	• 직능급은 직무수행 능력을 중심으로 하고 인적 요소를 반영하는 보수 체계이다. • 능력에 따라 승진하며, 연공에 따라 호봉이 상승하는 체계이다.
	장점	• 근로자의 능력 신장에 기여 • 유능한 인재의 확보 가능 • 능력에 따른 보수 결정으로 근로자의 불평 감소 • 완전 직무급 도입이 어려운 조직에 적합
	단점	• 직무 수행능력이 떨어지는 근로자는 근무 의욕이 상실되어 조직에서 이탈할 가능성이 높다. • 직무의 표준화와 직무 분류가 전제되어야 한다. • 직무 수행 능력에 치우쳐 일상 업무에 소홀하게 된다.
연봉제	개념	• 개별 종업원의 능력, 실적 및 공헌도에 따라 임금 보상(인상)을 선별적으로 하는 업적 승급과 인센티브를 적용하는 임금 체계이다. • 1년을 단위로 매년 개인의 업무 성과에 따라 임금을 차별화하여 계약하는 능력주의형 임금 제도를 말한다.
	장점	• 실적과 임금이 직결되어 있어서 능력주의, 실적주의가 실현, 조직의 활성화와 사기양양을 유도 • 우수한 인재의 기용 • 경영 감각의 배양 • 임금 관리가 용이해져 임금 관리의 효율성과 효과성 증대 • 연봉제 대상자는 매년 스스로 업무 목표를 세우고 이를 상사와의 면담을 통해 자신의 의견을 충분히 밝히고 상사로부터 조언을 구할 수 있어 상하 간에 의사소통이 원활
	단점	• 단기적인 목표만 추구하다 보면 장기적인 차원에서 달성하여야 하는 목표는 경시 우려가 있다. 목적의 업적만을 쫓다가 본질적인 생산성 향상을 희생하게 될 수 있다. • 성공적인 연봉제는 업무 평가 제도가 공정해야 한다. 그러나 업무 평가에 주관적인 편견이 개입되고 평가 기준에 정확성이 없다면 불공평감이 증대된다. • 연봉제를 통하여 임금이 개별적으로 결정되고 개인주의적 성향이 강화되면 조직 내 연대감이 상실되고 팀워크를 필요로 하는 업무에는 협력적 분위기를 저해할 우려가 있다. • 지나치게 성과에만 집착한다면 노동 강도를 강화시켜 근로자의 건강이나 창의력을 저해할 우려가 있으며 업무 태도에 더욱 소극적이 될 우려가 있다. 따라서 실패를 두려워하여 조직이 정체되기 쉽다.

성과급	개념	근로자의 작업에 대한 노력 및 능률의 정도를 고려하여 높은 능률의 근로자에게는 높은 임금을 지급함으로써 그들의 생활을 보장하는 동시에 노동 생산성을 향상시키고자 하는 임금 형태이다.
	성과급 제도의 전제 조건	• 생산 단위의 측정이 가능한 경우 • 작업자의 노력과 생산량과의 연계가 명확한 경우 • 직무가 표준화되어 있고 작업의 흐름이 정규적인 경우 • 생산의 질이 생산량보다 덜 중요하거나 그 질이 일정한 경우 • 작업자에 대한 감독을 철저하게 할 수 있는 경우 • 경쟁적이어서 사전에 단위 생산비 중 노무비가 결정되어 있는 경우
	장점	• 합리성과 공평감이 높다. • 작업 능률을 자극하여, 소득증대 효과가 있다. • 직접 노무비가 일정하므로 원가 계산이 용이하다.
	단점	• 표준단가 결정이나 작업량 특정이 곤란하다. • 심신이 과로하게 되고 수입이 불안정하다. • 제품 품질이 저하되며, 기계 설비의 소모도가 높다.
보수체계의 구성		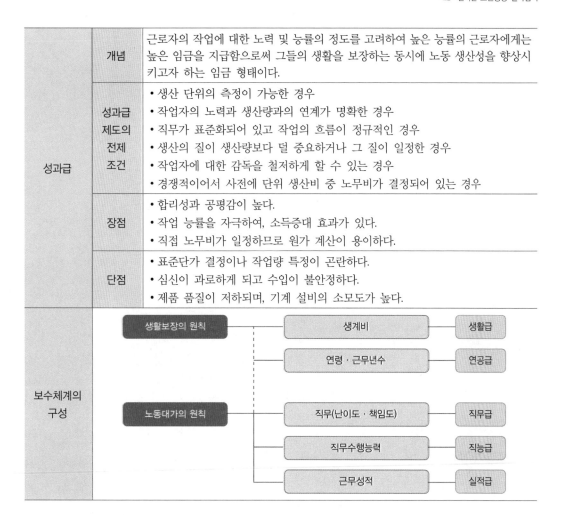

3 보수표 작성

등급의 수	• 등급이란 한 보수표 내에서 직무의 가치나 자격의 단계를 나타내는 기준 • 등급 수는 계급제에서는 작고, 직위 분류제에서는 많다. • 등급 수를 세분하면 동일 직무에 동일 보수 원칙을 실현할 수 있으나, 지나치게 세분하면 그 차액이 보잘것없고 인사 업무만 복잡해진다.
등급의 폭(호봉제)	• 등급의 폭이란 등급 내 보수의 차를 말한다. • 승급이란 동일한 직급 내에서 호봉만 올리는 것으로서, 근무 연한 우대, 장기 근무 장려, 근무 성적 향상을 목적으로 한다.
등급 간 중첩	한 등급의 봉급 폭이 상위 등급의 봉급 폭과 부분적으로 겹치는 것을 말하며, 근속자에 혜택을 주기 위한 것으로 생활급의 요소를 가지고 있다.
보수 곡선	봉급표 작성에서 호봉 간 급여 차를 표시한 것을 보수 곡선이라 하며, 일반적으로 고급 공무원을 우대하는 곡선의 형태를 취한다.
보수표의 수	사회 분화, 직종 분화에 따라 다원화시키는 것이 필요하므로 복수 보수표가 보편화되었다. 우리나라의 경우는 14종이다.

신희원
보건행정
길라잡이
기본 이론서

PART
06

정책이론과
기획이론

Chapter 01 정책이론

Chapter 02 기획이론

01 정책의 기본이념

1 정책의 성격과 특성

개념	공동문제 해결과 공적 목표달성을 위해 정부에 의해 결정된 행동방침
정책 구성의 4요소	• 정책 대상: 편익 향유 집단과 비용 부담 집단 • 정책 목표 • 정책 수단 • 정책 주체
정책의 성격	• 주체는 정부 • 공공 문제 해결이나 목표 달성과 관련 • 행동 방침 • 권위 있는 결정의 산물 • 미래지향성
정책의 특성 15 부산	• 목표지향성 • 행동지향성 • 미래지향성 • 변화지향성 • 공익지향성 • 정치지향성

2 보건정책

	시장 경제원리 적용의 한계	—
보건정책의 특성 15 경기·전남	국가 경제력과의 밀접한 연관성	경제개발 단계에서 보건정책은 우선순위가 그다지 높지 않다.
	정책 파급효과에 따른 정부의 개입	보건의료서비스는 외부효과를 가지고 있기 때문에 보건정책은 국민 모두에게 지대한 영향을 준다.
	형평성 강조 (효율성 제한)	보건정책은 인간 생명을 다루어야 하는 위험의 절박성 때문에 효율성보다는 형평성이 강조된다.
	보건의료서비스 요구의 급속한 증가	소득과 의식 수준의 향상으로 인해 보건의료서비스에 대한 국민들의 요구가 급속히 증가하고 있다.
	구조적 복잡성	보건의료부문은 학교 교육, 건강 보험, 참여 주체의 다양성, 재원 등 구조적으로 연결고리가 다양하다.

보건의료 자원배분의 정책적 원칙	수요에 따른 배분	인간의 생명을 다루고 있는 보건의료 서비스라 할지라도 배분에 있어서는 형평성보다 시장경제를 통한 효율성과 생산성을 커다란 기본원칙으로 중시하게 된다.
	필요에 따른 배분	인간은 경제적 능력이 아닌 오로지 건강상의 필요에 의하여 보건의료 서비스가 제공되어야 하며 이에 따르는 경제적·지리적 장벽은 국가에 의해 제거되어야 한다.
	공평성에 의한 배분	사회구성원은 사회 경제적 지위에 관계없이 동등한 수준의 건강을 유지하기 위하여 필요한 보건의료 서비스를 받을 권리가 있다는 원칙이 전제가 된다.
	사회 전체의 필요에 따른 배분	국민적 합의 과정을 통하여 불평등 해소를 위한 방법이 제시된다면 차등은 합리화되고 사회의 기본적인 가치인 자유와 평등은 실현되어 사회정의가 달성된다는 것이다.
보건정책 수립 시 고려할 사항	• 인구의 성장, 인구 구조, 인구 동태 • 경제 개발의 수준 및 단계 • 지배적인 주된 가치관 • 보건의료제도 • 국민의 건강 상태(전염성 질환과 영양 상태, 만성 퇴행성질환, 사고, 환경오염, 스트레스, 정신 질환, 노인 건강 등) • 사회 구조와 생활 패턴	
국가의 정책적 역할	규제자	각종 정책을 제시하고 그에 필요한 규제자의 역할 → 독점성과 외부 효과
	정보 제공자	정책에 필요한 보건의료 정보를 제공하는 역할을 함. → 정보의 비대칭
	보건의료서비스 제공	보건정책을 펴기 위해 직접 의료서비스를 제공하기도 함. → 독점성
	재정원(재정 지원자)	보건정책에 필요한 재정을 제공함. → 공공재
	보건의료자원 제공자	정책목표를 달성하기 위해 각종 보건의료 자원을 직접 제공함.
	보험자	보건정책의 구현을 위하여 보험자의 역할을 함. → 불확실성

3 **정책의 유형** 12 서울 / 14 경북·충북 / 15 경남 / 19 서울 / 20 경기 / 21 전북·서울

1. 일반적인 정책의 유형

유형	내용	적용의 예
분배 정책 20 부산	• 국가가 국민의 일부분에게 이익과 서비스 분배해 주는 정책 • 수혜 집단은 특정 대상 • 비용부담 집단은 일반 국민 • 정면 대결 가능성이 적고 나눠 먹기식일수록, 정경 유착이 심할수록 분배 정책이 높다. • 수혜 집단은 다른 집단이 얼마만큼의 수혜를 받고 있는지에 대체로 무관심하기 때문에 상호간의 경쟁이 치열하지는 않다.	무의촌 보건 진료, 정부의 도로 건설, 기업에 대한 수출 보조금, 하천 및 항만 사업, 지방 단체의 국고 보조금
규제 정책	• 특정한 개인이나 집단의 재산권 행사나 행동의 자유를 구속 억제하여 반사적으로 다른 사람을 보호하려는 정책 • 상실 집단과 수혜 집단 사이의 갈등이 분명하고 치열하다. • 대부분 비용 부담은 특정 개인 또는 집단이지만 수혜 집단은 국민 전체이므로 성공적인 규제 정책을 위해서는 공권력이 필요하다.	환경 오염규제, 독과점규제, 공공 요금규제, 의료기관과 대광고규제, 부동산 투기 규제, 기업 활동 등에 대한 규제
	보호적 규체정책 비용의 부담자와 수혜자가 뚜렷이 구분되기 때문에 이들 간의 이해관계가 첨예하게 대립될 수 있다.	보험 수가에 의한 의료비 규제, 최저 임금제, 소비자 보호 정책, 환경 규제정책
	경쟁적 규제정책 많은 이권이 걸려있는 서비스나 용역을 특정 개인이나 기업체, 단체에게 부여하면서 이들에게 특별한 규제 장치(적정 요금수준, 운항 횟수, 서비스의 질에 대한 기준의 설정 등)를 부여하는 정책	항공기 산업, 이동통신 사업자의 선정
	자율적 규제정책 • 규제 대상이 되는 당사자에게 그 소속 활동에 대하여 스스로 규제기준을 설정하고 그 집행까지도 위임하는 경우 • 명백한 상실 집단이 존재하지 않으며 정책을 둘러싼 갈등도 심각하지 않다.	의사와 변호사 등과 같은 전문직업의 면허 제도
재분배 정책 19 서울	• 소득, 재산, 권력, 권리 등을 국민의 모든 계층에 평등하게 재분배하기 위한 정책이다. • 가진 자는 상실 집단이 되고 못 가진 자는 수혜 집단이 된다. 따라서 가진 자의 사전 반발을 차단하기 위해 대통령이나 측근에 의하여 결정이 이루어지는 소수 중심의 결정 가능성이 높아지게 된다.	누진소득세 제도, 영세민 취로 사업, 임대주택의 건설, 세액 공제나 감면, 건강보험, 노인장기요양보험
추출 정책	환경으로부터 인적·물적 자원을 거두어들이는 정책으로 거두어들이는 양과 방법, 누가 부담할 것인가가 중요한 문제가 된다.	공중보건의 제도, 방위성금, 징병제도 등
상징 정책	체제의 통합과 안정 등을 위하여 상징을 조작하고 유출시키는 정책으로, 이를 통해 국민들 사이에 정치 체제 및 정부의 정통성에 대한 인식을 좋게 하거나 정부 정책에 대한 순응을 확보할 수 있다.	경복궁 복원, 88 서울올림픽, 대전엑스포, 평창 동계올림픽
구성 정책	선진국처럼 안정된 국가에서는 이 정책이 관심을 끌지 못하나, 우리나라의 경우처럼 정부의 기본 구조에 대한 기본들이 완전히 정착되지 못한 국가에서는 중요한 정책에 속한다.	정부기관의 신설이나 변경, 선거구 조정

🗂 일반적인 정책의 유형

유형	의미	특징	예
분배정책	국민들에게 이익 또는 서비스를 배분하는 정책	• 세부 사업별로 분배 • 나눠 먹기식 정책 • 승자와 패자 간의 정면대결 없음.	• 사회간접자본 확충 • 무의촌 지역 해소 정책
규제 정책 (보호적·경쟁적·자유적 규제)	일부 집단에 대해 재산권 공권력 행사, 행동의 자유를 구속·억제해 대다수 사람을 보호	• 공권력 행사 • 개개인의 자유 권리 제한 • 피해자의 반발, 갈등	• 불공정 거래 규제 • 과대광고 규제 • MRI 설치 규제
재분배 정책	고소득층으로부터 저소득층으로의 소득 이전을 목적으로 하는 정책	• 계급 대립적 성격 • 재산 자체의 평등한 소유 지향	• 소득세, 누진제 적용 소유 • 사회보험료 차등 부과
추출 정책	민간부문에서 자원을 추출하는 정책		• 장병인력 수출 • 비상시 의료자원 동원
상징 정책	이념에 호소하거나 미래의 업적이나 보상을 약속하는 정책		• 재해의연금 모금 • 정치인의 행사

2. 기타분류

유형		내용	적용의 예
실질적·기능적 분류		정부조직이 담당하는 역할에 따른 분류	국방·외교·교통·노동·보건·복지정책 등
Almond & Powell 의 분류	추출 정책	조세, 병역 등과 같이 인적·물적 자원을 추출해 내는 산출 활동과 관련된 정책	토지 수용, 방위성금
	규제 정책	개인·집단행동에 대하여 정부가 가하는 봉제와 관련된 정책	형벌, 의무, 면허 등
	배분 정책	정부가 개인, 집단에게 재화나 용역, 지위, 신분, 서비스 기회 등의 가치를 배분하는 산출 활동과 관련된 정책	저수지, 고속도로 건설 등
	상징 정책	정당성의 확보나 국가적 위신을 위한 정책	교육·문화·이데올로기와 관련된 정책
Lowi의 분류 17. 울산	배분 정책	국민들에게 권리·편익·서비스를 배분하는 정책(예: 보조금 지급)으로 세부 결정과정이 나눠 먹기식(Pork-Barrel) 다툼으로 큰 갈등이 없고 승자와 패자가 없다. 또한 분배 원칙이 공정하지 않으면 정책 담당자의 자의적 형태로 인해 문제가 생길 수 있다.	
	규제 정책	특정한 개인이나 일부 집단에 대해 재산권 행사나 행동의 자유를 구속·억제하여 다수를 보호하는 정책(직·간접 규제)으로, 정부 정책 중 가장 많은 영역을 차지하고 있다. 이에 따라 정치적 연합의 구성원에 차이가 있고, 규제의 수혜자와 피해자(비용부담 집단) 사이에 갈등이 심각하다.	
	재분배 정책	고소득층으로부터 저소득층으로의 소득 이전을 목적으로 하는 정책으로, 누진과세 영세민 취로 사업이나 임대주택의 건설 등이 이에 속한다. 15. 울산	
	구성 정책	정부기관 신설이나 변경, 선거구 조정, 공직자 보수와 군인 퇴직연금 등 구조에 관한 정책이다.	

Salisbury의 고객의 요구 패턴, 분산성 및 통합성 기준	• 분배 정책 • 규제 정책 • 재분배 정책 • 자율규제 정책
Riply & Franklin의 정책집행 기준	• 분배 정책 • 경쟁적 규제 정책 • 보호적 규제 정책 • 재분배 정책

02 정책과정

1 정책과정 17 경기

정책과정	정책의제 설정	사회문제가 공식적 정부의제로 채택되는 단계
	⇩	
	정책결정(정책형성과 체택)	목표설정과 목표달성을 위한 최선의 대안을 선택하는 단계
	⇩	
	정책집행	채택된 정책을 구현하고 실현하는 단계
	⇩	
	정책평가	집행과정이나 집행 이후 정책의 효과를 평가하는 단계

2 정책의제 설정

정책의제	정부가 공식적으로 다루기로 결정한 정책문제로서 '정치적해결의 필요성'을 가진 사회문제를 의미
일반적인 정책의제 형성과정 18 서울	사회문제 event → 사회적 이슈 problem → 공중의제 public agenda → 공식의제 official agenda 개별사건발생 사건의 본질적인 원인 일반 대중의 요구 (정부 의제)로 채택
사례	환경오염 방지 정책: 기침환자 발생 급증 → 공해 문제 인식 → 시민들의 환경 개선 요구 → 환경 정책의제의 채택
사회문제인식	어떤 문제가 사회적 문제로 인식되는 것
사회적 이슈	인식된 사회문제에 대해서 부정적 견해를 가지거나 해결방법에 대해 다른 견해를 가진 다수의 집단이 나타나 문제해결점에 합의점을 찾지 못하고 갈등이 야기되는 단계
쟁점의 공중의제화 (공중의제)	공중의제는 일반대중의 주목을 받을 가치가 있으며 정부가 문제해결을 하는 것이 정당한 것으로 인정되는 사회문제
쟁점의 정부의제화 (공식의제)	정부의 공식적인 의사결정에 의하여 그 해결을 심각하게 고려하기로 명백히 밝힌 문제들

정책의제 형성영향 요인	문제의 성격	구체성, 사회적 중요성. 기간의 적시성, 선례의 존재		
	관계 집단의 크기 및 응집력			
	응집력	확인(동일) 집단 > 관심 집단 > 관심 대중 > 일반 대중		
		확인 집단	동질의식이 존재 예 종교집단	
		관심 집단	이해관계가 있는 집단 예 최저 임금제에 대한 노조 집단	
		관심 대중	사회 전체에 대해 관심이 있는 사람들 예 경실련	

🖊 무의사결정론(Non-decision Making Theory)

개념	• 정책의제 채택의 실패 • 사회의 문제에 대해 정책 과사회의 문제에 대해 정책 과정이 진행되지 못하도록 막는 행동정이 진행되지 못하도록 막는 행동 • 엘리트의 가치나 이익에 대한 잠재적이거나 현재적인 도전을 억압하거나 방해하는 결정
무의사 결정을 위해 동원할 수 있는 수단	• 지배적인 가치·신념·미신을 내세우는 방법 예 반공국가 기강 확립을 명분으로 정치 탄압 • 기존의 기구와 권력 관계를 동원하는 방법 • 기존의 규칙과 절차를 동원하는 방법(가장 간접적, 우회적 방법 정치체계의 규범 규칙 절차를 수정 보완하여 정책요구를 봉쇄하는 방법) • 원치 않는 도전을 피하기 위해 규칙과 절차를 개편하는 방법 • 강압적 권력을 동원하여 정책 문제화를 봉쇄하는 방법 • 불만 세력을 기득권 세력이 흡수하는 방법
사례	우리나라는 1970년까지 복지정책, 노동정책, 환경오염규제 정책 등이 경제발전 제일주의라는 정치이념에 억눌려 정책문제화되지 못함.

3 주도 집단에 따른 의제설정 과정(Cobb)

유형	내용	대표정책
외부 주도형 16 경남	• 정부 밖에 있는 집단이 압력을 가하여 사회 문제를 해결해 줄 것을 요구하는 형태 • 선진국 정치체계에서 나타나는 유형	낙동강 수질오염 개선, 벤처산업 육성, 금융실명제, 양성평등 채용 목표, 그린벨트 지정 완화
설정 과정 18 서울	사회문제 → 공중의제 → 공식의제	
동원형 15 대구	• 정책결정자가 새로운 정책이나 사업 계획을 먼저 채택하고 사후적으로 관심과 지지의 확산을 도모하는 유형정책을 효율적으로 집행하는 데 필요한 공중의 관심과 지원을 확보하기 위해 공중의 동원이 요청된다고 하는 유형 • 후진 국가에서 나타난다.	가족계획사업, 새마을 운동, 의료보험 제도 실시, 88 서울올림픽 유치, 이라크 파병, 행정수도 이전 계획 등
설정 과정	사회문제 → 공중의제 → 공식의제	

내부 접근형 (음모 모형)	• 정부 내의 관료 집단이나 정책 결정자에게 쉽게 접근할 수 있는 외부 집단이 주도하여 정책 의제화 • 일반국민이나 집단참여를 배제시킨 가운데 채택 • 국민이 사전에 알면 곤란한문제, 시간이 급박할 때, 의도적으로 국민을 무시하는 정부	전투경찰대 설치, 국방부의 무기 구매, 마산 수출자유지역 지정, 이동통신 사업자 선정
설정과정	사회문제 → 공중의제	

📋 **외부 주도형 의제설정**

1. 오히려 목소리가 큰 과격 소수파들의 주장에 정부 정책이 휘둘릴 가능성이 커진다.
2. 외부 주도형은 정책을 위한 외부 집단 간 경쟁으로, 다수의 동조자를 확보하려는 진흙탕 싸움이 일어난다.
3. 주로 다원화된 선진사회에서 일반적으로 나타나며, 개방형 임용제, 벤처사업 육성, 지방자치 실시, 금융실명제 등이 여기에 속한다.
4. 정책과정 전반을 사회문제 당사자인 외부집단이 주도하고 정책의제 채택을 정부에 강요하기 때문에 의사결정 비용은 증가하나 집행을 위한 순응화보 노력은 불필요하므로 집행비용은 감소한다.

구분	외부 주도형	동원 모형	내부 접근형
전개 방향	외부 → 내부	내부 → 외부	내부 → 내부
공개성	높음.	중간	낮음.
참여도	높음.	중간	낮음.
공공 의제 성립	구체화, 확산 단계	확산 단계	공공 의제 불성립
정부 의제 성립	진입 단계	주도 단계	주도 단계
사회 문화적 배경	평등 사회	계승 사회	불평등 사회

동원형	내부 접근형
• 주도 세력 : 최고 통치자 • 홍보를 통해서 공중 의제화를 추진한다.	• 주도 세력 : 고위 관료 • 공중 의제를 막으려 한다. 고위 관료가 준비한 정책 내용을 그대로 집행하거나 집행하는 데 꼭 필요한 사람에게 알리고 반대할 사람에게는 숨기려 하는 형으로 권력이나 부가 집중된 나라에서 흔히 나타난다.

참고

1. 고전적 엘리트 이론 : 한 사회는 지배계급인 엘리트와 피지배계급인 대중으로 구분되며, 소수의 엘리트가 한 사회를 지배하고 다수 대중들은 엘리트의 의사를 따르게 된다는 이론
2. 다원주의 : 정책권력이 소수의 지배집단이 아닌 다수의 이해집단에 분산되어 있으며, 이해집단의 영향력은 서로 견제하고 경쟁할 수 있을 정도로 균형을 유지하고 있다는 이론
3. 신엘리트이론(무의사결정론) : 엘리트의 가치나 이익에 대한 잠재적이거나 현재적인 도전을 억압하거나 방해하는 결정으로서 결정자 자신의 이익과 상충되는 도전과 주장을 적극적으로 좌절시키는 의도적 무결정 현상

03 정책결정

1 의의 및 유형

1. 정책형성과 정책결정 ^{15 보건복지부7급 / 17 경기 / 20 서울}

정책형성	문제해결에 이바지할 수 있고 실현가능한 대안들을 발전시키는 단계로 여러 정책 대안 제시
정책결정 (정책채택)	• 최종안을 선택하고 지지를 모아서 권위있는 기관이 의결하거나 합법성을 부여하도록 하는 단계 • 바람직한 사회 상태를 이룩하려는 정책 목표와 이를 달성하기 위해 필요한 정책수단에 대하여 권위 있는 정부기관이 공식적으로 결정한 기본 방침 • '정책 문제를 해결하여 달성할 목표를 설정하고, 이 목표를 달성할 수 있는 여러 대안들을 고안·검토하여 하나의 정책 대안을 채택하는 활동'

2. 정책결정과 의사결정의 관계

유사점	정책결정과 의사결정은 문제 해결이나 목표 달성을 위하여 여러 대안 중에서 하나의 대안을 선택하는 점에서는 동일하기 때문에 기법·절차 등에 있어 본질은 같으며, 의사 결정이 정책 결정보다 더 일반적이고 포괄적인 개념이다		
차이점	구분	정책결정	의사결정
	성격	공적 성격	공·사적 성격
	주체	정부·공공기관	정부·기업·조직체
	근본 이념	공익성	항상 공익에 근거하지 않음.
	결정사항 및 영향력	정부활동 지침, 광범위한 영향	모든 대안의 합리적 선정, 부분적 영향
	계량화	곤란(합리성·정치성), 질적 분석	용이(합리성), 양적 분석
	평등 여부	평등성	비평등성
	관계	의사결정의 하나인 특수한 형태	

3. 정책 결정의 특징

① 정책 목표와 정책 수단을 개발하는 과정
② 행동 지향성
③ 미래 지향성
④ 동태적 과정
⑤ 정치적 성격과 분석적 성격의 통합적 특징

4. 정책 결정방법의 유형

Simon의 분류	정형적 결정	반복적·관례적인 루틴화된 결정
	비정형적 결정	선례가 없는 쇄신적·비반복적 결정
기타	현실적으로 이루어지는 결정의 대부분은 정형적·비정형적 결정의 중간 형태이다.	
	• 전략적 결정과 전술적 결정(Huntington의 분류) • 개인적 결정과 집단적 결정 • 관례적 결정과 위기적 결정 등	

2 정책결정과정(G. B. Galloway) 15 보건복지부7급 / 17 경기 / 20 서울

1. 정책결정과정(단계)

1단계 : 문제의 인지	상황분석을 통해 해결하고자 하는 정책적 문제를 정확히 인식	
2단계 : 목표설정	• 문제 해결을 통하여 달성하고자 하는 바람직한 목표를 명확히 하는 단계 • 이 단계는 가장 창조적이며 가장 많은 갈등이 등장한다. • 제3종의 오류가 발생할 수 있다	
3단계 : 정보의 수집 및 분석	목표를 달성하기 위해 각종 자료와 정보를 수집하는 단계로써, MIS 기법이 활용된다.	
	고려사항	• 문제의 성격을 파악할 수 있는 정보 및 자료 수집 • 어떤 행정 활동을 강요나 견제하는 요소 • 과거의 경험, 미래 상황 예측에 관한 것 • 현실적이거나 행동 진료를 진행시키기 위한 정보 수집 및 분석
4단계 : 대안의 작성 및 평가	수집된 정보와 자료를 근거로 하여 대안을 작성하고 B/C 분석, E/C 분석 등과 같은 관리 과학을 통하여 대안들을 비교·평가한다.	
	고려사항	• 목표를 달성할 수 있는 방안 • 대안의 기대성 평가기준(예측되는 결과의 가치, 만족도) • 대안의 실행가능성기준(기술적 재정적 행정적 정치적 실행가능성)
5단계 : 대안선택(결정)	대안 평가 후 최적의 대안을 선택하는 단계로 정책결정권자의 주관적 가지가 반영되기도 한다.	

2. 정책목표의 변동

목적과 목표	목적(Goal)	궁극적으로 달성하고자 하는 것에 대한 일반적 기술
	목표(Objective)	• 목적달성을 위해 필요한 변화의 구체적 기술 • 단기적이며 구체적이다.
목적 변동요인	결정주체의 변경	선거나 쿠테타 등으로 인한 결정주체의 변화
	관료조직내 연합구조의 변동	이해관계자들간의 연합구조의 변경
	정책목표 자체의 성격적 요인	목표가 추상적인 경우 실제 적용과정에서 변동야기

	유형	내용
목적 변동형태	목표의 전환	수단과 목표가 바뀌는 현상(목표의 왜곡, 대치, 전도, 동조 과잉), 원래의 목표를 망각시킴.
	목표의 승계	목표의 기달성 또는 달성 불가능 시 새로운 목표의 설정 같은 유형의 목표가 유사한 목표로 계승되는 것
	목표의 다원화	새로운 목표를 추가하는 현상으로 목표의 수가 증가
	목표의 확대 또는 축소	목표의 양적 확대 또는 양적 축소 현상
	목표의 비중 변동	• 목표 간 우선순위나 비중이 시간적으로 변동되는 현상 • 능률성(1920년대) → 효과성(1960년대) → 사회적 형평성(1970년대)

3. 정책의 오류

제1종 오류	제2종 오류	제3종 오류
정책효과가 없는데 효과가 있다고 판단하는 오류	정책효과가 있는데 효과가 없다고 판단하는 오류	가설의 검증이나 정책결정에는 문제가 없었으나, 정책의 문제 자체를 잘못 인지하여 정책문제가 해결되지 못하는 근원적 오류
옳은 영가설(귀무가설)을 기각(배제)하는 오류	틀린 영가설(귀무가설)을 채택하는 오류	
틀린 연구가설(대립가성)을 채택하는 오류	옳은 연구가설(대립가설)을 기각(배제)하는 오류	

4. 합리적 정책 결정의 제약 요인(분석적 결정의 한계)

현실에서 정책 결정의 모습은 분석적인 정책 결정이 이루어지지 못하고 정치적 요인들이 혼합되어 결정되는 것이 대부분이다. 그 제약 요인들을 보면 아래와 같다.

	가치관과 태도의 차이	갈등과 대립으로 합리성을 저해시킨다.
인간적 요인(결정자가 지닌 요인)	권위주의적 성격	상호간의 의사 전달이 무시되고, 민주적이고 평등한 토의가 불가능하다.
	이해 부족과 전문 지식의 결여	-
	미래 예측의 곤란성	-
	관료제의 병리	변동에의 저항, 쇄신·발전에 대한 무관심, 무사 안일주의, 형식주의 등에 의한 정책의 왜곡과 관련된다.
	제한된 합리성	Simon의 제한된 합리성(제약된 합리성, Bounded Rationality): 결정자의 능력 및 시간의 부족
	과거의 경력·사무처리 방법의 영향	-
	선입관의 작용	-

조직구조적 요인	정보·자료의 부족과 부정확성	정보 분석에의 시간 소비로 인해 결정이 지연된다.
	집권적 구조	참여 기회가 제한되고, 극히 제한된 수의 대안이 논의된다.
	정책 참모기관의 약화와 결정인의 시간적 제약성	—
	정책 전담기구의 결여	정책 분석·정책 수립·정책 집행에 대한 평가 등을 효과적으로 수행할 정책 전담기구가 부재한다.
	정책 결정과정의 폐쇄성(집단 사고방식의 작용)	소수의 개인 또는 집단의 감정이 이해관계에 좌우될 우려가 있다.
	부처 할거주의, 관료제의 역기능	의사소통이 원활하지 않고 정보가 신속히 전달되지 않는다.
	행정 선례와 표준 운영절차의 존중	—
환경적 요인	사회 문제와 목표의 다양성과 무형성	해결하려는 문제가 복잡하고 다양하거나 추상적인 경우가 많다.
	투입 기능의 취약성	국민 의사의 반영이 곤란하다.
	매몰 비용(Sunk Cost)의 문제	장래의 새로운 대안 선택 범위가 제약된다.
	피동적인 사회문화적 관습의 영향	국민의 의식 수준 부족 또는 무관심과 관련이 된다.
	외부 준거집단의 영향력, 행정 문화의 비합리성, 이익 집단의 압력의 불균형	
분석논리 기법·방법상의 약점	객관적 해결책의 결여	최선의 정책 대안 선택을 위한 평가 기준 간에 모순이 있을 때 객관적인 해결책이 결여되어 있으며, 특히 형평성과의 대립 시 적용이 곤란하다.
	계량화의 곤란	—
	정책 평가의 주관성	주관적 가치 판단의 문제에 봉착한다.

3 **정책 집행** 15 서울보건연구사 / 16 경남·울산

정책 집행 방법	하향식 정책 집행	최고정책결정자가 일선관료에게 상의하달식으로 전달
	상향식 정책집행	현지 적응에 적합하도록 일선관료에게 재량권을 부여
정책집행의 특징	• 정치적 성격을 가진 하나의 정책과정이다. • 정책과 정책결과를 연결시키는 매개변수로서의 성격을 가지며 정책집행은 정책을 실천에 옮기는 과정이다. • 정책결정과정이 상호의존성을 가진다. • 정책집행은 목표를 수행하는 단일 방향적인 과정이 아니라 역동적, 복합적, 상호작용적 순환과정이다.	

순응	정의	순응이란 정책집행자나 정책대상 집단이 정책결정자의 의도나 정책에 대해서 일치된 행위를 하는 것을 말하며 그렇지 않은 경우는 불응이라 한다.
	원인	• **권위**: 정통성을 인정할 경우, 즉 관존민비 사상이 강할수록 법률, 제도 등에 대해 쉽게 순응한다. • **합리성**: 그 정책이 필수 불가결하고 합리적이라고 판단할 경우 • **정부의 정통성**: 정부와 그에 속한 관료, 행정 절차 등이 정통성을 가질 경우 • **개인적 이익**: 가장 흔한 원인으로 어떤 정책을 받아들임으로써 이익을 얻는 경우 • **제재의 사용**: 벌금, 구속 등의 제재를 피하기 위한 경우 • **평판**: 사회 윤리적인 신용과 명예를 중요시하는 경우 • **시간**: 장기간에 걸쳐 집행되는 정책에 대해 사람들이 친숙해지고 습관화된 경우
	순응의 결정요인	당위성, 실현성 명료성, 일관성, 합법성, 편익성
	순응의 확보 수단	● **교육 및 도덕적 설득** • 정책의 수정 또는 관습의 채택 • 보상 수단 • 제재 수단의 사용 • PR 강조
	불응의 원인	● **정책의 모호성** • 자원 부족 • 가치, 습관, 신념의 차이 • 정책에 대한 순응의 어려움, 즉 순응의 결정 요인이 없을 경우 • 정책 결정 및 집행 기관이 정책으로부터 이득을 챙긴다고 생각할 경우
Anderson이 제시한 순응과 불응의 발생 원인	순용의 발생 원인	• 정당성에 대한 신념 • 개인적 이익 • 강제와 유인 • 사회나 집단의 압력 • 정책 집행기간
	불응의 발생 원인	• 기존 가치 체계와의 대립 • 금전적 욕심 • 정책의 모호성 및 기준의 비일관성

4 정책변동

의의		정책이나 프로그램의 내용이나 집행방법이 변하는 것
정책변동의 유형	정책혁신	• 완전히 새로운 정책을 채택하는 것을 의미함. • 새로운 정책을 채택한다는 것은 새로운 정책내용을 형성할 뿐만 아니라 그에 관한 조직, 법률, 예산 등을 만들어야 함을 의미함.
	정책유지	• 정책의 기본골격을 유지하면서 구체적인 구성요소를 완만하게 대체 변경하는 것을 의미함. • 원래의 정책목표에 충실할 수 있도록 정책산출을 조정하는 정책변동

5 정책평가

1. 의의 및 목적

정책 평가	정책 집행이 이루어진 후 주어진 목표를 달성했느냐의 정도를 측정하는 단계
의의	• 의도된 정책목표를 실현하였는가 • 정책문제의 해결에 기여하였는가 • 어떤 파급효과를 가져왔는지를 체계적으로 탐색 조사 분석하는 활동
목적	• 정책이 국민의 요망에 어느정도 대응하고 있는가 • 합리적 정책결정에 도움이 되는 정보를 제공하며 정보의 분석을 통해 정책의 수정 보완과 자원의 재분배를 가능케하며 정책 사업계획을 집행하는 행정인이 평가를 통하여 자기활동을 새로운 관점에서 파악할 수 있게 하는데 있다.

2. 정책 평가의 기준 12 서울 / 14 경기 / 15 서울 / 17 대구·광주·교육청 / 19 인천 / 20 경기·경북

효과성 (Effectiveness)	의도한 정책목표가 충실히 달성되었는지 여부(비용은 고려하지 않음)
능률성 (Efficiency)	● **산출 대 투입의 비율** • 적은 비용으로 산출의 극대화를 달성하는 것을 의미하는 경제학적·정태적·공학적 개념이다.
대응성 (Responsiveness)	• 정책이 특정집단의 요구나 선호 가치를 만족시키는 정도 • 정책수혜자들의 만족도를 평가하는 기준 • 정책의 실시전 여론조사와 실시 후 여론조사의 일치성
형평성 (Equity)	• 비용과 편익이 상이한 집단 간에 공정하게 배분되고 있는가에 대한 기준 • 정치적 합리성을 측정하는 기준
적합성	• 정책문제해결을 위해 사용된 수단 방법이 바람직한 수준에서 이루어졌는가를 평가하는 기준 예 비행청소년을 처벌하는 것이 적합한가? • 목표는 '비행청소년 선도'이고, 채택된 대안은 '체벌'이며, 적절성은 목표와 채택된 대안과의 관계를 보고 판단
국민의 만족도	정책에 대한 국민 혹은 주민의 지지 / 수혜자의 욕구 충족 정도를 의미
민주성 및 참여성 (Democracy & Participation)	• 민주성: 민주성이란 정책의 여러 과정에 국민의 참여를 확대시키고, 여론을 충실하게 반영시키며, 집행에 있어서도 국민의 의사를 충분히 고려하는 것이다. • 참여성: 참여성은 정책결정 과정과 정책수행 과정 및 정책평가 과정에 다수의 국민들이 참여하여 그들의 요구가 참작되는 것을 의미한다.

3. 보건정책 평가 시 고려해야 할 보건의료서비스의 특징

소비자의 생산과정 참여	보건정책 평가 시 소비자가 최대로 만족할 수 있는 서비스의 제공 여부를 평가하도록 한다.
생산과 소비의 불가분성	서비스의 생산과 소비의 동시성 때문에 서비스 제공 시 시간과 장소의 효용을 높이는 일이 중요한 문제로 등장하고 있다.
보건의료서비스 활동의 시간적 제한성 (의료의 단행성)	시간적 제약성을 가지는 보건의료서비스의 수요를 충족시키려면 탄력적인 운영 체제가 적극적으로 개발되고 도입되어야 한다.
소비자와 서비스 제공자와의 직접적인 접촉	최초의 수요는 소비자에 의해 결정되지만, 그 이후 수요의 대부분은 제공자인 의사에 의해 주도되며, 소비자는 단지 용인하는 정도에 불과하다. 따라서 보건의료서비스에 종사하는 구성원들의 자질이나 능력이나 마음가짐에 따라 보건 의료사업의 효율이 크게 좌우되므로 제공자에 대한 적극적인 관리 방안이 모색되어야 한다.
서비스 선택과 평가에 대한 소비자의 불리한 위치	—
서비스 산출물의 무형성	보건의료서비스는 그 형태가 보이지 않고 만져지지 않기 때문에 서비스의 질적 수준이나 생산성 등을 계량적으로 평가하고 관리하기가 무척 어려우며, 또한 서비스의 원가 계산이 곤란하며 적정 수가를 설정하는 데에도 어려움이 있다.
비표준성	보건의료서비스는 서비스를 제공하는 숙련도와 전문성에 따라 차이가 있다.

4. 평가시기에 따른 정책평가 유형 [21 경남]

형성평가	정책집행 도중 사업계획을 성성 개발하는 과정에서 수행되는 평가로 진행평가 등으로 불린다. 집행과정이 적절한지, 최종목표까지 연계되는 인과관계가 적절한지 평가
총괄평가	• 사후평가 • 주로 정책이 의도했던 목적을 달성했는지 여부를 판단하는 정책효과성평가, 능률성평가를 목적으로 수행된다. • 평가결과는 정책프로그램의 지속, 중단, 확대 등 정책적 판단 혹은 의사결정에 활용된다.

5. 평가의 목적에 따른 정책평가유형

과정평가	평가대상이 집행과정인평가로 다시 내용과 목적에 따라 좁은 의미의 과정평가와 집행과정평가로 구분	
	협의의 과정평가	정책효과를 결과로 하고 정책수단을 원인으로 하여 인과관계를 파악하되 도중에 개입되는 매개변수도 확인함으로써 인과관계의 경로를 검증 확인하는 평가
	집행과정평가(집행분석)	정책의 집행이나 사업의 운영이 원래의 집행계획이나 집행설계에 따라 이루어졌는지를 확인하여 이를 벗어난 부분을 파악하는 평가
영향평가	• 정책에 따른 변화(영향)가 평가의 대상이 된다. • 정책이나 사업이 의도한 방향으로 변화를 가져왔는지 여부를 평가한다. 즉 정책이 집행된 후 정책이 사회에 미친 영향을 평가한다. • 정책의 실현이 미친 직접 간접의 사회적 영향을 평가하는 거서이다.	

6 정책 과정의 참여자 16 보건연구사

의의	정책 과정은 정책의제 설정·결정·집행·평가의 일련의 연속된 과정으로 이루어지며, 정책 과정에서 나오는 일련의 산출물 (예 정책 문제, 정책, 정책 산출, 평가 내용 등)은 모든 국민에게 영향을 미친다. 따라서 이해관계인들이 자신의 이해관계를 반영하기 위해 이 과정에 참여하는 것은 민주정치 체제에서 당연한 일이다.	
공식적 참여자	의회, 대통령, 행정기관, 사법부 등 cf) 지방에서의 공식적 참여자 : 자치단체장, 지방의회, 지방공무원, 국가 일선 행정기관 등	
	의회	국민에 의하여 선출된 대표자들의 모임이 국회인데, 이의 역할이 정책 과정에서 중요한 의미를 갖는다.
	행정 수반과 비서실	국민에 의하여 선출된 행정수반과 그를 보좌하는 막료들은 정책 과정의 주체 역할을 한다.
	각급 행정기관	행정 관료들과 행정수반에 의하여 임명된 장·차관으로 구성된 행정 각 부처는 정책의 수립과 집행에 중요한 역할을 한다.
	사법부	신분 보장을 받는 법관들에 의하여 구성된 사법 기관은 각종 사법 정책에 큰 역할을 한다. 사법부는 사건에 대한 판결을 하여 판례를 남김으로써 정책의 방향을 유도하고 정책에 관여한다.
비공식적 참여자	정당, 이익 집단, 일반 국민, 전문가 및 학자, 언론기관 등	
	정당	정권 획득을 목적으로 결성되어 정책 과정에 참여하며, 집권 여당은 준공식적 참여를 하게 된다.
	각종 이익 집단	공동의 이익을 위하여 결성된 집단으로서 압력의 역할과 정책 입안 역할을 한다.
	NGO (비정부기구)	공의 목적을 위해서 자발적으로 결성된 시민들의 결사체로서 정책 과정에 비공식적으로 참여하나 영향력은 비교적 큰 편이다.
	전문가 및 학자	전문가는 어떤 특정 분야에 고도의 전문성을 지닌 행정부 외의 사람을 의미한다.
정책 결정에 참여시키는 이유	• 정책 과정에 전문적 지식을 반영·흡수시키기 위함이다. • 정책의 공정성을 기하기 위함이다. • 정책에 권위를 부여하는 효과이다. • 행정 기관의 정책 활동에 대한 국민의 불신감을 배제시키기 위함이다.	
장점	• 이들의 생명인 자율성이 보장되며, 관료로 이익이나 기득권에 상대적으로 사로잡히지 않고 객관적으로 생각할 수 있다. • 공사 간의 이해와 의사 전달에 유익하며, 연구 기관 소속원이 아닌 전문인의 경우 일시적으로 참여하므로 예산 절약이 된다.	
단점	• 이들의 생명인 자율성이 보장되지 않은 경우가 있다. • 외부인이므로 현실 적합성보다 합리성만 추구하려는 경향을 지니기 쉽다. • 행정인이 아니어서 결정에 대한 책임을 지는 위치에 있지 않으므로 결정의 결과에 대한 신중한 배려가 적을 가능성이 많다. • 외부의 전문인은 내부의 행정인들 간에 지니고 있는 이해관계 및 갈등을 잘 알고 있지 못해 내부 공무원 간 또는 이들과의 알력을 조장할 가능성이 있다.	
우리나라 보건의료분야 전문가 기관	보건의료 관련 대학, 한국보건사회연구원, 한국보건사업진흥원, 한국한의학연구원, 국립암센터 연구소, 한국개발연구원 등 • 언론기관과 각종 매체 : 일반 국민과 정책 과정 참여자들 간에 의사전달을 담당하여 간접적으로 정책 과정에 참여하나 그 영향력이 매우 크다. • 일반 국민 : 개인으로서 혹은 대중으로서 정책 과정에 참여하는 경우가 있다.	

1. 옴부즈맨 제도

(1) 정부나 의회에 의해 임명된 관리로서, 시민들에 의해 제기된 각종 민원을 수사하고 해결주는 사람을 말한다. 기소권을 보유하는 경우도 있으나, 미보유하는 것이 일반적이다.

(2) 기원은 고대 스웨덴어 umbuðsmann으로서, (의회의) 대리인을 의미한다. 세계최초의 옴부즈맨은 1809년 스웨덴 의회 옴부즈맨이다.

(3) 옴부즈맨은 내부적 통제 체제에 속하는 독립 통제기관의 일종이라고 할 수도 있고, 국회에 속한 입법적 통제의 도구라고 할 수도 있고, 대중 통제의 한 중개자라고 할 수 있다.

(4) 기존의 경직된 통제 구조를 보완하려고 고안한 제도로 융통성과 비공식성이 높은 제도이며, 법적이라기보다는 사회적·정치적 성격이 강한 제도이다. 즉 엄격한 통제자라기보다 조정자, 중재자에 가깝다.

(5) 구성원은 보통 국회가 임명하고 국회의 임기와 같은 임기 동안 재임하는 것이 보통이다. 자격 요건은 별로 엄격하지 않으나 대개 법관처럼 법률 지식이 있는 사람을 선정한다.

(6) 임무는 국가기관 종사자들의 법령 준수 여부와 책임 이행 여부를 감시하고 국민의 침해된 권리와 자유를 구제하는 것이다. 옴부즈맨은 시정 조치를 법적으로 강제하거나 이를 대행하는 권한을 갖지 않으며 요구의 관철을 위해 공표, 보고, 권유, 설득과 같은 수단을 주로 쓴다.

(7) 장점
① 정부와 국민의 관계를 인간화하는 데 기여
② 국민이 쉽게 접근할 수 있다.
③ 행정의 일관성과 통합성을 높이는 데 기여
④ 비용이 적게 들고 간편, 신속한 문제 해결이 가능하다.
⑤ 절차의 융통성이 높아 문제에 대한 개인적, 인도적 접근이 가능하다.

(8) 단점
① 시민의 불평, 고충을 충분히 구제하지 못한다.
② 국민의 불평 제기를 기다려 조사에 임하는 소극적 역할에 얽매인다.
③ 시정 조치의 강제권이 없다.

(9) 우리 정부에서는 대통령 소속으로 설치한 국민 고충처리 위원회가 옴부즈맨의 일종이라 할 수 있다.

2. 통제의 종류

구분	공식 통제	비공식 통제
외부 통제	입법·사법 통제, 옴부즈맨	민중 통제(NGO, 이익단체 등), 여론
내부 통제	계서적 통제(감독권), 감사원, 국민고충처리위원회, 평가제도, 기타	행정윤리(가장 이상적), 공무원단체, 대표관료제

04 정책결정의 이론적 모형 ^{15 경기7급}

1 정책결정 이론 모형의 분류

정책 결정이란 설정된 목표를 달성하기 위하여 복잡하고 동태적인 과정을 거쳐 바람직한 정부의 미래 대안을 작성 선택하는 방법이다. 다만, 실제의 정책 결정 상황은 수많은 의사 결정체의 집합체이므로 이에 대한 이론 모형 또한 매우 다양하게 존재하며, 그 특성도 다르다.

1. 산출 지향적 모형과 과정 지향적 모형

산출 지향적 모형	정책 결정의 산출·결과의 분석에 중점을 두며, 처방적 성격이 강하고 보다 나은 정책 형성을 위하여 정책 내용 내지 정책 결정방법의 개선에 목적을 둔다. **예** 합리 모형, 만족 모형, 점증 모형, 혼합주사 모형, 최적 모형
과정 지향적 모형 (참여자 중심 모형)	공공정책의 결정 과정을 분석하는 데 중점을 두며, 기술적 성격을 특징으로 하고, 분권화된 다원적 사회에 적용될 가능성이 높다. **예** 체제 모형, 집단 모형, 엘리트 모형, 게임 이론, 제도 모형, 흐름·창모형 등

2. 기술적·실증적 모형과 처방적·규범적 모형

기술적 실증적 모형	합리적 성과를 달성하기 위한 타당한 대안의 발견에 주력하며, 대안의 선택 과정에 가해지는 여러 가지 제약의 연구에 중점을 둔다. **예** 만족 모형, 회사 모형, 쓰레기통 모형, 점증 모형
처방적·규범적 모형	**예** B/C 분석, 최적 모형, 합리 모형, 공공선택 모형, 관리 과학, 체제 분석, 선형 계획, OR, PERT, CPM, 대기행렬 이론 등

3. 개인적 차원·조직적 차원·체제적 차원의 모형

개인적 차원의 모형	만족 모형, 합리모형
조직적 차원의 모형	회사 모형, 쓰레기통 모형
체제적 차원의 모형	점증 모형, 최적 모형, 혼합주사 모형

2 합리 모형(Rationality Model) 17 부산·대전·대구·서울

의의	• 정책 결정자가 고도의 이성과 합리성에 근거하여 결정하고 행동한다고 보며, 목표 달성을 위해 합리적 대안을 탐색·선택한다고 보는 이상적·규범적이며 완벽주의 이론이다. • 인간을 합리적 사고방식을 따르는 경제인으로 전제하면서, 정책 결정자는 전지전능한 존재라는 가정하에 목표 달성의 극대화를 위한 합리적 대안을 탐색·추구하는 이론이다. • 총체적인 대안의 작성과 비교·분석(주로 비용 − 편익 분석, 비용 − 효과 분석 등의 과학적 관리법을 사용), 인간은 이성과 합리성에 근거하여 결정하고 행동한다는 이론으로 주어진 목표 달성을 위하여 최대한의 노력을 한다는 경제인과 같은 합리적인 인간을 전제로 한다. → 경제적 합리성 • 일정한 순서와 기준에 따라 단계적으로 모든 사회 비용과 가치를 분석하고 이를 비교하여 최선의 행동 방안을 선택한다. • Ostrom이 제시하였으며 1930년대까지 지배적인 이론이었다.
기본 전제	• 목표·가치와 수단·사실이 엄격히 분리되어 있으며, 대안선택의 기준이 명확히 제시되어 있다. • 정책 결정이 합리적으로 이루어지는 결정 체제가 존재하고, 인적·물적 자원이 풍부하다. • 의사결정자는 대안 결과를 정확히 알 수 있는 예측 능력과 비용편익을 계산할 수 있는 능력을 가지고 최선의 대안을 선택한다.
특징	• 결정권자를 전지전능한 존재로 파악 • 총체적인 문제의 인지 및 명확한 목표 설정 • 총체적인 정보와 자료의 수집 • 총체적인 대안의 작성과 비교·분석(주로 비용 − 편익분석, 비용 − 효과 분석 등의 과학적 관리법을 사용) → 경제적 합리성 추구 • 최적의 합리적 대안의 선택

평가	공헌	• 보다 나은 정책 결정에 기여하며, 합리성에 대한 저해 요인을 밝혀 줌으로써 정책 분석에 매우 유용하다. • 최적 모형은 기본적으로 합리모형에 가깝고, 공공선택 모형과 Allison 모형의 모델 I 도 합리모형이 근간이 된다.
	비판 17 대전	• 전제와 내용이 지나치게 이상적·규범적이어서 현실의 정책 결정 상황 설명에는 비현실적이다. • 목표의 합의가 곤란하다. • 모든 대안의 탐색이 불가능하고, 미래의 정확한 예측이 곤란하다. • 정책 목표의 유동성을 고려하지 않았고, 매몰 비용의 무시, 비현실적인 이론이라고 비판을 받는다. • 인간의 주관적 합리성에 한계가 있다. • 분석 과정의 비용과 시간의 문제가 있다. • 정책 결정자의 전지전능성을 전제로 하여 소수에 의한 폐쇄적 결정을 가정하는 집권적 의사결정이므로 소수에 의한 엘리트주의로 흐를 위험성이 높다.

3 만족 모형(Satisfying Model) 17 대구

의의	• Simon과 March에 의해 사회 심리적으로 접근된 이론으로써, 인간의 인지 능력·시간·비용·정보의 부족 등으로 모든 가능한 대안을 탐색할 수 없다. 따라서 만족 모형에 있어서 대안의 선택은 최적 대안이 아니라 주관적으로 만족스러운 대안을 선택하게 된다. → 제한된 합리성(제약된 합리성, Bounded Rationality) • 개인의 심리적 제약 요인을 고려하고 있다는 점에서 개인적·행태론적 의사결정 모형 또는 인지 모형이며, 현실적·실증적 모형이라고 할 수 있다.
특징	• 인간의 주관적 만족감에 근거하여 제한된 합리성을 추구한다. cf) 제약 요인: 활용 가능성, 비용, 기술 시간 정보처리 과정, 선호성, 습관적 행동 등이 있다. • 대안의 총체적인 탐색 및 분석은 불가능하며, 따라서 순차적 순서에 입각하여 만족 수준에 이르는 대안을 선택한다. • 최적 대안의 선택은 불가능하며, 결정자를 충족시키는 만족 수준의 대안을 선택한다. 즉, 만족 모형은 여러 대안을 무작위적이고 순차적으로 탐색하여 현실적인 만족 수준에 이른 대안을 발견하고 선택하는 모형이다.

평가	공헌	실제 의사결정에 대한 비교적 정확한 설명을 하고 있으며, 의사결정에 있어서 비용의 중요성을 지적하고 있다.
	비판	• 만족할 만한 수준에서 대안 탐색을 중단하기 때문에 중요한 대안이 무시될 수 있다. • 현상 유지·보수적이며, 쇄신적·창조적 대안이나 최선의 대안 발굴을 포기해 버리기 쉽다. • 만족화의 기준이 지나치게 주관적이다. • 일상적이고 가벼운 의사 결정은 만족 수준에서 이루어질 가능성은 높으나, 중대한 의사 결정에서는 분석적 결정이 이루어질 가능성이 높다.

🖉 합리모형과 만족 모형의 비교

구분	합리 모형	만족 모형
목표 설정	극대화	만족 수준
대안 탐색	모든 대안	몇 개의 대안
결과 예측	복잡한 상황 고려	상화의 단순화
대안 선택	최적 대안	만족할 만한 대안

4 점증 모형(Incremental, Muddling Through Model) 15 울산 / 16 강원 / 17 부산·대구·강원 / 20 경기7급

의의	• 점증 모형은 Lindblom과 Wildavsky가 주로 제창한 정책 결정의 현실적·실증적 모형으로, Wildavsky는 점증 모형을 예산과정의 분석에 적용하였다. • 이 모형은 인간의 지적 능력의 한계와 정책결정 수단의 기술적 제약을 인정하고, 정책결정 과정에 있어서의 대안의 선택이 종래의 정책이나 결정의 점진적·순차적 수정 내지 약간의 향상으로 이루어지며, 정책 수립 과정을 '그럭저럭 헤쳐 나가는(Muddling Through)' 과정으로 고찰한다. • 기존 정책에 이미 투자된 상당액의 매몰 비용(Sunk Cost) 때문에 정책 결정자는 정책 대안을 고려함이 없어 기존의 질서 체제에 거의 무리 없이 받아들여진 대안들을 선택한다. • 점증 모형은 정치적 다원주의의 입장을 취하여 경제적 합리성보다 정치적 합리성을 중요시 한다. 점증주의는 정치적으로 편리한 방도이다. 왜냐하면 새로운 대안이나 정책의 결정에 수반되는 갈등과 혼란을 감소시킴으로써 정치체제 그 자체의 유지에도 유리한 점을 제공해 주기 때문이다.
점증주의 결정의 선호 이유	• 시간, 비용, 노력의 절약 • 정책 체제와 정책 담당자의 보수성 • 선례의 존중 또는 강요당함. • 대안 창출능력 부족 • 위험부담을 줄이기 위한 방편 • 매몰 비용 • 한번 태어난 정책은 스스로 생명력을 가짐.
점증주의 적용조건	사회집단 간에 상호 조절이 원활하게 이루어지고, 다원적 정치·사회 구조가 유지될 수 있으며, 행정 체제에 대한 투입 기능이 활발하고, 정부 관료제가 국가발전을 주도할 필요성이 절실하지 않아야 한다.
특징	• 만족 모형에 근거하여 출발한다. • 현재보다 약간 나은 상태에서 대안의 선택이 이루어진다. • 소수의 신규 사업 및 대안을 검토한다. • 정치적 합리성을 추구한다. • 다원화된 선진 사회에 적합하다. • 목표와 수단의 구분을 꺼린다.
한계	• 기존 정책이 잘못된 것이면 악순환을 초래한다. 계획성이 결여되고 정책 결정의 평가 기준이 없다. • 사회가치의 근본적인 재배분을 필요로 하는 정책보다 항상 정치적으로 실현 가능한 임기응변적 정책을 모색하는 데 집중하게 된다. 따라서 단기 정책에만 관심을 갖게 되고 장기 정책은 등한시하게 된다. • 민주적 다원주의가 확립되어 있을 때 바람직하다. 점증주의는 당파 간의 협상과 상호 조절을 강조하는데, 이러한 과정에서 권력·영향력이 강한 집단이나 강자는 유리하고 약자는 불리하기 마련이다. • 보수적 성격으로 쇄신이 강력히 요구되거나 과감한 정책 전환이 요구되고 경제·사회 발전이 시급한 발전도상국에는 적절하지 않다. • 축소가 곤란하다. 즉, '눈덩이 굴리기식'으로 결정이 오래 지속되다 보면 그 정책의 축소, 종결작업이 매우 곤란해진다.

✎ 점증 모형과 합리모형의 비교

정책결정의 구성 요소	점증 모형	합리 모형
대인의 범위	수는 한정, 현상과의 괴리 적음.	수는 무한정, 현상과의 괴리 큼.
목표와 수단의 상호작용	목표는 수단에 합치되도록 수정(뚜렷한 목표 의식 없이 최선의 대안을 선택하는 경우의 기준은 정책에 대한 동의)	수단은 목표에 합치되도록 선택(목표의 명확한 정의)
분석·평가 과정	계속적	단발적
정책의 평가 기준	바람직하지 않은 상황 수정(정치적 합리성)	목표의 달성도(경제적 합리성)
분석·평가 주체	다양한 이해관계 집단, 비분석적·비통일적	의사결정자, 분석적·통일적·포괄적
변화·쇄신 추구 여부	변화·쇄신 추구 곤란	변화·쇄신 추구 가능
분석의 범위	부분적·분산적 의사결정	부분적·분산적 의사결정의 통일(포괄적 분석)

5 혼합주사 모형(Mixed Scanning Model) 16 대구 / 17 경북 / 20 서울

의의	• Etzioni가 주장한 이론으로, 합리 모형과 점증 모형에 대한 비판과 변증법적 통합을 통하여 고안해 낸 이론이다. 즉, 합리 모형의 비현실성과 점증 모형의 보수성을 탈피하여 양자의 장점을 합치자는 이론이다. • Etzioni는 합리모형은 전체주의 사회체제에, 점증 모형은 민주주의 사회체제에 적합한 모형이라 보고, 혼합 모형은 능동적 사회에 적용되어야 할 전략이라고 주장하였다.
내용	• 기본적 결정이나 위기상황 시의 결정에는 합리 모형이 적용된다. • 세부적·지엽적 결정이나 안정된 상황에서의 결정에는 점증 모형이 적용된다.
평가	• 이론적 독자성이 없고 절충혼합 모형의 성격을 띠고 있으며, 합리 모형과 점증모형의 결함을 극복하지 못하고 있다. • 기본적 결정과 부분적 결정을 구분할 수 있는 명확한 기준을 제시하지 못하고 있다.

6 최적 모형(Optimal Model) 15 서울·경북·경기7급 / 16 인천·부산·제주·교육청 / 17 서울·보건복지부7급·전북·대구·인천

의의	Dror가 제창한 모형으로, 경제적 합리성과 아울러 직관·판단력·창의력과 같은 초합리적 요인을 고려하는 거시적인 정책결정 모형
특징	• 최적 모형은 계량적이 아닌 질적 모형이지만 계량적 평가를 중시한다. • 경제적 합리성과 직관, 판단, 영감, 육감과 같은 초합리성을 동시에 고려한다. • 대안의 탐색·선택에 있어서 경제적 합리성을 중요시한다. 그러나 과거의 선례가 없는 문제이거나 매우 중요한 문제의 해결을 위한 비정형적 결정에 있어서는 경제적 합리성 이외에 초합리성을 중시한다. • 정책결정 구조의 계속적인 환류 작용(검토·개선)을 강조한다. • 결정 능력의 향상을 위해 정책 집행의 평가와 환류 작용에도 중점을 둔다.

광의의 정책	• 정책을 어떻게 결정할 것인가에 관한 정책 결정, 즉 결정 참여자, 시기, 결정을 위한 조직과 비용, 결정 방식들을 미리 결정하는 것을 의미하는 초정책 결정(Meta-Policy making, 정책 지침결정 단계) • 당면 문제에 관한 일반적 의미의 정책결정 단계 • 정책 집행으로부터의 환류에 근거를 둔 정책 변동을 위한 정책 결정(Post-Policy making) 단계 등의 3단계로 이루어진다.
평가 및 한계	• 최적 모형은 초합리성의 개념을 도입함으로써 합리 모형을 한층 더 체계적으로 발전시켰으며, 사회적 변동 상황 하에서의 혁신적 정책 결정이 거시적으로 정당화될 수 있는 이론적 근거를 제시하였다. • 사회적 과정에 대한 고찰이 불충분하고, 초합리성과 합리성은 본질 및 구체적인 달성 방법도 명확치 않으며, 너무나 유토피아적인 모형이다.

7 쓰레기통 모형(Garbage Can Model) 17 전남

의의	• 쓰레기통 모형은 조직을 급변하는 환경 속의 불안하고 유동적인 존재로 간주하여, 이러한 조직들은 실제의 정책 결정이 일정한 규칙에 따르는 것이 아니라 쓰레기통처럼 뒤죽박죽, 불규칙하게 결정에 도달한다고 본다. • 문제, 해결책, 선택 기회, 참여자의 4가지 요소가 우연히 동시에 한 곳에서 모여지게 될 때 의사결정이 성립된다고 평가하는 이론으로써, 복잡하고 급격한 변화 및 혼란한 상황 속에서의 조직의 현실적 결정 행태에 관한 이론 모형이다. • 주창자로는 J. March, M. Cohen, Olsen 등이 있다.
예	
내용	• 3不 현상 시(조직화된 무정부의 상태 : 환경의 불확실, 참여자의 불확실, 목표와 수단의 불확실) 우연히 점화 계기(문제, 해결책 참여자, 선택 기회의 흐름이 우연히 하나의 쓰레기통에 모여짐)가 되어 정책 결정이 이루어진다. • 대학과 친목 단체에서 보여지는 의사결정의 양식이다. • 중요한 결정은 날치기나 김빼기에 의하여 결정되게 된다.
특징	• 동태적인 현대 사회에 적합한 의사결정 모형이다. • 정책결정 과정이 쓰레기통 모형에 의하여 이루어질 경우 정책 집행은 실패하기가 쉽다.

PART 06

8 공공선택이론 모형

의의	• 합리모형의 일종으로 1960년 J. Buchanan, G. Tullock이 중심이 되어 연구한 것으로서, 정책에 대한 정치경제학적 연구이며, Ostrom에 의하여 체계화되었다. • 비시장적 결정에 관한 경제학적 연구로, 정부의 의사결정 방법을 연구하는 경제학적 이론이다. 경제학적 분석 도구를 국가 행위, 투표 행태, 관료의 행태 등의 연구에 적용한다. • 사회적·집단적 선택, 수리적 정치이론, 신정치 경제학 등으로 불린다.
발달	Hobbes, Spinoza 등의 사상을 배경으로 하여 Buchanan, Tullock, K. Arrow 등의 경제학자들의 연구로부터 출발하였으며, 행정학에서는 V. Ostrom, E. Ostrom 부부에 의하여 도입되었다. 특히 이들은 Wilson식 패러다임을 비판하고 새로운 접근방법으로써 공공선택 이론을 민주적 패러다임으로 소개하였다.
가정	• **방법론적 개인주의**: 개인의 행동을 기본적 분석 단위로 하여 정치·행정 및 경제 현상을 분석한다. • **Hobbes의 인간관(합리적, 이기적 경제인관)**: 개인은 합리적이고, 자기이익 추구적이며, 자신의 효용을 극대화하려는 것을 목표로 행동한다. • 공공재의 효율적인 생산과 공급은 제도적 장치 마련을 통하여 가능하다.
내용	• 전통적인 정부 관료제는 공공서비스의 독점적 공급으로 인해 시민의 요구에 민감하게 반응을 보일 수 없는 제도적 장치이며, 공공서비스를 독점적으로 공급하고 소비자인 시민의 선택을 억압한다(정부 실패). 따라서 공공재를 분권화된 시장체제에서 배분토록 한다. 이때의 정부는 공공재의 생산자로, 시민은 공공재의 소비자로 규정한다. • 공공정책을 공공재와 공공 서비스를 사회에서 합리적으로 배분할 수 있는 수단으로 파악하며, 그 배분점으로 파레토의 최적점을 추구한다(경제수학적 공식을 활용하기에 연역적 방법이라 불린다). • 시민의 편익을 극대화할 수 있는 서비스의 생산과 공급은 공공부문의 시장경제화를 통해 가능하다. 즉, 공공서비스를 제공할 때 시민 개개인의 선호와 선택을 존중하고 경쟁을 통해서 서비스를 생산·공급하게 함으로써 행정의 대응성을 제고할 수 있다(공공부문의 내부 시장화). • 권한의 분산과 관할권의 중첩(Multi Organizational Arrangement. 다중 조직장치, 가외성)은 다양한 공공서비스의 생산을 촉진시킬 수 있음을 전제하면서, 여러 양태로 조직을 개편함으로써 주민의 다양하고 상이한 선택과 선호를 충족시키고, 나아가 기관 간 경쟁을 통해 봉사의 질과 수준을 높일 수 있다고 한다.
평가	**효용성** 공공재와 공공서비스의 효율적 공급을 가져올 수 있는 연역적 설명을 제공함으로써 행정의 분권화와 민주 행정의 실현 및 자원배분상 효율성을 달성할 수 있게 하였다. **비판** 현실 세계에서 인간의 가치(인본주의 추구 등)를 경시하고 효용 극대화에 입각한 경제적 선택만을 고려하고 있는 것은 비현실적이다.
모형	← 현실적 　　　　　　　　　　　　　　　　　　　　　　　　　合리적 → 쓰레기통 모델 　점증 모델 　만족 모델 　혼합 모델 　최적 모델 　합리 모델

9 Allison 모형(집단의사결정 모형)

의의	• 1960년대 초 쿠바의 미사일 사건과 관련된 미국의 외교정책 과정을 분석한 후 정부의 정책결정 과정을 설명하고 예측하기 위한 분석틀로써, 3가지 의사결정 모형을 제시하였다. • Allison은 조직 내 집단의 응집력의 수준에 따라 조직 의사결정의 방식이 서로 달라질 수 있다고 하였다.
내용	**제1모형** (합리적 행위자 모형, 수장의 결정권) 국가 또는 정부를 잘 조정되어 있는 유기체로 간주하며, 국가의 목적이나 목표를 극대화시키는 정책을 대안으로 선택한다고 하여 합리 모형을 재구성한 것이라 할 수 있다.

내용	**제2모형** (조직과정 모형, 수직적 분산과 하위 조직의 기능적 권위) • 국가 또는 정부를 느슨하게 연결된 반독립적인 하위 조직들의 집합체로 보며, 이들 하위조직에 의해 작성된 정책 대안을 최고지도층은 거의 수정하지 않고 정책으로 채택한다고 가정한다. • 만족 모형·점증 모형·혼합주사 모형과 유사점을 가지고 있다.
	제3모형 (관료정치 모형, 수평적 분포 기능) 정부의 정책 결정은 참여자들 간의 갈등과 타협, 흥정에 의하여 이루어지고 있어, 결국 정치적 활동으로 간주하고 있어 쓰레기통 모형과 유사하다고 할 수 있다. 가장 중요한 역할을 하는 것은 정책결정자의 능력이며, 이 능력은 그의 권력과 조직에서의 위치에 따라서 결정된다.

구분	합리적 행위자 모형	조직과정 모형	관료정치 모형
조직관	조정과 통제가 잘된 유기체	느슨하게 연결된 하위 조직들의 연합체	독립적·개인적 행위자들의 집합체
결정권의 분포상태	수장	수직적 분산(하위 조직의 경우 기능적 권위가 큼)	수평적 분산
행위자의 목표	조직 전체 목표	조직 전체 목표 + 하위 조직 목표	조직 전체 목표 + 하위 조직 목표 + 개별적 행위자들의 목표
목표의 공유도	매우 강함.	약함.	매우 약함.
정책결정의 일관성	항상 일관성을 유지	자주 바뀜.	거의 일치하지 않음.
결정의 규칙	수장의 명령이나 공식적인 지침	표준운영절차(SOP)에 대한 프로그램 목록에서 대안 추출	정치적 게임의 규칙에 따라 타협, 흥정, 지배

📝 정책이론 모형

이론 모형	주장학자	이념
합리 모형	Ostrom	완전한 경제적 합리성
만족 모형	Simon	제한된 합리성
점증 모형	Lindblom	정치적 합리성
혼합주사 모형	Etzioni	합리 + 점증 모형
최적 모형	Dror	초합리성
쓰레기통 모형	Cohen & March	조직화된 무질서 하에서의 의사결정
집단의사결정 모형	Allison	집단의사결정을 국가정책 결정이론에 적용함.

10 연합 모형(회사 모형)

의의	• Cyert와 March가 주장하였으며, 회사 모형, 조직 모형, 조직과정 모형 등으로도 불린다. • 개인적 차원에서 개발된 만족 모형을 조직적 의사결정의 차원에 맞추어 확대 발전시킨 것이다. • 기업의 의사결정은 완전경쟁시장에서 이윤의 극대화를 추구하는 것과 같은 가장 합리적인 방법으로 이루어진다고 생각하였으나, 실제는 정치 체계와 마찬가지로 사기업 조직의 의사 결정에도 협상과 타협, 정략 등이 난무하고 있다는 것이다.
내용	• 조직은 서로 다른 목표를 가진 하위 조직의 연합체이다. 하위 조직 간의 관계는 느슨하며, 갈등이 항상 존재한다. • 조직의 환경은 유동적이며, 따라서 대안의 결과도 불확실하다. 조직은 단기 전략과 환경과의 타협에 의한 장기 전략을 통해 불확실성을 회피하려는 경향을 갖는다. • 조직의 탐색 활동은 문제가 발생한 경우에만 비로소 시작된다. 조직의 탐색 활동은 − 해당 문제만을 탐색하는 문제 중심적 탐색 − 단순 인과관계로 문제를 해결하려는 단순탐색 − 편견이 개입되는 편향된 탐색 등이 있다. • 조직은 존재해 오는 동안 경험적으로 얻어진 행동 규칙과 표준운영절차(SOP)에 따라 결정하고 행동한다
비판	• 사기업을 대상으로 개발되었기 때문에 공공부문에의 적용에는 한계가 있다. • 회사 모형은 안정적 상황과 민주적 조직을 전제로 하고 있기 때문에 급격한 변동이 이루어지는 상황이나 권위주의적 조직에서는 적용이 곤란하다.

05 보건의료의 정책평가

1 의료의 질적 평가(Donabedian)

15 서울·경기·전남 / 16 보건복지부7급(공중보건)·부산·경남·경북·울산·교육청 / 17 전북·대구·제주·충북 / 18 서울 / 22 서울·지방직

1. 의료의 질

미국의학원	현재 단계에서 주어진 의학지식의 조건 내에서, 진료과정이 환자에게 기대되는 바람직한 진료결과의 확률을 높이는 한편, 원하지 않는 부정적인 결과의 확률을 낮추게 하는 정도를 의미한다.	
뷰오리 (Vuori)	의료제공 과정이 끊임없이 변화하고 있으므로 고정된 상태에서 절대적 수준을 전제하는 개념으로 질을 판단하기가 쉽지 않으며, 수준이 높은 의료와 수준이 낮은 의료가 공존하는 것이 현실이기 때문에 현재 처한 환경의 조건 하에서 적절한 의학 지식과 기술을 제공 하는 것으로 유연하게 정의하여야 한다.	
도나베디안	상대적으로 객관화시킬 수 있는 의학기술의 적용에서부터 의료이용자의 주관적인 만족도에 이르기까지 진료과정이 다양한 측면을 포함	
	전문가 중심의 정의	건강에 대한 위험과 편익이 가장 적절하게 균형을 이룰 수 있는 진료 과정을 의미한다. 주로 의사의 의학적인 기술을 제공하는 능력에 관심을 둔다.
	의료이용자 중심의 정의	환자의 요구나 기대, 가치 등에 부응하는 기준으로 환자가 느끼는 서비스에 대한 만족도나 이용의 가능성이 높을 때 양질의 의료라고 판단한다.
	사회적 정의	전체 인구가 얻을 수 있는 편익의 사회적 분포를 집단적으로 파악하는 입장으로 보다 많은 사람들에게 편익이 돌아가는 경우를 의미한다. 지역사회 집단의 건강과 진료비용에 관심을 두게 된다.

2. 의료의 질 구성 요소(Donabedian) [17 인천]

효능(efficacy)	보건의료의 과학과 기술을 가장 바람직한 환경(예 실험실) 하에서 사용하였을 때 건강을 향상시키는 능력을 의미한다.
효과성(effectiveness)	건강 수준의 향상에 기여한다고 인정된 진료 행위의 수행 정도로, 효능과는 대조적으로 의료서비스를 제공하는 실제의 일상적인 환경에서 성취할 수 있는 건강 수준의 향상을 의미한다.
효율성(efficiency)	특정 건강 수준을 획득하는데 사용된 비용을 측정하는 것으로 특정 의료서비스가 동일한 효능과 효과를 보였을 때 비용이 적게 든 서비스가 보다 효율적이라고 평가한다.
적정성 (적절성, optimality)	적정성은 비용에 대한 상대적인 의료의 효과 또는 편익을 말한다. 편익에서 비용을 뺀 값이 최댓값을 갖는 지점에서 의료의 적정성이 가장 높게 된다.
수용성(acceptability)	의료의 효과에 대한 환자와 환자 가족의 기대를 말한다. 수용성의 속성은 다음과 같다. • 접근성 • 환자와 의료 제공자와의 관계 • 쾌적한 환경 • 의료의 효과에 대한 환자의 선호도 • 의료 비용에 대한 환자의 선호도
합법성(legitimacy)	—
형평성(equity)	—
지속성(continulity)	—

2 의료의 질 개선 과정

질 평가 단계	• 1단계: 우선순위 결정 • 2단계: 현재 수준 평가 • 3단계: 세부 원인규명
질 개선 단계	• 4단계: 질 개선 활동 수립, 실행 • 5단계: 결과에 대한 재평가

PART 06

3 우리나라 질 관리 정책

병원신임평가 (병원표준화심사제도)	• 1963년 수련병원 인정제도를 효시로 민간조직이 의료기관에 대해 구조적 측면의 질 개선을 시도 • 2003년부터 병원신임평가로 개칭하고 질 평가 항목 개선에 힘쓰고 있다.	
	문제점	• 심사대상이 수련병원으로 국한되어 있다. • 심사결과가 실제 개선으로 이어지지 못하고 있다. • 평가주체가 공급자들의 연합조직이다.
건강보험심사평가원 의 심사평가제도	• 청구된 진료비에 대한 심사를 통하여 진료가 적정하게 이루어졌는지를 평가한다. • 의·약학적인 면과 비용효과적인 면에서 진료의 적정성을 평가하여 의료서비스의 질을 향상시킨다. • 양적인 기준, 보험재정 안정에 초점을 맞추는 심사기능과 차별성을 갖지 못한다는 비판이 제기되고 있다. • 약제의 총 사용량에 대한 적정성 평가, 제왕절개술의 적정성 평가, 수혈, CT 사용 등에 대한 적정성 평가, 항생제의 적정한 사용을 유도하는 평가 등을 수행한다.	
병원단위의 질 관리사업	현재 종합병원급 규모에서 대부분 질 관리 전담부서를 설치하여 서비스 개선 및 의료의 질 향상을 위해 노력하고 있다.	

4 의료의 질적 평가(Donabedian)

15 서울·경기·전남 / 16 보건복지부7급(공중보건)·부산·경남·경북·울산·교육청 / 17 전북·대구·제주·충북 / 18 서울 / 22 서울·지방직

구조(structure)적 접근	• 진료가 행해지는 환경에 대한 평가 방법으로 간접 평가이다. • 사전적인 방법이며 보건의료 과정에 들어오는 투입물, 즉 보건의료 인력, 시설 및 장비와 같은 자원이 표준을 만족시키는지 평가하는 것이다.	
	신임 제도	정부 기관이나 민간조직이 평가 항목을 미리 제시하고 의료 기관이 이를 충족하고 있는지를 평가하고 인정하는 과정이다.
	면허 제도	—
	자격증이나 회원증 제도	민간 기관이나 협회가 개인에게 일정한 수준의 자격을 갖추었음을 인정해 주는 과정이다.
	물질적 자원	시설, 장비, 재원
	인적 자원	직원의 규모와 자격
	조직 구조	의료진의 조직, 동료 감시의 방법, 진료비의 청구 방법
과정(process)적 접근	의료 제공자와 환자들 간에 혹은 이들 내부에서 일어나는 행위에 관한 평가로, 환자가 진료 받는 과정에서 실제로 행해지는 직접 평가이다. 의료의 질 평가에 있어서 주된 관심 영역이다.	
	내부 및 외부 평가	내부 평가는 의료기관이 자발적으로 관리하는 활동이며, 외부 평가는 전문가협회, 교육기관, 법적기구, 연구 집단 또는 상업화된 기업과 같은 기관 외부에 있는 단체들이 평가자가 된다.
	의료이용도 조사(UR)	• 보험자에게 제출하는 진료비 청구 명세서나 의무 기록 등을 통해 제공된 의료서비스가 진료에 필수적인지, 적정한 수준과 강도, 비용으로 서비스가 제공 되었는지를 조사하는 방법이다. • 미국의 동료 심사위원회(PRO)

	임상진료 지침	질병별 또는 의료서비스별로 시행 기준과 과정에 대한 원칙을 표준화하여 지침을 개발하고, 진료 행위가 설정된 지침에 따라 수행되었는지를 검토하는 과정이다.
	보수 교육	—
	진료의 본질 행위	환자들에게 바람직한 태도를 취하였는가 하는 인간관계의 문제까지 포함한다.
		적절한 치료, 진단, 투약, 수술 등이 행하여졌는가를 조사한다.
결과(outcome)적 접근		• 선행되는 의료 행위에 의한 현재 혹은 미래의 건강 상태에 이르기까지 건강을 구성하는 제반 요소에 대한 평가를 의미한다. 즉, 환자와 인구집단의 건강 상태에 미치는 진료 효과를 평가한다. • 신체적인 것만이 아니고 사회적·심리적인 요소와 환자의 만족도도 포함된다. → 간접 요인
	측정의 어려움	• 건강 상태의 변화는 아예 측정이 곤란할 수도 있고, 경우에 따라서는 오랜 시간이 지난 후에야 나타나기도 하며, 의료 외적인 많은 요인들이 영향을 미친다. • 현재의 건강 상태와 그 이전에 시행된 진료와의 관계를 늘 명확히 밝혀낼 수 있는 것은 아니다. • 결과를 측정하는 유일한 척도는 없다.
	고객만족도 조사, 의료서비스 평가	각 의료기관이 제공한 의료서비스의 질적 수준 평가 자료나 환자만족도 조사 등을 공개 배포함으로써 의료기관이 자체적으로 서비스 질을 높이도록 유도하는 방법이다.
	진료 결과 평가	이환율, 사망률, 합병증 등의 지표를 공표하는 것이다.

📊 의료의 질적 평가

구조	인적 자원	직원의 규모와 자격
	물적 자원	시설, 장비 재원
	조직 구조	의료진의 조직, 동료 감시의 방법, 진료비의 청구 방법
과정	진단	검사
	치료	투약, 수술
	기타	의뢰, 지속성, 진료의 질
결과	중간 산물	진료의 양
	건강수준의 변화	이환율, 사망률, 재발률, 기능회복
	만족도	환자 의료 제공자

5 보건정책 평가의 한계

평가자의 한계 요인	평가 객체인 인간이 가지고 있는 다양성과 복잡성으로 인하여 보건 정책의 평가에는 한계가 있고, 평가 주체의 가치관이나 태도의 차이, 인지의 차이에 따라 평가의 결과가 달라질 수 있어 한계가 있을 수 있다.
제도 내의 구조적 요인	의료보장 제도는 매우 복잡한 구조를 가지고 있어서 평가 그 자체가 어렵다.
외부환경적 요인	사회적·제도적 환경과 물리적 환경(생태학적 환경) 요인, 즉 보건정책 세계의 외부에서 작용하는 모든 상황적 요소가 한계 요인으로 작용한다.

6 보건정책 평가의 기준

1. 정책평가 기준의 필요성과 기능

필요성	동일한 변화에 대해서 사람에 따라 다른 의미를 부여할 수 있기 때문에 확실한 평가 기준의 정립이 필요하다.
기능	• 목표 설정과 대안 선택의 지침을 제공한다. • 정책 목표에 대한 성취도를 예측·측정하는 도구가 되며, 시행 후 정책성과를 측정하는 도구가 된다. • 평가 기준은 목표를 설정할 수 있게 해주며, 각 대안을 비교·검토하는 지침이 되어 최적안을 선택할 수 있는 근거가 된다. • 정책평가 기준은 정책의 성패를 판단하는 중요한 측정 도구의 역할을 한다.

2. 보건정책 평가 기준 12 서울 / 14 경기 / 15 서울 / 17 대구·광주·교육청 / 19 인천 / 20 경기·경북

효과성(Effectiveness)	의도한 정책목표가 충실히 달성되었는지 여부(비용은 고려하지 않음)
능률성(Efficiency)	● 산출 대 투입의 비율 • 적은 비용으로 산출의 극대화를 달성하는 것을 의미하는 경제학적·정태적·공학적 개념이다.
대응성 (Responsiveness)	• 정책이 특정집단의 요구나 선호 가치를 만족시키는 정도 • 정책수혜자들의 만족도를 평가하는 기준 • 정책의 실시전 여론조사와 실시 후 여론조사의 일치성
형평성(Equity)	• 비용과 편익이 상이한 집단 간에 공정하게 배분되고 있는가에 대한 기준 • 정치적 합리성을 측정하는 기준
적합성	• 정책문제해결을 위해 사용된 수단 방법이 바람직한 수준에서 이루어졌는가를 평가하는 기준 예 비행청소년을 처벌하는 것이 적합한가? • 목표는 '비행청소년 선도'이고, 채택된 대안은 '체벌'이며, 적절성은 목표와 채택된 대안과의 관계를 보고 판단
국민의 만족도	정책에 대한 국민 혹은 주민의 지지 / 수혜자의 욕구 충족 정도를 의미
민주성 및 참여성 (Democracy & Participation)	• 민주성: 민주성이란 정책의 여러 과정에 국민의 참여를 확대시키고, 여론을 충실하게 반영시키며, 집행에 있어서도 국민의 의사를 충분히 고려하는 것이다. • 참여성: 참여성은 정책결정 과정과 정책수행 과정 및 정책평가 과정에 다수의 국민들이 참여하여 그들의 요구가 참작되는 것을 의미한다.

3. Suchman이 제시한 정책평가 항목 ^{15 인천 / 16 서울}

업무량 (effort)	효과에 관계없이 목표 달성을 위해 수행된 업무의 질과 양을 측정·평가하는 것
성과 (performance)	목표 달성을 위한 활동이 기대했던 만큼의 변화를 초래했는가를 측정하는 것
적절성 (adequacy of performance)	성과가 총 필요량을 얼마나 충족시켰느냐를 평가하는 것
효율성 (efficiency)	동일량의 업무와 비용의 투자로 어떤 방법이 업무 수행에 가장 큰 효과를 가져오는가에 대한 투자효과의 개념
과정 (process)	사업의 운영 과정에 있어서 어떻게 하면, 또는 왜 성패를 결정하느냐 하는 요인분석이므로 몇 개의 대안 중 어느 운영 방법이 주어진 여건 하에 가장 알맞느냐 하는 문제와 평가 시 결론지어진 성공 또는 실패를 초래한 관련 요인들을 규명하는 2개 차원이 된다.

4. 논리 모형에 따른 평가 유형 ^{11 지방직 / 16 경남·부산}

논리모형	보건사업은 투입 – 변환 – 산출의 시스템적 과정을 따른다. 보건사업 평가도 이러한 시스템적 과정에 따라 구분할 수 있는데, 투입에 해당하는 구조 평가, 변환 과정에 해당하는 과정 평가, 산출에 해당하는 결과 평가로 구분한다.
구조 평가 17 경기보건연구	사업의 투입부문에서의 평가를 말한다. 즉, 사업의 철학이나 목적에 비추어 사업내용과 기준의 적절성을 확인하는 과정으로 '사업목표가 명확하고 구체적이며 측정 가능한가', '일정, 인력, 예산 등이 각 단계별로 구체적으로 제시되었는가', '사업 대상의 범위나 규모가 적절한가', '사업을 전개할 조직 구조, 담당 인력, 물적 자원에 대한 준비는 충분한가' 등에 대해 평가하는 것이다
과정 평가 17 경기보건연구사	사업에 투입될 인적·물적 자원이 계획대로 실행되고 있는지, 사업이 일정대로 진행되는지, 사업의 모든 측면은 모니터링 되어 사업 속에 피드백 되어 반영되는지를 확인하는 평가 과정이다.
결과 평가 17 경기보건연구사	초기에 설정한 단기 및 장기 사업 목표가 얼마나 달성되었는가를 평가하는 과정으로서 사업의 단기적 효과로써 사업대상자의 지식, 태도, 신념, 가치관, 기술, 행동의 변화를 측정할 수 있고 장기적 효과로써 이환율, 유병률, 사망률 등의 감소로 측정할 수 있다. 또한 사업에 대한 대상자 만족도, 사업 담당자의 만족도 등도 측정할 수 있다.

PART 06

📌 지역사회 보건사업에서 활용되는 전략의 유형(사회생태학적 모형) 10 인천

단계		정의
개인적 수준		지식, 태도, 믿음, 기질과 같은 행동에 영향을 주는 개인적 특성
개인간 수준		가족, 직장 동료, 친구 등 공식적, 비공식적 사회적 관계망과 지지 시스템
지역 사회 수준	조직 요인	조직원의 행동을 제약하거나 조장하는 규칙, 규제, 시책, 조직 내 환경과 조직문화, 조직원 간의 비공식적 구조 등
	지역사회 요인	개인, 집단, 조직 간에 공식적, 비공식적으로 존재하는 네트워크, 규범 또는 기준과 지역사회 환경
	정책 요인	질병 예방, 조기 발견, 관리 등 건강 관련 행동과 실천을 규제하거나 지지하는 각급 정부의 정책과 법률 및 조례

1. 개인적 차원의 전략
   (1) 건강 관련 행동에 영향을 미치는 개인의 지식, 믿음, 태도, 기질을 변화시키기 위해 교육, 상담, 유인 제공 등의 전략을 사용한다.
   (2) 교육 : 강좌, 세미나, 워크숍 같은 공식적인 교육 과정을 통해 정보 제공
   (3) 행태 개선 훈련 : 시뮬레이션, 소집단 토의 등
   (4) 직접 서비스 제공 : 예방 접종, 조기 검진 진료, 재활, 방문간호 등 대상자의 건강 상태에 따라 보건의료 제공자가 직접 서비스를 제공
   (5) 유인과 불이익 제공 유인
      ① 유인
         ㉠ 사회적 유인 : 상급자, 동료, 강사 등으로부터의 특별한 인정, 정찬, 격려 등
         ㉡ 물질적 유인 : 저렴한 물품의 제공, 추가 검진, 마일리지 점수, 보너스, 작업시간 단축 등
      ② 불이익 : 흡연자에 대한 추가 보험료 부과, 특별세 부과, 벌금 부과, 특정 장소 이용금지 등
2. 개인 간 수준의 전략
   (1) 가족, 친구, 직장 동료, 이웃 등 개인에게 영향을 미칠 수 있는 사람들을 함께 관리함.
   (2) 기존 네트워크를 활용 : 네트워크의 강화, 네트워크 구성원에 대한 지지 제공, 지도자에 대한 기술 훈련 등
   (3) 새로운 네트워크의 개발 : 멘토 활용, 동료 활용, 자조 집단(동아리)의 활용
   (4) 자생적 지도자의 활용 : 지역사회에 자생적으로 존재하는 지도자를 비전문가 보건 인력으로 활용하여 이들이 자신이 속한 네트워크 구성원들에게 사회적 지지를 제공하도록 함.
3. 조직 차원의 전략 : 개별 학교나 직장과 같은 조직에 대한 접근은 조직 개발 이론과 조직 관계 이론에 근거를 두고 수행함.
4. 지역사회 차원의 전략
   (1) 이벤트 : 건강 박람회, 걷기 대회 등
   (2) 홍보
   (3) 사회 마케팅 : 대상 집단에게 행동을 실천함으로써 얻을 수 있는 혜택을 알려주고, 활동 실천해 장애가 되는 요인들을 줄이도록 하며, 프로그램 활동 참여를 설득하여 사람들이 자발적으로 행동할 수 있도록 조장하는 과정
   (4) 환경 개선
   (5) 지역사회 규범 개선
   (6) 지역사회 개발 : 건강과 관련된 요인에 대한 의사결정에 지역사회가 밑으로부터 참여할 수 있도록 하는 과정

5. 정책 개발 및 옹호 활동
  (1) 정책 개발 : 담뱃값 인상, 금연구역 설정, 음주운전에 대한 법칙 등의 규제와 안전벨트 및 안전모 착용의 의무화, 비흡연자에 대한 보험료 감면 등 건강 행동 촉진 정책이 있다.
  (2) 옹호 활동 : 정책 재택을 가능하게 하기 위한 로비, 민원 편지 발송, 정책 당국자와의 면담, 지역 사회 집회 등을 의미한다.
6. 연구와 기술 개발

📖 서비스의 질 평가 모형 : SERVQUAL

차원	설명
유형성	물리적인 시설, 장비, 인원
신뢰성	믿을 수 있고 정확하게 약속된 시간에 서비스를 수행하는 능력
반응성	고객을 기꺼이 도우려는 자세와 즉각적인 서비스를 제공하는 능력
확신성	서비스 제공자의 지식과 고객에 대한 예의, 고객에게 믿음과 확신을 줄 수 있는 능력
동정성	고객에게 보이는 개별적 관심

예를 들어, 금연상담과 같은 개별 대상의 사업의 경우는 질 평가의 차원 중에서 반응성, 확신성, 동정성 등이 상대적으로 중요하나 금연 캠페인과 같은 집단 대상의 보건 사업의 경우는 서비스 제공에 있어 물리적인 시설, 장비, 인원 등이 중요하고, 사업 제공자의 능력의 반영은 적어서 이를 평가할 때는 질 평가의 차원 중에서 유형성이 상대적으로 중요하다.

06 보건의료정책 과정에서의 형평성

1 형평성

1. 의의

정의	보건의료정책에서의 형평성은 모든 국민이 보건의료서비스에 대하여 평등하게 보호를 받을 수 있도록 정책적 측면에서 국가가 배려하여야 한다는 의미이다. 여기에서의 형평은 실제적인 형평이면서 정당한 형평이어야 한다.

2. 학문적 · 종합적 형평성의 분류

절대적 · 상대적 형평성	• 절대적 형평성 : 모든 대상에 대해 획일적으로 똑같이 대우하는 것이다. • 상대적 형평성 : 대상을 여러 가지 측면으로 나누어서 차등 있게 대우하는 것이다.
수평적 · 수직적 형평성	• 수평적 형평성 : 모든 사람을 동일하게 취급하는 것이다. • 수직적 형평성 : 서로 다른 상황에 있는 사람들을 서로 다르게 취급하는 것이다.
사전적 · 사후적 형평성	• 사전적 형평성 : 대상에 대하여 취급될 확률이 똑같이 제공되는 것이다. • 사후적 형평성 : 대상에게 사실상의 몫이나 자원을 공평하게 배분하는 것으로, 진실한 의미의 형평성이다.

투입 형평성 · 산출 형평성	• 투입 형평성: 자원 배분을 균등하게 하는 것으로, 사전에 이루어지는 것이다. • 산출 형평성: 인지된 필요나 소비자의 사회적 가치와 관련하여 자원을 배분하는 것으로, 사후 사업 결과에 나타나는 형평성을 의미한다.
개인적 형평성 · 집단적 형평성	• 개인적 형평성: 동일 집단 내에서의 개인 간의 형평성과 2개 이상의 상이한 집단에 속해 있는 개인들 간의 형평성이 여기에 속한다. • 집단적 형평성: 2개 이상의 집단 간에 발생하는 집단 간의 형평성이다.

3. 보건의료정책에서의 형평

보건의료정책을 수립하고 집행하는 과정에 있어서 절대적 형평, 수평적 형평, 사후적 형평, 개인적 형평 등이 우선적으로 이루어져야 한다. 왜냐하면 보건의료는 다른 재화와는 다른 측면, 즉 공공재, 외부 효과, 우량재 등의 성격을 가지고 있기 때문이다.

2 보건의료에서의 형평성 평가 기준

평등	보편주의적 원칙에 의한 평등이 형평성의 평가 기준이 된다.
필요	각 개인의 필요성의 정도에 따른 것도 평가 기준이 된다.

3 보건의료서비스에 있어서의 형평성 문제

계층 간의 형평성	의료 이용에 있어서 빈곤계층과 부유 계층 간에 형평성이 이루어져야 하는데, 이 문제를 해결하기가 쉽지 않다.
지역 간의 형평성	도시와 농어촌, 개발지역과 비개발지역 간 보건의료에의 접근도의 형평성이 부각되고 있다.
제도 간의 형평성	한 나라 안에 의료보장 제도가 다양하게 구성되어 있을 때, 제도 간의 혜택이나 접근도, 비용 부담 등에 있어서 형평성 문제가 제기된다.

4 우리나라의 보건정책

우리나라 보건정책의 문제점	• 정책 수립을 위한 조직과 인력의 폐쇄성 및 전문 의식 부족 • 중앙집권적 의사결정 • 정책형성 과정의 폐쇄성 • 정책평가 기능의 취약성 • 다른 정책분야보다 보건정책 분야의 예산배정 우선순위 저하 • 보건정책 집행의 비탄력성 • 보건정책 집행결과의 환류 성향 부족 • 보건의료인 단체들에 의한 정책의 일관성 훼손

우리나라 보건정책의 과제	적용 범위	건강보험의 가입과 탈퇴, 자유선택권의 부재 문제, 건강보험의 적용에서 누락되어 있는 일부 사람의 문제 등이 부각되고 있다.
	급여 범위	건강보험에서 고령자의 본인일부 부담 면제, 고가 의료장비 보험 적용, 보장구 보험 적용 등이 이루어져야 할 것이다.
	재정 적자	건강보험의 통합 후 전체 건강보험 재정의 적자와 적립금의 격감이 되어 있는 상황이다. 적자를 메꾸는 문제가 시급히 해결되어야 할 것이다.
	의료보장체제 관리방법	건강보험의 통합으로 조합주의의 장점이 크게 부각되는 것이 현실이다. 그러므로 통합형과 조합형의 장점을 취합하여 중간 형태에 접근하는 방안도 검토하여야 할 것이다.
	보건의료 제공체계	보건의료 제공체계는 우리나라의 의료이용 행태와 관행, 각 의료기관의 기능과 역할, 현실적 상황 등을 고려하여 의료기관의 기술 수준에 따라 환자의 흐름을 단계화하고 체계화해야 한다.
	보건행정체제의 단일화	행정안전부와 보건복지부의 보건행정에의 업무 분리를 명확하게 하여야 한다.
	이익 집단의 영향 배제	—
	예방 위주의 정책 실시	—
	의료에 있어 철의 삼각해결	● 철의 삼각(접근도, 비용 절감, 의료의 질) • 초기: 의료의 접근도 제고를 통한 접근 • 중기: 비용절감 • 성숙 단계: 접근도, 비용 절감, 의료의 질 문제를 동시에 고려

🖋 현대 정부의 기능(Dimock의 분류)

구분		질서 기능		봉사 기능	
		보안 기능	규제 기능	원호 기능	직접서비스 기능
내용	대내	범죄, 보건, 교통, 소음, 천재지변 대책 등	기업독점 통제, 증권 통제, 상거래 통제, 의약품 통제	구호, 원호, 연금, 보험, 사업 보조 등	교육 사업, 통신, 철도, 전기, 병원, 박물관, 도서관, 공원, 운동장, 공익사업 등
	대외	외교, 국방, 교포보호, 외국인 및 외국인 재산통제, 전시의 동원 등	이민 규제, 귀화, 무역·관세 규제 등	우방 원조, 국제기구와의 협력 등	국제우편, 전신사업, 후진국 개발 사업 등
성격	고유 기능 고전적 기능 소극적 기능 권력적 기능 법과 사회 질서의 유지 기능 사회 안정 기능 중시			파생적 기능 현대적 기능 적극적 기능 비권력적 기능 현재적이고 적극적 기능 사회변동 기능 중시	

5 WTO/DDA와 의료시장 개방

1. WTO 의료서비스 협상의 4Mode [15 보건복지부7급]

Mode 1 (국경 간 이동)	Cross-border supply • 타국과의 원격 진료, 화상 진료 시 서비스가 이루어진 장소 결정과 그 기준 설정에 대하여 각국의 첨예한 이해관계 대립이 예상 • 정보통신 수단 인터넷을 통한 진료 허용
Mode 2 (해외 소비)	Consumption abroad • 환자가 타국에서 진료를 받을 경우 치료비용의 외국 송금, VISA 발급 등에 대한 규제 철폐 • 해외 진료 환자에 대한 국민건강보험 인정
Mode 3 (상업적 주재)	Commercial presence(의료 영리법인 허용의 문제) • 의사가 아닌 외국인이 의료 시설, 소매 약국, 장애인 및 노인복지 시설 설립 후 의사를 고용하고 수익을 본국에 송금할 수 있도록 허용 • 외국인 투자 완전 허용, 영리법인 인정, 민간의료보험 활성화
Mode 4 (자연인의 이동)	Presence of natural persons(의료인 자유 취업) • 외국인이 국내에서 의사면허시험 없이 의료 행위가 가능하도록 제도 변경 요구 • 의사·간호사 등 면허의 상호 인정

2. 국내 의료서비스시장에 대한 영향

긍정적인 효과	• 부족한 보건의료자원 보충을 통한 의료서비스 공급 기능 확충 가능 • 의료기관 간 경쟁 촉진을 통한 효율성 증대와 경쟁력 강화로 서비스의 질적 개선 및 경영 합리화 기여 • 외국인 합작 투자에 의한 선진 의료기술, 경영 Know-How 이전 가능 • 국내 의료인 및 의료기관의 해외 진출 기회 확대 • 다양한 양질의 의료서비스 선택 기회 확대
부정적인 효과	• 의료의 상업화·고급화 촉진 • 의료기관 간 기능·역할 분담이 명확치 않은 상황에서 병원의 경영 악화로 국내 중 소병원의 도산 초래 가능 • 의료자원의 지역 간 불균형 심화 • 장기적 의료자원 수급 계획 혼란 초래

01 기획의 기본개념

1 보건기획의 개념

1. 보건기획(Health Planning)의 정의

기획정의	기획이란 행동하기 전에 무엇을 어떻게 해야 하는지를 결정하는 것이며, 미래를 예측하는 것이고 측정한 목표를 달성하기 위하여 최상의 이용 가능한 미래의 방법 및 절차를 의식적으로 개발하는 조직적인 계획적, 동태적 과정으로, 현재보다 더 좋은 미래를 만들고 미래의 일에 대한 불확실성을 경감시킬 목적을 갖는 하나의 사회적 과정이다. • 기획은 현실의 변화에 적응할 수 있는 적응력을 가진 계속적인 변환과정이다. • 기획은 문제규명과 변화를 위한 방안일 뿐 아니라 변화를 가져오기 위한 계획 자체의 수정에도 관련된다. • 기획은 계획을 해나가는 과정이다. → 기획은 목적이 아니고 수단이므로 우리가 가지고 있는 한정된 자원을 효과적으로 활용하기 위한 방안이다.
보건사업의 기획	기획은 복잡한 상황 하에서 발생하는 새로운 문제들을 해결함으로써 바람직한 목표를 달성하기 위하여 최적의 전략을 개발하려는 의도된 사회활동 또는 조직 활동으로, 미리 정해진 방법에 따라 대상에게 변화를 가져올 행동을 설계하는 것이다. → 즉, 의도된 미래의 목표에 도달하기 위해 현재를 변화시키는 과정으로 목적과 목표, 전략과 사업내용 등이 기본적 요소로 포함된다.
세계보건기구의 기획	보건의 목표를 달성하기 위해 복수의 대안 중에서 최선의 안을 선택하여 조직적·의식적·지속적으로 노력하는 것으로 보건기획을 정의하고 있다. → 즉 지역주민의 건강수준을 향상시키고, 보건의료서비스에 대한 접근성을 증대시키며 보건 의료서비스와 보건의료 자원의 공급에 있어 효율성을 증대시키는 것을 목표로 하는 계획
기획의 의미	광의의 의미	국가 목표의 실현을 촉진하는 방안으로서 정책의 수립, 채택 및 조절 등에 결부되는 것
	협의의 의미	관리과정의 한 단계로 즉, 기획 → 조직 → 지휘 → 통제의 관리과정 중 첫 단계
	포괄적 의미	계획을 작성하는 것이 기획이다(planning).

2. 보건기획의 목적

목적	• 보건사업을 위한 조직의 개선 • 신규 사업의 개발 촉진과 기존 사업의 강화 및 활용 추진 → 불확실한 미래에 대비 • 보건사업의 질적 향상 • 불필요한 사업계획 중지 • 정부와 민간기관 간의 사업 중복 회피 • 보건사업의 지역 간 배분 개선 • 신규 사업의 우선순위 결정 • 보건인력의 효율적 이용과 훈련시설의 확충 • 보건의료 요구와 이와 관련된 문제 파악 • 새로운 보건지식의 신속한 응용 • 보건사업 연구와 훈련의 밀접한 관계 조정 • 지역사회 발전을 위한 종합적 계획
장점	• 구성원 간의 협력체계 • 자원의 효율적인 이용 • 미래의 불확실성에 대한 준비 • 통제의 용이

2 보건기획의 특성 및 필요성

1. 보건기획의 특성 15 전남 / 16 경북 / 17 경남보건연구사

기획은 하나의 과정 (Process)	계획은 장래의 행동을 위한 설계 그 자체이며, 따라서 과정으로서의 기획과 구분되어야 한다. 기획의 과정은 하나의 계획을 작성하는 데 그치지 않고 그 집행 결과를 평가하여 차기계획에 반영하는 계속적이고 순환적인 활동이다.
미래지향적 (Future Directed)	미래 사건들을 예측하고 조직에 어떤 활동들이 필요할지 결정하고 다루는 것으로 불확실성을 최소화하기 위한 노력이다.
목표지향적	모호하고 불분명한 목표들을 구체화하고 명료화하는 작업이 기획의 첫 단계
의사결정과정	• 조직이 언제, 어떻게, 무슨 목적으로, 무엇을 시행해야 할 것인지를 결정하려면 여러 대안들을 평가한 후 결정하는 것이 필요하다. • 대안 선택을 위한 의사결정과정
효율적인 수단을 강구	어떤 현상이나 사건의 바람직한 미래를 설정하고 그것을 달성하는데 구체적인 수단을 제시한다.
기획은 준비과정	기획은 보다 나은 결정을 위한 시안을 작성하는 과정으로서, 그것을 채택하여 집행하는 것과는 별개 기능이다.
변화 지향적이고 동적인 과정을 포함	기획은 실천과 행동을 통한 문제 해결이나 현실의 개선에 목적이 있으며, 바람직한 목표 달성하기 위해 장래의 행동 대안을 설계하여 그것을 실현하고자 하는 노력이다.

의도적	기획은 의도적·합리적·목적적 과정이다.
다차원적	기획은 하나의 시스템으로서 많은 차원을 가지고 있다. 즉, 시간, 조직, 가능, 영역 등의 차원을 가지고 있다. 이러한 특성 때문에 일관성을 상실하기 쉽다. 기획의 일관성이 상실되면 설정된 정책 목표가 달성되기 어렵다

2. 보건기획의 필요성 ^{17 경기의료기술직}

자원의 효과적인 배분	기관의 사업별로 요구되는 인력, 시설 및 예산 등의 자원을 충족시키기 위해 자원의 효과적인 배분이 필요하다.
합리적 의사결정	보건정책 과정과 희소자원의 효과적인 배분을 위한 합리적인 의사결정을 하기 위해서는 상황 분석과 장래 추이 분석, 우선순위 및 목표 설정 등을 통한 효율성의 원리가 기초가 되어야 한다.
상충되는 의견 조정	각 정책 간에는 목표 달성을 위한 방법과 수단의 결정 과정에서 상호 상충되는 가치와 의견을 가질 수 있으므로 이러한 갈등을 해결하기 위하여 기획이 요구된다.
새로운 지식과 기술 개발	현대 정보사회와 같이 정보가 급속도로 발전하는 사회에서는 보건정책에 필요한 새로운 지식과 기술을 필요로 한다. 따라서 사전에 검토나 조정 없이 새로운 지식과 기술만 도입한다면 지역사회 발전에 장애가 될 수 있다.
지휘와 통제 수단	기획은 전체적인 운영 상황을 명확하게 파악할 수 있게 하는 목표의 효과적 달성에 필요한 지휘 수단이 되며, 전체 조직의 조정과 통제를 할 수 있게 한다.

3 보건기획의 유형

1. 기획유형 ^{12 경북 / 20 경기·경북}

적응범위별 유형	정책 기획	• 행정수반 계층에서 이루어지는 기획 • 기본적인 정치 경제 사회적 목표와 방침을 결정하는 정부의 가치관적 기획 • 종합적·포괄적이며 가치성과 일반성이 있다. • 정부가 수립하고 국회가 의결하는 법률의 형태
	전략기획	• 정책기획의 하위기획으로 제약조건하에서 가능한 목표를 설정하는 기획 • 조직의 전반적인 방향에 대한 일반지침을 제공 • 조직외부의 고객, 경쟁자 등 환경은 물론 내부관리기능이나 부문들과의 연계와 참여가 필요
	운영 기획	• 각 부처별로 구체적·개별적인 행정 수단과 방법을 설정하는 기획이다. • 정책 기획의 하위 기획으로 전술적·단기적 성격을 띠며 행정부 내부적 기획이다. • 행정부 내부통제, 예산편성 심사분석(업무평가)의 기준

PART 06

기간에 의한 유형 15 보건복지부7급	단기 기획 1년 이내	• 기획으로 세분화된 구체적인 기획 • 계획과 현실과의 괴리가 적기 때문에 실현성이 높다는 장점 • 구조적인 변동이나 획기적인 발전을 기대하기 힘들다는 단점 　예 각 부처의 주요 업무
	중기 기획 5년 내외	정치적인 변수나 기회 대상의 성격과 관련하여 가장 많이 이용되는 기획 　예 경제개발 5개년 계획
	장기 기획 0년 내지 20년	• 기획이라기보다는 전망이라는 성격이 강하다. • 구체적인 프로그램은 별 의미가 없고 기본 방향과 지침을 제시하는 데 의의가 있다. 　예 국민건강증진종합계획(Health Plan) 2030
계층에 의한 유형	전략기획 (최고관리자)	• 행정목표의 설정과 정책결정 • 자원의 동원 및 관리 • 행정의 통제 조정 • 조직의 일체성과 적응성 확보
	전술기획 (중간관리자)	• 확립된 정책 법령 규칙의 범위내에서 일상적이고 구체적인 행정업무를 감독 지시하고 통제하는 기술적 기능 • 정책결정의 보조 및 집행기능 • 하급자에 대한 감독 통제기능 • 동료간 협조 조정의 수평적기능
	운영 기획 (하위관리자)	• 정형적 일상적 결정 • 업무적 반복적 의사결정 • 기술적 단기적 의사결정 • 대민접촉기능
기획의 대상에 의한 유형	사회 기획	• 경제의 성장 및 균형 발전, 안정화를 위한 경제 기획, 사회 발전을 추구하는 동안 필연적으로 발생되는 사회 문제를 해결하기 위한 기획이다. • 사회 복지를 위한 기획, 사회 변화에 의한 부작용과 역기능을 해소하기 위한 기획이다.
	물적 기획	• 자연자원, 토지, 국토 개발을 대상으로 한다. 　예 도시 기획, 국토종합개발 기획 등 • 공간 및 자연 개발과 공중의 편익 증진을 위한 기획이다.
	경제 기획	• 경제 개발, 소득 분배, 실업 해소, 물가 안정, 재정 안정 등 경제 전반을 대상으로 하는 기획이다. 발전기획이라고도 하며, 국민경제 수준을 일정 목표에 도달시키려는 종합적·계획적인 정책결정 과정이다.
기간의 고정성에 따른 유형	고정 기획	대부분의 발전 기획들은 기획 기간을 고정시키고 운영하는 것으로 과거 우리나라 1, 2, 3차 경제개발 5개년 계획이 이에 해당된다. 기간이 고정되어 있기 때문에 현실성이 부족하며, 특히 중·장기계획의 진행 과정에서는 목표의 차질이나 여건 변화에 대응하기 곤란하다.
	연동 기획	• 장기 기획 혹은 중기 기획의 집행 과정에서 매년 계획내용을 수정·보완 • 주로 중·장기 기획에서 사용하며, 예산과 기획을 통합하는 것이 목적이다.

기획의 이용 빈도별 유형	단발(단용) 기획	• 특정 상황에 적합한 기획으로, 목표달성이 되면 끝나는 기획이다. • 1회 사용으로 한정되는 예산·경제 기획, 운영 기획, 주요 업무 기획이 이에 속한다. • 환경변화에 적절하게 대처할 수 있고, 특정 상황에 유용하며, 통합적이고 확실한 목적을 가진 행동을 성취할 수 있다. • 기획 수립에 많은 시간과 비용이 소요된다.
	상시(상용) 기획	• 계속적·반복적인 기획으로 규칙, 방침, 기준, 정책 등 표준화된 절차에 의한 기획이다. • 반복적 사용으로 기획 수립에 소요되는 시간과 비용은 절약된다. • 상황에 신속히 적응하지 못하고, 동태적인 기획 운영이 곤란하다.

2. 관리계층에 따른 기획유형

최고 관리자의 기능	전략기획 (고전적 기획)	• 행정목표의 설정과 정책결정 • 자원의 동원 및 관리 • 행정의 통제 조정 • 조직의 일체성과 적응성 확보 • 고전적 기능 　- Gulick은 최고관리층의 7가지 기본적 기능을 POSDCoRB로 제시
중간 관리자의 기능	전술기획 (조정 기획)	• 최고관리층의 바로 밑에서 부분적 업무를 운영·집행하는 책임자 그룹 • 확립된 정책 법령 규칙의 범위 내에서 일상적이고 구체적인 행정업무를 감독 지시하고 통제하는 기술적 기능 • 정책결정의 보조 및 집행기능 • 하급자에 대한 감독 통제기능 • 동료간 협조 조정의 수평적기능
하위 관리자의 기능	운영 기획	• 정형적 일상적 결정 • 업무적 반복적 의사결정 • 기술적 단기적 의사결정 • 대민접촉기능
조직과 관리계층별 능력 한계		• 최고 관리층: 개념적 기술 > 인간적 기술 > 업무적 기술 • 하위 관리층: 업무적 기술 > 인간적 기술 > 개념적 기술

✎ Gulick은 관리의 과정과 기능을 POSDCoRB단계로 규정하였다.

계획 P(Planning)	간호의 궁극적인 목적인 "환자에게 양질의 간호를 제공하기"위해 정책, 절차를 설정하는 것
조직 O(Organizing)	목표에 효과적으로 달성하도록 하는 것
인사 S(Staffing)	—
지휘 D(Directing)	간호부서의 목표를 달성하기 위해 필요한 활동을 수행하도록 간호직원들에게 동기를 부여하고 지도하는 관리 기능
조정 C(Coordinating)	업무 집단의 구성원들이 함께 조화를 이루어 일하도록 하는 활동
보고 R(Reporting)	효과적인 조직 관리에 중요한 것으로 조직의 외부와 내부 환경, 집단과 집단, 개인과 개인 사이의 모든 상황을 연결시켜주는 의사소통 과정
예산 B(Budgeting)	조직 활동의 기대되는 결과를 수치로 표현한 것으로 일정 기간 동안 조직의 계획을 종합하여 화폐가치로 표현해 좋은 금액으로 표시된 업무계획을 의미

---

02 보건기획의 원칙과 과정 및 한계

1 보건기획의 원칙 13 서울15 / 경기9급 · 경기7급 / 16 경기보건연구사 · 경기 / 17 서울 / 20 경기 · 경북 / 21 대전

목적성의 원칙	기획은 목표를 성취하기 위한 노력의 과정이므로 실시과정의 효과를 높이기 위해 명확한 목적이 제시되어야 한다.
단순성(간결성)의 원칙	• 기획과정을 통하여 수립된 계획은 간결하게 표현한다. • 복잡하고 난해한 전문용어를 피하고 평이하게 작성한다.
탄력성(신축성)의 원칙	변동 상황에 기획을 수정하도록 계획은 융통성 있게 수립한다.
안정성의 원칙	계획이 목적한 결과를 달성하기 위해서 안정성을 가진다. 안정성이 높은 계획은 정보의 양, 예측이 정확할수록 계획은 안정적이다.
장래예측의 원칙 (예측정확성의 원칙)	기획은 미래에 대한 정확한 예측에 기반을 둔다. 선입견과 주관성을 배제하고 정확한 정보와 분석으로 수립한다.
포괄성의 원칙	기획에는 필요한 제반 요소가 포함되며, 인적 자원, 물적 자원, 시설, 재정을 충분히 검토한다.
균형성의 원칙	다른 계획에 균형 및 조화를 이루며, 동일한 계획 내에서도 목표, 자원, 제반 요소와의 상호균형과 조화를 이룬다.
경제성의 원칙 17 공무원 / 19 국시	최소의 비용으로 최대 효과를 달성하도록 자원의 경제성을 고려하여 계획한다.
필요성의 원칙	기획이 정당한 이유에 근거를 둔 필요한 것이고 불필요한 기획은 수립하지 않는다.
계층성(계속성)의 원칙	• 하나의 큰 계획으로부터 여러 개의 작은 계획을 파생시키는 것은 계획의 계층화이다. • 기획은 조직의 계층을 따라 연결되고 계속되어야 하며 구체화 한다.

2 보건기획의 과정 ^{16 충북 / 17 보건복지부7급}

문제 인지	현실적인 문제를 정확하게 정의	
목표 설정 15 인천 / 16 경남		기획의 목표제시
	목표설정의 원칙	• 관련성: 국가 및 지역사회 보건정책과 관련성이 있어야 한다. • 실현 가능성: 자원의 동원 가능성 및 제공자의 문제 해결 능력을 확인하는 것 • 관찰 가능성: 눈으로 사업이나 일의 성취 결과를 명확히 확인할 수 있는 것 • 측정 가능성: 성취된 결과를 양적으로 수량화하여 숫자로 표시하면 효과적
정보수집	다양한 정보를 수집분석으로 현실상황의 분석	
기획 전제의 설정	미래 예측 혹은 전망 등을 말한다. 즉, 기획 전제는 현실 여건이 아닌 미래에 관한 예측과 전망을 의미한다.	
대안의 탐색과 비교·평가		• 가용 자원의 충원 가능성, 기획안의 질적 요인, 기본 정책에 부합 여부 등을 고려하면서 대안을 비교하고 평가해야 한다. • 여러 예측 기법을 통하여 필요한 여러 가지 대안을 마련하고, 제약요건 하에서 가능한 최적의 대안을 설정하는 과정이다. • 타당성 분석을 통해 이미 마련된 대안에 대하여 현실적으로 실현 가능하며, 이와 같은 대안들이 과연 합리적인가를 판단하여야 한다.
	보건과학적 타당성	보건학적 문제점을 충분히 파악했는지, 그 문제점들을 해결하기 위한 수단은 기술적으로 가능하며 효과가 있는지 등을 검토한다. 이때 보건의료체계의 기술적 과정에 관한 기준과 규범을 주요 검토 기준으로 삼는다.
	경제적 타당성	• 능률의 제고, 즉 자원 대 성과비의 극대화 내지 적정화에 초점을 맞춘다. • 경제적 타당성의 분석방법으로는 비용 – 편익 분석(Benefit-Cost Analysis)과 비용-효과 분석(Cost-Efficiency Analysis)이 이용
	사회적 타당성	보건의료의 제공에 관여하는 개인이나 조직, 개별 이용자나 조직들 사이의 관계나 역할 및 발전에 계획된 사업이 미칠 영향과 이로 인한 변화가 계획의 집행 과정 및 결과에 주게 되는 영향을 검토
	정치적 타당성	보건 계획이 진행됨으로써 혜택을 입은 것은 누구이며, 손해를 보는 것은 누구인지, 그리고 집행 과정에서 주도권은 누구에게 주어져야 하는지를 검토
	기술적 타당성	선택한 방법 및 수단이 기술적으로 가능하고 효과적인가를 검토
	교육적 타당성	대상자에게 얼마나 교육적이고 파급적인가, 간접적인 교육효과가 있는가를 검토
	법적타당성	목표 달성을 위한 행위가 법적으로 받아들여질 수 있는가를 검토

최적 대안의 선택		—	
계획의 집행	집행 계획	예비 단계를 거쳐 계획 추진방안을 구상하며 추진 계획을 작성하는 작업	
	실제 시행	집행 계획을 보건 사업화하여 실제적으로 추진(동작화)하는 것을 의미	
평가	사업 목적의 달성이 효과적으로 이루어지고 있는가를 분석하는 과정		
	사업목적(가정)의 타당성 여부 검토	'사업의 목적이 무엇인가', '사업의 대상은 누구인가', '사업의 효과가 나타나는 시기는 언제인가', '기대하는 효과의 크기는 어느 정도인가', '목적 달성을 위한 접근법은 무엇인가' 등을 파악	
	평가 분석내용	업무량 분석(Effect)	무엇을 어느 정도 충실히 수행하였는지를 평가
		업적 분석 (Performance)	사업의 목표량을 달성 정도
		적절도 (Adequacy of Performance)	실제로 기대 또는 요구되는 목표량에 대한 업무량의 비율
		효율도 분석 (Efficiency)	투입된 노력이 과연 적절한 것이었나
		과정 분석 (Process)	사업이 어떤 기전에 의하며 또는 어떤 과정을 밟아 나타났는가를 분석

3 기획의 제약요인 13 경기 / 14 경기·경북 / 15 경기 / 17 울산 / 21 서울

1. 기획수립의 제약요인

기획목표설정시 갈등대립	기획당사자와 이해당사자 간 목표설정에 대한 이해대립 정치 경제적 요인 작용
미래예측의 곤란 비용과 시간	• 미래예측이 불확실하면 효과적이고 건전한 계획을 세울 수 없다. • 비용이 뒷받침되어야 실효성을 거둘수 있다.
정보자료의 부족과 부정확성	계획수립 및 분석은 한계가 있고 정확한 자료의 입수가 어렵고, 개발도상국인 경우 왜곡 변질되기도 한다.
개인적 창의력 위축	기획이 지나치게 포괄적이고 세부적인 경우와 기획과정이 집권적인 경우 일반직원이나 감독자의 창의력을 저해하게 된다.
기획의 그레샴의 법칙	특별한 노력이 요구되지 않은 정형화된 기획에 주력하고 비정형적인 기획을 회피하는 경향이 있다. ● **그라샴** '악화가 양화를 구축한다.'라는 그레삼법칙이 여러 정책결정이나 기획에 적용되는 반영되는 현상을 말한다. 불확실하거나 전례가 없는 상황에서 쇄신적이고 발전지향적인 비정형적 결정이 이루어져야 하나 현실적으로는 특별한 노력이 요구되지 않은 정형화된 기획, 전례를 답습하는 기획이 우선적으로 행해지고 비정형적인 기획을 기피하는 현상

2. 기획집행상 제약요인

기획의 경직성	• 일단 수립된 기획은 경직성으로 수정이 곤란 • 경직성은 변동하는 사회의 적응력도 약하게 된다.
이해관계자의 저항	기획집행에 일부 국민이나 관료보부터의 이해관계로 저항이나 반발이 생길수 있다.
즉흥적 권위적 결정에의한 빈번한 수정	최고관리층이 전임자의 기획을 법적구속력이 없다는 이유로 즉흥적 권위적 결정에 의해 빈번하게 수정되는 경우
자원배분의 비효율성	한정된 자원의 배분이 행정수요의 우선순위에 따라 이루어져야 하는데, 각 행정조 직 단위간의 대립 갈등으로 왜곡되면 계획집행에 차질이 생긴다.

4 보건 기획의 성공 요인 12 경북교육청 / 16 경기

성공 요인	• 변화 지향적, 목적 지향적이어야 한다. • 기획 작업 이전에 기획의 과정과 목표, 방법에 대한 합의가 이루어져야 한다. • 장기 기획과 단기 기획은 통합되어야 한다. • 기획은 누구라도 이해할 수 있도록 명확해야 한다. • 목표와 목적이 명백하게 제시되어야 한다. • 의견을 수렴하고 이를 명확히 하는 데 많은 시간을 투자하여야 한다. • 기본 기획은 전체적인 것이어야 하므로 최고 경영층에서 수립되어야 한다. • 조직 전체가 기획의 과정에 참여하여야 하고, 특히 사업 수행자의 의견을 충분히 반영하여야 한다. • 기획의 공간적, 시간적 범위를 정하여야 한다. • 경험이 부족한 경우 포괄적이고 종합적인 기획보다는 부분적 기획부터 단계적으로 접근하는 것이 바람직하다. • 모든 사업을 대상으로 하기보다는 가장 필요가 크고, 사업 효과가 큰 전략적 부분부터 시작하는 것이 좋다. • 기획 수립을 뒷받침할 수 있도록 조직 구조화되어야 한다. • 기획은 간단하고 구체적이되 과학적인 근거에 기반을 두어야 한다.

Koontz의 기획의 성공 요인과 실패 요인

성공요인	실패요인
• 모든 상급관리자는 기획 수립에 있어서의 장애를 제거해 주고, 그의 부하들이 기획을 수립할 수 있는 분위기를 만들어 주어야 한다. • 논리적으로 볼 때 기본 기획은 전사적인 것이어야 하므로, 이들 기본 기획은 최고 경영층에서 수립되 어야 한다. • 기획 수립을 뒷받침할 수 있도록 조직 구조화되어 야 한다. • 기획 수립은 누구라도 이해할 수 있도록 명확해야 한다. • 목표, 전재, 전략 및 방침이 상호 연결되고 관리자 에게 잘 전달되어야 한다. • 기획의 수립에 있어서 참여가 이루어져야 한다. • 장기 기획은 단기 기획과 통합되어야 한다.	• 의미 있는 목표가 없기 때문이다. • 기획 전제를 과소평가하는 경향이 있기 때문이다. • 기획의 범위를 완전히 파악하지 못하기 때문이다. • 기획 수립은 합리적인 과정이라는 것을 인식하지 못하기 때문이다. • 과거의 경영에 지나치게 의존하고 있기 때문이다. • 최고 경영자의 지지가 없기 때문이다. • 명확한 권한의 위양이 없기 때문이다. • 적절한 통제 기법과 정보가 부족하기 때문이다. • 변화에 대한 저항이 있기 때문이다.

PART 06

03 보건기획의 방법

🔲 기획방법의 분류

1. 입안 설정 과정 방법: 브레인스토밍, 델파이 기법, 비용 – 편익분석, 비용 – 효과 분석 등
2. 우선순위 결정 방법: Bryant의 방법, BPRS 방법, PEARL 방법
3. 사업 진행의 방법: PERT, CPM, 나뭇가지 결정론, 게임 이론 등

1 계획입안 설정 과정에서의 여러 방법

브레인스토밍 (Brainstorming) 15 제주 / 16 서울	참가자로 하여금 자유분방한 아이디어를 내게 하고 이를 결합하여 교체하거나 혹은 결합하여 실행 가능한 아이디어나 착상을 끌어내는 방법		
	6대 원칙	비판 금지 및 판단 연기	다른 사람이 이야기하는 중간에는 그 의견에 대한 비판을 하지 않는다. 평가나 판단은 최종적으로 미룬다.
		자유 분방	실현 가능성이 없는 엉뚱한 제안도 환영한다.
		대량 발산(많은 아이디어 표출	브레인스토밍은 양을 추구한다.
		아이디어 결합 및 의견 개진	브레인스토밍은 다른 사람의 아이디어 위에 자신의 아이디어를 얹어 놓는다는 생각으로 한다. 경우에 따라서는 다른 사람의 아이디어를 표절하는 것도 막아서는 안 된다.
		아이디어 발표 독점 금지	
		비공개적 방법에 의한 우선순위 결정	
델파이기법(Delphi) 15 경기 / 16 경기·경기보건연구사 / 17 서울·경남·보건복지부7급	어떤 문제를 예측, 판단, 결정함에 있어 의견의 일치를 볼 때까지 전문가 집단으로부터 반응을 체계적으로 도출하여 분석·종합하는 하나의 조사방법		

비용–편익 분석
(CBA : Cost Benefit
Analysis)
15 울산 / 16 인천
17 서울·보건복지부7급 /
교육청 / 19 서울
	• 하나 또는 둘 이상의 사업 대안에 대해 가장 타당성이 있는 방법을 판단하는 데 이용하는 방법이다. 즉, 계획에 대한 비용과 편익을 각각 측정하여 사회적·경제적 관점(Socioeconomic View Point)에서 가장 많은 순편익이 되는 방안을 찾아내는 분석기법이며, 경제적 타당성 검토 기준으로 결과가 화폐 가치로 나타날 수 있다.
	• 비용 – 편익 분석에 의한 대안의 타당성 평가에서는
	 – 비용편익비(B/C ratio)는 적어도 1 이상: 소규모 사업일 때 채택
	 – 순현재가치[NPV = 편익(총이득) – 총비용]는 적어도 0 이상: 비용편익 분석의 일차적 분석
	 – 내부수익률(IRR)은 정해 놓은 최저 한계선(대부분 은행 금리) 이상
	  * 투자한 원금에 비하여 매년 몇 %의 이득을 되돌려 받느냐의 의미이다.
	  * 할인율이 정해지지 않았을 때 사용하는 기준으로, IRR이 클수록 경제적 타당성이 크다.
	• 자본회수 기간(회임 기간)은 짧을수록 좋다.		

비용-효과 분석 (CEA : Cost Ellect Analysis) 16 인천·서울 / 19 서울	정의	주어진 목적 달성을 위한 여러 가지 서로 다른 방법을 비교하여 그중 가장 사업성과가 큰 방법을 찾아내도록 하는 방법으로, 건강이나 회복 등으로 결과가 표시될 수 있다.
	방법	비용 1단위당 최대의 효과를 갖는 대안을 선택한다.
	장점	CBA가 가지고 있는 가장 큰 문제인 편익의 화폐화가 요구되지 않는 이점 때문에 CEA는 실제 분석에서 CBA보다 더 자주 이용된다.
	단점	• CEA의 결과는 어떤 목표를 달성하는 데 가장 적은 비용이 드는 방법을 제시할 뿐이다. • 어떤 사업의 시행이 둘 이상의 산출을 내는 경우에는 사용하기 어렵다. • 산출이 미래에 상당 기간 계속 발생하는 경우에는 적용이 어렵다.
비용-효용 분석 (CUA : Cost Utility Analysis) 16 충북·경북 / 22 서울·지방직	조건	산출물은 단수 혹은 복수이며, 종류 및 양이 사업 대안 간에 동일할 필요가 없으며, 효용은 건강 일수(healthy days) 혹은 질 보정 수명(QALY)으로 측정된다.
	방법	건강 일수 하루당 혹은 질 보정 수명 1년당 최소의 비용이 소요되는 방안이나 혹은 비용 한 단위당 최대의 효용을 갖는 대안을 선택한다. 15 서울 / 17 서울
		• 비용 – 효과 분석과 마찬가지로 주어진 자원으로부터 얻는 편익을 극대화하는 것이 목적이다. CEA를 좀 더 세련화한 것이라 할 수 있다. • 전체적인 자원의 배분보다는 개별적인 프로그램에 초점을 맞추고 있으며, 건강 상태의 상대적인 가치나 효용의 평가로 출발하고 있다.
시계열 분석	개념	과거의 변동 추세를 모아 둔 시계열 데이터에 대한 분석결과를 토대로 이를 연장하여 미래를 추정하는 방법으로 경험적, 귀납적 미래예측기법이다.
	전제	• 지속성 : 과거의 변화 방식이 미래에도 그대로 지속될 것이라는 가정 • 규칙성 : 과거의 변화 패턴이 미래에도 규칙적으로 반복되어 나타날 것이라는 가정 • 신뢰성과 타당성 : 이용될 자료가 내적으로 일관성을 띠고 있어 신뢰할 수 있을 뿐만 아니라 측정하고자 의도하는 것을 측정할 수 있어야 한다는 가정
	특징	• 시계열 분석에서 가장 중요한 목적은 예측이다. • 병원의 경우 수요량을 어느 정도 정확히 예측할 수 있다면 의료자원을 원활히 관리할 수 있 합리적인 경영을 유도하게 된다.

2 우선순위 결정 방법

Hanion	• 문제의 크기: 많은 사람들에게 영향을 미치는 문제 • 문제의 심각성: 심각한 영향을 미치는 보건문제가 우선적 • 과학적 지식과 기술 존재: 그 문제를 해결하기 위해 필요한 지식이나 기술 • 자원동원성: 효율을 높이기 위하여 경제적 측면 및 인력에 대한 고려 • 대상자의 수용력: 교육대상이 될 개인이나 집단이 어느 정도의 관심과 자발성을 갖고 있는가

BPRS 방식
12 지방직 / 13 인천
/ 16 경기보건연구사

• Hanlon과 Pickett의 우선순위 결정
• 보건사업의 우선순위 결정에서 가장 널리 활용되고 있는 방법으로 다음의 공식을 통해 건강문제의 우선순위를 평가한다.

기본적 우선순위 결정	$BPRS = (A + 2B) \times C$
A: 문제의 크기(0~10점)	건강 문제를 지닌 인구의 비중/만성 질환 유병률, 급성질환 발생률
B: 문제의 심각도(0~10점)	긴급성, 경중도, 경제적 손실, 타인에의 영향
C: 사업의 추정 효과 (0~10점)	• 건강 문제 해결을 위한 사업의 효과 • 사업의 최대효과와 최소효과를 추정하여 점수화하는 방법
D: PEARL factors (0또는1)	$(A + 2B) \times C * D(P \times E \times A \times R \times L)$

PEARL

0 또는 1 ($P \times E \times A \times R \times L$), 사업의 실행 가능성을 평가

Propriety	적절성	보건사업이 해당조직의 업무범위에 해당되는지를 보는 것 • 문제 해결을 위한 프로그램의 적절성 정도
Economic Feasibility	경제적타당성	문제해결이 경제적으로 의미가 있는지를 보는 것
Acceptability	수용성	지역사회나 대상자들이 보건사업을 수용할 수 있는 지
Resources	자원의이용가능성	보건사업에 사용할 재원이나 자원을 보는 것
Legality	적법성	법적으로 프로그램 운영이 문제가 없는지를 보는 것

Bryant
10 경기의료기술직 /
12 지방직 /
17 서울(공중보건)·
경기 / 20 서울

문제의 크기	질병 또는 보건 문제의 유병도
문제의 심각성	보건 문제의 심각도
문제의 해결가능성	• 사업의 기술적 해결 가능성 • 문제를 다루는 데 있어서의 난이도
주민의 관심도	해당 보건 문제에 대한 지역사회의 관심도

NIBP

● Needs/Impact-Based Palnning
• 건강문제의 크기와 해결방법의 효과를 기준으로 우선순위를 평가

건강문제의 크기 해결방법 효과	높음	보통	낮음
매우 좋음	반드시 수행	반드시 수행	수행
좋음	반드시 수행	수행	수행
효과가 있을 것 같음	시행 검토 혹은 연구촉진	시행 검토 혹은 연구촉진	연구촉진
효과가 없음	사업의 중지 혹은 시작 금지	사업의 중지 혹은 시작 금지	사업의 중지 혹은 시작 금지

PATCH모형 11 서울교육청 / 13 충남·전북8급	• 1980년, 질병예방통제센터(CDC)에서 개발한 지역 보건사업 기획모형 • 우선순위 선정기준 : '문제의 중요성'과 그 문제 해결을 위한 '변화 가능성'

PATCH모형	문제의 '중요성'	• 문제가 지역사회에 얼마나 심각한 영향을 주는가(사망률,유병률) • 광범위하게 유포된 문제인가?(이환율)
	문제의 '변화가능성'	문제가 얼마나 용이하게 변화될 수 있는가를 평가하는 기준
CLEAR	NIBP 방식으로 결정된 건강 문제의 우선순위가 수행 가능성 측면에서도 효과가 있는지를 확인하는 기준 • 지역사회의 역량(Community capacity) • 합법성(Legality) • 효율성(Efficiency) • 수용성(Acceptability) • 자원의 활용성(Resource availability)	
황금다이아 몬드 방식 (Golden diamond) 모델 16 부산·경남 / 23 서울	미국 메릴랜드 주의 황금 다이아몬드(Golden diamond) 모델은 보건 지표의 상대적 크기와 변화의 경향(trend)을 이용하여 우선순위를 결정하는 방법 • 기획 관계자들에 의해 건강 문제 선정 • 선정된 건강 문제의 이환율과 사망률, 변화의 경향을 미국 전체와 비교 • 상태에 따른 단계별 구분 [Ⓐ 주(state)가 좋음, Ⓑ같음, Ⓒ 주가 나쁨] • Golden diamond 상자에 표시 • 1순위 사업은 미국 전체에 비해 주의 지표가 좋지 않고 변화 추세도 나쁜 경우이다.	

🖾 황금 다이아몬드 모델의 적용

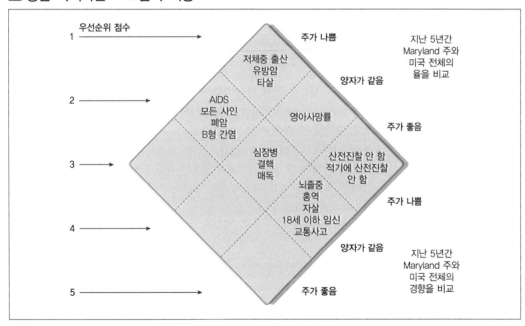

3 계획집행 과정에서의 여러 방법

	PERT : Program Evaluation and Review Technique)	
과업평가 검사 기법 (PERT) 12 지방직 / 15 경기 / 16 제주	방법	어떤 사업 수행에 필요한 세부과업들을 활동과 수행단계로 세분하고, → 이들의 선후관계와 인과관계를 따져 과업추진공정을 수립하고 이를 도표화함. → 과업을 추진공정에 따라 순차적으로 수행하고 관리할 수 있도록 해주는 합리적인 관리기법
	특징	• 작업을 질서정연하게 관리할 수 있도록 해준다. • 과업을 추진공정에 따라 순차적으로 수행할 수 있도록 자원과 예산배분을 체계화해준다. • 관리자와 과업수행자가 과업의 진전상황을 쉽게 파악할 수 있게 해준다. • 시간에 맞추어 과업을 완수할 수 있게 해준다.
	원칙	• **공정 원칙**: 모든 행동이 반드시 완성되어야 한다. • **단계의 원칙**: 선행 단계 성립 후 다음 단계를 착수해야 한다. • **활동의 원칙**: 모든 활동은 선행 활동과 후속 활동을 가진다. • **연결의 원칙**: 앞 단계로 돌아갈 수 없다는 일방통행의 원칙이다.
	PERT flow diagram	
주경로 기법(CPM)	임계경로법 CPM : Critical Path Method	
	방법	• PERT와 매우 유사하나 주로 정형적인 의사결정 기법에 사용되며 프로젝트 완성을 위한 하나의 완성 시간만을 결정한다는 것이 다른 점 • 임계 활동(Critical Activity)은 계획보다 시간을 초과하거나 더 많은 자원을 배정할 수 없는 과업을 지칭
	특징	• 복잡한 일을 단순화하거나, 실제 업무를 집행하는 데 있어서 유용한 방법이다. • 주 경로가 제 시간 내에 완성되지 않으면 다른 활동들을 시작할 수 없으므로 제 시간 내에 끝날 수 있도록 관리자는 비용과 편익 분석으로 프로젝트 진행을 효율적으로 운영하여야 한다. • PERT와 CPM은 모두 계획, 일정표 작성, 통제의 3가지 기능을 가지고 있다.

나뭇가지 결정론 (Decision Tree)	개념	의사결정 나무기법 : 몇 개의 의사결정이 연속되는 경우, 첫 단계의 의사결정에 의하여 실제 상황에 대한 정보를 입수한 후 이 정보를 감안하여 다음 단계의 의사결정을 하는 다단계 의사결정 과정
	작성 방법	• 사각형 결정마디(□) : 의사결정을 내리는 지점 • 원형 사건마디(○) : 상황발생점 • 가지 : 의사결정점과 상황발생점에서 뻗어나온 가지는 의사결정의 대안을 표시하기도 하고 선택과 상황이 이루어질 때 다양한 결과를 의미하기도 함.
	특징	관련자들이 모여서 토의하는 것이 좋으며, 의사결정이 몇 단계를 거치면서 이루어지는 경우 마치 나뭇가지처럼 결정이 가지를 이루게 된다. 의사결정의 확률은 과거의 경험적 데이터, 의사결정자들의 주관적 판단, 전문가의 견해 등 혼합적으로 사용하게 된다.
	의사결정 나무의 사례	 신제품을 개발해야 하는가, 기존 제품을 유지해야 하는가
간트챠트 (Gantt Chart)		• 작업계획과 실제의 작업량을 작업일정이나 시간으로 견주어서 평행선으로 표시하여 계획과 통제기능을 동시에 수행할 수 있도록 설계된 막대도표로 '막대그래프 차트'라고도 한다. • 작성이 쉽고 작업의 진척도를 그래프로 알기 쉽게 보여 줄 수 있지만 서로 다른 작업들 간의 관계나 상호의존성을 표시할 수는 없다.

04 지역사회 보건사업의 목표와 전략

지역보건사업의 목표 13 부산	목적	보건사업이 궁극적으로 달성하고자 하는 것에 대한 일반적인 기술
	목표	사업의 목적을 달성하기 위해 필요한 변화에 대한 구체적인 기술
	목표가 갖추어야 하는 기준	**❿ 목표 기술의 SMART 원칙** • Specific : 구체적 • Measurable : 측정 가능성 • Aggressive & Achievable : 적극성과 성취 가능성 • Relevant : 연관성 • Time limited : 기한

지역사회 보건사업기획 전략 20 울산	**사회생태학적 모형**		
	개념	• 인간과 환경사이의 동적이고 적극적인 상호작용과 인간생활의 사회적, 역사적, 문화적, 제도적 맥락을 이해하고자 하는 학문이다. • 사회 생태학적 모형에 의하면 개인 또는 집단의 행태는 개인적 요인, 개인간 관계 및 일차집단, 조직요인, 지역사회요인, 정책요인의 상호작용에 영향을 받는다.	
	사회생태학적 모형에 따른 건강에 영향을 미치는 요인		
	단계	정의	
	개인적요인	지식, 태도, 행동, 자아인식, 기술과 같은 개인의 특성, 개인의 발달사를 포함한다.	
	개인 간 관계 및 일차집단	가족, 직장동료, 친구 등을 포함하는 공식적 비공식적 사회적 관계망과지지 시스템	
	조직요인	조직적 특성을 지닌 사회적 기관들, 공식적 비공식적 규칙과 규제	
	지역사회요인	일정한 경계 안에서 이루어지는 조직, 기관, 비공식네트워크 사이의 관계	
	정책요인	각급 정부의 정채과 법	
	지역사회 보건사업에서 활용되는 전략의 유형		
	단계	전략의 유형	
	개인적 수준	교육, 행태개선 훈련, 직접서비스(예방접종, 검진, 진료, 재활 방문보건 등)	
	개인 간 수준	기존 네트워크 활용, 새로운 네트워크 개발(후원자 활용, 동료 활용, 자조집단 형성), 자생집단(비공식적) 지도자 활용	
	지역사회 수준	조직요인	조직개발 이론과 조직관계이론의 적용
		지역사회요인	이벤트, 매체홍보, 사회마케팅, 지역사회 역량강화
		정책요인	옹호, 정책개발

MEMO

신희원
**보건행정
길라잡이**

PART

07

재무행정
및 보건경제

Chapter 01 재무행정

Chapter 02 보건경제

01 일반재무행정

1 재무행정

정의		• 국가, 지방자치단체, 공공기관이 공공 정책을 수행하는 데 필요한 재원을 동원·관리·운용하며 또한 이를 위한 정책을 결정하고 수행하는 것 • 정부는 조세 수입을 주요 재원으로 하고 그 밖에 정부 보유재산의 매각, 국공채 발행, 각종 수수료 등을 수입으로 국방·외교·치안 등 국가 유지를 위한 기본적인 역할 외에도 경제개발, 사회복지, 교육, 과학 기술 등 국가 발전을 뒷받침하기 위한 분야에 재원을 배분한다. 이러한 정부의 재원조달 및 지출활동, 즉 정부의 경제를 일컬어 재정(Public Finance)이라고 한다.
재무행정의 3대 요소		• 세입 예산 • 세출 예산 • 공채 발행
재무행정의 5대 원칙		• 양출 제입의 원칙: 지출을 먼저 책정한 다음 일정한 조세 수입을 고려한다는 원칙 • 수지 균형의 원칙: 조세 수입과 경비 지출을 일치하여야 한다는 원칙 • 능력 부과의 원칙: 국민의 부담 능력에 따라 조세를 부과한다는 원칙 • 보험료 불가침의 원칙 • 강제 징수의 원칙
재무행정의 성격	정부 활동의 과정	정부가 국가 활동을 하는 과정에서 필요한 수입과 지출을 합리적이고 효율적으로 계획·집행·평가(통제)하는 과정이 재무관리이다.
	외부 환경과의 관련성	재무관리는 조직 내·외적인 환경 변수와 관련성이 깊다. 정부의 수입이나 지출과 사업을 결합시키는 동태적인 과정으로써 국민 경제에 미치는 파급효과가 크다.
	복합적인 의사결정	정치 과정이나 이해 관계자들 간의 상호 복합적인 체계로 구성된 연속적인 의사결정 과정이다.
재무행정의 기능	자원배분의 조정	–
	소득의 재분배	–
	경제 안정화	재정의 자동안정화 기능	경기침체·호황시 정부가 의도적으로 정부지출이나 세율을 변경시키지 않아도 총수요 조정을 통해 자동적으로 경기변동성을 감소시키는 기능
		경제의 안정화 기능	개방경제 하에서 소비, 수출, 투자 등 국민경제 총수요의 크기가 상당한 진폭으로 변동할 수 있는데, 정부가 재정정책을 통해 총수요를 조정하여 경제의 안정화를 도모하는 기능
재무행정의 정책 구성	의미	재무행정에서의 재정 정책은 정부의 특정 목적을 달성하기 위하여 정부 지출과 세입의 관리, 그리고 공채의 운용 등에 관한 정책이다.
	정책 구성	• 지출 정책: 보건정책에 긴요한 예산 정책 및 재정 정책 • 수입 정책: 정책 수단으로서 조세와 공채 정책 • 운영 정책: 정부 활동의 경비와 성과의 상관관계를 분석하는 정책 • 회계 정책: 보건 계획과 그 실적과의 상관관계의 정책

> **재정과 예산의 관계**
>
> 재정은 예산보다 넓은 개념으로
> 1. 재정은 국가 또는 지방공공단체가 공적 권력 작용이나 경제적 행위 등에 의하여 금전을 획득하고 이를 공공 목적에 지출해 나가는 과정인 데 비하여
> 2. 예산은 이러한 금전 활동을 규율하기 위한 경제의 예정적 계획을 말한다.

02 예산

1 예산

1. 의의 16 울산

의의	예산이란 일정 기간 내에 요구된 사업들에 대한 소요 자원과 가용 자원을 추계하여 수치로 나타낸 계획서
예산	• 일정 기간이란 회계 연도를 의미하며, 주로 1년 단위이다. • 요구된 사업들이란 정부가 작성하고자 하는 행정 목표를 의미하며, 대개는 사업이나 프로젝트와 같은 사업의 형태로 나타난다. • 소요 자원과 가용 자원의 추계란 수입과 지출에 대한 예정적 계획을 의미한다. • 수치로 나타내어진다는 것은 단순한 정책 방향이 아닌 구체적이고 세밀하게 짜여진 계획이라는 뜻이다. • 계획서(Plan)란 정부가 의도하는 정책 방향을 알려 주는 나침반과 같은 안내서라는 의미이다.

2. 예산의 기능

재정 통제 기능	당초 근대 예산제도는 의회(입법부)의 행정부에 대한 민주적 통제 수단으로 발전하였다. 이후 현대 예산제도가 통제 중심에서 관리 및 기획 중심으로 전환되고는 있지만 여전히 입법부(의회)의 행정부에 대한 재정 통제 기능은 중요한 역할을 담당하고 있다.	
정치적 기능	고도의 정치적 성격을 가지는 예산은 정치적 과정을 통하여 현실적으로 가치를 배분하고 국민의 이해관계를 조정하는 기능을 가지고 있어 현대 행정국가에서 특히 강조되고 있다.	
경제적 기능	경제 안정화 기능	경제가 불경기일 때와 호경기일 때에 적절한 정책을 통해 경제의 안정과 발전을 도모한다. 이는 특히 선진국에서 중요한 정책이다.
	경제성장 촉진 기능	개발도상국의 경제 성장을 위한 자본형성기능을 말한다.
	소득 재분배 기능	소득 재분배를 위한 조치로써, 예를 들면 조세 면에서 소득세나 주민세에 누진율을 적용해 고소득자에게 세금을 무겁게 부과하거나, 지출 면에서 생활 무능력자에게 보조금을 지불하는 것을 말한다.
	자원 배분 기능	보건행정 목표의 달성을 가능한 한 극대화시키기 위한 합리적인 자원 배분의 수단으로서의 기능을 수행한다.

관리적 기능	중앙 예산기관은 각 부처의 사업 계획의 검토, 평가와 이에 소요되는 경비의 사정을 통하여 계획과 예산을 일치시킨다는 점에서 관리적 기능을 갖는다.
계획 기능	예산의 계획 기능이란 조직의 목표를 결정하고 이 목표를 성취하기 위하여 투입될 자원을 결정하고 자원을 배정하여 사용하기 위한 정책들을 결정하는 일련의 과정을 말한다.
법적 기능	예산은 입법부가 행정부에 대하여 재정권을 부여하는 하나의 중요한 형식으로써 예산상의 결정이 법률의 형식을 갖는 경우도 있고 그렇지 않은 경우도 있다. 국회를 통과한 예산은 행정부의 행위를 구속하게 되며, 행정부는 국회가 의결한 대로 예산을 운영할 의무를 지게 된다.
감축 기능	경제 불황으로 자원의 부족과 예산을 절감하기 위해서 정부 지출을 감축하는 관리 기능을 말한다. 즉, 저성장시대에는 불필요한 정부 지출을 줄여 작은 정부를 지향하게 되므로 예산의 감축 기능이 강조된다.

2 예산의 원칙

정의	• 넓은 의미로는 예산의 편성·심의·집행·결산 및 회계검사 등 예산의 전 과정에서 준수되어야 하는 원칙 • 좁은 의미로는 예산의 편성·집행 과정에서 준수되어야 하는 원칙 • 전통적 예산 원칙은 입법부 우위의 예산 원칙으로서 행정부의 재량권 통제를 위해 중시된 통제 지향적 예산 원칙 • 예산 원칙은 행정부 우위의 예산 원칙으로써 행정부의 책임과 신축적인 운영이 강조되는 관리지향·계획지향적인 예산 원칙을 말한다

1. 전통적 예산의 원칙(노이마르크 Neumark의 원칙) 16 울산 / 17 서울

공개성(Publicity)의 원칙	예산의 전 과정을 국민에게 공개해야 한다는 원칙으로, 정부의 투명성 확보에 그 목적이 있다. 그러나 국가 예산 중에는 국방비, 정보비 등 그 내역을 공개적으로 밝힐 수 없는 경우나 전시·안전 보장 등의 이유로 행정부에 부여하는 신임 예산의 경우는 공개성 원칙의 예외로 인정하고 있다.	
	신임 예산	의회가 예산의 총액만 정해주고 그 예산의 구체적 용도는 행정부가 결정하여 지출하도록 하는 제도로서, 전시 등 비상시는 지출을 요하는 항목이나 금액을 미리 예측할 수 없을 뿐만 아니라 수시로 필요한 신규 사업을 위한 예산을 즉시 마련해야 하기 때문에 행정부의 재량에 맡긴다.
완전성(Comprehensiveness)의 원칙(포괄성·총괄성의 원칙) 16 서울	모든 국가의 세입과 세출은 예산에 계상되어야 한다는 원칙으로, 예산 전체를 명료하게 할 뿐 아니라 예산에 대한 국회와 국민의 통제를 용이하게 한다는 데 그 목적이 있다. 예외로는 순계 예산과 기금이 있다.	
	순계 예산	예산을 계상함에 있어 경비를 공제한 순 세입 또는 순 세출만을 계상하는 것을 말한다.
명료성(Clarity)의 원칙	예산은 합리적으로 분류되고, 금액이 정확히 계상되며, 수입과 지출의 근거와 용도를 명확히 함으로써 국민에게 쉽게 이해될 수 있어야 한다는 원칙	
단일성(Unity)의 원칙	예산은 구조 면에서 복수 예산이 아닌 하나로 존재해야 한다는 원칙이다. 예외로는 추가경정 예산, 특별 회계, 기금이 있다.	

한정성(Definition)의 원칙	예산은 사용하는 목적, 범위 및 기간에 있어서 명확한 한계가 있어야 한다. 따라서 목적 외 사용 금지, 계상된 금액 이상의 지출금지, 회계 연도 경과 지출 금지 등을 주된 내용으로 한다. 예외로는 목적 외 사용으로 이용과 전용이 있으며, 계상된 범주를 이탈한 사용으로 예비비, 회계 연도 독립의 법칙의 예외로 이월, 계속비가 있다.
사전 승인(Prior Authorization)의 원칙	예산이 집행되기 전에 입법부에 의하여 먼저 심의·의결되어야 한다는 원칙이다. 즉, 예산의 집행은 의회가 의결한 범위 내에서 행하여져야 한다는 것이다. 예외로써 사고 이월, 준 예산, 전용, 예비비 등이 있다.
통일성(Non Affection)의 원칙	모든 수입은 한 곳으로 합쳐지고 지출은 지출 계획에 따라야 한다는 원칙이다. 즉, 특정의 세입을 특정한 세출에 충당하여서는 안 된다는 것이다. 예외로는 목적세, 특별회계 예산, 기금 등이 있다.
엄밀성(Exact)의 원칙(정확성의 원칙) 17 서울	예산 추계가 가능한 한 정확해야 한다는 것이다. 예산은 사전 예측에 불과해 예산이 결산과 완전히 일치할 수는 없지만 예산과 결산이 지나치게 불일치해서는 안 된다는 원칙이다.

🖋 전통적 예산의 원칙과 예외

예산원칙	예외
공개성	신임예산
완전성	순계예산, 기금
단일성	특별회계., 추가경정예산, 기금
한정성	사용목적(이용, 전용), 사용범위(예비비), 사용기간(이원, 계속비)
사전승인	준예산, 전용, 시고이월, 예비비
통일성	특별회계, 목적세, 기금

2. 현대적 예산의 원칙(스미스 H. Smith의 원칙) 16 경남

행정부 사업 계획 (Executive Programming)의 원칙	입법부의 통제보다는 행정부의 국가 운영에 대한 사업 계획이 우선되어야 한다는 원칙이다. 행정부가 국민적 여망에 부응하는 사업 계획을 스스로 수립하기 위해 활용해야 하는 수단이 예산이라는 것이다.		
행정부 재량 (Executive Discretion)의 원칙 20 경남	행정부는 합법성보다는 효과성에 치중한 예산운영을 할 필요가 있다는 것이 행정부 재량의 원칙이다.		
	보고(Reporting)의 원칙	예산의 편성, 심의·집행은 각 행정 기관의 재무보고, 업무보고에 근거를 두어야 한다. 이 원칙은 맹목적이고 자의적인 예산 관리를 배척하고 정확한 정보와 현실성 있는 상황을 토대로 한 원칙이다.	
	적절한 예산 수단 (Adequate Budget Tools)의 원칙	예산 책임을 수행하는데 필요한 예산기관과 예산배정 제도, 예비비 제도 등 제도적 수단을 갖추어야 한다는 원칙이다.	
	다원적 절차 (Multiple Procedures in Budgeting)의 원칙	현대 정부의 다양한 기능을 수행하기 위해서는 필연적으로 다양한 절차가 수반되어야 한다. 지나치게 전통적인 예산의 원칙이나 관습에 얽매이지 말고 보다 신축적으로 대응하기 위해 다양한 절차를 활용해야 한다는 것이다.	

PART 07

	시기 신축성 (Flexibility in Timing)의 원칙	예산은 정책이나 사업의 성격상 예산 기간의 신축적 운영이 필요하다. 3~5년 정도 걸쳐 편성되는 계속비는 그러한 예이다.
	상호 교류적 예산 기구 (Two-Way Budget Organization)의 원칙	중앙 예산기관과 각 행정기관의 예산 담당자들이 정보와 상호 교류 및 업무의 협조를 통한 예산 운용을 해야 한다는 원칙
행정부 책임 (Executive Responsibility)의 원칙 17 경기	행정부는 국회의 의도를 충분히 반영시켜 예산을 경제적으로 집행할 책임이 있다는 원칙으로 행정부가 스스로에게 책임을 지는 것을 의미하며 이는 재량에는 반드시 책임이 수반된다는 논리에서 나온 것이다. 현대적 예산 원칙 중 가장 중요한 원칙이라고 할 수 있다.	

3. 전통적 예산원칙과 현대적 예산원칙의 비교

전통적 예산원칙(노이마르크)	현대적 예산원칙(스미스)
• 입법부 우위의 예산제도 • 국회의 행정부에 대한 감시감독강조 • 통제지향적 성격으로 신축성을 위한 예외적 수단들 인정	• 행정부 우위의 예산제도 • 전통적 예산원칙의 기본 틀은 유효 • 관리, 기획, 성과지향의 원칙강화

4. 예산의 종류

(1) 회계 형태에 따른 분류

일반회계	• 일반회계 예산은 정부의 강제적 수입원인 조세 수입을 주재원으로 하여 일반적인 정부활동에 관한 총수입과 총지출을 망라하여 편성한 예산을 말한다. 흔히 예산하면 이 일반회계를 의미한다. • 일반회계 예산은 국가의 고유 기능을 수행하기 위해 필요한 예산이므로 그 세입은 원칙적으로 조세 수입을 재원으로 하고 그 밖의 과태료 등 세외수입과 이월금, 차입금 등이 포함된다.		
특별회계	• 특별회계 예산이란 특정한 세입으로 특정한 목적을 수행하기 위해 계상된 예산이다. • 특별회계 예산 단일의 원칙, 예산 통일의 원칙에 대한 예외이다. • 특별회계는 법률로 설치하며 국회의 심의를 받는다. • 특별회계는 원칙적으로 이를 설치한 소관 부처가 관리한다. • 보건복지부의 경우는 농어촌 구조개선 특별회계, 국가 균형 발전 특별회계가 있다.		
	일반회계와의 차이	**⊕ 특별회계 설치에 관한 법률 적용** • 발생주의 회계 원칙 적용 • 원가계산제 · 원가상각제 채택 • 예산 집행의 신축성 인정	
기금 18 서울 / 19 서울	• 정부는 사업운영상 필요할 때에는 법률로써 정하는 경우에 한해 별도의 기금(FUND)을 설치할 수 있다. • 이 기금은 일반회계나 특별회계와는 달리 예산 외(Off Budget)로 운영할 수 있다. • 보건복지부의 소관 기금으로는 국민연금 기금, 국민건강증진 기금, 응급의료 기금이 있다.		

✍ 예산과 기금의 비교

구분	예산	기금
재원	조세 수입, 무상적 급부	일반회계로부터 전입금, 정부 출연금, 유상적 급부
운용 방식	국회의 의결 필요	국회의 통제를 받지 않고 대통령의 승인, 일반회계예산·특별회계 예산과는 별도로 운영
예산통일의 원칙	적용	적용 배제

✍ 일반회계, 특별회계, 기금의 비교

구분	일반회계	특별회계	기금
설치 사유	모든 국가 재정 활동	특정 사업 운영, 특정 자금 보유 운영, 특정 세입으로 특정 세출에 충당	특정 목적을 위해 특정 자금을 적용할 필요가 있을 때
재원 조달 및 운용 형태	공권력에 의한 조세 수입과 무상적 급부의 제공이 원칙	일반회계와 기금의 운용형태 혼재	부담금·출연금 등 다양한 수입원을 토대로 융자사업 등 유상적 급부를 제고
운용계획 확정·집행	• 정부가 예산 편성권을 가지며 국회가 심의·확정함 • 집행 과정에서도 합법성에 입각한 통제가 가해짐	좌동	• 기금관리 주체자 계획 수립 후 경제 기획원 장관과의 협의, 국무회의 심의 및 대통 승인으로 확정 • 국회 상임위원회에 보고 및 출석·답변 의무 있음(국회 통제 ×). • 집행 과정에서 합목적 차원에서 탄력성 보장 • 여유 자금의 투융자 특별회계 예탁 의무
세입과 지출의 연계	원칙적으로 특정한 세입과 세출의 연결 배제	특정한 세입과 세출의 연결	좌동
정부 세입 세출 예산에 포함 여부	포함	포함	불포함

(2) 예산의 성립 시기에 따른 분류 16 강남

본 예산	• 당초 예산이라고도 하며, 정상적인 절차를 거쳐 편성·심의·확정된 최초의 예산을 말한다. • 본 예산은 회계 연도 개시 90일 전까지 국회에 제출하고, 국회는 회계 연도 개시(매년 1월 1일) 30일 전까지 이를 의결한다. • 예산이 성립된 후에 불가피한 사유에 의해서 집행상 수정이 필요한 경우를 대비하여 생겨난 예산이 수정 예산과 추가경정 예산이다.
수정 예산	• 수정 예산이란 예산안이 국회에 제출된 이후 본 예산이 성립되기 이전에 부득이한 사유로 인하여 그 내용의 일부를 변경하고자 할 경우는 국무회의의 심의를 거쳐 대통령의 승인을 얻어 수정 예산안을 국회에 제출하고 이를 확정시키는 예산을 말한다. • 수정 예산은 예산 금액의 합계를 증가시키지 못한다. • 우리나라는 1970년과 1981년도 예산의 경우 수정 예산이 제출된 바 있다.
추가경정 예산 17 서울 / 19 강남·부산·인천 / 21 경기7급	• 추가경정 예산이란 예산안이 국회를 통과하여 예산이 성립된 이후 예산에 변경을 가할 필요가 있을 때에 이를 수정·제출하여 국회의 심의를 거쳐 성립되는 예산이다. • 추가경정 예산은 예산이 국회를 통과하여 성립한 다음에 변경하는 것인데 비해, 수정 예산은 예산이 국회를 통과하기 전에 수정하는 제도이다. • 추가경정 예산은 일반적으로 약식으로 심의되고 있어 본 예산을 심의할 때 삭감된 항목의 부활이 가능하다. • 추가경정 예산은 본 예산을 집행하는 과정에서 예산 변경의 사유가 발생하였을 때 편성한다는 점과 국회의 심의·의결을 받아야 한다는 특징이 있다. 본 예산과 별개로 성립·집행되므로 예산 단일성 원칙의 예외가 된다.
추가경정예산안의 편성 (국가재정법 제89조)	① 정부는 다음 각 호의 어느 하나에 해당하게 되어 이미 확정된 예산에 변경을 가할 필요가 있는 경우에는 추가경정예산안을 편성할 수 있다. 　1. 전쟁이나 대규모 재해(「재난 및 안전관리 기본법」 제3조에서 정의한 자연재난과 사회재난의 발생에 따른 피해를 말한다)가 발생한 경우 　2. 경기침체, 대량실업, 남북관계의 변화, 경제협력과 같은 대내·외 여건에 중대한 변화가 발생하였거나 발생할 우려가 있는 경우 　3. 법령에 따라 국가가 지급하여야 하는 지출이 발생하거나 증가하는 경우 ② 정부는 국회에서 추가경정예산안이 확정되기 전에 이를 미리 배정하거나 집행할 수 없다.

(3) 예산 불성립 시의 분류

잠정 예산	• 잠정 예산은 회계 연도 개시 전까지 예산이 국회에서 의결되지 못했을 경우, 몇 개월분에 해당하는 일정한 금액을 국고로부터 지출할 수 있도록 허가해 주는 제도이다. • 영국, 캐나다, 일본에서 잠정 예산제도를 취하고 있다.
가 예산 15 서울 / 17 경남보건연구사 / 20 인천	• 가 예산은 회계 연도 개시 이전에 예산이 국회의 의결을 거치지 못할 경우 최초 1개월분의 예산을 국회의 의결로 집행할 수 있도록 하는 제도이다. • 잠정 예산과의 차이점은 1개월 동안이라는 제한이 있다는 점이다. • 프랑스에서는 가 예산제도를 취하고 있으며, 우리나라 제1공화국에서도 사용한 경험이 있다.
준 예산 20 서울	• 준 예산이란 새로운 회계 연도가 개시될 때까지 예산이 국회에서 의결되지 못하면 정부가 국회에서 예산안이 의결될 때까지 전년도 예산에 준하는 경비를 지출할 수 있게 하는 제도이다. • 준 예산제도가 적용되는 경비는 헌법이나 법률에 의해 설치된 기관 또는 시설의 유지비, 법률상 지출 의무가 있는 경비, 이미 예산으로 승인된 사업의 계속을 위한 경비 등이다. • 준 예산에 의해 집행된 예산은 당해 연도의 예산이 성립되면 예산에 의하여 집행된 것으로 간주한다. • 독일과 우리나라에서는 준 예산제도를 취하고 있다.

✍ 준 예산, 잠정 예산, 가 예산 비교 ^{17 울산}

구분	준 예산	잠정 예산	가 예산
기간 제한	제한 없음	몇 개월(4-5개월)	1개월
국회 의결	불필요	필요	필요
사전 의결 원칙	예외 적용	원칙 적용	원칙 적용
지출 항목	한정식	전반적: 영국, 미국 한정적: 일본	전반적
채택 국가	우리나라, 독일	영국, 캐나다, 일본	프랑스(제3, 4공화국)
우리나라 적용 여부	1960년 이래 채택하였으나 실제 사용한 적은 없음.	채택 없음.	제1공화국 때 채택 사용

03 예산과정

1 의미

예산과정	• 예산은 전년도에 편성 심의를 거쳐 당해 회계 연도 1월 1일에 시작하여 12월 31일까지 집행이 완료되고, 다음 연도에 결산 및 회계 검사가 이루어지는 일련의 과정을 거치게 된다. 이러한 예산의 편성, 심의, 집행, 회계 검사의 과정을 예산과정이라고 한다. • 통상 3년이라는 기간이 소요 • 예산과정은 정치적인 투쟁 과정으로, 합리적인 자원 배분을 위한 과학적·체계적 과정과 동태적(신축적), 순환적 과정을 거치는 것이 예산과정의 특징이다. 예산의 편성 (행정부) → 예산의 심의 (입법부) → 예산의 집행 (행정부) → 예산의 결산 및 회계 검사 (입법부)
정치적 투쟁 과정 사례	예산을 요구하는 보건복지부(중앙관서)는 더 많은 예산을 소비하는 소비자로서 중앙 예산기관(기획재정부처)은 예산을 대폭 삭감하기 위해서 보건복지부장관(중앙관서의 장)은 보건복지의 수문장으로서 자신의 목표를 달성하고자 투쟁하며, 국회는 국가예산의 감시자로서의 역할을 수행하는데, 이는 치열한 정치적 투쟁 과정이라고 할 수 있다.

2 예산과정

1. 예산편성

예산편성	부가 다음 회계 연도에 수행할 정책·사업을 금액으로 표시한 계획을 작성하는 과정	
예산 총액	예산편성 과정에서 확정되므로 다양한 정치 집단들은 이 과정에서 보다 많은 예산을 확보하기 위한 정치적 투쟁을 전개한다.	
예산안 편성과정	사업계획서 제출	각 중앙관서 → 기획재정부장관에
	예산편성 지침과 기금운영계획 작성지침 통보	기획재정부장관 → 각 중앙관서
	예산요구서의 작성 및 제출	각 중앙관서 → 기획재정부장관
	예산의 사정	기획재정부
	정부예산안의 확정 및 국회 제출	기획재정부 → 국무회의 → 대통령 → 국회

2. 예산심의

예산심의	의회가 행정부에서 수행할 사업 계획의 효율성을 검토하고 예산을 확정하는 것
국회 예산심의	• 국가 기획 및 사업 계획의 수준을 결정하고, • 정부의 재정 규모와 지출 예산의 총액을 확정하며, • 행정부를 통제·감독하는 기능을 수행하고, • 한정된 재원의 합리적 배분이라는 성격을 갖는다.
예산심의 과정	본회의 시정연설 → 상임위원회 예비심사 → 예산결산특별위원회 종합심사 → 본회의결

3. 예산의 집행

예산집행	예산이 심의·확정된 후 예산에 계상된 세입·세출뿐만 아니라 예산이 성립된 후 일어나는 세입·세출 전부를 포함한 정부의 모든 수입과 지출을 실행하는 행위를 의미한다.	
예산의 집행 절차 16 서울 / 22 서울·지방직	예산의 배정	**⚫ 기획재정부 장관 → 각 중앙관서** • 사업계획의 실현을 위해서 자금을 할당하는 절차 • 기획재정부장관이 예산배정계획과 자금계획을 수립해 국무회의의 심의와 대통령의 승인을 얻은 후 예산 집행 • 각 중앙관서의 장은 예산이 확정된 후 사업운영계획 및 이에 따른 세입·세출·예산 등이 포함된 예산배정요구서를 기획재정부장관에게 제출
	예산의 재배정	**⚫ 각 중앙관서 → 산하기관** • 각 중앙관서의 장은 예산배정의 범위 안에서 예산지출 권한을 산하기관에게 위임
	지출원인행위	지출의 원인이 되는 계약 또는 기타의 행위로 예산의 금액 내에서 실시해야 한다.
	지출	부담한 채무를 이행하기 위해서 수표를 발행하고 현금을 지급하기까지의 행위를 말한다.
예산집행의 신축성 유지 방법 15 울산	예산의 이용과 전용	예산의 이용: 장·관·항 간의 상호 유통을 말하며 국회의 승인을 얻는 것에 한한다.
		예산의 전용: 행정 과목인 세항·목 사이의 상호 융통을 말하며, 국회의 사전 승인까지는 필요하지 않으나 기획재정부 장관의 승인을 요한다. 16 서울
	예산의 이체	정부 조직 등에 관한 법령의 제정, 개정 또는 폐지로 인하여 그 직무 권한에 변동이 있는 경우 예산 집행에 관한 책임 소관을 변경시키는 것이다.
	예산의 이월	당해 연도 내에 사용하지 못한 예산을 다음 연도의 예산으로 남겨 사용하는 것이다.
	예비비	예측할 수 없는 예산 외의 지출 또는 예산 초과 지출에 충당하기 위해서 계상된 경비로서 총액으로 국회의 의결을 받아야 한다.
	계속비	완성에 수년을 요하는 공사나 제조 및 연구개발 사업에서는 경비의 총액을 정하여 미리 국회의 의결을 얻은 범위 내에서 수 년도에 걸쳐 지출할 수 있는 경비이다.
	예산의 긴급배정	기획재정부 장관은 필요한 경우에 대통령령이 정하는 바에 의하여 회계 연도 개시 전에 예산을 배정할 수 있다. 예를 들어, 외국에서 지급하는 경비·여비·정보비, 경제정책상 조기 집행을 필요로 하는 공공 사업비, 선박에 속하는 경비 등이 이에 속한다.
	국고채무 부담행위	국가가 채무를 부담하는 행위로써, 예를 들면 2년 이상 소요되는 건물을 임차하는 경우 국가가 금전 급부 의무를 부담하게 된다.
	수입대체 경비	국가가 특별한 역무를 제공하고 그 제공을 받은 자로부터 비용을 징수하는 경우, 수입의 범위 안에서 관련 경비의 총액을 지출할 수 있는 경우를 말한다.
	총괄 예산	구체적으로 용도를 제한하지 않고 포괄적인 지출을 허용하는 예산제도이다.
	대통령의 재정, 경제에 대한 긴급 명령	국가가 재정, 경제상의 중대한 위험에 처한 경우 국회의 승인을 얻지 않고 대통령은 긴급 명령을 내릴 수 있다.

4. 예산의 결산 및 회계 검사 ^{17 서울}

예산의 결산	예산의 결산이란 한 회계 연도 동안의 수입과 지출의 실적을 확정적 계수로써 표시하는 행위이며, 정부의 수입과 지출에 관한 사후적 재무 보고이며, 회계 검사를 받기 위하여 회계 기록과 자료를 정리하는 활동이다.
회계 검사 17 서울	• 회계 검사는 예산과정 중 마지막으로 수행되는 과정으로 조직의 재정적 활동 및 그 수입·지출의 결과에 관하여 사실을 확증·검증하는 행위를 의미한다. • 즉, 회계 검사는 회계 기록을 대상으로 하고, 제3자가 하여야 하며, 회계 기록의 정확성 여부에 관한 검증 절차이며, 회계 기록의 적정성 여부에 관한 비판적 검증으로써 검사자의 의견이 표시되어야 한다. • 회계 검사는 예산 집행에 대한 사후 통제이지만 가장 강력하고 본격적인 통제이다.

04 예산제도

1 시대별 예산제도

년도	중점	제도	내용
1920	통제 지향적 예산	품목별 예산제도	수입과 지출에 적정화를 기하며, 특히 투입에 관심을 가져 세출예산에 있어서의 낭비를 억제하는데 중점을 둠.
1950	관리 지향적 예산	성과주의 예산	다소 구체적인 문제(투입과 산출에 관심을 가지며, 지출된 예산으로 최대의 성과를 얻으려는 능률성을 중시함.
1960	계획 지향적 예산	계획 예산	광범위한 문제(장기적 목적)에 관심을 가지며, 장기목표의 달성을 위해 기획과 예산을 연결하여 효과성 제고를 추구함.
1970	감축 지향적 예산	영기준 예산	영기준을 적용하여 사업의 우선순위에 따라 예산을 편성하여 결정
1980	하향적 예산 (목표달성 지향)	성과주의 예산과 계획 예산	하향적 예산은 재정지출 증가를 억제하고 효과적인 목표달성을 위해 행정수반(기관장에게 예산)에 대한 전반적인 관리권을 부여함.
1980이후	참여지향적 예산	참여예산	예산과정에서 시민참여, 예산운영에서의 예산감시운동을 통해 성과감시와 평가활동을 강화

2 품목별 예산제도(LIBS : Line Item Budgeting System) [16 경기]

(1) 품목별 예산제도

개념	품목별 예산제도란 지출의 대상이 되는 물품 또는 품목(인건비, 물건비, 여비 등)을 기준으로 하는 예산제도
특성	• 통제 중심 예산 : 입법부의 행정부에 대한 통제 용이, 세출 예산의 엄격한 통제 확보 • 입법부 우위 예산 : 합법성에 치중하는 전통적 회계 검사에 유용 • 회계 책임의 명확화
장점	• 회계책임이 분명하고, 공무원의 자유 재량의 여지가 제한되므로 종합적 · 개별적인 통제가 가능하다. • 지출의 합법성을 평가하는 회계 검사에 용이하다. • 지출 전 사전 통제가 가능하므로 중앙 예산기관의 통제가 용이하다. • 차기 연도의 예산 편성을 용이하게 한다.
단점	• 세부적인 지출에 초점을 두기 때문에 전체적인 사업을 알 수 없다. • 지나친 세분화로 인해 행정 활동의 자유를 제약하고 예산의 신축성을 저해할 우려가 있다. • 정부 사업의 전모를 파악하기 어렵기 때문에 정책 형성에 유익한 자료를 제공하지 못한다. • 예산 항목에만 관심을 가져 정책이나 사업의 우선순위를 소홀히 하기 쉽다. • 포괄적 성격을 지닌 총괄 계정에는 적합하지 않다.

(2) 성과주의 예산제도(PBS : Performance Budgeting System) [16 경기 · 충북 · 교육청]

개념	사업 계획을 세부 사업으로 분류하고 각 세부 사업을 '단위 원가 × 업무량 = 예산액'으로 표시해 편성하는 예산으로, 정부가 구입하는 물품보다 정부가 수행하는 업무에 중점을 두는 관리지향적 예산제도이다.
특성	• 수단보다는 목적 · 사업을 중시(예산 절약에 기여) • 관리 중심 • 행정부의 재량 행위 확대 • 행정부의 사업 계획 수립 용이 • 국민이 이해하기 용이
장점	• 예산의 절약과 능률을 강조하는 통제지향적인 품목별 예산제도에 비해 성과주의 예산제도는 사업과 정책의 성과를 우선으로 하는 성과지향적인 제도이다. • 업무 단위와 업무량 측정 등 계량화를 가능하게 하여 관리의 효율성과 능률성을 향상시킨다.
단점	행정업무상 업무 단위의 선정이 곤란한 것이 대다수이다.

🗒 신성과주의 예산(NPB)

총액은 상층부에서 정해서 내려 보내주면 하층부에서 정해진 예산을 가지고 쓰기 방식으로 거시적(총액 설정), 하향적인 예산이라 한다. 집권적인 면과 분권적인 면이 동시에 나타나며 이를 조화롭게 하는 것이 신성과주의 예산의 방향이다. 예산 집행 결과 어떠한 산출물을 생산하고 어떤 성과를 달성하였는가를 측정하여 이를 기초로 평가하는 결과 중심의 예산체계로 1990년대 책임성 확보를 강조하는 선진국 예산개혁 방향을 성과 평가를 통해 연계시킨 제도를 말한다(최근의 재정 개혁은 신성과주의를 지향한다고 할 수 있다).

구분	1950년대 성과주의(PBS)	신성과주의(NPB)
시대적 배경	1950년대 행정 국가	1980년대 이후 탈행정 국가
성과의 지향	투입과 산출(능률성) 지향	산출과 결과(효과성) 지향
성과의 관점	공무원 관점의 성과	고객(만족감) 관점의 성과
성과의 책임	성과에 대한 정치적, 도덕적 책임 중시	구체적, 보상적 책임 중시
결정 흐름	상향식(분권)	집권과 분권의 조화
회계 방식	불완전한 발생주의 회계(사실상 현금주의)	완전한 발생주의 회계

🗒 예산총액배분 자율편성(Top-down)제도

1. 재정당국이 정해준 예산 한도 내에서 부처별로 자유롭게 예산을 편성할 수 있도록 하여 부처의 자율성을 높이는 예산편성제도이다. 즉, 사전 재원배분제도(Top Down)는 국가의 전략적 목표와 우선순위에 따라 재정당국이 5개년 국가재정운용 계획을 수립하고 이를 바탕으로 주요 분야별 및 부처별 지출한도를 먼저 설정하고, 개발부처는 그 한도 내에서 개별사업에 대한 예산을 요구 하는 방식이다. 부처별 지출한도는 일반회계는 물론 특별회계와 기금을 포괄하여 설정된다.

2. 톱다운제도는 재정당국과 각 부처의 역할분담으로 지원배분의 효율성·투명성·자율성을 제고 시킬 수 있다. 부처별 지출한도가 사전 제시됨에 따라 각 부위의 전문성을 적극 활용하여 사업별 예산규모를 결정할 수 있고 각 부처의 책임과 권한을 강화할 수 있다.

(3) 계획 예산제도(PPBS : Planning Programming Budgeting System) ^{17 충남·세종}

개념	계획의 과정별·업무별로 예산을 편성하는 방식을 취하는 예산제도이다. 즉, 단기적인 예산과 장기적인 계획을 합리적으로 결합시켜 의사결정의 일원성을 확보함으로써 예산의 절약과 능률성 같은 자원 배분의 최적을 기하려는 기획 중심의 예산제도
특성	• 합리주의적 결정 이론 • 장기적인 기획 능력 제공(통상 3~5년) • 수직적·중앙집권적, 경직성, X이론 • 상의하달식 의사 전달(의사 전달의 일원성) • 최고관리자층 중시(막료 중심) • 목표·정책 중시(장기성, 거시적 결정, 개방 체제) • 과학적, 객관성 중시(System Analysis 분석, Benefit/Cost 분석, Efficiency/Cost 분석)
장점	• 장기적 사업 계획 및 재정 계획 수립 등 예산의 계획 기능 강조 • 예산 배분의 기준으로 효과성 강조 • 체제의 정치(투입 – 과정 – 산출)에 부합되는 예산제도 • 과학적 분석 기법 활용 가능
단점	• 사업에 대한 비용·편익 분석이 곤란 • 유능한 인재의 부족

(4) 영기준 예산제도(ZBB : Zero Base Budget)

개념	정부기관의 모든 사업 활동에 전 회계 연도의 예산을 고려하지 않는 영기준을 적용하여 계속 사업·신규 사업을 막론하고 그 능률성·효과성과 사업의 계속·축소·확대 여부를 새로 분석·평가하고 사업의 우선순위를 결정하여 이에 따라 예산을 편성·결정하는 예산제도를 말한다.	
특성	• '계속 사업 + 신규 사업'을 비교·분석하여 우선순위를 결정 • 수평적, 분권적, 참여적, 민주성, Y이론 • 하의상달식 의사 전달, 신축성, 다원성 • 정치적인 우선순위 고려 • 단기성, 미시적, 폐쇄 이론(내부 강조) • 결과·산출 중시(사업 중시) • 자원난 시대에 대비가 용이 • 조세 부담 증가 억제	
장단점	**장점**	**단점**
	• 재원의 합리적 배분 • 재정 운영·자금 배정의 탄력성 • 사업의 효율성 향상 • 관리자의 참여 확대 • 관리 수단의 제공 • 조세부담 증가 방지 및 감축 예산을 통한 자원난 극복	• 시간과 노력의 과중 • 사업의 축소·폐지 곤란 • 목표 설정 기능·계획 기능 위축 • 관료들의 자기방어 • 자료 부족과 분석·평가의 곤란 • 소규모 조직의 희생 • 분석 기법의 적용 한계

(5) 일몰 예산제도(SLB ; Sunset Law Budgeting)

개념		영기준 예산제도의 효과적 운영을 위한 제도로, 특정한 행정기관이나 사업이 일정기간(3~7년)이 지나면 자동적으로 폐쇄되게 하는 예산제도
영기준 예산제도와의 비교	유사점	• 사업의 계속 여부를 검토하기 위한 재심사를 실시한다. • 자원의 합리적 배분에 기여하며 감축 관리의 일환이 된다.
	차이점	**●● ZBB** • 예산 편성에 관련된 행정부 과정 • 중하위 계층까지도 심사 • 매년 검토
		●● Sun-Set Law • 예산의 심의와 통제와 관련된 입법부 과정 • 행정의 최상위 계층의 주요 정책 심사 • 검토 주기가 3~7년

(6) 자본 예산제도(CBS : Capital Budget System)

자본예산제도	부 예산을 정책이나 절차상의 편의를 위해 경상 지출과 자본 지출로 나누고, 경상 지출은 수지 균형을 원칙으로 하여 경상수입으로 충당하며, 자본 지출은 적자 재정이나 공채 발행으로 충당하는 복식 예산제도

⑺ 목표관리 예산제도(MBO : Management By Objective)

개념	• 조직 목표와 개인 목표를 명확하게 설정함으로써 각자의 능력을 개발하고 의욕을 높이며, 또한 각자의 힘을 조직력으로 집중 발휘시킴으로써 효율적인 경영 활동을 가능하게 하는 경영 기법 및 경영 이념이다. • 필요에 따라서는 목표를 수정함으로써 외부의 변화에 신속하게 대응하는 다이내믹한 조직 활동이 가능하다.
기대 효과	• 조직민주화 추구 • 조직구성원의 사기, 만족감 증대 • 조직 운영 시 불분명·애매한 것을 이해 • 책임감 증진 • 팀워크의 구축 • 조직의 약점 도출 및 보완 • 관료제의 부정적 측면 제거
선행 조건	• 민주화의 선행 • 분권화 • 자기 관리 • 상관의 이해력 • 하의상달의 원칙 확립 • 성과에 따른 보상체계의 확립
목표관리(MBO)의 기본적 요소	• 목표 중심적 관리 • 참여적·자주적·신축적 관리 • Y이론적인 낙관적 인간관과 관리전략 • 개방적·유기체적 조직관 • 커뮤니케이션과 환류과정의 강조 • 단기적·계량적 목표 • 구성요소 간 상호의존성 • 분권적 관리기법 • 자율적인 관리체계
장점 10 서울 / 17 서울·충북	• Y이론적 관리 방식(조직 목표와 개인 목표의 조화) • 관료제의 역기능 보완(조직의 변화와 쇄신 추구로 조직 동태화에 기여) • 평가·환류 기능 중시 • **조직 목표 명확화**: 조직 활동 집중, 조직의 효과성 제고 • 조직 내 의사소통 활성화, 구성원 간 상호 이해 증진, 조직 내부 갈등의 건설적 해결 중시 • 참여 관리를 통한 조직의 인간화 도모, 조직구성원의 사기와 직무 만족 제고 • 목표에 입각한 결과 측정이 객관적으로 용이
단점 17 서울·충북	• 장기적·질적 목표보다 단기적·양적·유형적 목표에 치중 • **폐쇄체계적 성격**: 환경이 불확실하고 유동적인 곳에서는 효용 제약 • 권위주의적·집권적 조직에서는 업무 분담이나 참여 관리 곤란 • 시간·노력의 과다 소모 • 목표의 명확한 설정 및 성과 측정 곤란 • 지나치게 세밀한 서류 작업의 번거로움. • **비신축성**: 관리자가 목표 변경 주저

✎ 전통적 관리(MBC)와 목표 관리(MBO)의 비교

구분	MBC	MBO
목표 설정	관리자가 목표 설정	관리자와 직원이 함께 목표 설정
평가 시점	업무 수행 종료 후	목표 수립 중, 과업 진행 중, 종료 후
책임 형태	집권화	분권화
자원 분배/통제	관료주의적 형식과 규칙 중시	전략적 연간 계획 또는 우선순위 중시
문제해결 방식	치료에 치중	예방에 치중
관리(초점) 방식	활동 과정에 관심, 그럭저럭 관리	결과와 성취에 초점, 결과 중심 관리

✎ 예산결정 이론

점증주의(현실적 · 실증적 접근 방법)	합리주의(규범적 · 이상적 접근 방법)
• 전년도 예산액 기준으로 다음 인도의 예산액 결정 • 정치적 합리성 추구, 한정된 대안의 고려 • 점진적 상호 조절, 목표수단 분석 어려움. • LIBS, PBS	• 정책 대안의 의식적 선택 • 목표의 명확한 정의 • 목적−수단 분석에 의한 정책 결정(과학적 분석기법) • 예산결정과정의 합리성 추구 • PPBS, CBS, ZBB

✎ 예산제도의 비교 12 서울교육청 / 16 경기 · 충북 / 17 전북

구분	품목별 예산	성과주의 예산	계획 예산	영기준 예산	목표관리 예산
기준 방향	통제	관리	기획	의사결정	관리
범위	투입	투입 · 산출	투입 · 산출 · 효과 · 대안	대안	투입 · 산출 · 효과
핵심 기술	회계 기술	관리 기술	경제학 · 기획 기술	관리와 기획 기술	관리 기술의 상식화
중요 정보	지출 대상	기관 활동	기관 목적	사업 계획의 목적 또는 기관의 목적	사업 계획의 효과성
정책결정 방식	점증적	점증적	체제적	참여적, 포괄적	분권화
기획 책임	일반적으로 부재	분산적	중앙	분권화	포괄적이지만 분배적
예산기관의 역할	재정적 적절성	능률	정책	정책의 우선순위화	사업 계획의 효과성과 능률

05 재무제표

1 재무제표 ^{15 경기}

1. 개념

개념	• 회계순환 과정을 거쳐 생성되는 최종적인 산물로써, 일정 기간 동안 기록된 모든 거래들을 요약한 보고서 • 기업의 경영성적과 재정상태를 기록 계산한 회계보고서 • 기업의 경영활동을 화폐가치로 기록 계산하고 일정기간 기업의 노력과 그 성과, 기업이 소유하고 있는 자산 부채 및 기업자본의 재고 등을 명확하게 하기 위한 보고서
경영 현황 파악	한 기업의 경영 현황을 압축된 형태로 파악하려면 '재무상태표(대차대조표), 손익계산서, 현금흐름표'와 같은 3가지 주요한 재무제표를 읽고 이해할 수 있어야 한다.

2. 재무제표의 유형

재무상태표 (대차대조표)	일정시점에서의 재무상태(자산, 부채, 순자산)를 나타내는 표
손익계산서	회계연도 재정운영의 성과(수익, 비용, 순이익)를 나타내는 표
현금흐름표	• 일정기간 현금의 유입과 유출을 표시하는 표 • 발생주의로 작성되는 재정상태 보고서와 재정운영 보고서에 대해 현금주의로 작성한 현금흐름정보를 보고하는 표
자본금변동표	• 순자산병동표 • 회계연도 순자산(자산–부채)의 변동명세를 표시하는 재무재표

2 재무상태표(대차대조표)

재무상태표(대차대조표)는 기업이 소유하고 있는 자산, 기업 외부의 투자자가 소유하고 있는 부채, 그리고 기업 내부의 소유자가 투자한 자금에 대한 정보를 제공하며, 특정 날짜에서의 차면(왼편), 대변(오른편) 항목들을 보여 준다[한 기업의 일정 시점에서의 재무상태(자산·부채·자본)를 표시 → 정태적 재무제표].

1. 재무상태표(대차대조표)의 구성 요소

자산 (Assets)	◀● 기업이 사업의 미래 이익을 위하여 소유하는 자원 • 유동 자산 : 현금, 외상매출금, 상품 재고 • 고정 자산 : 설비, 건물 등
부채 (Liabilities)	◀● 차입금이나 빌린 것을 변제하기 위해 화폐로 표시된 의무와 다른 기업에게 재화나 용역을 제공해야 하는 의무를 말한다. • 유동부채 : 외상매입금, 미지급 급료, 미지급 법인세 등 • 고정 부채 : 은행 차입금 등

자본 또는 소유주 지분 (Owner's Equity)	소유주가 기업에 투자한 누적 화폐가치로서, 소유주에 의한 투자 자금은 현금, 기타 자산 또는 기업의 재투자 잉여금의 형태를 갖는다. • 보통주: 소유주가 투자한 자금 • 증자: 소유주가 추가로 투자한 자금 • 유보 이익: 소유주에 의해 재투자될 수 있는 이익

2. 재무상태표(대차대조표)에 대한 이해

회계의 기본 등식	회계의 대차 균형이 달성되도록 하는 기본 등식이다. • 자산 = 부채 + 자본(소유주 지분) • 의미: "당신이 소유하고 있는 것(자산)은 당신이 빌린 것(부채)과 당신이 그것을 지불하기 위해 투자한 것(자본)을 합한 것과 같다"

회계 과정	회계 담당자는 각각의 개별적인 거래를 기록하기 위해 기장을 한다(장부: 총계정 원장).
	• 자산의 증가는 차변(Debit)이라 일컬어지는 왼편에 기입되고, 부채와 자본은 대변(Credit)이라고 불리는 오른편에 기입된다.
	• 모든 거래는 분개를 통해 차변과 대변에 각각 1개 이상의 데이터를 갖게 된다.
	  - 자산이 감소하는 경우에는 오른편인 대변에 기장이 이루어진다.
	  - 부채와 자본이 감소하는 경우에는 왼편인 차변에 기장이 이루어진다.
	• 각 계정의 거래를 장부에 기입하는 이와 같은 좌우측법이 영문자를 닮았다고 해서 'T계정'이라고 한다.

유용한 정보	• 순운전 자본: 기업의 변제상환 능력의 측정치(총유동자산 - 유동부채) • 소유주 지분: 다른 모든 채무에 따른 의무를 다한 후 권리를 주장할 수 있는 순가치(자산 - 부채) cf) 소유주 지분 요약표: 당해 연도 동안 발생한 소유주의 투자, 그들의 주식 거래 및 그들에게 지급된 배당금을 기록한다(주주지분 상태 변동표).
재무상태표 (대차대조표)의 양식	• 계정식: '자산 = 부채 + 자본'의 형식에 따라 자산의 항목 및 금액과 부채, 자본의 항목 및 금액을 좌우 양란에 대응 표시하여 쌍방의 합계가 같도록 나타내는 형식 • 보고식: 자산·부채·자본에 대한 각각의 항목과 금액을 위로부터 아래로 순차적으로 기재하는 형식

	자산계정			부채계정	
차변 증가		대변 감소	차변 감소		대변 증가

	자본계정	
차변 감소		대변 증가

PART 07

3 손익계산서

개념		특정 기간 동안 발생한 거래 활동의 결과 및 그 흐름을 보여주는 도표이다. 재무상태표(대차대조표)가 특정 시점의 대차 균형을 보여주는(정태적 재무제표) 반면, 손익계산서는 특정 기간 동안 발생하는 거래와 활동의 흐름을 보여준다(동태적 재무제표). 이 기간은 1개월, 1분기 또는 1년이 될 수 있다.

손익계산서의 구성 요소	매출	• 매출 − 매출원가 = 매출총이익
		 • 매출원가: 제품의 원가와 제품의 판매가 이루어지기까지 직접적으로 관리되는 모든 비용
		   − 제조기업의 경우: 매출원가 = 재료비 + 생산비 + 노무비
		   − 소매업의 경우: 매출원가 = 기초 재고액 + 신규 구입액 − 기말 재고액

	영업성과 이익	• 매출총이익 − 판매 및 일반관리비 = 영업이익 • 판매 및 일반관리비: 종업원 급료 + 임차료 + 전기세 + 광고비 + 감가상각비 + 기타
	감가상각비	설비, 공구, 건물 등과 같은 고정 자산을 앞으로 사용 가능한 잔존 기간으로 나누어 수익창출 과정에 필요한 소모성 자산의 원가를 추정하여 비용으로 계산
	기타	수리비 등
순이익		기업 성과의 최종 결과치인 순이익은 영업 이익에서 영업 활동과 직접적인 관련이 없는 기업의 차입금기간 이자 비용(지급 이자)과 법인세까지 차감하여 계산한다. 영업 이익 − 지금 이자 − 법인세 = 순이익
손익분기점 (BEP: Breack Even Point)	정의	고정비가 보상되면서 이익이 남지 않는 판매점 또는 한 기간의 매출액이 당해기간의 총비용과 일치하는 점
		• 손익분기 단위 = 고정비 / 공헌 이익 = 고정비 / (판매 가격 − 변동비) • 손익분기점 매출액 = 손익분기 단위 × 단위당 판매 가격 • 목표 판매량 = (고정비 + 희망 이익) / 단위당 공헌 이익 • 목표 판매액 = 목표 판매량 × 단위당 판매가격

손익계산서와 재무상태표 (대차대조표)와의 관계	• 손익계산서는 한 해 동안 발생한 모든 경영 활동의 결과를 기록한 재무재표이다. • 손익계산서상의 순이익은 특정 기간 동안에 이루어진 매출에서 비용을 차감한 결과로써 순이익은 또한 일정 기간 동안 증가된 순자산이라고 할 수 있다. • 연말에 재무상태표(대차대조표)에 의해 합산되는 순자산은 영업 활동을 통해 변화하고, 손익계산서로 계산되는 순이익은 순자산의 변화가 어떻게 이루어졌는지를 보여줌으로써 한 해의 영업에 대한 설명을 해 준다.
손익계산서 양식	• 계정식: 대변과 차별을 구별하여 나타내어 작성하는 것이다. • 보고식: 다단계로 구분되어 있어서 다단계식 손익계산서라고도 한다.

4 현금흐름표

정의	기업의 현금흐름을 나타내는 표로써 현금의 변동내용을 명확하게 보고하기 위하여 당해 회계기간에 속하는 현금의 유입과 유출 내용에 관한 정보를 제공할 목적으로 작성된다. 현금흐름표를 사용하여 경영자들은 '영업 활동, 투자 활동, 자본조달 활동'과 같은 3가지 유형의 사업 활동으로부터 생겨나는 현금의 원천과 수요에 대한 계획을 세우고 이것을 운용할 수 있다.
현금흐름 등식	• 자산 = 부채 + 자본 • 유동자산 + 고정자산 = 유동부채 + 고정부채 + 자본 • (현금 + 외상매출금 + 재고상품) + 고정자산 = 유동부채 + 고정부채 + 자본 ∴ 현금 = (유동부채 + 고정부채 + 자본) − (외상매출금 + 재고상품 + 고정자산)
현금흐름표에 대한 이해	• 위 등식에서 공급업자에 대한 유동부채가 증가하면 다른 용도를 위한 현금의 사용 가능성은 증가하며, 반대로 상품과 같은 자산이 증가하게 되면 현금의 사용 가능성은 감소한다. • 이상에서와 같이 현금흐름표는 지급 불능과 같은 유동성 문제를 다루기 위한 경영기법으로 사용된다.

의료기관 회계기준 규칙
1. 목적(제1조): 이 규칙은 「의료법」 제62조에 따라 의료기관의 개설자가 준수하여야 하는 의료기관 회계 기준을 정함으로써 의료기관 회계의 투명성을 확보함을 목적으로 한다.
2. 의료기관 회계기준의 준수대상(제2조)
   ① 「의료법」 제62조 제2항에 따라 의료기관 회계기준을 준수해야 하는 의료기관의 개설자는 다음 각 호의 구분에 따른 병원급 의료기관(이하 "병원"이라 한다)의 개설자를 말한다. 〈개정 2021.2.1.〉
   1. 2022년 회계연도: 300병상(종합병원의 경우에는 100병상) 이상의 병원급 의료기관
   2. 2023년 회계연도: 200병상(종합병원의 경우에는 100병상) 이상의 병원급 의료기관
   3. 2024년 회계연도 이후: 100병상 이상의 병원급 의료기관
   ② 제1항에 따른 병상 수는 해당 병원의 직전 회계 연도의 종료일을 기준으로 산정한다.
3. 재무제표(제4조)
   ① 병원의 재무 상태와 운영 성과를 나타내기 위하여 작성하여야 하는 재무제표는 다음 각 호와 같다.
   1. 재무상태표
   2. 손익계산서
   3. 기본급 변동계산서(병원의 개발자가 개정한 경우를 제외한다).
   4. 현금흐름표
   ② 제1항의 규정에 의한 재무제표의 세부 작성방법은 보건복지부장관이 정하여 고시한다.

PART 07

01 보건경제학의 개념

1 보건경제학의 의미

정의	보건경제학은 보건의료 분야에 경제학의 분석 기법 및 모형을 응용하는 응용 경제학이다.
범위	보건 의료의 생산, 분배, 그리고 소비와 관련된 제반 문제를 다루게 된다.
중요성	• 국가 경제에서 보건의료부문이 차지하는 비중과 그 중요성이 점차 커지고 있다. • 보건의료부문의 소비자 부담 가격은 일반 소비자물가보다 더 빠른 속도로 상승하고 있다. • 보건의료부문에 있어서의 시장 실패로 인하여 인력, 시설, 기술과 같은 보건의료자원의 배분을 전적으로 시장 기능에 일임시킬 수 없기 때문에 보건의료는 세계 어느 나라나 정부 공공정책의 주요한 정책 대상이 되고 있다. • 보건경제학은 독과점 이론, 가격차별 정책, 담합 이론, 공급자 수요 창출 등의 미시경제 이론을 습득하는 데 현실적인 도움을 제공한다. • 보건의료서비스는 건강을 유지·증진시킴으로써 국민 복지에 매우 중요한 역할을 담당한다. 즉, 보건경제학은 의료전달 체계, 지불보상 방법, 보건의료서비스의 수요 및 공급에 대한 연구 및 분석을 통하여 국민 복지에 중요한 몫을 담당하는 보건의료서비스의 효율적이고 형평적인 제공에 기여하게 된다.

2 보건의료의 재화로서의 특징

15 인천·전남 / 16 보건복지부7급·전남·부산 경기의료기술직·충북·경남·제주·경남보건연구사·경기보건연구사

보건의료 소비자의 무지(정보의 비대칭) 17 대구 / 17 경북·광주	• 보건의료서비스의 제공에는 소비자 무지가 존재한다. 병이 났을 때 어떤 종류의 병이며, 어떤 치료를 받아야 하는지에 대한 지식이 보건의료서비스의 공급자에게 편중되어 있다. 그렇기 때문에 제공되는 서비스의 종류나 범위의 선택에서 소비자는 공급자인 의료인에게 크게 의존할 수밖에 없다. • 소비자 무지는 의사가 환자의 의료 수요를 유발하는 직접적 원인이 되기도 하며, 따라서 보건의료부문에 '공급이 수요를 창출한다'는 고전 경제학에서의 Say's Law(세이의 법칙)이 적용되는 기틀이 되기도 한다.
수요의 불확실성 및 불규칙성 (질병의 예측 불가능성) 16 경기의료기술직 / 17 서울·경남보건연구사	• 언제, 어떤 종류의 질병이 발생할 지 알 수 없는 것이 보통이며, 일단 질병이 발생하면 막대한 비용이 소요될 때도 있다. • 이러한 수요의 불확실성과 불규칙성에 집단적으로 대응하기 위한 경제적 수단으로 의료보험을 갖게 되며, 보험을 통하여 미래의 불확실한 큰 손실을 현재의 확실한 적은 손실로 대체하는 것이다. • 의료보험은 원칙적으로 가입자의 소득 보호를 목적으로 하기 때문에 '치료 비용이 작은 질병보다 큰 질병'을 '외래보다 입원 서비스'를 경제적 보호 대상으로 삼으며, '불확실성이 적은 질병 보다 큰 질병'이 우선적으로 급여 대상에 포함된다.

치료의 불확실성	• 치료 결과의 불확실성이다. • 양질의 보건의료서비스에 대한 국민의 욕구는 치료의 불확실성에서 비롯되는 것으로써 정부나 민간 의료기관으로 하여금 규제나 통제 혹은 의료기관 간의 규제적 경쟁을 통하여 질적인 측면에서 적절한 대응을 하도록 유도해야 한다. • 치료의 불확실성과 관련하여 공급자인 의료 제공자가 명심해야 할 사항은 의료인은 환자에게 치료결과의 불확실성에 관하여 정확히 인지시켜야 할 의무가 있다는 것이다.
공급의 법적 독점 (경쟁제한)	• 다른 재화와는 달리 보건의료서비스는 그 생산권이 한정된 면허권자에게만 주어짐으로써 생산 부문에서 독점이 형성되어 있다. • 생명을 다루는 서비스이기 때문에 일정 수준 이상의 자격과 훈련 기간을 습득한 사람들만이 서비스 제공을 할 수 있게 하는 것이 의사를 비롯한 의료 인력 면허제의 본질이다. • 이러한 면허제에 입각한 공급자 자격의 제한은 법이 인정하는 독점이기 때문에 법적 독점이라고도 하며, 보건의료부문에 경쟁 시장이 존재하기 어려운 제도적 원인이 된다.
우량재 16 강원	• 국가나 지역사회 전체에 장기적 편익의 파급효과가 큰 재화를 우량재라고 하는데, 그런 측면에서 보건의료서비스는 우량재에 해당한다. • 적절한 보건의료서비스를 통하여 건강을 보호한다는 것은 질병의 파급 효과를 줄이게 되며, 그 혜택은 당사자뿐만 아니라 그 가족 혹은 사회 전체에 돌아가게 되기 때문이다. 따라서 국가의 책임 하에 기본적인 보건의료서비스의 제공이 이루어져야 한다.
외부 효과 (External Effects) 16 경기·부산 / 17 인천	• 보건의료서비스의 소비는 외부 효과를 낳는다. • 보건의료서비스에서 외부 효과란 예를 들어, 전염성 질환인 경우 본인이 예방 접종이나 혹은 치료를 통하여 면역이 되었을 경우에 주위의 다른 사람들이 병에 걸릴 확률이 줄어드는 것을 말한다. 이것은 소비에서 외부 순효과에 해당한다. • 외부 효과 때문에 보건의료서비스의 생산 및 소비는 순수하게 시장 기능에만 맡겨 놓을 수도 없다. 예방 서비스를 예로 들면, 만일 보건의료서비스가 민간 시장에 의하여 전담되는 경우 서비스의 공급자들은 수익성이 큰 2·3차 서비스의 제공에 치중하는 반면, 수익성이 약한 1차 서비스나 예방서비스를 등한시함으로써 질병으로 인한 고통의 증대뿐 아니라 건강 유지에 필요한 의료비의 증대까지 초래될 수도 있기 때문이다. • 이 경우 정부는 시장에 개입하여 직접 예방 서비스를 제공하거나 가격 보조를 통해 적정량의 서비스를 제공하는 정책을 구사해야 한다. 이와 같은 예방 서비스나 1·2·3차 서비스의 적절한 배합은 외부 효과를 증대시켜 장기적으로 국민건강 증진에 기여하게 될 것이기 때문이다.
	외부 순효과 외부 순효과는 어느 경제 주체의 생산이나 소비 행위가 다른 경제주체에게 긍정적인 결과를 나타내는 경우로, 예를 들어 과수원의 과일 생산이 인근 양봉업자에게 외부 순효과를 가져다주는 경우를 말한다.
	외부 역효과 외부 역효과는 반대로 다른 경제 주체에게 부정적 결과를 발생시키는 생산이나 소비 행위의 효과를 일컫는 것으로, 예를 들어 아파트에서 스테레오를 크게 트는 소비 행위로 이웃 주민에게 외부 역효과를 초래하게 되는 경우를 말한다.

공공재 (Public Goods)	소비 과정에서 모든 국민이 배제되어서는 안 되는 재화가 공공재이다. 그러므로 국가의 공권력이 개입된다. **📁 공공재의 성격** 1. 공공재는 엄격한 의미에서 소비가 비경쟁적으로 모든 소비자에게 골고루 편익이 돌아가야 하는 재화나 서비스이다. 2. 비배제성, 무임 승차자 문제가 제기되어 타인의 소비로 자기의 소비가 지장을 받지 않는 비경합성을 갖는다. 3. 공공재는 특성상 정부가 개입하지 않고 시장 경쟁의 상태를 유지하면 구매력을 가진 사람만이 이용하게 되어 시장 기능이 실패된다. 4. 국가 개입의 당위성이 커질수록 소비자 측의 도덕적 위해, 불감증이 증가된다. 5. 경찰, 국방, 소방, 공원, 도로, 교육 등이 이에 속한다.
비영리성	보건의료는 국민의 생명과 건강을 책임지는 특성을 가지고 있다. 즉, 보건의료의 비영리성이 강조된다.
소비적 요소와 투자적 요소의 혼재	보건의료의 이용 그 자체가 소비 행위이며, 이 소비 행위로 인하여 사람이 건강해지면 근로능력이 향상되고 생산성이 높아져 보건의료는 한편으로 투자적 요소가 되는 것이다. 그러므로 보건의료는 소비적 요소와 투자적 요소가 같이 존재한다.
생활 필수품으로서의 보건의료	보건의료는 의식주에 이어 제4의 필수품으로, 모든 사람은 보건의료서비스를 필요로 하고 지불 능력이 없다 할지라도 서비스를 받을 권리가 있다. 또한 가격의 비탄력성의 특징을 가지고 있어 필요한 경우에 가격의 변동과 관계없이 의료 수요를 해야만 한다.
노동 집약적	보건의료는 노동 집약적이며, 타 분야에 비하여 노임 단가가 높은 편이다.
공동 생산물로서의 보건의료 및 교육	보건의료서비스는 의학 교육과 의학 연구 등이 동시에 밀접하게 생산됨으로써 의료의 질이 향상된다.

02　우리나라의 보건의료제도

1　우리나라 보건의료부문의 시장 조건

의료보험체계	• 우리나라의 의료보험은 매우 특이한 체계를 갖고 있다. 상당수의 값비싼 서비스는 의료보험 급여에서 제외되었으며(비보험 서비스), 급여대상이 되는 보험서비스를 이용할 때에도 상당한 수준의 본인부담금을 부담해야 한다. • 우리나라의 경우 전액 환자부담인 비보험 서비스와 보험 서비스 내의 환자 부담을 합친 본인 부담률은 2018년을 기준으로 외래의 경우 30.7%이며, 입원의 경우 35.6% 수준으로 OECD 국가들에 비해 본인 부담률이 높았다. 이처럼 높은 수준의 본인 부담률은 소비자가 필요한 서비스를 이용하는 데 장벽으로 작용하고 보험 서비스 내용이 제한되어 필요한 서비스조차 제공받지 못하는 경우가 발생한다.

행위당 수가제	• 우리나라의 지불보상 제도는 의료서비스의 행위마다 가격이 지불되는 전형적인 행위당 수가제이다. • 정부는 수가를 정하는 데 주도적인 역할을 하며 각 관련 단체와 협상한다. 정부는 소비자 물가지수의 변화, 표본 조사한 공급자 이윤폭의 변화, 의료 인력의 임금 변화, 기타 다른 생산 비용 등의 요소를 고려하여 매년 수가를 다시 검토한다.
정부의 미약한 규제	• 의약품의 오·남용을 막기 위해 2000년부터 의약 분업이 실시되었으나 과다한 처방을 억제하기 위한 제도적 장치가 미흡하여 기대한 정책 효과를 얻는 데 성공적이지 못하다. • 환자후송 체계, 지불보상 제도, 고가 의료장비 등은 오히려 규제가 필요하지만 적절한 규제가 이루어지지 않는 부분이다. 이로 인해 의료의 고급화, 상업화 현상이 심화되고 있다. • 의료 제공자의 행태에 대해서도 적절한 규제가 필요하다. 면허를 받은 각종 의료 제공자(의사, 한의사, 약사, 간호사 등)는 자신의 독점 이윤을 늘리기 위해 때로는 집단 행동의 방법을 선택하기도 한다.
민간의료 주도의 시장 구조	• 행위당 수가제, 공급자에 대한 정부의 미약한 규제, 그리고 보건의료제도의 골격이 되는 보험제도의 경제적 유인 장치는 민간 의료가 성장하는 데 밑거름이 되었다. • 그 결과 우리나라는 세계 어느 나라보다 보건의료에서 민간부문이 차지하는 비중이 큰 나라가 되었다.

2 보건의료부문의 형태

보건의료의 고급화	• 2016년을 기준으로 우리나라의 1인당 국민소득이 세계 2위인 데 비하여 방사선 치료 장비를 제외한 CT, MRI, 유방촬영 장치(Mammography), 양전자방출전산화단층촬영 장치(PET), 체외충격파쇄석기(ESWL)와 같은 OECD가 선정한 대표적인 고가 의료장비의 단위 인구당 보급 수준은 모든 기기에서 세계 상위권을 점하였다. • 2013년 OECD가 발표한 자료에 따르면(OECD Health Data 2013), 우리나라의 고가 의료장비 보유현황은 CT 세계 5위, MRI 4위, 유방촬영 장치(Mammography) 2위, 양전자방출전 산화단층촬영 장치(PET) 4위, 체외충격파쇄석기(ESWL) 1위로, OECD 국가 중 상위 그룹에 속하는 것으로 나타났다.
의료의 상업화	• 현재 의료는 고급화를 통해 상업화되고 있으며, 또한 상업화를 위하여 고급화의 추세를 걷고 있다. • 따라서 의료기관의 85% 이상이 되는 민간 의료기관들은 환자에 대한 최선의 진료나 환자의 건강 보호보다는 더 많은 이윤 추구를 위해 환자를 소득원으로 간주하게 되며 따라서 의료의 상업화를 재촉하게 된다.
1차 의료의 미비	• 현재 우리나라에는 1차 보건의료가 제대로 갖추어져 있지 않다. • 대부분의 사람은 자신의 건강 문제를 상담할 의료 전문인이 없기 때문에 질병이 발생하면 당황해 하며 결국 스스로 결정하거나 주위에 있는 비전문인의 충고를 따르게 된다.

PART 07

3 보건의료부문의 성과

보건의료부문의 성과는 대개 자원의 적절한 배분과 적절한 사용을 의미하는 효율과 자원의 공평한 배분을 의미하는 형광으로 측정하는데, 우리나라 보건의료부문의 성과를 형평과 효율로 나누어 살펴보면 다음과 같다.

비형평	• 실제 의료서비스의 본인부담 가격이 전체 가격의 50%를 상회하는 수준에서 형평을 기대하기는 어렵다. • 따라서 형평성을 높이기 위해서는 저소득층의 비용 부담을 줄여야 하며, 만일 본인부담률을 전반적으로 낮추지 못한다면 저소득층에게 만이라도 낮은 부담률을 적용하는 차등 부담제도를 시행하는 것이 하나의 대안이 될 수 있다.
비효율과 국민의료비	• 불완전한 의료보험체계, 행위당 수가제, 그리고 정부의 부적절한 규제와 같은 보건의료부문의 시장 조건은 결과적으로 과잉 진료, 효과가 적은 시술의 채택, 과잉 투약과 같은 자원 낭비를 초래하고 있다. • 또한 환자의 3차 진료기관 선호와 환자후송 체계의 미비로 1-2차 기관에서도 충분히 처치 받을 수 있는 환자가 3차 기관으로 몰리고 있으며, 이로 인한 분배적 비효율은 자원의 낭비 및 국민의료비 부담의 증가로 이어지고 있다.

03 보건의료의 수요와 공급

1 기본 개념 ^{16 부산·경남 / 17 서울}

의료 욕구(Wants)와 의료 요구(Needs)	의료 욕구 (Wants)	소비자가 신체적 이상을 느끼면서 의료 서비스에 대한 소비의 필요성을 갖게 될 때 만들어지는 순수한 신체적 반응에 해당한다.
	의료 요구 (Needs)	현존하는 의료 지식에 근거하여 의사, 간호사, 한의사, 약사와 같은 전문 의료인이 판단하기에 소비자가 의료 서비스를 이용할 필요가 있다고 할 때 성립되며, 이것은 소비자의 주관보다는 전문 의료인의 판단에 의존한다.
의료 욕구(Wants)와 의료 요구(Needs) 간의 관계		• 대부분의 경우 의료 욕구와 의료 요구는 일치하나 그렇지 않은 경우도 발생한다. 예를 들어, 예방 접종 같은 예방보건 서비스는 요구되지만 욕구되지는 않으며, 반대로 일반 감기 치료는 소비자에 의한 욕구는 있지만 요구되지는 않기 때문이다. • 의료 욕구와 의료 요구의 차이: 정보의 비대칭, 외부 효과, 개인 간의 가치, 민감도 차이
의료 수요 (Demand)		• 소비자들이 특정 가격 수준에서 구입하고자 하는 보건의료서비스의 양(실제 구입한 양은 아님)을 말한다. • 표출된 필요 또는 가상된 수요를 의미한다.
의료 이용 (Utilization)		실제적으로 의료를 이용하는 것을 의미한다.
미충족 의료		• 인지된 필요성은 느끼나 접근도 혹은 소득 등의 이유로 진료를 못 받는 경우 • 주요 요소: 경제성과 지리적 제한

2 의료 수요의 결정 요인 ¹⁷ 경남

의료 수요 = F(유생 요인, 사회·문화·인구적 요인, 경제적 요인, 공급 요인)

1. 유병 요인

연령	• 의료 이용과 연령은 U자형의 관계로 나타나는데, 이러한 관계는 거의 모든 자료에서 입증되고 있다. • U자형 가설에 의하면 신생아기 및 유아기에는 높은 의료 이용을 보이다가 나이와 함께 이용량이 하락하여 10대 후반에서 20대 초반에 가장 낮은 이용을 나타내고, 20대 후반부터 나이와 함께 수요가 꾸준히 증가하는 경향을 보인다. • 20대 후반과 30대 초반에 걸쳐 조그만 돌출이 있는 것은 여성의 임신과 출산으로 인해 증가된 의료 이용 때문이다.
성별	• 남자에게는 만성 기관지염, 폐기종, 천식을 포함하는 호흡기 질환이나 감염성 피부염 등이 여자보다 많다. • 여자에게는 빈혈증, 고혈압, 정신신경성 질환, 자궁염을 포함하는 비뇨생식기계 질환이 남자보다 많다.

2. 사회·문화·인구적 요인

결혼 유무	• 가정에서 자신을 따뜻하게 돌봐줄 배우자를 가진 기혼자는 입원 치료의 기회를 줄일 수 있을 것이다. • 결혼 상태별 사망률도 대체로 이혼의 경우가 가장 높고, 그 다음은 미혼, 사별, 배우자가 있는 경우 순으로 나타난다. • 혼자 살게 되면 여자보다 남자가 훨씬 더 사망률이 높다.
가족구성원 수	• 형제 수가 적을수록 영양 및 발육 상태가 양호하고 모성의 연령이 20세 이후인 경우는 연령이 적을수록 아이들의 발육이 좋게 나타나 의료 수요가 줄어든다. • 향후 핵가족화가 더욱 진행될수록 의료 수요는 증가할 것으로 예상된다.
교육	• 교육 수준이 의료 수요에 미치는 영향은 단정적으로 말하기 어렵다. • 우선 교육 수준이 높을수록 건강에 대한 의료의 영향을 잘 알기 때문에 건강 상실을 예방하기 위해 의료서비스를 찾을 것이다. • 반면에, 학력이 높을수록 소득이 높다면 건강 상실에 따르는 손실이 크기 때문에 가정에서의 건강 생활에 더욱 적극적이게 되어 의료 시장에서의 수요는 줄어들 것이다. • 이것은 교육 수준과 의료 수요 사이의 역의 관계를 보여준다. 특히, 감염병과 같은 급성병 치료에는 더욱 두드러진다.
새로운 의료 영역	• 현대 사회의 경쟁 시스템은 정신적 스트레스와 정서 불안을 가중시키고 있으며 근무 환경의 악화로 인한 신종 직업병들은 이와 관련된 새로운 의료 분야를 출현시킨다. • 최근에는 점차 사라지던 감염병들 조차 속속 돌아오고 있다. • 용모와 같은 감각적 측면을 중시하는 현대적 경향은 성형외과나 건강클리닉에 대한 수요를 증대시킨다. • 현대인의 무분별한 성생활로 인해 AIDS와 같은 신종 감염병의 예방과 치료 분야에 대한 의료 수요도 증가하고 있다.

질병 양상의 변화	• 시대 흐름과 함께 질병의 양상도 크게 변하여 감염병의 시대를 보내고 성인병의 시대를 맞이하고 있다. • 성인병은 그 직접적인 발생 원인이 단순하지 않고 복합적이며 발생 시기 역시 정확하게 알 수 없다. 그리고 성인병은 일단 발병하면 치료 기간이 장기적이며 치료 효과도 불확실할 뿐만 아니라 합병증의 가능성도 높다. • 성인병의 시대에는 고가 의료장비나 첨단 의술에 대한 의료 수요가 증가하게 된다.

3. 경제적 요인 [17] 교육청

소득		대체로 소비자의 소득이 증가하면 수요도 증가하는 것으로 알려져 있다.
화폐 가격		• 화폐 가격이란 우리가 의료를 구입할 때 직접 지불해야 하는 비용을 의미한다. • 의료 보험이 적용되는 항목의 경우 본인 부담률에 따라 소비자가 부담하는 가격이 달라질 수도 있다. 의료 수가가 인상된다 해도 의료보험 조합이 지불하는 비중이 커지면 소비자가 직접 지불하는 순가격은 줄어들 수도 있기 때문이다. 그러므로 의료 수가가 인상되어도 소비자가 직접 지불하는 순가격이 낮아지면 의료 수요가 증가할 수도 있다.
시간 가격		소비자는 의료를 이용하는 데 소요되는 교통 시간이나 병원에서의 대기 시간과 같은 시간 가격까지 고려한다.
대체재의 존재		상호 관련성이 있는 재화 간의 관계는 다음의 두 가지로 나뉜다. [17] 보건복지부7급
	보완재 (Complementary Goods)	어떤 재화를 소비할 때 함께 소비되는 재화로써, 이러한 관련성을 가지는 재화들로는 커피와 설탕, 페니실린과 주사기, 외과의사의 의료서비스와 외과간호사의 서비스 등이 있다.
	대체재 (Substitute Goods)	• 어떤 재화의 소비가 다른 재화의 소비를 대체할 수 있는 재화 • 어떤 두 재화가 대체재 관계에 있을 때 한 재화의 가격이 하락하면 다른 재화의 수요는 감소한다. • 예를 들어, 효과가 비슷한 두 가지 감기약이 있다고 한다면, A약의 가격이 상승하면 B약의 수요는 증가할 것이다(A약의 가격이 올라갈 때 B약의 가격은 일정해야 한다는 가정 하에서).
		• 보건의료분야에서는 간호사의 서비스와 간호조무사의 서비스가 대체 관계에 있다고 볼 수 있는데, 보건의료분야에도 양질의 대체재가 존재한다면 소비자의 의료 이용에 변화가 생길 수도 있을 것이다. • 만약 보건진료원이나 가정간호사, 그리고 학교보건사업이나 산업장보건사업 등 1차 보건의료제도가 제대로 조직되어 운영된다면 2·3차 의료에 대한 수요가 감소될 것이고 전체 의료 이용량도 줄어들 것이다.
공급 요인		• 소비자 무지가 존재하기 때문에 의료 수요의 결정에서 공급자에 의한 유인 수요 역시 그 비중이 작지 않다. • 의사 수나 병상 수의 증가도 의료 이용 증대에 영향을 미친다.
지리적 요인		지역 특수병, 풍토병 등
의료체계적 요인		• 접근도, 진료비 지불 방법, 의료 제도 형태 등 • 1989년 전 국민 의료보험 도입 이후 의료 이용이 급격히 증가하였다.

> **PLUS**
>
> 1. **보건의료 서비스 이용의 발 요인(Zola)** [15 서울보건연구사]
>   ① 이혼이나 실직 등과 같이 대인 관계에 위기가 발생하는 경우 기존의 증상을 떠올리게 된다.
>   ② 질병으로 인하여 사회적 또는 인간적 관계에 불편이 발생하는 경우
>   ③ 타인이 병원에 가 볼 필요가 있다고 인정하거나 권유하는 경우
>   ④ 직업적·신체적 활동이 방해를 받는다고 느끼는 경우
>   ⑤ 며칠 더 기다려 보고 그래도 증상이 호전되지 않으면 진찰을 받아보겠다고 하는 경우
> 2. **예측 모형을 이용한 의료 이용 결정 요인(Anderson)**
>   ① 개인속성 요소: 성, 연령, 결혼 상태, 교통 수준 등
>   ② 서비스 획득 요소: 의료 보장, 생활 수준, 월평균 소득, 거주지 등
>   ③ 의료욕구 요소: 이환 여부, 주관적 건강 상태, 건강염려 태도 등
>   ④ 건강행위 요소: 흡연, 음주, 운동, 수명, 스트레스 등

3 의료 수요의 탄력성

1. 경제 이론의 기본 개념

수요와 공급의 법칙	• 경제학은 만족할 줄 모르는 인간 욕망에 대해 지구상의 유한한 자원을 배분하는 방법을 탐구하는 학문이다. • 시장 가격은 공급량과 수요량이 같아지는 균형점(E: Equilibrium)에서 결정된다.
수요(Demand) 공급(Supply)곡선	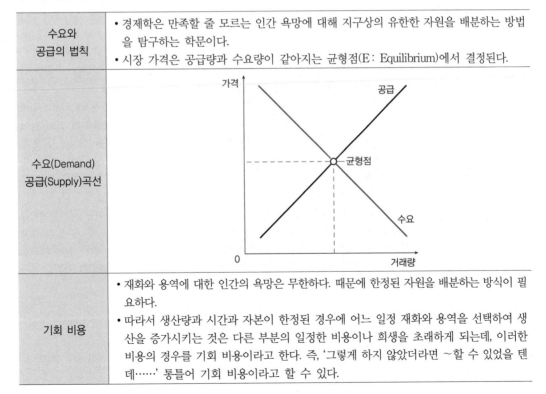
기회 비용	• 재화와 용역에 대한 인간의 욕망은 무한하다. 때문에 한정된 자원을 배분하는 방식이 필요하다. • 따라서 생산량과 시간과 자본이 한정된 경우에 어느 일정 재화와 용역을 선택하여 생산을 증가시키는 것은 다른 부분의 일정한 비용이나 희생을 초래하게 되는데, 이러한 비용의 경우를 기회 비용이라고 한다. 즉, '그렇게 하지 않았더라면 ~할 수 있었을 텐데……' 통틀어 기회 비용이라고 할 수 있다.

PART 07

한계 수입과 한계 비용	• 기업은 수입을 극대화하고 비용을 극소화함으로써 이윤을 극대화하려는 욕구를 갖는다. • 단 하나라도 더 판매하여 이윤을 얻을 수 있는 기회가 주어진다면, 기업은 그 상품을 생산해야 한다. 결국 추가 판매로부터 얻어지는 한계 수입(MR : Marginal Revenue)과 생산에 들어간 한계 비용(MC : Marginal Cost)이 같아져 한계 이윤이 0이 되는 균형점까지 생산한다.
한계 효용	• 효용은 제품이 소비자에게 주는 가치를 나타내는 용어이다. • 한계효용(MU : Marginal Utility)은 제품 한 단위를 더 가질 경우에 얻는 유용성이나 효용을 뜻한다. 그러다 일정 시점에 이르면 소비자는 완전히 만족해 한 단위 더 얻는 것에 아무런 가치도 느끼지 못하게 된다.

📈 보충이론

멩거(C. Menger)의 한계효용균등의 법칙	재화를 소비하면서 얻는 만족감을 효용이라고 한다. 재화를 추가적으로 얻었을 때 발생하는 효용을 한계효용이라고 하는데 마셜과 제본스 모두 한계효용은 체감한다고 보았다(한계효용체감의 법칙). 반면 멩거는 일정한 소득으로 여러 가지 재화를 소비하려는 경우, 효용이 극대화 되도록 하기 위해서는 각 재화의 한계효용이 균등하게 되도록 소비를 분배하는 것이 가장 유리하다는 원칙을 주장하였다.
벤담(J. Bentham)의 공리주의 원칙	도덕은 최대 다수의 최대행복을 목적으로 한다.
롤스(J. Rawls)의 차등의 원칙	모든 사람들의 생애 시작이 각기 다르므로(가난한 집에서 태어난 사람, 부잣집에서 태어난 사람) 차등을 두어야 한다.

롤스의 평등정의론 : 미국 철학자 존 롤스 (John Rawls)	• 「정의론」에서 롤스는 정의의 개념을 한 사회제도 안에서 모든 개인이 완전하게 할 수 없다는 사실에 기초하여 사용하고 있다. 따라서 그의 정의론은 사회 구성원 간의 이익의 충돌과 갈등을 제도적 원리를 통해 해결하는 절차를 확립하는 것이다. 이러한 과제를 해결하기 위해 롤스는 근대의 사회계약론을 새롭게 변형한다.
	• 모든 사람은 자유에 대한 동등한 권리를 갖는다는 자유 우선성의 원칙과 최소 수혜자에게 대한의 이익을 보장하고 불평등의 원인이 모든 사람에게 균등하게 열려 있어야 한다는 차등의 원칙을 주장한다. 이것이 롤스 정의론의 핵심이 되는 정의의 두 원칙이다. 이 중 자유의 원칙은 차등의 원칙에 우선하고 차등의 원칙 중 균등의 원칙은 수혜의 원칙에 우선한다. 이러한 원초적 상태에서의 계약은 공정성과 중립성을 확보할 수 있기 때문에 여기서의 계약을 공정으로서의 정의라고 말할 수 있게 된다.
	• 롤스는 최대 다수의 최대행복이라는 공리주의의 원리는 정의의 문제를 해결할 수 없고 노예와 같은 소수 집단이나 개인의 희생에 대해서도 실질적인 대안을 줄 수 없기 때문에 사회의 안정성을 지키기에 적합하지 않다고 생각했다. 그래서 그는 칸트의 의무론적 윤리이론을 받아들여 자유주의 안에서 정의의 실현 가능성을 확인하고자 했다.
	• 정의의 원칙
	  - 제1의 정의 : 자유와 평등보장
	  - 제2의 정의 : 기회균등의 원리, 차등의 원리
	  - 우선순위 : 자유평등 > 기회균등 > 차등
	  - 정책 : Maxmin (최소극대화) 사회적으로 가장 어려운 자에게 가장 많은 혜택이 주어져야 한다.
	  - 정당한 불평등은 인정
	  - 결과를 중시하는 목적론적 윤리설 보다는 동기·과정을 중시하는 의무론적 윤리설을 중시

2. 수요의 가격 탄력성 [17 보건복지부7급]

탄력성의 개념		• 일반적으로 가격이 낮아지면 수요가 증가하고, 반대로 가격이 높아지면 수요는 감소할 것이다. 이와 같이 가격 변화에 대한 구매자의 이러한 반응 또는 민감도를 탄력성(Elasticity)이라고 부른다. • 소비자들이 가격 변화에 매우 민감할 때 그들의 수요를 탄력적이라고 하며, 반대로 소비자들이 가격 변화에 민감하지 않을 때 비탄력적이라고 표현한다. • 의료서비스나 담배와 같은 필수품은 일반적으로 가격 비탄력적인 품목에 해당한다. 예를 들어, 맹장염에 걸린 환자는 의사가 원하는 대로 돈을 지불하며, 니코틴 중독자도 마찬가지로 담배가격 인상을 받아들인다.
수요의 가격 탄력성 [15 보건복지부7급 / 19 서울]		수요의 가격 탄력성은 가격 변화에 대한 수요량 변화의 반응 정도를 나타내는 수치
	수요의 가격탄력도	◐ **수요량의 변화율 / 가격의 변화율** $= (\triangle Q / Q / \triangle P / P)$
	가격인상	A라는 보건소에서 지금까지 한 건에 3,000원 하던 간염검사 가격을 한 건당 3,250원으로 인상
	검사건수감소	검사 건수가 1,200건이었던 것이 1,150건으로 감소
	수요의 가격 탄력성	탄력성(Elasticity) $= \triangle Q / Q / \triangle P / P = (50 \div 1{,}200 / 250 \div 3{,}000) = 0.5$
	비탄력적	가격의 변화율에 비해 수요량의 변화율이 1보다 낮아 비탄력적
탄력성에 대한 해석	탄력성 = 0	가격이 변화할 때 수요량은 전혀 변화하지 않는 경우(완전비탄력적)
	0 < 탄력성 < 1	수요량의 변화율이 가격 변화보다 작은 경우(비탄력적)
	탄력성 = 1	수요량의 변화율이 가격 변화율과 동일한 경우(단위 탄력적)
	1 < 탄력성 < ∞	수요량의 변화율이 가격 변화율보다 큰 경우(탄력적)
	탄력성 = ∞	가격이 어느 수준에 있다면 소비자들이 얼마든지 구매할 용의가 있는 경우(완전탄력적)
수요의 가격 탄력성과 소비자의 총지출과의 관계	수요의 가격 탄력성 < 1 (비탄력적)	◐ **수요량의 변화율이 가격 변화율보다 작은 경우** • 가격 하락 시: 총지출액 감소 • 가격 상승 시: 총지출액 증가
	수요의 가격 탄력성 = 1(단위 탄력적)	◐ **수요량의 변화율이 가격 변화율과 동일한 경우** • 가격 하락 시: 총지출액 불변 • 가격 상승 시: 총지출액 불변
	수요의 가격 탄력성 > 1(탄력적)	◐ **수요량의 변화율이 가격 변화율보다 큰 경우** • 가격 하락 시: 총지출액 증가 • 가격 상승 시: 총지출액 감소
수요의 가격탄력성		어떤 재화의 가격이 변할 때 그 개화의 수요량이 얼마나 변화하는지를 나타내는 지표다. 수요량 변화율을 가격 변화율로 나눈 수치로, 대체재가 많을수록 가격탄력성은 커진다.

PART 07

수요의 소득탄력성	재화의 상대가격을 일정하다고 보고 실질국민소득의 변화에 따른 수요량, 기타 고용량 수입량 등의 변화관계를 탄력성 계수로 나타낸 것으로, 수요량 변화율을 실질국민소득의 변화율로 나눈 것이다. 일반적으로 쌀과 같은 생활필수품의 경우 실직소득이 변화하더라도 수요는 크게 변하지 않으나 사치품의 경우에는 실질소득이 변화하면 그에 따라 수요가 크게 변동한다. 즉, 생활필수품의 소득탄력성은 적으며, 반대로 사치품의 경우는 소득탄력성이 크다.
교차 탄력성	어떤 상품의 가격이 변화하는 데 대한 다른 상품의 수요량의 반응을 나타내는 지표로, 0보다 크면 대체재, 0보다 작으면 보완재에 속한다. j 재화의 가격 변화에 따른 i 재화의 수요량 변화를 나타내는 교차탄력성은 다음과 같이 주어진다. $$\epsilon QiPj = \dfrac{\dfrac{\triangle Qi}{Qi} \times 100}{\dfrac{\triangle Pj}{Pj} \times 100}$$

3. 수요의 가격 탄력성과 보건의료제도

소득에 따른 탄력성	병원 서비스 및 의사 서비스는 일반적으로 가격 비탄력적이지만 모든 가격대에서 동일하지는 않다. 돈이 많은 사람이라면 보건의료 가격에 비탄력적이기 때문에 가격에 관계없이 구매할 가능성이 높다. 그러나 저소득계층의 경우 높은 본인부담 가격에 대해서는 의료서비스의 수요 탄력성이 높게 된다. • 우리나라의 경우 본인 부담률은 병원 외래의 경우 43.1% 수준이며, 입원의 경우도 45.1%에 이르러 OECD 국가들 중에서 상위 수준에 속한다. • 병원 서비스 및 의사 서비스는 일반적으로 가격 비탄력적이기 때문에 건강보험 제도의 개선으로 본인 부담률이 감소될 경우에 의료서비스의 수요는 다소 증가할 것이나 비탄력적 수요로 인하여 그 폭은 크지 않을 것이라고 유추해 볼 수 있다. 즉, 정부가 가격 하락이나 본인 부담률 하락 등의 건강보험제도 개선을 통해 소비자의 의료 이용을 제고하고자 한다면 그 정책의 효과는 크게 기대하기 어려울 것이다. • 그러나 의료제도의 목표 중 하나가 소외 계층의 건강보호라면 낮은 본인 부담률이 올바른 선택이 될 것이다. 왜냐하면 소득 계층별로 볼 때 저소득 계층은 의료서비스의 수요 탄력성이 크기 때문에 본인 부담률 하락으로 인한 가격 하락은 상대적으로 그들의 의료서비스 이용을 증대시켜 건강 증진의 효과가 클 것이기 때문이다.
보건의료수요 추계의 한계	• 시장에서 통용되는 의료 가격이 수요와 공급의 법칙에 의해 결정된 가격이라기보다 정부나 보험 당국에 의해 통제되는 최고가이므로 의료 이용량을 이용하여 의료 수요를 추계한다는 것은 현실적으로 불가능하다. • 실제로 수요 곡선이 존재한다고 하더라도 보건의료 수요는 소비자 무지에 의하여 수요량 자체가 공급자인 의료인에 의해 영향을 받기 때문에(유인수요 존재) 측정된 수요 곡선이 올바른 수요 곡선인지 확신할 수 없다. • 의료를 필요로 하는 상황이 덜 위급할수록 대체재의 존재 또는 그것이 지니는 의미가 커지고 수요 곡선의 탄력성도 커지는 보건의료의 특성이 있다. 예를 들어, 심장마비나 큰 교통사고의 경우는 의료를 대신할 대체재는 존재할 수 없어 의료 수요에 대한 가격 탄력성이 완전 비탄력적이게 되지만, 정기적인 치아 검진이나 성형 수술과 같은 경우는 상황에 대처할 수 있는 시간적 여유도 있고 여러 대체 방안들이 존재할 수 있어 의료 수요에 대한 가격 탄력성이 탄력적일 수 있다. • 의료나 교육 등과 같은 사회적 재화의 경우에는 각 개인 수준에서의 수요 외에도 외부로부터의 수요가 존재한다. 외부 수요의 예로는 자선 단체에서 운영하는 비영리병원, 국가에서 실시하는 의료보호 사업, 심장병 수술을 위한 기금 등이 있다.

04 보건의료의시장의 경쟁 구조

경제학적 관점에서 시장을 정의하면 '수요와 공급이 계속적으로 나타나서 상품의 가격이 형성되고 상품의 매매가 규칙적으로 일어나는 기구'라고 표현할 수 있으며, 일반적으로 시장에서는 경쟁이 치열할수록 시장가격은 수요와 공급의 변화에 더 민감하게 반응한다.

1 경쟁적 시장구조의 기본 개념 이해

순수 경쟁 (Pure Competition)	• 순수 경쟁 상태에서는 유사한 대체재를 공급하는 수많은 경쟁자가 존재하며, 판매 활동이 가격에 아무런 영향을 주지 못한다. • 수많은 수요자와 공급자들은 거래하면서 경합을 벌이고, 가격은 시장에서의 수요와 공급이라는 힘에 의해 결정된다. 금, 밀, 옥수수 등이 이러한 범주에 해당된다. 특히, 공급자들은 경매장과 유사한 시장에서 결정된 가격을 그대로 받아들이는 가격 수용자가 된다.	
	완전시장 경쟁의 조건	• 동질의 상품을 취급하는 경우, 팔 사람과 살 사람의 수가 많아 아무도 그 가격에 어떤 영향도 미칠 수 없을 것 • 팔 사람, 살 사람 모두가 시장에 관하여 완전한 지식을 가지고 있을 것 • 모든 생산 요소의 완전 가동성이 존재할 것 • 새로운 기업이 기존 기업과 동일 비용으로 그 사업에 참가할 수 있을 것
순수 독점 (Pure Monopoly)	• 특정한 한 상품을 판매하는 공급자가 한 사람이라고 하면 그는 순수 독점의 지위에 있다고 할 수 있다. • 만일 외국의 에이즈 치료제 제약회사가 배타적인 특허를 갖고 있을 경우 치료제를 생산하는데 드는 비용은 얼마 안 되지만 매우 높은 수준의 가격을 마음대로 책정할 수 있을 것이다. 이럴 경우 정부 규제만이 이러한 외국 제약 회사의 횡포에 대한 유일한 억제책이 된다. • 독점이 유지되려면 소비자들이 대신 구매할 수 있는 비슷한 대체재가 없어야 한다.	
과점 (Oligopoly)	• 대체재가 거의 없는 한 상품에 대해 소수의 공급자가 있을 때 과점 상태가 성립된다. • 경쟁자가 소수인 상태에서 가격 경쟁이 일어나지 않는다면 시장 가격은 높게 유지될 수 있다. • 그러나 그들이 가격 담합을 하지 않고 가격 전쟁을 벌인다면 가격은 낮아질 수도 있다(항공회사의 경우).	
독점적 경쟁 (Monopolistic Competition)	• 차별화될 수 있는 제품이 많고 공급자도 많은 시장에서는 독점적 경쟁 상태가 된다. • 복사집들의 경우 복사하는 것은 동일하지만 서비스는 가지각색이다(친절 서비스, 가격서비스 경쟁 등).	

2 보건의료시장의 경쟁 구조

의료시장의 현실	**• 초과 이윤** – 일반적으로 경쟁시장 모형에서는 과다한 이윤이 발생할 경우 새로운 공급자가 시장에 진입하고, 이로 인해 이윤의 폭이 줄어들게 되며, 이러한 공급자의 시장 진입은 이윤이 모두 사라질 때까지 계속된다. – 반해, 현실의 의료시장에서는 공급자의 초과 이윤(의사의 의료기술 습득에 소요된 비용을 포함한 모든 생산 비용을 공제한 후의 순소득)이 의료서비스 공급에 따라 지속적으로 발생하며, 새로운 시장에 진입한 공급자도 마찬가지로 초과 이윤을 얻는 것으로 나타난다.
	• 공급자의 자기 통제 기전 – 일반적으로 경쟁적 시장 모형에서는 공급을 제한하기 위해 공급자 간의 담합이 존재할 수 없다. – 반해, 현실의 의료시장에서는 공급자 이익단체인 의학협회가 존재하여 의사면허를 통해서 얻은 자신의 독점권을 유지하기 위해 의사 공급에 제한을 가하는 것이 보통이다. 이러한 공급자의 자기 통제 메커니즘으로 인해 현실에서의 의료 공급은 경쟁시장에서보다 훨씬 줄어들게 된다.
	• 경쟁적 행위에 대한 규제 – 의료시장에는 소비자 무지가 존재하기 때문에 의료수가에 대한 광고는 소비자의 무지를 줄일 수 있고, 선불 집단의료 행위를 통해 일정액을 선물한 환자는 필요한 모든 의료서비스를 약속받는 좋은 방법이 있다. – 그러나 현실의 의료시장에서는 의료수가에 대한 광고 및 동료 의사의 선불 집단의료 행위 등 경쟁적 의료 행위에 직면했을 때, '의료수가에 대한 의사의 광고는 의료서비스 시장 전체의 수가가 낮아지고 이윤이 감소할 가능성이 있다는 이유로', '선불 집단 의료 행위는 행위당 수가제의 경우보다 병원 의료에 대한 수요가 감소하는 것을 이유로' 의사단체에 의해서 규제를 받는 등 비경쟁적 규제행위가 나타난다.
	• 의료 공급과 의료수가 – 일반적으로 경쟁시장 모형에서는 공급이 증가하면 가격이 하락해야만 한다. – 반해, 현실의 의료시장에서는 의사 수가 많아질수록 의료수가가 더 높아지는 현상이 나타난다. 예를 들어, 의사밀집도가 낮은 농어촌 지역과 의사 밀집도가 높은 대도시를 비교해 볼 때, 의사 수가 더 많은 대도시 지역의 의료수가가 오히려 더 높다는 것이다.
	• 소비자의 무지에 따른 의사의 독점적 공급자로서의 지위 향유 – 소비자는 한 의사에게 치료를 받은 후에 다른 의사를 평가할 적절한 기준이 없으므로 의사를 쉽게 바꾸지 않으려고 한다. – 의사가 환자에게 차별적인 가격을 부과하더라도 환자는 이 사실을 모르고 다른 의사를 찾으려고도 하지 않는다.

유인 수요의 존재와 보건의료 정책	공급자에 의한 유인 수요는 존재하며, 특히 의료비 지불보상 방법이 행위당 수가제인 제도에서 유인수요 현상이 두드러진다.	
	따라서 의료시장에서 유인수요가 존재한다면 보건의료 정책에는 다음과 같은 시사점을 던져준다.	
	의사 수가 늘어나면	국민의료비를 증가시키고 의료 부문에 대한 사회적 부담을 증가
	의료공급자의 수는 계속적으로 증가하는 데 재원 조달이 행위당 수가제에만 의존한다면	의료제도는 비용상승 구조를 안게 되며, 국민의료비 급증을 피할 수 없게 된다. → 소비자의 보건의료 혜택 증진과 함께 의료비 증가를 억제할 수 있도록 인두제나 총액 계약제와 같은 선불제의 한 형태가 의료비 지불보상 방법으로 정착되어야 할 것이다.
	의사를 비롯한 의료 공급자가 목표 소득의 개념을 갖고 수요를 유인한다면 아무리 수가가 인상되어도 과잉 진료와 같은 파행적인 의료 관행을 올바르게 개선하기는 어려울 것이다. 따라서 공급자로 하여금 파행적인 관행을 멀리하고 바람직한 서비스를 제공하게 만드는 동기 부여가 필요하다. 결국 지불보상 제도의 선택이 관건이 된다.	

보건의료시장의 개선방안	• 대부분의 선진국에서 보건의료, 특히 의사서비스 시장을 시장 기능에 일임하지 않고 어느 정도 정부가 개입하여 관리하는 이유는 보건의료의 불완전한 시장 기능을 공공 기능으로 보정하기 위해서이다.
	• 시장 기능이 정상적으로 소비자의 주권 행사를 보장할 수 없다면 정부는 시장 구조나 다른 기전을 통하여 소비자가 주권 행사를 할 수 있도록 도와주어야 한다. 이를 통해 소비자는 과잉 진료 등과 같은 부정적인 공급자 유인수요에 어느 정도 대처할 수 있다.
	• 따라서 소비자의 주권 행사에 도움을 줄 수 있는 방법은 다음과 같다.
	  − 의사나 병원이 서비스의 질, 내용, 그리고 가격에 대하여 광고를 하게 하는 방법이다.
	  − 정부나 보험 당국이 각종 의료기관이 제공하는 의료서비스의 질이나 가격에 관한 정보, 혹은 각종 질병의 내용, 진단 방법, 치료 방법 등에 관한 정보를 소비자에게도 제공하는 방법이다. 그 결과 소비자는 과잉 진료나 부정적인 유인수요를 일삼는 의료 제공자를 기피함으로써 이들을 시장에서 퇴출시킬 수도 있다.
	  − 의사인력의 지역 간 불균형 분포를 정책적으로 시정하는 방법이다. 의사인력의 대도시 편중으로 대도시 지역의 의사는 목적 소득을 얻기 위하여 수요를 창출할 동기를 많이 갖는다. 유인수요의 동기가 완전히 제거되지 않더라도 상당히 줄어들 가능성이 있다.
	  − 부정적인 공급자 유인수요를 줄일 수 있는 가장 확실한 방법은 의료비의 지불보상 방법을 선 보상제로 바꾸는 방법이다. 지불보상 방법을 인두제나 총액 계약제와 같은 선 보상제로 전환할 수만 있다면 소비자 무지에 의한 공급자 유인수요는 크게 문제가 되지 않는다. 다만 선 보상제도로 지불보상 제도를 전환하는 것은 현실적으로 정치적 부담이 크기 때문에 장시간의 준비를 요한다는 것은 숙제로 남는다.	

PART 07

05 보건의료비시장의 실패와 정부개입

1 보건의료시장의 특징

공급자위주	의료서비스의 공급자에게 정보가 집중되어 있는 반면에, 소비자들에게는 보건의료에 관한 정보가 충분히 제공되지 못하고 있다.
진입어려움	인간의 생명을 다루고 있는 의료서비스는 면허 제도를 통해 생산의 독점을 이루는 동시에 시장으로의 자유로운 진입을 금지하고 있다.
비영리적동기	의료서비스를 생산하는 공급자는 비영리적 동기로 참여하고 있다.
외부효과	외부 효과가 존재한다.
기본권	건강에 대한 욕구는 인간의 기본권으로 소득에 관계없이 충족되어야하기 때문에 시장가격기구의 작용에 어려움이 있다.
소비와투자의 성격	보건의료는 소비재이지만, 사람들은 보건의료를 소비하여 건강을 유지하면 소득활동을 할 수 있다는 일종의 투자적 성격도 가지고 있다.

2 보건의료시장의 실패와 정부 개입 16 울산 / 17 교육청·인천·서울

보건의료는 여러 가지 고유한 특성으로 인해 자유경쟁시장 원리에 적합하지 않아 시장실패의 원인이 되기 쉽다. 따라서 이 같은 보건의료시장의 실패로 인해 정부의 개입이 이루어지게 된다.

1. 보건의료에 대한 국가 개입의 필요성

시장기능의 실패	—
건강의 총체적 특성	많은 종류의 활동이 건강과 연관되어 있으며 건강은 모든 활동의 출발점이 되기도 한다.
다차원적 필요	건강 문제는 정치적, 경제적, 사회적, 물리적, 문화적, 개인적 요인에 의해 영향을 받고 있다.
건강권의 대두	—
의료의 공공재적 특징	—

2. 정부개입 유형

수요(소비) 규제 정책	• 불필요한 의료 이용이나 과잉 이용을 규제 • 진단과 검사, 처치를 하는 데 있어서 효과적이지 않거나 상대적으로 비싼 의료장비 등의 사용을 억제하는 정책이나 진료비 중 본인에게 일부 부담시키는 정책 • 보건의료분야의 효율성을 저해하는 것 방지 • 보험 급여의 조건, 본인일부 부담액, 급여대상 범위, 진료 지역 등에 영향을 미쳐 수요에 개입하는 정책

수요촉진 정책	• 정부가 적극적으로 국민의 삶의 질을 향상시키기 위해 최첨단의 의료장비를 광범위하게 사용하도록 권장하고 촉진하는 정책 • CT, MRI와 같이 비싸지만 질병 치료에 필수적인 고가 의료장비를 전 국민이 활용할 수 있도록 보험 급여화 정책을 실시 • 노인에 한해서 의치의 보험 급여화 • 국민건강보험을 통하여 수요를 직접 촉진하는 정책
공급규제 정책	• 의료 공급자 또는 의료기기 생산자에 대해 규제 • 의료 시설이나 장비의 과잉 투자 억제정책, 의료비 심사 정책이나 의료장비 생산과정에 개입하는 정책 • 대도시 의료기관의 병상 증설을 억제하는 행위
공급촉진 정책	• 소비자의 의료이용 접근도를 제고시키기 위해 공급 영역에서 촉진정책을 통하여 개입 • 의료취약지역에 대한 의료시설의 확충, 취약지역에 의료기관 개설 시 세금 감면, 금융지원 등의 재정정책 cf) 수요와 공급부문 동시개입형의 보건의료정책 : 사회주의 국가의 보건의료정책

3. 국가의 역할 _{16 부산 / 17 경남}

규제자	• 의료 문제 전반에 대하여 보다 적극적으로 개입한다. • 보건의료서비스 가격을 통제한다. • 고가 의료장비의 중복 투자나 병상 과잉 공급을 규제한다. • 진료비 심사를 강화하는 정책을 실시한다.
정보 제공자	• 정부는 보건의료에 대한 지식과 정보를 소비자에게 제공함으로써 소비자의 무지를 보완한다. • 병원에서 제공한 서비스의 양과 질에 대한 평가 결과를 공개한다. • 보건의료서비스의 공급자와 소비자 사이의 불균형적 정보에서 야기되는 문제를 정부가 해결한다.
보건의료서비스 제공자	• 정부는 경찰 병원, 보훈병원, 공무원 전용병원 등을 건립하여 직접적인 제공자의 역할도 하고 있다. • 의료취약지역에 공공 병원을 직접 건립하거나 보건 기관을 확충하여 지역주민들의 건강 문제를 해결한다.
재정자원	• 의료취약 지역에 병원 건립을 위해 금융이나 세제상의 지원 정책을 실시한다. • 우리나라의 경우 국민의 약 2~3% 정도가 의료급여 대상이다.
보건의료자원 제공자	무의촌에 공중 보건의를 파견하거나, 병원을 건립하거나, 고가 의료 장비를 정부가 구입하여 한 지역사회에게 여러 의료기관이 공동으로 사용하도록 하는 등 정부는 의료자원 전반에 공급자의 역할을 수행하고 있다.
보험자 16 서울	보건의료서비스의 원활한 배분을 위해 정부는 건강보험제도를 주관하는 보험자의 역할을 수행하고 있다.

06 의료비와 국민의료비

1 정의

의료비 (개인적 비용 측면)	한 사람의 건강 상태 변화로 초래되는 모든 비용의 총합	
	직접비용	의료서비스 이용에 직접적으로 지불되는 비용의 합
	간접비용	건강 상태의 변화로 인한 생산적 노동력의 상실에 따른 비용뿐만 아니라 치료 과정에 소요되는 제반 경비의 합
국민의료비 (전 국민적 비용 측면)	전 국민의 질병의 진료·치료·예방, 그리고 건강을 유지·증진시키기 위해 지출되는 총비용	

2 국민의료비의 구성 10 서울 / 12 지방직 / 16 서울(공중보건) / 17 서울

국민의료비	경상 의료비(보건의료 재화와 서비스의 최종 소비)와 보건의료의 하부구조에 대한 자본 투자를 합한 것 • 여기에 의료 서비스 및 재화와 공중 보건 및 예방 프로그램 그리고 행정에 대한 공급 재원 및 민간재원 지출을 포함한다. 단, 교육훈련과 연구 및 환경보건과 같은 보건관련 지출(Health-related expenditure)은 제외한다. • 현재의 SHA매뉴얼(보건계정 보고서)에 의하면 국민의료비는 개인 의료비, 집합보건 의료비, 자본 형성으로 구성되어 있다.
개인 의료비	개인에게 직접 주어지는 서비스 내지 재화에 대한 지출을 의미하고, 흔히 병의원 등의 의료기관이나 약국 등에서 이루어지는 서비스 내지 재화에 대한 지출로 보통의 의료비 개인 의료비 = 치료서비스 + 재활서비스 + 장기요양서비스(보건) + 보조서비스(타 기능에 미포함) + 의료재화(타 기능에 미포함)
집합보건 의료비	공중을 대상으로 하는 보건의료 관련 지출로 크게 예방 및 공중보건 사업이나 보건행정 관리비로 구분 집합보건 의료비 = 예방서비스 + 거버넌스, 보건체계, 재정관리 + 기타 보건의료서비스
자본 형성	공장과 기계, 건물 등 고정자본과 원료 재고품 등을 포함한 것을 의미하며, 특히 건물 등 고정자본의 증가만을 가리켜 '고정자본 형성'이라고도 한다. 보건의료 관련 신규건물, 즉 병원이나 보건소 등의 건설 또는 증축, 대형장비의 구입 등이 해당한다.
경상 의료비	새로운 SHA매뉴얼에서는 국제 비교에 경상 의료비를 사용하기도 한다. Total Health Expenditure (총 보건지출)에는 자본 형성을 위한 지출이 포함되어 있어서 '중복' 가능성의 문제 등 국제 비교에 한계가 있다는 지적이 있어 왔기 때문이다. cf) 경상 의료비는 개인 의료비와 집합보건 의료비를 합한 개념이다.

📋 우리나라 국민의료비 지출의 특성

1. 다른 나라에 비해 아직 국민의료비 지출 규모는 크지 않다. 2018년 현재 총 규모는 144.4조원으로 GDP에서 차지하는 비중은 8.1%이다. OECD 평균(8.8%)에 비해 낮다.
2. 국민의료비 증가율은 단연 최고이다. 국민의료비는 매년 10% 내외로 증가하다가 최근 10년 ('08-18년)간 연평균 실질) 증가율이 6.8%로 OECD 최고 수준의 증가율을 보이고 있다. 국민소득의 증가보다 국민의료비 지출증가율이 더 높은 것이다.
3. 2018년 정부·의무가입제도에 의한 지출은 59.9%를 차지한다(정부·의무가입제도).
   = 정부(중앙·지방) + 의무가입(건강보험, 산재보험, 장기요양보험, 자동차책임보험)

✏️ 우리나라 건강보험료의 재원체계 ^{22 서울·지방직}

수입		지출	
보험료	80%	보험급여	94%
정부지원(14%)	20%		
국민건강증진기금(6%)		관리운영비	6%

3 의료비의 결정 요인

국민의료비 지출의 크기는 보건의료 이용량과 보건의료 가격 요인에 의해 결정된다.

보건의료 이용량	환자의 건강 상태, 환자의 의료이용 형태, 사회계층 분류, 의료인의 진료 형태 등에 따라 의료비의 수준이 결정된다.
보건의료 가격 요인 (단위 가격)	의료자원을 생산하는 데 투입된 자원의 가격에 의하여 의료비가 결정된다.
의료비 = 의료 이용량 × 단위 가격	포괄수가제 하에서는 다른 방식으로 의료비가 산정된다.

4 국민의료비 증가 원인 ^{15 울산·전남 / 17 보건복지부7급·부산·전북·인천·광주·전남의료기술직}

1. 의료수요의 증가(Demand-Pull Inflation)

소득의 증가	소득 증가에 따른 의료수요 증가는 U자형을 그리면서 변화한다. 즉 소득이 낮은 수준에서는 의료수요가 상대적으로 높게 나타나다가, 소득이 증가함에 따라 일정 수준까지는 의료수요가 오히려 감소하고, 계속 소득이 증가하면 의료수요도 크게 증가한다. 저소득층의 의료수요가 높은 것은 건강 상태가 상대적으로 열악하기 때문이며, 일정 수준 이상으로 소득이 증가하면 건강에 관한 관심이 더욱 높아져 의료 수요가 증가한다.
건강보험의 확대에 따른 경제적 장벽의 제거	건강보험이란 예측이 불가능하고 우발적인 의료사고에 대한 경제적 준비를 위한 사회적 제도이다. 건강보험은 잠재적 수요를 현시화할 뿐만 아니라 기존의 수요를 증가시키기도 한다. 따라서 건강보험의 확대로 경제적 장벽이 제거되면 의료 이용은 자연히 증가하게 되며, 심지어 의료 이용을 남용하기까지 한다.

인구구조의 변화	의료비 증가를 가속화시키고 있는 인구학적 요인은 절대 인구의 증가와 인구 노령화를 들 수 있다. 절대 인구가 많아질수록, 그리고 65세 이상의 노인 인구비율이 높아질수록 의료비 증가는 계속된다. 특히, 노인 인구의 증가는 만성 퇴행성질환 및 노인성 질환의 증가와 매우 밀접하게 관련되어 의료비 증가에 직접적인 영향을 주고 있다. 노인인구의 건당 진료비와 평균 재원일수 고액 진료비 등은 의료비 증가에 기여하는 요인들이다. 즉, 인구고령화는 경제활동 인구의 감소와 의료비의 급증을 초래하여 향후 보험제도 운영에 있어서 수입감소와 지출 증가 요인이 되기 때문에 건강보험의 재정 부담이 가중될 것으로 전망된다. 또한 인구고령화의 진전은 의료소비 행태에 질적인 변화를 초래하여 의료서비스의 구매 형태가 단기·치료 중심에서 장기·요양 및 재활 중심으로 변화되는 요인이 될 것이다.
사회 간접시설의 확충	교통과 통신의 발달은 소비자의 의료에 대한 접근을 용이하게 해주고 있다. 의료 이용에 필요한 시간 비용을 많이 절약하도록 해주기 때문에 보건의료서비스를 더 많이 이용하게 되어 의료비를 증가시키는 한 요인으로 작용하고 있다.

📎 용어보충

도덕적 해이 현상 17 전남	• 도덕적 불성실, 도덕적 모험으로 불린다. • 수요자의 도덕적 해이 현상 : 예를 들어, 의료보험 적용대상자가 필요 이상으로 의사 방문 횟수를 늘리거나 비싼 서비스를 요구할 수 있으며, 건강 증진을 위한 노력을 게을리하는 형태 • 공급자의 도덕적 해이 현상 : 감기로 며칠간 매우 아픈 사람이 의사를 찾았을 때, 의사가 뇌출혈이나 뇌암이 의심된다며 고가의 의료 검사를 권유하는 경우
억제 방안 17 경기	• 의료 공급자 : 적정성 평가 강화, 의료 이용도 조사(UR), 동료 심사위원회(PRO), 의료수준 검토기구(PSRO), 질 보장(QA), 임상진료 지침, 의료윤리 강화 • 의료 이용자 : 본인일부 부담금 강화, 공공 의료 강화
역 선택	• 나쁜 선택, 잘못된 선택을 의미한다. • 보험자 측에서 위험 발생도가 낮은 사람만 선택적으로 가입시키는 현상으로, 이는 거래 당사자들 사이에 정보 수준의 차이가 있는 경우 발생하게 된다. • 억제 방안 : 강제 집행 또는 정보 정책 등의 정부 역할 강화

2. 의료 생산비용의 증가(Cost - Push Inflation)

임금의 상승	보건의료서비스는 노동집약적 성격이 강해 아무리 자동화가 된다고 하더라도 근본적인 서비스는 인력에 의존할 수밖에 없다. 따라서 의료산업에서 인건비가 차지하는 비중이 매우 크다. 한편 의료산업에서 인력의 생산성은 그리 높지 않은 반면에, 임금은 생산성의 증가보다 높은 수준으로 증가되고 있다.
보건의료서비스 생산에 투입되는 요소 가격의 상승	보건의료서비스는 가격 탄력성이 비탄력적이기 때문에 재료비, 금융 비용 등의 보건의료서비스 요소 가격의 인상에 정부나 의료기관, 개인은 감수할 수밖에 없다. 요소 가격의 상승을 흡수하기 위한 방법으로는 의료기관의 경영합리화나 정부의 통제 방법이 있다.
의학기술의 발전	• 의료는 인간의 생명과 직결되기 때문에 비용 절약적인 성격을 거의 가지고 있지 않은 고도의 기술이나 고급 의료장비 등이 많다. 따라서 투입되는 시설이나 장비, 재료비 등의 상승은 의료의 생산 비용을 증가시키고 결국 의료 가격의 인상을 초래한다. • 의학 기술의 발전으로 고가 의료장비의 사용과 새로운 진단, 치료 기술의 개발과 이용 등이 당연시되고 있고, 의료의 특성상 이러한 장비와 기술을 사용하는 데 소비자와 공급자는 쉽게 동의하는 경향이 있다. 따라서 의학 기술의 발전 및 의료 시장 개방 등은 국민의 의료 서비스에 대한 기대 수준을 높여 양질의 다양한 의료수요를 확대시킬 것이다.

5 국민의료비 억제방안 15 경기 / 16 경북·경남보건연구사 / 17 교육청

1. 소비자의 진료비 부담 정책 – 본인일부 부담제도 16 인천

본인일부 부담제도 도입의 필요성	• 건강보험의 도입으로 소비자는 자신들이 의료비의 전액을 직접 지불하지 않기 때문에 의료비 지불에 대한 부담감이 감소하여 의료 이용이 증가하게 된다. • 공급자 측에서도 환자들의 지불능력을 고려할 필요가 없거나 감소하기 때문에 같은 질병에 대해서도 예전에 비해 더 많은 의료 자원을 투입하게 되는 과다 서비스를 제공하게 된다. • 특히, 소비자는 전액 진료비를 지불하지 않고 일부분만 지불하기 때문에 비용-절감 의식이 약할 수밖에 없다. 따라서 이러한 도덕적 위해(Moral Hazard)에 의해 의료비가 상승 하는 것을 막기 위해 소비자 본인들로 하여금 진료비의 일부분을 부담하게 하는 정책이 도입되기도 한다.
본인일부 부담제도의 순기능	본인일부 부담제도는 의료 수요의 증가에 대한 억제책으로, 의료의 과용 또는 남용을 방지함으로써 보험 재정의 안정을 도모할 수 있는 자동 조절 기능을 가지고 있다.
본인일부 부담제도의 역기능 16 보건복지부7급	본인일부부담제도는 불필요한 의료서비스 이용을 감소시켜 의료자원 이용의 효율성을 증가시킬 수 있으나 다음과 같은 부정적인 영향을 미치기도 한다. • 위험이 큰 질병은 가격 비탄력적이므로 본인 부담의 효과가 미흡할 것이며, 특히 저소득층에 대한 의료 접근의 기회를 제약하게 된다. • 본인 부담의 과잉 수요 억제 효과는 단기적인 것에 그칠 가능성이 크다. • 본인 부담은 소득 계층에 따라 부담이 역진적이므로 의료 접근 기회의 형평성에 문제를 야기한다. → 소득의 역전이 현상 16 보건복지부7급 • 질병의 조기 진단 및 치료를 주저하게 되어 장기적으로 치료비를 증가시키고, 국민건강 증진에 부정적인 효과를 초래할 가능성이 크다.
본인일부 부담제도 역기능의 보완	• 저소득층에게 본인일부 부담금 중 일부를 상환해 주는 방법 • 저소득층에게 본인일부 부담률을 차등 적용시키는 방법

2. 공급자의 진료비 절감 유도정책

HMO (Health Maintenance Organization)	• 자발적인 가입, 포괄적 보건의료서비스 제공 등을 특징으로 하는 제도로 주로 미국에서 운영되고 있다. • HMO는 진료 시설과 인력을 보유한 조직에 지역 주민이 일정 금액을 지불하고 자발적으로 가입하면 그 조직이 일정 기간 가입자에게 포괄적인 보건의료서비스를 제공하고 가입자의 건강을 책임지는 제도이다.
DRG (Diagnosis Related Group)	• DRG는 예일대학에서 1970년대 후반에 개발, 발전되어 1983년부터 미국 연방정부가 지급하는 보험 진료비의 지불 방법으로 사용되고 있는 방법이다. • 입원 환자의 종류를 질병의 종류 및 입원 기간 동안의 의료 자원 사용에 있어서의 유사성을 중심으로 DRG(진단명 기준 환자군)로 분류하고, 이들 각 DRG에 대한 포괄수가를 정하게 하여, 그 병원이 진료한 연간 DRG의 종류 및 수량에 따라 보험 진료비를 총량적으로 지급하게 하는 제도이다.
PSRO (Professional Standard Review Organization)	• PSRO는 전문적으로 체계화된 입원진료 지침과 치료 지침을 권장하고 필요없는 보건의료 서비스를 지적함으로써 진료비의 문제와 양질의 의료 보장을 동시에 해결하고자 한다. • 의료비의 문제를 전문가인 공급자의 자율적인 통제기구에 맡김으로써 의료비에 대한 인식을 스스로 갖도록 한다. • 계약한 의사가 중심이 되어 의료비의 질적 관리와 의료 이용의 필요성 여부, 진료의 적정성, 과잉 치료 여부와 진료비의 적정성 여부를 판단한다.

PART 07

3. 국가의 제도적 통제 정책

필요 증명서	새로운 병상을 증설하려고 할 때 해당 지역 내에서 의료서비스에 대한 필요가 있다고 증명되는 경우에만 병상 수의 증가를 허용하는 방법
병원의 폐쇄 또는 전용	병원 시설이 지나치게 많다고 인정될 때 초과 병원시설을 폐쇄시키거나 다른 의료서비스를 제공하는 시설로 전환시키는 방법
고가 의료장비에 대한 규제	—
이용도 검사	병원 의료비를 보상해 주는 지불자가 병원이 제공한 의료서비스에 대하여 사후적인 검토를 하는 것
대체 의료기관의 개발	—
의사 수에 대한 규제	—
대체 의료 인력의 개발	—
의료서비스의 가격 통제	—
약품가격 및 약품의 이윤율에 대한 규제	신제품 개발에 따른 특허 및 상표 획득을 통하여 독점적 지위를 얻게 된 제약회사들은 약품의 이윤폭을 높이고 약품의 가격을 매우 비싸게 책정함으로써 의료 부문에 대한 국민의 지출을 증가시키는 경향이 있다.
의료서비스 공급자에 대한 정보 제공	—

🖋 국민의료비 억제 방안 14 충북 / 17 부산·울산·강원·경기·충북

구분		내용
단기적 방안	수요 측 억제방안	• 본인부담률 인상 • 보험급여 범위 확대를 억제하여 의료에 대한 과잉 수요를 줄임.
	공급 측 억제방안	• 의료 수가 상승을 억제 • 고가 의료기술의 도입 및 사용을 억제하여 도입된 장비의 공동 사용 방안 등을 강구하면서 의료비 증가 폭을 줄임. • 행정 절차의 효율적 관리 운영으로 의료비 상승 억제 • 보험 급여의 질적 적정성 평가(의료 이용도 조사, 질 평가 등)
장기적 방안	지불보상제도의 개편	사전 결제방식의 형태로 개편
	보건의료전달체계의 확립	공공 부문 의료서비스의 확대 및 의료의 사회화, 공공성의 확대
	의료대체 서비스 및 인력 개발 및 활용	다양한 보건의료 전문가의 양성으로 효율적인 인력 관리

07 병원의 경제론적 형태론

1 병원행태 이론의 개념

개념	병원이 병원 자체의 이윤 추구와 공공의 이익을 위하여 어떠한 형태를 취하느냐 하는 것은 병원 개체로 보나 국가적 차원에서 보다 중요한 의의를 가지고 있으며, 병원행태 이론은 이러한 의미의 이윤 추구와 관련된 것들을 다루는 것이다.

2 병원행태 모형의 분류

1. 이윤극대화 모형

모형	• 영리추구 병원은 이윤이 극대화되도록 설비에 대한 투자를 하고 가격을 책정할 것이며 생산량을 정한다. • 이들 각 병원들은 생산하는 보건의료서비스의 질이 서로 다르고 각 병원마다 어느 정도 전문화가 되어 있기 때문에 각자가 독점력을 갖고 있다. • 따라서 각 병원은 한계 수익(MR)이 한계 비용(MC)보다 더 큰 서비스를 제공하여 이익을 극대화하기를 기대하고 있다. 또한 각 병원은 한계 수익과 한계 비용이 일치하는 점. 즉 한계 이윤이 0이 될 때까지 진료서비스를 제공하게 된다.
예측되는 결과	• 의료보험의 확대 실시 등으로 수요가 증가하거나 혹은 수요의 가격탄력성이 하락할 때, 이윤 극대화 병원은 가격을 상승시키게 된다. • 재료비의 상승이나 고용 의사·간호사 등 의료 인력의 임금 수준이 상승하면, 이윤 극대화를 위해 병원은 높은 가격을 책정하고 진료의 양을 오히려 감소시킴으로써 이윤을 극대화하게 된다. • 이윤 극대화 병원은 생산 요소의 최적 결합을 통하여 비용 극소화를 시도한다. 이윤 증대를 위한 시설에의 투자를 증가시키고, 비효율적인 생산 활동이나 비효율적인 경영 요소를 제거시킨다.
우리나라의 경우	• 우리나라의 병원은 이윤을 추구하기는 하나, 의료서비스의 가격이 행정 당국에 의해 규제되기 때문에 이윤 극대화를 완전히 추구한다고 보기는 어렵다. • 그러나 고가 의료장비는 이윤 극대화 모형의 적용이 가능하다.

2. Newhouse 비영리 모형(양 – 질 균형 모형)

의미	비영리 병원은 진료 서비스의 양과 질을 동시에 추구한다. 즉, 재정이 허용하는 범위 내에서는 좋은 질의 서비스를 가능한 한 많이 제공하고자 한다. 그러나 한정된 재정 하에서는 질을 높이려면 양을 줄여야 하고, 양을 많게 하려면 질의 수준을 낮추어야 한다. 따라서 병원운영 책임자는 이의 균형점을 찾아야 한다는 주장이 Nowhouse 비영리 모형 이론이다.
예	의료보험의 확대 실시나 국민소득의 증가로 소비자의 기호가 의료서비스의 양보다는 질을 강조하는 쪽으로 변한다면, 병원 운영자는 진료의 질을 높이고 그 대신 진료량을 줄이는 방향으로 운영할 것이다.

3. 수입극대화 모형(효용극대화 모형)

의미	• 이윤보다는 수입의 극대화를 통하여 시장 점유율을 높이고, 고정방문 환자가 많게 하는 등 병원의 특성 및 존재를 알려 장기적으로 병원 규모의 확대를 꾀하는 이론 모형이다. • 이 모형은 이윤을 전혀 고려하지 않는 것이 아니고, 최소 이윤의 제약조건 아래 수입 극대화를 추구한다는 모형이다.
목표	보다 많은 환자의 유치 → 이는 보건의료서비스 생산에는 고정 비용의 비중이 높고, 한계 수입이 한계 비용을 초과하며, 통제 가격이 시행되기 때문이다.
전제	• 환자 유치 및 생산 요소에 대한 투자 결정에 있어, 병원들은 서로 독립적으로 행동하기보다는 상호 의존적인 관계에 있다. • 통제 가격(진료비) 하에서 병원의 수입 극대화는 곧 판매량 극대화를 의미한다. • 단기적으로는 수입 극대화를 꾀하면서 시설, 장비 및 인력에 대한 투자를 통하여 병원 규모의 확장을 꾀하고, 장기적으로는 이윤의 극대화를 추구한다고 볼 수 있다.

4. 격차극소화 모형 [15 서울]

의미	격차극소화 모형은 새로운 장비나 기술에 대한 투자결정에 있어서, 해당 의료 장비나 의료기술이 가져다 줄 이윤에 대한 전망보다는 새로운 고객의 확보, 병원의 명성, 고급 기술을 이용한다는 자부심 등을 더 중요하게 고려한다는 현실을 설명한다.
특성	시설 투자 등 제반 사항에 대한 의사결정을 할 때, 비슷한 수준의 다른 병원들의 행태를 염두에 두는 상호 의존성을 강조하는 것이 특징이다.
예측되는 결과	• 고급 장비나 시설, 고급 인력의 투입은 서비스의 질의 향상을 가져오게 하나, 의료서비스의 비인간화, 즉 기술이 인술을 대체하는 현상을 야기할 수 있다. • 장비나 시설에 필요 이상의 투자가 이루어질 수 있다. 그 결과 고급 생산요소에 대한 투자 회수율을 높이고자 이들에 대한 이용을 늘게 되어 가벼운 질병을 전문의가 보거나 고가 의료장비의 사용률을 높인다. • 전시성이 강한 장비나 시설로 대체된다. • 새로운 의료 기술이나 의료 장비의 도입이 보통 대형 병원이나 대학 병원에서 먼저 이루어지므로 대규모 대학 병원이 다른 종류의 병원보다 여러 측면에서 우위를 갖는다.

3 보건사업의 경제성 평가

1. 개념

개념	어떤 보건사업에 투입된 비용과 그 결과로 나오는 산출물(국민 건강)을 비교 검토함으로써 경제적 효율성을 판단하는 것을 말한다.

2. 경제성 평가방법

(1) 최소비용 분석

정의	어떤 보건의료사업이나 치료의 비용을 측정하여 가장 비용이 적게 드는 대안을 찾는 방법을 말한다. 각 사업을 수행한 후의 결과 수준은 동일한 것으로 가정하고 있다.
방법	보건의료사업 시행에 소요되는 제반 비용을 추계한 후 최소의 비용이 소요되는 대안을 선택한다.
실례	맹장염 수술, 내시경같이 다소 시간이 소요되는 진료와 간이수술 진료소에서 입원 없이 치료를 받을 경우 최소비용 분석을 통하여 보다 더 경제적인 방법을 선택할 수 있다.

(2) 비용 – 효과 분석(CEA : Cost Effect Analysis)

정의	평가의 기준으로, 단지 하나의 지배적인 목표에 의해 그 자체를 한정함으로써 의사결정상황을 단순화한 것이다. 즉, 주어진 목적 달성을 위한 여러 가지 서로 다른 방법을 비교하여 그중 가장 효과가 큰 방법을 찾아내도록 한다.
방법	비용 1단위당 최대의 효과를 갖는 대안을 선택한다.
장점	CBA가 가지고 있는 가장 큰 문제인 편익의 화폐화가 요구되지 않는 이점 때문에 CEA는 실제 분석에서 CBA보다 더 자주 이용된다.
단점	• CEA의 결과는 어떤 목표를 달성하는 데 가장 적은 비용이 드는 방법을 제시할 뿐이다. • 어떤 사업의 시행이 둘 이상의 산출을 내는 경우에는 CFA 기법을 사용하기 어렵다. • 산출이 미래에 상당한 기간 계속 발생하는 경우 적용이 어렵다.

(3) 비용 – 편익 분석(CBA : Cost Benefit Analysis)

정의	비용편익 분석이란 서로 대안이 될 수 있는 여러 계획 중에서 가장 타당성이 있는 방법을 판단하는 데 이용하는 방법이다. 즉, 계획에 대한 비용과 편익을 각각 측정하여 사회적·경제적 관점(Socioeconomic View Point)에서 가장 많은 순편익이 되는 방안을 찾아내는 분석기법이 비용편익 분석이다.
비용 – 편익 분석에 의한 대안의 타당성 평가	• 비용편익비(B/C ratio)는 적어도 1 이상이어야 하고, • 순 현재가치(NPV)는 적어도 0이상, • 내부수익률(IRR)은 정해놓은 최저한계선(대부분 은행 금리) 이상, • 자본회수 기간(회임 기간)은 짧을수록 좋다.
문제점	• CBA의 이론적 토대가 약하다. • CBA 이론 적용 시 방법론 상의 문제점이 있다. • 사업평가 시 정확한 통계 지표 사용이 어렵다.
단점	• CEA의 결과는 어떤 목표를 달성하는 데 가장 적은 비용이 드는 방법을 제시할 뿐이다. • 어떤 사업의 시행이 둘 이상의 산출을 내는 경우에는 CFA 기법을 사용하기 어렵다. • 산출이 미래에 상당한 기간 계속 발생하는 경우 적용이 어렵다.

신희원
보건행정
길라잡이
기본 이론서

PART

08

보건사업

Chapter 01 지역보건사업
Chapter 02 보건통계사업

01 지역사회 보건사업

1 지역사회 보건사업의 개념

개념	지역사회의 적극적인 참여에 의하여 지역사회가 보건사업을 주도하며, 지역 사회 주민의 건강 요구를 스스로 해결할 수 있도록 그들의 건강과 증력을 포괄적으로 개발하는 데 기여하는 것이다.
지역사회 보건사업의 접근 원칙	• 지역사회 중심이 기본이다. • 주민의 자율성이 전제된다. • 종합적이고 복합적인 활동과 사고방식이 전제된다. • 치료 중심에서 벗어나 질병 예방을 포함한 양질의 총괄적인 의료서비스가 되어야 한다. • 효율성이 실제적 원칙이다.

2 지역보건사업의 종류

기존 사업(1995년 이전)		확대 사업(1995년 이후)	
• 감염병 관리	• 환경 개선	• 노인 보건	• 정신 보건
• 모자보건	• 보건 교육	• 건강 증진	• 구강보건
• 결핵 관리	• 성병	• 정보화사업	• 금연 사업
• 가족 계획	• 예방 접종	• 만성질환 관리	

3 유형별 보건사업의 비교

구분	통합(일반화, 전반화, 포괄적) 보건사업	특수(전문화) 보건사업
사업 초점	가족의 건강 관리	특수한 건강 문제(모자보건, 결핵) 관리
특징	가족 단위로 하여 가족 건강에 대한 책임의식을 가지고 사업을 제공	특수 건강 문제에 대한 깊이 있는 전문적 지식을 가지고 그 사업만 제공
사업 목적	다목적: 포괄적으로 가족이 가진 여러 가지 사업 목적	단일 목적: 특수 목적의 한 가지 건강 문제
경제성	경제적	각 분야별로 전문 의료인이 필요하기 때문에 비경제적
적용	지역주민 전체 대상 사업으로 적합	특수 분야의 문제가 많은 지역에 적합하다.

장점	• 효율적이고 단순하다. • 가족의 문제 및 요구를 동시에 정확하게 파악한다. • 여러 사업을 동시에 진행하면서 사업의 중복을 피한다. • 가족의 신임을 얻어 문제 해결에 이점을 준다. • 지역사회 문제점을 포괄적으로 파악할 수 있다. • 시간이 절약되고 경제적으로 사업을 할 수 있다. • 담당자는 다양한 영역의 지식을 습득할 수 있다.	• 특수 분야의 문제가 많은 지역에 적합하다. • 사업에 대해서 전문적인 지식을 소유할 수 있다. • 깊이 있는 사업이 가능하다. • 특수 인구 집단과의 깊은 신뢰를 형성할 수 있다.
단점	사업 수행자는 각 사업 영역에 대한 전문성 획득에 제한을 받을 수 있다.	• 지역사회 문제점을 포괄적으로 파악하기 어렵다. • 지역사회 전체에게 신임을 얻는 데 제한점이 있다. • 다양한 문제를 가진 대상자의 경우 여러 명의 전문인으로부터 중복되는 서비스를 받을 가능성이 있다.

4 보건사업 대상 및 3대 수단

보건사업 대상	지역사회 전체 주민
보건사업 3대 수단 (Anderson)	• 보건 봉사 : 보건행정 • 보건 교육 : 조장 행정으로 가장 능률적 수단 • 보건 법규 : 통제 행정으로 가장 강제적 수단

02 일차보건의료

1 1차 보건의료의 역사 및 대두 배경

역사 및 철학	1978년 9월 12일 구소련의 알마아타 국제회의에서 '2000년까지 세계 모든 인류에게 건강을 (Health for all by the year 2000)'이라는 보건정책을 채택하였다. → 알마아타 선언문 채택
철학	전 세계의 인구가 보건의료에 대해 평등해야 하고, 국민은 건강할 기본 권리를 가지며, 국가는 국민의 건강을 보장하기 위한 책임을 져야 한다. 즉, 건강은 기본권이며(Human Right), 국가가 국민의 건강에 책임을 져야 하며(Health Right), 인구가 보건의료에 대해 평등해야 한다.
대두 배경	• 많은 인구가 적절한 의료 혜택을 받지 못하고 있다. • 의료 생산비용 증가로 인한 의료 비용 상승으로 건강 소비자의 비용 부담이 증가하였다. • 보건의료 서비스의 지역적 편중이 나타난다. • 사회 변화와 더불어 정치적·경제적·문화적인 요인으로부터의 건강 위해 요인이 다양화 되었다. • 질병 예방, 건강 증진의 필요성이 강조됨으로써 1차 보건의료의 중요성이 대두되었다. • 국가의 핵심 보건사업 조직과 그 지역사회의 전반적인 사회·경제 개발의 구성 요소가 되었다. • 대부분의 건강 문제는 1차 보건의료로써 해결 가능하며, 질병 발생 이전에 예방 관리를 하는 것은 질병이 발생한 후 치료를 하는 것보다 효율적이고 경제적인 방법이 될 수 있다.

2 1차 보건의료의 개념과 접근 원칙 16 인천 / 17 전남의료기술직

1차 보건의료의 개념		• 실제적이고 과학적으로 건전하며 사회적으로 수용 가능한 방법과 기술에 근거하여 • 지역사회가 받아들일 수 있는 방법으로 • 지역주민들의 적극적인 참여 하에 • 그들의 지불 능력에 맞게 • 주민과 가장 가까운 위치에서 지속적으로 실시되는 필수적인 건강관리 사업이다.
1차 보건의료의 접근 원칙 8가지 16 경기의료기술직·울산보건연구사 ·강원·전북·경남보건연구사 / 17 전북·전남·경남·경기 / 18 서울	포괄성	모든 사람에게 필요한 의료 서비스여야 한다.
	수용성 16 서울	모든 주민에게 쉽게 받아들일 수 있는 방법으로 주민의 지불 능력에 맞는 보건의료 수가로 사업이 제공되어야 한다.
	근접성	근접한 거리에서 사업이 제공되어야 한다.
	균등성(평등성)	어떤 여건에서도 똑같이 제공되어야 한다.
	지속성	지속적인 서비스가 제공되어야 한다.
	유용성	주민들이 쉽게 이용할 수 있고 유용한 것이어야 한다.
	상호 협조성	사회 여러 분야와의 협조 체계를 유지해야 한다.
	주민 참여 17 전남	지역사회의 적극적인 참여와 지역 주민과 서비스 제공자와의 동반자적 관계 형성이 필요하다.

3 1차 보건의료 사업의 내용(필수 요소 9가지, WHO)

15 경기의료기술직 / 16 경북의료기술직 · 경기 · 대구 · 경남 · 전남 · 강원 / 17 대구보건연구사 · 경남 · 부산 · 인천

일차보건의료사업의 내용	• 지역사회가 가지고 있는 건강 문제와 이 문제를 규명하고 관리하는 방법을 교육 • 가족 계획을 포함한 모자 보건 • 식량 공급 및 영양의 증진 • 안전한 물의 공급 • 그 지역의 풍토병 예방 및 관리 • 그 지역사회의 주된 감염병의 예방 접종 • 통상 질환과 상해의 적절한 치료 • 정신 보건의 증진 [17 전남] • 기초 약품의 제공	
보건의료 활동수준과의 비교	1차 보건의료 (PHC : Primary Health Care)	—
	2차 보건의료 (SHC : Secondary Health Care)	● **치료 및 환자관리 사업** • 응급 처치가 필요한 질병, 급성 질환, 입원환자 관리 등 전문병원의 활동 요구 • 임상 전문의와 간호사 등 의료 인력의 역할 강조 • 조기 진단과 조기 치료 체계 확립
	3차 보건의료 (THC : Tertiary Health Care)	● **재활 및 만성 질환 사업** • 의학적 재활: 회복기 환자, 재활 환자, 노인간호 만성 질환 • 직업적 재활: 기능 장애를 회복하거나 정상적인 사회활동을 위한 직업 훈련 • 사회적 재활: 사회봉사, 정신적 · 심리적 봉사 및 사회적응 훈련
	포괄적 보건 의료 (CHC : Comprehensive Health Care)	● **치료 의학과 예방 의학의 통합** • 질병의 예방, 치료, 재활, 건강 증진, 건강보호 활동 등 인간의 전 생애를 통한 건강 관리 • 자연과학과 사회과학을 통합한 종합적인 보건의료 사업, 즉 제1 · 2 · 3차 보건의료의 통합적 관리를 의미

4 우리나라의 일차보건의료

Sibley, 김정남	• 거제도에서 지역사회 보건 개발원을 개설하여 지역사회 보건사업을 실시함(1973~1974)으로써 조직적이고 체계적인 지역사회 보건 개념이 시작되었다. • 지역사회 주민의 참여, 총괄적인 의료의 개념, 지역사회간호 접근법의 활용 등을 도입한 지역사회 보건사업을 전개하였다. • 지역사회 참여의 부족, 보건 요원의 불충분한 교육 훈련, 자원의 부족 등의 이유로 사업이 부진하게 되었다.
1975년 12월	「한국보건개발원법」 제정
1976년	연세대학교 의과대학의 강화 지역사회 보건사업, 이화여자대학교의 수동면 사업, 연세대학교의 연희 지역사회 보건사업, 전주예수병원의 지역사회 보건사업 등의 시범 사업이 이루어졌다.
1977년	한국 보건개발연구원을 설립하고 강원도 홍천, 전라북도 옥구, 경상북도 군위에서 시범 사업을 시작하였다. 마을 건강요원을 활용하고 보건협의회를 조직하여 주민의 참여를 유도하며 훈련된 지역사회 간호사를 지역사회에 투입하였다. 17 경북
1978년 12월	「국민보건의료를 위한 특별조치법」의 제정으로 1979년 보건지소에 의사 300명, 치과의사 304명이 공중보건 의사로 배치되었다. 16 경기의료기술직
1980년 12월	「농어촌 등 보건의료를 위한 특별조치법」 공포로 보건소, 보건지소, 보건진료소로 이어지는 일차 보건의료체계가 확립되었다. 14 경기의료기술직 / 16 서울보건연구사

---

03 건강증진

1 건강증진의 개념

1. 정의 17 서울 / 19 서울

캐나다 오타와 회의(1986)	모든 사람들이 건강능력을 최대한 개발하는 것이며, 평등한 기회와 자원의 확보를 목적으로 한 공공정책수립, 지리적 환경확보, 개인의 건강관리기술 개발, 치료적인 관리 이상의 건강관리를 포함한 모든 활동으로 확대 적용된 개념
1984년	건강증진은 사람들에게 건강에 대한 권리를 증가시켜 건강을 향상할 수 있도록 하는 과정이다. 즉 "사람들이 건강에 대한 관리의 능력을 높이고 자신의 건강을 향상 시킬 수 있게 하는 과정 (the process of increase control over, and to improve, their health)"

2. 각 국가가 국민의 건강증진을 성취하기 위하여 준수하여야 할 원칙인 건강증진의 전략 세 가지

옹호(advocacy) 17 서울	• 건강에 대한 대중의 관심을 불러일으키는 것 • 보건의료의 수요를 충족시킬 수 있는 건강한 보건정책을 수립하도록 강력히 촉구하는 것
역량강화(empowerment)	• 스스로의 건강관리에 적극 참여하며 자신들의 행동에 책임을 느끼게 하는 것 • 본인과 가족의 건강을 유지할 수 있게 하는 것을 그들의 권리로서 인정하는 것
연합(alliance) 17 보건복지부7급 · 경남보건연구사	모든 사람들이 건강을 위한 발전을 계속하도록 건강에 영향을 미치는 경제, 언론, 학교 등 모든 관련분야 전문가들이 협조하는 것

3. 건강증진 3대원칙인 옹호, 역량, 연합이 구체적으로 실천되어야 할 건강증진 활동영역 5가지

건강한 공공정책수립 (Bild healthy public policy)	• 제도자체가 건강증진을 지원할 수 있도록 하는 정책수립(입법, 재정, 세제, 조직개선 등) • 모든 부분의 정책에 건강의 시각을 도입하는 것
건강을 지원하는(지지적) 환경조성	사회, 경제, 정치, 문화 등 제반 환경이 건강에 유익한 방향으로 조성되어야 한다는 것
지역사회 활동의 강화 (Strengthen community action)	• 지역사회의 건강문제에 주민들의 참가와 지도강화, 정보에 대한 충분한 접근과 학습기회, 재원마련 등이 중요하다. • 예로 "금연운동"금연구역의 지정이나 금연동호회 모임등의 다양한 활동이 병행되어야 한다. →주변지역사회가 같이 활동하고 지원하는 활동요구
개인의 기술개발 = 주민의 자기건강관리능력 향상 (Self Health Care Ability)	건강에 대한 교육, 정보를 제공하고 삶의 방식에 대한 기술을 길러줌으로써 개인과 사회의 발전을 지원한다.
보건의료체계의 방향전환 (Reoriented health services) = 보건사업의 재정립	치료중심에서 생활습관개선 및 환경관리 등이 초점을 이루는 건강증진 사업으로 전환

2 건강증진과 유사한 개념

건강 보호	사람들이 환경의 위해 요인에 대한 접촉 기회와 건강에 해로운 행동을 줄이도록 할 뿐만 아니라 건강한 환경 속에서 살 기회를 확대하고 적극적인 건강증진을 위한 생활양식을 갖도록 생활환경을 조성하는 것이다.
질병 예방	불건강의 위험 요인을 조기에 발견, 관리하여 질병 발생 및 악화를 예방하기 위한 예방의학적인 사업 활동을 말한다. 예 건강검진, 상담·지도, 예방접종
조기 진단과 치료	진찰, 검사, 투약 등의 진료 활동
건강 증진	보건교육적 수단, 건강보호적 수단, 예방의학적 수단 등을 통하여 건강 잠재력을 기르고, 불건강의 위험 요인을 감소함으로써 건강을 유지 증진하려는 적극적인 건강 향상책이다.

3 건강증진의 목표 및 특성

목표	개인의 건강생활 실천 능력 제고, 법·제도·공공 정책 등의 체계를 건강 친화적으로 구축 • 비용 효과적이며 지속 가능한 방법으로 자기 건강 관리능력의 향상 • 개인, 지역사회가 가지고 있는 건강 잠재력을 최대한 이끌어 내도록 역량 강화 • 수명의 연장, 국가의 경제적·사회적 부담의 경감
건강증진의 3가지 특성	• 질병이나 특정 건강 문제 중심이 아니다. • 질병 예방은 소극적인 회피성 행위인 데 비해 건강증진은 적극적인 접근성 행위이다. • 건강증진은 건강을 향하는 긍정적이고 역동적인 과정이다.

WHO의 건강증진의 원칙 (1986년 캐나다 오타와 회의) 17 서울	• 건강증진은 특정 건강 질병을 갖고 있는 사람들만을 대상으로 하기보다는 전체 지역 주민들의 일상 생활에 관한 전반적인 것을 통합한다. • 건강증진은 건강 문제의 원인이나 결정 요인에 초점을 둔 활동이다. • 건강증진은 건강 유해요인들을 감소시키기 위한 의사소통, 교육, 의회 활동, 경제적 방법, 조직변화, 지역사회 개발, 지역의 활동 등의 다양한 활동 등을 포함한다. • 건강증진은 효과적이고 확실한 지역주민의 참여를 목표로 한다. • 건강증진의 활성화에 가장 중점적인 역할을 하는 사람은 의료 인력보다는 1차 건강관리자이다.	
건강증진을 위한 5가지 접근법	의학 예방의학적 접근법	전체 인구집단이나 고위험군을 대상으로 상병과 조기 사망을 감소시키는 것을 목적으로 실시하며 흔히 일차 예방, 이차 예방, 삼차 예방의 3단계로 실시된다.
	행태 변화 접근법	개인들이 자신의 건강에 대해 책임지고 더 건강한 생활양식을 선택하도록 하는 접근법이다.
	교육적 접근법	개인이 자신의 건강 행태에 대한 정보화된 선택을 할 수 있도록 지식과 정보를 제공하고 필요한 기술들을 개발하는 접근법이다.
	역량 강화 접근법	• 개인 역량 강화 • 지역사회 역량 강화
	사회변화 접근법	건강 결정에 있어서 사회·경제적 환경의 중요성에 초점을 두는 접근법이다.

🖎 건강한 식습관 06 인천

접근	목적	방법	보건사업가와 주민의 관계
의학·예방 의학적	질병 위험인자를 파악하여 개선	의료진에 의뢰 예 체질량 지수 측정	• 전문가 주도 • 수동적, 순응하는 주민
행태 변화	자신의 건강에 대해 책임지고 더 건강한 생활양식을 선택하도록 장려	일대일 충고 정보 제공, 캠페인을 통한 설득 예 '당신의 심장을 돌보라'	• 전문가 주도 • 의존적인 주민
교육적	건강한 생활 방식에 대한 지식과 기술들을 전달	정보 제공, 소그룹 활동 예 여성 건강 모임	• 전문가 주도 • 토의에서의 주민 참여
역량 강화	주민 또는 지역사회와 함께 인지된 요구 충족을 위해 노력함.	옹호, 협상, 네트워크 구축 및 장려 예 식품회사 모임	• 건강증진 가능 지원자 • 주민들의 능력 배양
사회변화	계층, 인종, 성, 지역 등 사회 경제적 요인으로 인한 건강의 불평등을 설명하고 개선함.	• 조직적 정책 개발 예 병원음식 공급 정책 • 공중보건 관련 법안 제정 예 식품표시 부착	사회적 규정이 필요하며 상의 하달식으로 진행

4 Tannahill(1985)의 건강증진 7차원

예방 서비스	예방 접종, 고혈압 환자 발견, 자궁암 환자 발견
적극적 보건교육	진정한 안녕 강화에 초점을 두고 있다. • 적극적 건강 행위에 초점을 둔 보건 교육 • 개인, 집단, 지역사회를 돕는 것
적극적 건강 보호	적극적 건강을 위해 법적 조치를 하는 것이다.
예방적 보건 교육	불건강 예방에 흥미를 가지고 생활 양식에 영향을 주는 교육적 노력을 의미한다.
예방적 건강 보호	주변 환경에서 접하게 되는 위험이나 불건강한 태도를 감소시키고, 건강한 환경에서 적극적으로 건강을 증진하는 생활 양식의 함양을 의미한다.
적극적 건강 보호를 목표로 하는 보건 교육	공공기관과 정책 결정자의 강한 의지가 필요한 부분으로, 정책 차원에서 홍보를 하고 건강 생활을 실천하도록 보건 교육을 실시하는 것이다.
예방적 건강 보호를 위한 보건 교육	예방적 건강 보호를 위해 사회적 환경을 자극하는 보건 교육을 말한다. 예 교통사고 예방을 위한 안전띠 착용에 관한 보건교육
타나힐의 건강증진 모형	 1. 예방영역 2. 예방적 보건교육 영역 3. 예방적 건강보호를 위한 보건교육 4. 예방 건강보호를 위한 보건교육 5. 적극적 보건교육 영역 6. 적극적 건강보호 영역 7. 적극적 건강보호를 위한 보건교육 영역 출처: 최연의 등 (2016), 지역사회간호학

5 국제 건강증진 발달 과정

1. 제1차 국제 건강증진회의 14 서울 / 17 서울 / 19 서울

1986년 11월	캐나다의 오타와에서 개최, 오타와 현장을 채택
주요의제	"삶의 자원으로서의 건강": 건강이 갖는 가치 또는 의미는 삶의 목표로서가 아니라 사람들의 일상생활의 자원으로써 매우 중요하다. 건강은 단지 신체능력 뿐 아니라 개인과 사회의 중요한 자원으로서 보건의료 뿐만 아니라 사회여러분야에서 책임을 나누어야 하며, 건강한 생활실천을 넘어서 삶의 질 차원의 안녕(well-being)수준까지 달성해야 한다.

건강증진기본접근전략	옹호	건강에 대한 대중의 관심을 불러일으키고 보건의료의 수요를 충족시킬 수 있는 건강한 보건정책을 수립하도록 강력히 촉구 하는 것
	역량강화	본인과 가족의 건강을 유지할 있게 하는 것을 그들의 권리로서 인정하며, 이들이 스스로의 건강관리에 적극 참여하며 자신의 행동에 책임을 느끼게 하는 것
	연합	모든 사람들이 건강을 위한 발전을 계속 하도록 건강에 영향을 미치는 경제, 언론, 학교 등 모든 관련 분야 전문가들이 협조하는 것

건강증진을 위한 5가지 기본(주요) 활동 영역(접근전략)	• 건강한 공공정책 확립 • 건강 지향적 환경조성 • 지역사회활동 강화 • 개개인의 기술개발 • 보건의료사업의 방향 재조정

2. 제2차 국제 건강증진회의

1988년 4월	호주의 아델라이드에서 개최
주요의제	건강증진을 위한 공공 정책 수립의 중요성을 강조
공공 정책 중 4가지 핵심 분야	• 여성 건강의 개선(여성의 건강증진) 09 서울(보건직) • 식품과 영양 • 흡연과 음주 • 지지적 환경의 조성

3. 제3차 국제 건강증진회의

1991년 6월	스웨덴의 선즈볼에서 개최
주요의제	• 보건지원 환경구축의 중요성 강조 • 5개의 기본 활동영역 중 건강지향적 환경 조성의 중요성을 강조
공공 정책 중 4가지 핵심 분야	• 여성 건강의 개선(여성의 건강증진) 09 서울(보건직) • 식품과 영양 • 흡연과 음주 • 지지적 환경의 조성

4. 제4차 국제 건강증진회의

1997년	인도네시아의 자카르타에서 개최
주요의제	건강증진은 가치있는 투자
21세기 건강증진을 위한 5가지 우선순위 14 서울(보건직)	• 건강에 대한 사회적 책임 증진 • 건강증진 사업의 투자 확대 • 건강 동반자관계 구축 확대 • 지역사회의 능력 증대 및 개인 역량의 강화 • 건강증진을 위한 인프라 구축

5. 제5차 국제 건강증진회의

2000년 6월	멕시코의 멕시코시티에서 개최
주요의제	건강증진 형평성 제고를 위한 계층 간 격차해소
21세기 건강증진을 위한 5가지 우선순위 14 서울(보건직)	• 건강증진의 주요 전략 제시 • 건강을 위한 사회적 책임감의 증진 • 건강증진 및 개발을 위한 투자의 증대 • 지역사회의 역량과 개인의 능력 향상 • 건강증진을 위한 과학적 근거의 강화 • 보건 조직과 서비스의 재구성 등

6. 제6차 건강증진 국제회의

2005년 8월	태국 방콕에서 개최
주요의제	'건강 결정요소'가 회의 주요 주제
방콕헌장	• 급속하게 변화하는 사회환경속에서 새롭게 출현하고 변화하는 '건강결정요인에 적절하게 대처하기 위한 건강증진 활동전략 및 서약 등을 세계적으로 합의' 제시 • 특히 여러수준에서의 일관된 정책과 민간부문, 시민사회를 포함한 다양한 사회구성원 간 및 국제 수준의 파트너십을 강조
건강증진 전략	• 건강증진 정책 개발 및 파트너십 구축을 위한 모형과 방법 • 건강의 사회적·경제적·환경적 결정 요인 관리에 대한 성공 경험 • 전 세계적 건강증진을 위한 모니터링 • 보고 및 능력 개발 등에 대해 논의

7. 제7차 건강증진국제회의

2009년	케냐 나이로비에서 개최
주요의제	'수행역량 격차 해소'를 통한 건강증진과 개발
나이로비 행동 강령을 채택 선언	• 건강증진을 위한 세계 각국의 리더십과 방향을 제공하는 정치적 의지 제공 • 건강 수준 격차를 줄이고 건강한 사회를 발달시키는 계기
건강증진 전략	• 지역사회 권능 부여 • 건강지식 및 건강행동 • 보건시스템 강화 • 파트너십 및 부문 간 활동 • 건강증진 역량구축 : 지식관리, 파트너십 구축, 효과적 수행역량

8. 제8차 헬싱키 국제회의(2013년 6월)

2009년	핀란드 헬싱키
주요의제	'건강을 모든 정책들에서(Health in All Policy, HiAP)'를 주제로 헬싱키에서 개최
헬싱키 성명서	모든 공공 정책의 의사결정 시 건강을 향상시키기 위해 건강에 미치는 영향을 살펴보고 시너지 효과를 고려하며 건강에 위해한 부분을 피하는 국가적 노력이 필요함을 주장
건강증진 전략	건강형평성을 향상시키기 위하여 모든 공공정책에서 정책결정자들의 책무성을 높이고 관련 결정들이 건강에 미칠 수 있는 영향을 체계적으로 고려하고, 상승작용을 위한 협력방안을 찾으며 건강에 해로운 영향을 피하고자 하는 접근을 말한다.

9. 제9차 상하이 회의

2016년 12월	중국의 상하이
주요의제	모든 사람에게 건강을, 모든 것은 건강을 위해
지속가능 개발목표 'Sustainable Development Goals' (SDGs)	• 'UN의 2030년까지 세계의 지속가능성을 위한 과제에서 건강증진의 역할 선언'을 채택하고 건강과 웰빙이 지속가능성의 필수 요건이며, 'Sustainable Development Goals'의 실행을 통해 건강을 증진해야 한다는 점, 좋은 협치를 위한 조직이 건강에 필수적이라는 점 등을 확인하고 선언문을 채택하였다. • 인류보편적문제(빈곤, 질병, 교육, 여성, 아동, 난민, 분쟁 등)와 지구환경문제(기후변화, 에너지, 환경오염, 물, 생물다양성 등), 경제사회문제(기술, 주거, 노사, 고용, 생산 소비, 사회구조, 법, 대내외 경제)를 2030년까지 17가지 주목표와 169개 세부목표로 해결하고자 이행하는 국제사회 최대 공동목표
건강도시 실현의 10가지 우선순위	병행하여 진행된 건강도시 관련 시장회의에서는 '건강과 웰빙을 위해 일하는 도시가 지속가능한 도시'라고 정의하고 건강을 위한 거버넌스를 구축하고 건강도시 프로그램을 실현한다고 결의하였다. • 교육, 주거, 고용, 안전 등 주민에게 기본적인 욕구를 충족하는 것 • 대기, 수질, 토양 오염을 감소시키고 기후 변화에 대응하는 것 • 어린이에게 투자하는 것 • 여성과 청소년, 여학생에게 안전한 환경을 조성하는 것 • 도시의 가난한 사람, 이민자, 체류자 등의 건강과 삶의 질을 높이는 것

	• 여러 가지 형태의 차별을 없애는 것 • 감염병으로부터 안전한 도시를 만드는 것 • 도시의 지속 가능한 이동을 위해 디자인하는 것 • 안전한 식품과 건강식품을 제공하는 것 • 금연 환경을 조성하는 것

지속가능 개발목표

1. 유엔 밀레니엄 개발 목표(MDGs) : 2009년 9월 미국 뉴욕에서 열린 UN의 밀레니엄 정상 회의에서 채택되었으며 지구 상의 빈곤과 불평등을 줄이고 사람들의 실제적인 삶을 개선하고자 함이며 이를 위해 8개의 목표와 21개의 지표로 구성되어 있다.
2. 지속 가능발전목표(SDGs) : 모든 나라가 공동으로 추진해 나갈 MDGs의 후속 사업으로서 MDGs사업이 추구하던 빈곤 퇴치의 완료를 최우선 목표로 하되 나아가 글로벌하게 전개되고 있는 경제 사회의 양극화, 각종 사회적 불평등의 심화, 지구 환경의 파괴 등 각국 공통의 지속 가능한 발전 위험요인들을 동시적으로 완화해 나가기 위한 국가별 종합적 행동 및 글로벌 협력 아젠다로 구성되어 있다.

구분	MDGs	SDGs
구성	8개 목표 + 21개 세부 목표	17개 목표 + 169개 세부 목표
대상	개도국	(보편성) 개도국 중심이나 선진국도 대상
분야	빈곤 의료 등 사회 분야 중심	(변혁성) 경제 성장, 기후 변화 등 경제 사회 환경 통합 고려
참여	정부 중심	(포용성) 정부, 시민사회, 민간기업 등 모든 이해관계자 참여

3. 지속 가능한 발전 목표(SDGs, 2016~2030년)와 유엔 밀레니엄 개발 목표(MDGs, 2001~2015년)

구분	MDGs	SDGs
목표1	극심한 빈곤과 기아의 근절	빈곤 종식
목표2	기본 교육의 성취	기아 종식
목표3	양성 평등 증진과 여성의 능력 강화	보건과 복지
목표4	유아의 사망률 감소	양질의 교육 보장
목표5	모성 보건의 개선	양성평등 및 여성, 여아의 역량 강화
목표6	에이즈, 말라리아 등의 질병 극복	물과 위생
목표7	지속 가능한 환경의 확보	지속 가능한 에너지 보장
목표8	개발을 위한 세계적 파트너십 개발	일자리와 경제 성장
목표9	–	산업, 혁신과 인프라
목표10	–	불평등 완화
목표11	–	지속 가능한 도시
목표12	–	지속 가능한 소비 및 생산 패턴 확립
목표13	–	기후 변화 대응
목표14	–	해양생태계
목표15	–	유상 생태계
목표16	–	평화와 정의 제도
목표17	–	파트너십

PART 08

구분	일차 보건의료	건강증진
배경 국제회의	구 소련의 알마아타회의(1978)	캐나다 오타와회의(1986)
관련 국내법	농어촌 등 보건의료를 위한 특별조치법(1980)	국민건강증진법(1995)
핵심 개념	건강권	생활양식의 변화와 보건교육

기본원칙 및
기본정책
	• 실제적이고 과학적으로 건전하며 사회적으로
	  수용 가능한 방법과 기술에 근거하여
	• 지역사회가 받아들일 수 있는 방법으로
	• 지역주민들의 적극적인 참여 하에
	• 그들의 지불능력에 맞게
	• 주민과 가장 가까운 위치에서 지속적으로 실
	  시되는 필수적인 건강관리 사업
		• 건강에 이로운 공공정책 수립
		• 건강지향적 환경 조성
		• 지역사회 활동 강화
		• 개개인의 기술 개발
		• 보건의료사업의 방향 재설정

접근원칙과
3대 원칙
	◉ 일차 보건의료의 접근법(WHO의 4A)
	• Accessible(접근 용이성)
	• Acceptable(수용 가능성)
	• Active(적극적인 주민참여)
	• Affordable(지불부담능력)
		◉ 건강증진의 3대 원칙
		• 옹호 : 건강한 보건정책을 수립하도록 강
		  력히 촉구하는 것
		• 역량강화 : 본인과 가족의 건강을 유지
		  할 수 있게 하는 것을 그들의 원리로써
		  인정하며, 이들이 스스로의 건강관리에
		  적극 참여하여 자신들의 행동에 책임을
		  느끼게 하는 것
		• 연합 : 모든 사람들이 건강을 위한 발전
		  을 계속하도록 건강에 영향을 미치는 경
		  제, 언론, 학교 등 모든 관련 분야의 전문
		  가들이 협조하는 것

6 제4차 국민건강증진 종합계획(4차 Health Plan 2020)

1. 비전

온 국민이 함께 만들고 누리는 건강 세상 [14 경기]

2. 총괄 목표

건강 수명의 연장과 건강형평성 제고 [12 서울 / 14 경기·전북·경북 / 17 광주]

구분		1998	2001	2007	HP 2010 목표	2013	HP 2020 목표
전체	평균수명	74.8	76.5	79.6	80.1	81.8	
	WHO 건강수명	65	67.4		72.0	73	75.0
남자	평균수명	71.1	72.8	76.1	76.5		
	WHO 건강수명	62.3	64.5	68	69.7		73.2
여자	평균수명	78.5	80.0	82.7	83.3		
	WHO 건강수명	67.7	70.3		74.2		76.6

3. 건강 결정요인과 사업 분야 16 충북·전남·경남

건강생활 실천 확산	만성 퇴행성질환과 발병위험 요인 관리	감염질환 관리	안전환경 보건	인구집단 건강관리	사업체계 관리
• 금연 • 절주 • 신체활동 • 영양 14 경기·경북 의료기술직	• 암 • 건강관리 • 관절염 • 심뇌혈관질환 • 비만 • 정신 보건 • 구강 보건 14 경북의료기술직	• 예방 접종 • 비상방역체계 • 의료 관련 감염 • 결핵 • 에이즈 16 보건복지부7급	• 식품영양 • 손상 예방 16 서울	• 모성 건강 • 영유아 건강 • 노인 건강 • 근로자 건강증진 • 군인 건강증진 • 학교 보건 • 취약가정 방문건강 • 장애인 건강 14 서울7급	• 사업체계 관리

4. 분야별 대표 지표 15 전남

예방 중심의 건강관리 측정 영역	대표 지표
암 관리	암 사망률(인구 10만 명당)
심뇌혈관질환	고혈압 유병률, 당뇨 유병률
결핵	신고 결핵 신환자율(인구 10만 명당)
정신 보건	자살 사망률(인구 10만 명당)
구강 보건	아동청소년 치아우식 경험률(영구치)
금연	성인남자 흡연율, 중·고등학교 남학생 흡연율
절주	성인 고위험 음주율
신체 활동	유산소 신체활동 실천율
영양	건강식생활 실천율(지방, 나트륨, 과일/채소, 영양표시 4개 지표 중 2개 이상을 만족하는 인구 비율)
영유아 건강	영아 사망률(출생아 천 명당)
모성 건강	모성 사망비(출생 10만 명당)
노인 건강	노인 활동 제한율 − 일상생활수행능력(ADL), 장애율
건강 검진	일반(생애) 건강검진 수검률(건강보험 적용자)
비만	성인비만 유병률
손상 예방	손상사망률(인구 10만 명당)

5. 향후 건강증진종합 계획을 통해 중점적으로 추진할 과제

〈사전 예방 중심 평생건강 관리〉 • 생활습관 개선 지원 • 만성질환 예방 치료 연계 • 생애주기별 건강프로그램 확충	〈건강환경 조성〉 • 건강 캠페인 전개 • 건강 위해요인 규제 강화 • 건강도시 활성화
〈마음이 건강하고 행복한 대한민국〉 • 정신질환 조기 발견 지원 • 생활공간 중심 자살예방 강화 • 생명존중 문화 조성	〈건강정책 추진체계 강화〉 • 건강지표 신뢰성 제고 • 근거기반 예방정책 추진 • 빅데이터 기반 건강정보 제공

7 제5차 국민건강증진종합계획(HP2030) 기본틀

비전	모든 사람이 평생건강을 누리는 사회		
	모든 사람	성, 계층. 지역 간 건강형평성을 확보, 적용 대상을 모든 사람으로 확대	
	평생 건강을 누리는 사회	출생부터 노년까지 전 생애주기에 걸친 건강권 보장, 정부를 포함한 사회 전체를 포괄	
총괄목표	건강수명 연장, 건강형평성 제고		
	건강 수명	2030년까지 건강수명 73.3세 달성	
	건강 형평성	건강수명의 소득 간, 지역 간 형평성 확보	
		소득	소득수준 상위 20%의 건강수명과 소득 하위수준 하위 20%의 건강수명 격차를 7.6세 이하로 낮춘다.
		지역	건강수명 상위 20% 해당 지자체의 건강수명과 하위 20% 해당 지자체의 건강수명의 격차를 2.9세로 낮춘다.
기본원칙 22 서울·지방직	• 국가와 지역사회의 모든 정책 수립에 건강을 우선적으로 반영한다. • 보편적인 건강수준의 향상과 건강형평성 제고를 함께 추진한다. • 모든 생애과정과 생활터에 적용한다. • 건강친화적인 환경을 구축한다. • 누구나 참여하여 함께 만들고 누릴 수 있도록 한다. • 관련된 모든 부문이 연계하고 협력한다.		

분과	건강생활 실천	정신건강 관리	비감염성 질환 예방관리	감염 및 환경성 질환 예방관리	인구집단별 건강관리	건강 친화적 환경구축
중점 과제	• 금연 • 절주 • 영양 • 신체활동 • 구강건강	• 자살예방 • 치매 • 중독 • 지역사회 정신건강	• 암 • 심뇌혈관 질환 • 비만 • 손상	• 감염병 예방 및 관리 • 감염병 위기 대비 대응 • 기후변화성 질환	• 영유아 • 청소년(학생) • 여성 • 노인 • 장애인 • 근로자 • 군인	• 건강친화적 법제도 개선 • 건강정보 이해력 제고 • 혁신적 정보 기술의 적용 • 재원 마련 및 운용 • 지역사회 자원(인력, 시설) 확충 및 거버넌스 구축

중점과제	10년 후 달라지는 모습(대표 지표)
암관리	성인(20~74세) 암 발생률(남성, 여성)
심뇌혈관질환	성인(남성, 여성) 고혈압 유병률, 성인(남성, 여성) 당뇨병 유병률, 급성 심근경색증 환자의 발병 후 3시간 미만 응급실 도착 비율
감염병 예방 및 관리	신고 결핵 신환자율(인구 10만 명당)
정신보건	자살 사망률(인구 10만 명당), 여성 자살 사망률(인구 10만 명당), 남성 자살 사망률(인구 10만 명당)
치매	치매안심센터의 치매환자 등록 관리율(전국 평균)
중독	알코올 사용장애 정신건강 서비스 이용률
지역사회 정신건강	정신건강 서비스 이용률
구강보건	영구치(12세 이상) 우식 경험률(연령 표준화)
금연	성인(남성, 여성) 현재 흡연율(연령 표준화)
절주	성인(남성, 여성) 고위험 음주율(연령 표준화)
신체활동	성인(남성, 여성) 유산소 신체활동 실천율(연령표준화)
영양	식품 안전성 확보 가구분율
영유아 건강	영아 사망률(출생아 1천 명당)
청소년	고등학교 남학생, 여학생 현재 흡연율
여성	모성사망비(출생아 10만 명당)
노인	노인(남성, 여성)의 주관적 건강인지율
장애인	성인 장애인 건강검진 수검률
근로자	연간 평균 노동시간
군인	군 장병 흡연율
비만	성인비만 유병률(연령 표준화)
건강정보 이해력 제고	성인(남성, 여성) 적절한 건강정보이해능력 수준
감염병위기 대비대응	MMR 완전접종률
기후변화성 질환	기후보건영향평가 평가체계 구축 및 운영
손상예방	손상사망률(인구 10만 명당)

📝 제5차 종합계획(HP2030) 기본 틀

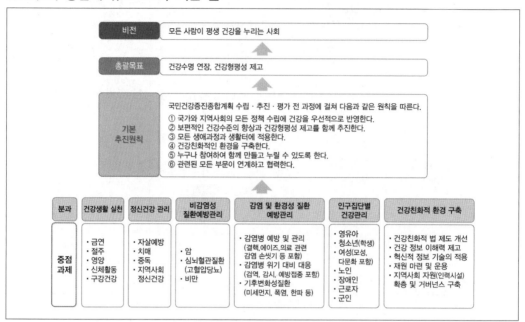

| 비전 | 모든 사람이 평생 건강을 누리는 사회 |
| 총괄목표 | 건강수명 연장, 건강형평성 제고 |

기본 추진원칙: 국민건강증진종합계획 수립·추진·평가 전 과정에 걸쳐 다음과 같은 원칙을 따른다.
① 국가와 지역사회의 모든 정책 수립에 건강을 우선적으로 반영한다.
② 보편적인 건강수준의 향상과 건강형평성 제고를 함께 추진한다.
③ 모든 생애과정과 생활터에 적용한다.
④ 건강친화적인 환경을 구축한다.
⑤ 누구나 참여하여 함께 만들고 누릴 수 있도록 한다.
⑥ 관련된 모든 부문이 연계하고 협력한다.

분과	건강생활 실천	정신건강 관리	비감염성 질환예방관리	감염 및 환경성 질환 예방관리	인구집단별 건강관리	건강친화적 환경 구축
중점 과제	• 금연 • 절주 • 영양 • 신체활동 • 구강건강	• 자살예방 • 치매 • 중독 • 지역사회 정신건강	• 암 • 심뇌혈관질환 (고혈압당뇨) • 비만	• 감염병 예방 및 관리 (결핵,에이즈,의료 관련 감염 손씻기 등 포함) • 감염병 위기 대비 대응 (검역, 감시, 예방접종 포함) • 기후변화성질환 (미세먼지, 폭염, 한파 등)	• 영유아 • 청소년(학생) • 여성(모성, 다문화 포함) • 노인 • 장애인 • 근로자 • 군인	• 건강친화적 법 제도 개선 • 건강 정보 이해력 제고 • 혁신적 정보 기술의 적용 • 재원 마련 및 운용 • 지역사회 자원(인력시설) 확충 및 거버넌스 구축

📝 우리나라 건강증진사업

1983.	국민건강조사
1989.	보건의식 행태 조사
1995. 1.	국민건강증진법, 지역보건법 제정
1998.7~2001.6.	건강증진 거점 보건소를 중심으로 한 건강증진 시범사업 실시
2001.	전국보건소 정규 인력을 통한 방문보건사업 전면 실시
2002.	건강증진사업이 전국 보건소로 확대
2005.	건강생활 실천 사업을 전국 보건소로 확대, 금연·영양·운동·절주 4대 영역을 필수 사업·선택 사업으로 구분 수행, 보건소 금연클리닉 사업, 영양플러스 사업(임산부 및 영유아 보충영양 관리 사업) 시범 운영
2007.	맞춤형 방문건강관리사업 전국 실시
2008.	영양플러스 사업 전국 확대 실시
2013.	통합건강 증진 사업

1. 1995년 : 「국민건강증진법」이 제정되면서 보건 교육, 질병 예방, 영양 개선 및 건강생활의 실천 등의 건강증진사업을 실시
2. 국민건강증진 종합계획의 수립
   (1) 2002년 제1차 국민건강증진 종합계획 수립(Health Plan 2010)
   (2) 2005년 제2차 국민건강증진 종합계획 수립(Health Plan 2010)
   (3) 2011년 제3차 국민건강증진 종합계획 수립(Health Plan 2020)
   (4) 2016년 제4차 국민건강증진 종합계획 수립(Health Plan 2020)
   (5) 2021년 제5차 국민건강증진 종합계획 수립(Health Plan 2030)
3. 2009년 : 「국민건강증진법」의 개정으로 보건교육사(1~3급) 제도 도입

8 건강도시

정의 15 서울	• '모든 사람들에게 건강을'이라는 세계보건기구의 알마아타선언 이후 신공중보건운동의 시작을 기점으로 건강도시 개념이 대두되었다. • 세계보건기구(WHO, 2004)에 의하면 '건강도시란 도시의 물리적·사회적 환경을 개선하고 지역사회의 모든 구성원이 상호 협력하여 시민의 건강과 삶의 질을 향상시키기 위해 지속적으로 노력해 가는 도시'를 의미한다.
목적	도시의 건강과 환경을 개선하여 도시 주민의 건강을 향상시키기 위함이고, 이는 지방자치단체의 지역사회의 창의성을 발휘하여 '모든 인류에게 건강을(Health for All)'을 달성하려는 데 있다.

역사	• 1984년 캐나다 '건강의료를 넘어' 회의
	• 1987년 건강도시 출범 : 캘리포니아 건강도시 프로젝트의 시작
	• 1988년 건강도시 아테네 선언 : 영국 벨파스트 시를 비롯한 유럽의 125개 도시가 동참
	• 우리나라 건강도시 역사
	  – 창원시 : 2004년 6월 국내 최초로 WHO 서태평양지역 건강도시연맹에 창립 회원도시로 가입
	  – 원주시 : 2008년 일본에서 개최된 제3회 WHO 건강도시연맹 총회에서 WHO 최우수상 수상

건강도시의 조건 16 지방직8급	• 깨끗하고 안전하며, 질 높은 도시의 물리적 환경 • 안정되고, 장기적으로 지속 가능한 생태계 • 계층 간 부문 간 강한 상호 지원체계와 착취하지 않는 지역사회 • 개개인의 삶, 건강 및 복지에 영향을 미치는 문제에 대한 시민의 높은 참여와 통제 • 모든 시민을 위한 기본적 요구(예 음식, 물, 주거, 소득, 안전, 직장 등)의 충족 • 시민들 간의 다양한 만남, 상호 작용 및 의사소통을 가능하게 하는 기회와 자원에 대한 접근성 • 다양하고 활기 넘치며, 혁신적인 도시 경제 • 역사, 문화 및 생물학적 유산 혹은 지역사회 내 모임들과 개인과의 연계를 도모 • 모든 시민에 대한 적절한 공중보건 및 치료 서비스의 최적화 • 높은 수준의 건강과 낮은 수준의 질병 발생 • 이상의 요건들이 서로 양립할 뿐만 아니라 더불어 이 요소들을 증진시키는 도시 행태
건강도시의 지표	• 삶의 만족도 • 식중독 사례 • 교통사고 건수 • 천식으로 인한 어린이 입원치료 건수 • 자원봉사자 수 • 자전거 도로의 길이 • 레크리에이션 지도자 수 • 주치의가 있는 가정의 비율 • 편부모 가정 비율

| '건강도시 프로젝트' 용어를 사용하기 위한 6가지 기준(WHO) 15 보건복지부7급 (공중보건) | • 정치적 지도자는 참여적 기획과정을 통해 건강도시를 만들겠다고 공언하여야 한다.
• 건강도시 프로젝트의 목적은 모든 시민의 건강과 삶의 질 향상이다.
• 건강과 환경분야에 대한 참여적 기획을 조장하기 위한 기전이 개발되어야 한다.
• 사업활동의 우선순위는 다음 두 가지 필요에 대한 평가 방식에 기반을 두어야 한다.
　－ 역학적 분석이나 보건의료전문가의 판단에 의거한 생활 환경과 건강과의 관계
　－ 건강과 삶의 질 문제에 관한 지역사회가 인식하는 우선순위
• 사업활동의 우선순위는 단일 정부기관이 아니라 실질적인 주민 참여가 보장된 여러 팀에 의해 결정되어야 한다.
• 시는 상황분석, 활동, 성과, 등에 대해 건강도시 네트워크를 통해 다른 도시와 정보를 공유할 것에 동의하여야 한다.
→ 위의 모든 기준을 건강도시사업의 시작 때부터 충족할 수는 없으나, 적어도 2~3년까지는 충족되어야만 한다. |

04 국민건강증진법

1 제정 배경

① 산업화와 도시화에 따른 환경 공해, 산업 재해 및 각종 사고발생 등 건강위험 요인이 증가하였다.
② 인구의 고령화와 생활양식의 변화로 만성 퇴행성질환을 중심으로 한 성인병, 운동부족과 스트레스 증가로 인한 위장 장애·정신 장애 등의 질환과 약물 중독이 증가하였다.
③ 1980년대 이후 국민소득 증대와 전 국민 의료보험 실시에 따른 의료 이용의 급증, 난치성 만성 질환의 증가, 의료 기술의 발달과 함께 의료서비스의 다양화 및 고가화로 국민의료비의 지출 증대 등의 문제가 발생하였다.
④ 이러한 건강 문제들은 의료적 문제의 개선 조치만으로는 효과적으로 해결될 수 없어 국가가 법령으로 제정하여 건강을 국민의 기본권으로 보장하고 건강을 증진할 수 있도록 조치하게 되었으며, 국민 개개인이 일상 생활에서 올바른 건강 의식을 가지고 스스로 실천에 옮기는 일이 무엇보다 중요하게 되었다.

2 제정 목적(법 제1조) 15 서울8급·광주의료기술직

국민에게 건강에 대한 가치와 책임 의식을 함양하도록 건강에 관한 바른 지식을 보급하고 스스로 건강 생활을 실천할 수 있는 여건을 조성함으로써 국민의 건강을 증진함을 목적으로 한다.

3 용어의 정의(국민건강증진법 제2조)

이 법에서 사용하는 용어의 정의는 다음과 같다.
1. "국민건강증진사업"이라 함은 보건교육, 질병예방, 영양개선, 신체활동장려, 건강관리 및 건강생활의 실천 등을 통하여 국민의 건강을 증진시키는 사업을 말한다. 20 인천
2. "보건교육"이라 함은 개인 또는 집단으로 하여금 건강에 유익한 행위를 자발적으로 수행하도록 하는 교육을 말한다.
3. "영양개선"이라 함은 개인 또는 집단이 균형된 식생활을 통하여 건강을 개선시키는 것을 말한다.
4. "신체활동장려"란 개인 또는 집단이 일상생활 중 신체의 근육을 활용하여 에너지를 소비하는 모든 활동을 자발적으로 적극 수행하도록 장려하는 것을 말한다.
5. "건강관리"란 개인 또는 집단이 건강에 유익한 행위를 지속적으로 수행함으로써 건강한 상태를 유지하는 것을 말한다.
6. "건강친화제도"란 근로자의 건강증진을 위하여 직장 내 문화 및 환경을 건강친화적으로 조성하고, 근로자가 자신의 건강관리를 적극적으로 수행할 수 있도록 교육, 상담 프로그램 등을 지원하는 것을 말한다.

4 법령에서 제시하고 있는 사업

보건의 날(국민건강증진법 제3조의2)
① 보건에 대한 국민의 이해와 관심을 높이기 위하여 매년 4월 7일을 보건의 날로 정하며, 보건의 날부터 1주간을 건강 주간으로 한다. 14 보건복지부 / 16 서울의료기술직
② 국가와 지방자치단체는 보건의 날의 취지에 맞는 행사 등 사업을 시행하도록 노력하여야 한다.

국민건강증진 종합계획의 수립(국민건강증진법 제4조) 13 보건복지부 / 14 울산의료기술직 / 16 대구의료기술직
① 보건복지부장관은 제5조의 규정에 따른 국민건강증진 정책심의위원회의 심의를 거쳐 국민건강증진 종합계획(이하 "종합계획"이라 한다)을 5년마다 수립하여야 한다. 이 경우 미리 관계 중앙행정기관의 장과 협의를 거쳐야 한다. 15 서울의료기술직 / 16 부산
② 종합계획에 포함되어야 할 사항은 다음과 같다. 보건복지부
    1. 국민건강증진의 기본 목표 및 추진 방향
    2. 국민건강증진을 위한 주요 추진 과제 및 추진 방법
    3. 국민건강증진에 관한 인력의 관리 및 소요 재원의 조달 방안
    4. 제22조의 규정에 따른 국민건강증진기금의 운용 방안
    4의2 - 아동·여성·노인·장애인 등 건강 취약 집단이나 계층에 대한 건강증진 지원 방안
    5. 국민건강증진 관련 통계 및 정보의 관리 방안
    6. 그 밖에 국민건강증진을 위하여 필요한 사항

국민건강증진 정책심의위원회(국민건강증진법 제5조)
① 국민건강증진에 관한 주요 사항을 심의하기 위하여 보건복지부에 국민건강증진 정책심 의위원회(이하 "위원회"라 한다)를 둔다.

② 위원회는 다음 각 호의 사항을 심의한다. 14 보건복지부7급

  1. 종합 계획

  2. 국민건강증진 기금의 연도별 운용 계획안·결산 및 평가

  3. 2 이상의 중앙행정기관이 관련되는 주요 국민건강증진 시책에 관한 사항으로써 관계 중앙행정기
    관의 장이 심의를 요청하는 사항

  4. 「국민영양관리법」 제9조에 따른 심의사항

  5. 다른 법령에서 위원회의 심의를 받도록 한 사항

  6. 그 밖에 위원장이 심의에 부치는 사항

위원회의 구성과 운영(국민건강증진법 제5조의2)

① 위원회는 위원장 1인 및 부위원장 1인을 포함한 15인 이내의 위원으로 구성한다.

② 위원장은 보건복지부 차관이 되고, 부위원장은 위원장이 공무원이 아닌 위원 중에서 지명한 자가
된다.

③ 위원은 국민건강증진·질병 관리에 관한 학식과 경험이 풍부한 자, 「소비자기본법」에 따른 소비자
단체 및 「비영리 민간단체 지원법」에 따른 비영리 민간단체가 추천하는 자, 관계 공무원 중에서 보
건복지부장관이 위촉 또는 지명한다.

④ 그 밖에 위원회의 구성·운영 등에 관하여 필요한 사항은 대통령령으로 정한다.

> **국민건강증진 정책심의위원회 위원의 임기 및 운영 등(국민건강증진법 시행령 제4조)** 15 보건복지부7급
> ① 법 제5조에 따른 국민건강증진 정책심의위원회(이하 "위원회"라 한다) 위원의 임기는 2년
> 으로 하되, 연임할 수 있다. 다만, 공무원인 위원의 임기는 그 재직기간으로 한다.
> ② 위원회의 위원장은 위원회를 대표하고 위원회의 사무를 총괄한다.
> ③ 위원회의 회의는 재적위원 과반수의 출석으로 개의하고 출석위원 과반수의 찬성으로 의결한다.
> ④ 위원회는 심의사항을 전문적으로 연구·검토하기 위하여 분야별로 전문위원회를 둘 수 있다.
> ⑤ 이 영에서 정한 것 외에 위원회의 운영에 관하여 필요한 사항은 위원회의 의결을 거쳐 위
> 원장이 정한다.

한국 건강증진개발원의 설립 및 운영(국민건강증진법 제5조의3)

① 보건복지부장관은 제22조에 따른 국민건강증진기금의 효율적인 운영과 국민건강증진 사업의 원활
한 추진을 위하여 필요한 정책 수립의 지원과 사업 평가 등의 업무를 수행할 수 있도록 한국 건강증
진 개발원(이하 이 조에서 "개발원"이라 한다)을 설립한다.

② 개발원은 다음 각 호의 업무를 수행한다.

  1. 국민건강증진 정책 수립을 위한 자료 개발 및 정책 분석

  2. 종합계획 수립의 지원

  3. 위원회의 운영 지원

  4. 기금의 관리·운용의 지원 업무

  5. 제25조 제1항 제1호부터 제10호까지의 사업에 관한 업무

  6. 국민건강증진사업의 관리, 기술 지원 및 평가

  7. 「지역보건법」 제7조부터 제9조까지에 따른 지역보건의료계획에 대한 기술 지원

  8. 「지역보건법」 제24조에 따른 보건소의 설치와 운영에 필요한 비용의 보조

  9. 국민건강증진과 관련된 연구 과제의 기획 및 평가

  10. 「농어촌 등 보건의료를 위한 특별조치법」 제2조의 공중보건의사의 효율적 활용을 위한 지원

  11. 지역보건사업의 원활한 추진을 위한 지원

  12. 그 밖에 국민건강증진과 관련하여 보건복지부장관이 필요하다고 인정한 업무

③ 개발원은 법인으로 하고, 주된 사무소의 소재지에 설립 등기를 함으로써 성립한다.

④ 개발원은 다음 각호를 재원으로 한다.
  1. 제22조에 따른 기금
  2. 정부 출연금
  3. 기부금
  4. 그 밖의 수입금
⑤ 정부는 개발원의 운영에 필요한 예산을 지급할 수 있다.
⑥ 개발원에 관하여 이 법과 「공공기관의 운영에 관한 법률」에서 정한 사항 외에는 「민법」 중 재단법인에 관한 규정을 준용한다.

건강친화 환경 조성 및 건강생활의 지원 등(국민건강증진법 제6조)

① 국가 및 지방자치단체는 건강친화 환경을 조성하고, 국민이 건강생활을 실천할 수 있도록 지원하여야 한다.
② 국가는 혼인과 가정생활을 보호하기 위하여 혼인 전에 혼인 당사자의 건강을 확인하도록 권장하여야 한다.
③ 위의 규정에 의한 건강확인의 내용 및 절차에 관하여 필요한 사항은 보건복지부령으로 정한다.

> **건강확인의 내용 및 절차(국민건강증진법 시행규칙 제3조 제1항)**
> 1. 자녀에게 건강상 현저한 장애를 줄 수 있는 유전성질환
> 2. 혼인 당사자 또는 그 가족에게 건강상 현저한 장애를 줄 수 있는 전염성질환

광고의 금지 등(국민건강증진법 제7조)

① 보건복지부장관은 국민건강 의식을 잘못 이끄는 광고를 한 자에 대하여 그 내용의 변경 등 시정을 요구하거나 금지를 명할 수 있다.
② 보건복지부장관이 광고 내용의 변경 또는 광고의 금지를 명할 수 있는 광고
  1. 삭제 <개정 2020.12.29.>
  2. 의학 또는 과학적으로 검증되지 아니한 건강 비법 또는 심령술의 광고
  3. 그 밖에 건강에 관한 잘못된 정보를 전하는 광고로써 대통령령이 정하는 광고

금연 및 절주 운동 등(국민건강증진법 제8조)

① 국가 및 지방자치단체는 국민에게 담배의 직접 흡연 또는 간접 흡연과 과다한 음주가 국민 건강에 해롭다는 것을 교육·홍보하여야 한다.
② 국가 및 지방자치단체는 금연 및 절주에 관한 조사·연구를 하는 법인 또는 단체를 지원할 수 있다.
③ 「주류 면허 등에 관한 법률」에 의하여 주류 제조의 면허를 받은 자 또는 주류를 수입하여 판매하는 자는 대통령령이 정하는 주류의 판매용 용기에 과다한 음주는 건강에 해롭다는 내용과 임신 중 음주는 태아의 건강을 해칠 수 있다는 내용의 경고 문구를 표기하여야 한다. <개정 2020.12.29.>
④ 위에 따른 경고 문구의 표시 내용, 방법 등에 관하여 필요한 사항은 보건복지부령으로 정한다.

> **경고 문구의 표기대상 주류(국민건강증진법 시행령 제13조)**
> 법 제8조 제4항의 규정에 의하여 그 판매용 용기에 과다한 음주는 건강에 해롭다는 내용의 경고문구를 표기하여야 하는 주류는 국내에 판매되는 「주세법」에 의한 주류 중 알코올분1도 이상의 음료를 말한다.

www.pmg.co.kr

금연을 위한 조치(국민건강증진법 제9조) 15 서울

② 담배사업법에 의한 지정 소매인 기타 담배를 판매하는 자는 대통령령이 정하는 장소 외에서 담배자동판매기를 설치하여 담배를 판매하여서는 아니 된다. 15 대구의료기술직

> **담배자동판매기의 설치 장소(국민건강증진법 시행령 제15조)**
> ① 법 제9조 제2항에 따라 담배자동판매기의 설치가 허용되는 장소는 다음 각 호와 같다.
> 1. 미성년자 등을 보호하는 법령에서 19세 미만의 자의 출입이 금지되어 있는 장소
> 2. 지정 소매인 기타 담배를 판매하는 자가 운영하는 점포 및 영업장의 내부
> 3. 법 제9조 제4항 각 호 외의 부분 후단에 따라 공중이 이용하는 시설 중 흡연자를 위해 설치한 흡연실 다만, 담배자동판매기를 설치하는 자가 19세 미만의 자에게 담배자동판매기를 이용하지 못하게 할 수 있는 흡연실로 한정한다.
> ② 제1항의 규정에 불구하고 미성년자 등을 보호하는 법령에서 담배자동판매기의 설치를 금지하고 있는 장소에 대하여는 담배자동판매기의 설치를 허용하지 아니한다.

③ 위의 규정에 따라 대통령령이 정하는 장소에 담배자동판매기를 설치하여 담배를 판매하는 자는 보건복지부령이 정하는 바에 따라 성인인증 장치를 부착하여야 한다. 15 서울

> **성인인증 장치(국민건강증진법 시행규칙 제5조의2)**
> 법 제9조 제3항의 규정에 따라 담배자동판매기에 부착하여야 하는 성인인증 장치는 다음 각 호의 1에 해당하는 장치로 한다.
> 1. 담배자동판매기 이용자의 신분증(주민등록증 또는 운전면허증에 한한다)을 인식하는 방법에 의하여 이용자가 성인임을 인증할 수 있는 장치
> 2. 담배자동판매기 이용자의 신용카드·직불카드 등 금융 신용거래를 위한 장치를 이용하여 이용자가 성인임을 인증할 수 있는 장치
> 3. 그 밖에 이용자가 성인임을 인증할 수 있는 장치로써 보건복지부장관이 정하여 고시하는 장치

④ 다음 각 호의 공중이 이용하는 시설의 소유자·점유자 또는 관리자는 해당 시설의 전체를 금연 구역으로 지정하고 금연구역을 알리는 표지를 설치하여야 한다. 이 경우 흡연자를 위한 흡연실을 설치할 수 있으며, 금연구역을 알리는 표지와 흡연실을 설치하는 기준·방법은 보건복지부령으로 정한다.

15 서울·전북의료기술직 / 16 대구의료기술직 / 17 경북의료기술직·부산의료기술직

1. 국회의 청사
2. 정부 및 지방자치단체의 청사
3. 「법원조직법」에 따른 법원과 그 소속 기관의 청사
4. 「공공기관의 운영에 관한 법률」에 따른 공공기관의 청사
5. 「지방공기업법」에 따른 지방공기업의 청사
6. 「유아교육법」·「초·중등교육법」에 따른 학교[교사(校舍)와 운동장 등 모든 구역을 포함한다]
7. 「고등교육법」에 따른 학교의 교사
8. 「의료법」에 따른 의료기관, 「지역보건법」에 따른 보건소·보건의료원·보건지소
9. 「영유아보육법」에 따른 어린이집
10. 「청소년활동진흥법」에 따른 청소년수련관, 청소년수련원, 청소년문화의 집, 청소년특화시설, 청소년야영장, 유스호스텔, 청소년 이용시설 등 청소년 활동시설
11. 「도서관법」에 따른 도서관
12. 「어린이놀이시설 안전관리법」에 따른 어린이 놀이시설
13. 학원의 설립·운영 및 과외교습에 관한 법률」에 따른 학원 중 학교교과 교습학원과 연면적 1천 제곱미터 이상의 학원

14. 공항·여객부두·철도역·여객자동차터미널 등 교통 관련 시설의 대기실·승강장. 지하보도 및 16인승 이상의 교통수단으로서 여객 또는 화물을 유상으로 운송하는 것

15. 「자동차관리법」에 따른 어린이운송용 승합자동차

16. 연면적 1천 제곱미터 이상의 사무용 건축물, 공장 및 복합용도의 건축물

17. 「공연법」에 따른 공연장으로서 객석 수 300석 이상의 공연장

18. 「유통산업발전법」에 따라 개설등록된 대규모점포와 같은 법에 따른 상점가 중 지하도에 있는 상점가

19. 「관광진흥법」에 따른 관광숙박업소

20. 「체육시설의 설치·이용에 관한 법률」에 따른 체육시설로서 1천명 이상의 관객을 수용할 수 있는 체육시설과 같은 법 제10조에 따른 체육시설업에 해당하는 체육시설로서 실내에 설치된 체육시설

21. 「사회복지사업법」에 따른 사회복지시설

22. 「공중위생관리법」에 따른 목욕장

23. 「게임산업진흥에 관한 법률」에 따른 청소년게임 제공업소, 일반게임 제공업소, 인터넷컴퓨터게임시설 제공업소 및 복합유통게임 제공업소

24. 「식품위생법」에 따른 식품접객업 중 영업장의 넓이가 보건복지부령으로 정하는 넓이 이상인 휴게음식점영업소, 일반음식점영업소 및 제과점영업소와 같은 법에 따른 식품소분·판매업 중 보건복지부령으로 정하는 넓이 이상인 실내 휴게공간을 마련하여 운영하는 식품자동판매기 영업소

25. 「청소년보호법」에 따른 만화대여업소

26. 그 밖에 보건복지부령으로 정하는 시설 또는 기관

⑤ 특별자치시장·특별자치도지사·시장·군수·구청장은 「주택법」 제2조 제3호에 따른 공동주택의 거주 세대 중 2분의 1 이상이 그 공동주택의 복도, 계단, 엘리베이터 및 지하주차장의 전부 또는 일부를 금연구역으로 지정하여 줄 것을 신청하면 그 구역을 금연구역으로 지정하고, 금연구역임을 알리는 안내표지를 설치하여야 한다. 이 경우 금연구역 지정 절차 및 금연구역 안내표지 설치 방법 등은 보건복지부령으로 정한다. 17. 경북의료기술직

⑥ 특별자치시장·특별자치도지사·시장·군수·구청장은 흡연으로 인한 피해 방지와 주민의 건강 증진을 위하여 다음 각 호에 해당하는 장소를 금연구역으로 지정하고, 금연구역임을 알리는 안내표지를 설치하여야 한다. 이 경우 금연구역 안내표지 설치 방법 등에 필요한 사항은 보건복지부령으로 정한다. 15. 서울

1. 「유아교육법」에 따른 유치원 시설의 경계선으로부터 10미터 이내의 구역(일반 공중의 통행·이용 등에 제공된 구역을 말한다)

2. 「영유아보육법」에 따른 어린이집 시설의 경계선으로부터 10미터 이내의 구역(일반 공중의 통행·이용 등에 제공된 구역을 말한다)

⑦ 지방자치단체는 흡연으로 인한 피해 방지와 주민의 건강 증진을 위하여 필요하다고 인정하는 경우 조례로 다수인이 모이거나 오고가는 관할 구역 안의 일정한 장소를 금연구역으로 지정할 수 있다.

⑧ 누구든지 제4항부터 제7항까지의 규정에 따라 지정된 금연구역에서 흡연하여서는 아니 된다. 15. 서울

⑨ 특별자치시장·특별자치도지사·시장·군수·구청장은 제4항. 각 호에 따른 시설의 소유자·점유자 또는 관리자가 다음 각 호의 어느 하나에 해당하면 일정한 기간을 정하여 그 시정을 명할 수 있다.

1. 제4항 전단을 위반하여 금연구역을 지정하지 아니하거나 금연구역을 알리는 표지를 설치하지 아니한 경우

2. 제4항 후단에 따른 금연구역을 알리는 표지 또는 흡연실의 설치 기준·방법 등을 위반한 경우

담배에 관한 경고문구 등 표시(국민건강증진법 제9조의2) 19 경기도

① 「담배사업법」에 따른 담배의 제조자 또는 수입판매업자(이하 "제조자 등"이라 한다)는 담배갑 포장지 앞면·뒷면·옆면 및 대통령령으로 정하는 광고(판매촉진 활동을 포함한다. 이하 같다)에 다음 각 호의 내용을 인쇄하여 표기하여야 한다. 다만, 제1호의 표기는 담배갑 포장지에 한정하되 앞면과 뒷면에 하여야 한다. 15 충북의료기술직 / 16 전남의료기술직
  1. 흡연의 폐해를 나타내는 내용의 경고 그림(사진을 포함한다. 이하 같다)
  2. 흡연이 폐암 등 질병의 원인이 될 수 있다는 내용 및 다른 사람의 건강을 위협할 수 있다는 내용의 경고 문구
  3. 타르 흡입량은 흡연자의 흡연습관에 따라 다르다는 내용의 경고 문구
  4. 담배에 포함된 다음 각 목의 발암성 물질 16 충남의료기술직
    가. 나프틸아민
    나. 니켈
    다. 벤젠
    라. 비닐 크롤라이드
    마. 비소
    바. 카드뮴
  5. 보건복지부령으로 정하는 금연 상담전화의 전화번호
② 제1항에 따른 경고 그림과 경고 문구는 담배갑 포장지의 경우 그 넓이의 100분의 50 이상에 해당하는 크기로 표기하여야 한다. 이 경우 경고 그림은 담배갑 포장지 앞면, 뒷면 각각의 넓이의 100분의 30 이상에 해당하는 크기로 하여야 한다. 17 경북의료기술직
③ 제1항 및 제2항에서 정한 사항 외의 경고 그림 및 경고 문구 등의 내용과 표기 방법·형태 등의 구체적인 사항은 대통령령으로 정한다. 다만, 경고 그림은 사실적 근거를 바탕으로 하고, 지나치게 혐오감을 주지 아니하여야 한다.
④ 제1항부터 제3항까지의 규정에도 불구하고 전자담배 등 대통령령으로 정하는 담배에 제조자 등이 표기하여야 할 경고 그림 및 경고 문구 등의 내용과 그 표기 방법·형태 등은 대통령령으로 따로 정한다.

보건교육의 실시 등(국민건강증진법 제12조 제1항)

① 국가 및 지방자치단체는 모든 국민이 올바른 보건 의료의 이용과 건강한 생활습관을 실천할 수 있도록 그 대상이 되는 개인 또는 집단의 특성·건강 상태·건강의식 수준 등에 따라 적절한 보건교육을 실시한다.

보건교육사 자격증의 교부 등(국민건강증진법 제12조의2 제1항)

① 보건복지부장관은 국민건강증진 및 보건교육에 관한 전문지식을 가진 자에게 보건교육사의 자격증을 교부할 수 있다.

보건교육의 내용(국민건강증진법 시행령 제17조) 15 광주의료기술직 / 16 대구의료기술직 · 전남의료기술직

1. 금연, 절주 등 건강생활 실천에 관한 사항
2. 만성 퇴행성질환 등 질병의 예방에 관한 사항
3. 영양 및 식생활에 관한 사항
4. 구강 건강에 관한 사항
5. 공중위생에 관한 사항
6. 건강증진을 위한 체육활동에 관한 사항
7. 그 밖에 건강증진사업에 관한 사항

영양개선(국민건강증진법 제15조)

① 국가 및 지방자치단체는 국민의 영양상태를 조사하여 국민의 영양개선 방안을 강구하고 영양에 관한 지도를 실시하여야 한다.

② 국가 및 지방자치단체는 국민의 영양개선을 위하여 다음의 사업을 행한다.
   1. 영양교육 사업
   2. 영양개선에 관한 조사·연구 사업
   3. 기타 영양개선에 관하여 보건복지부령이 정하는 사업

국민영양조사 등(국민건강증진법 제16조) 15 울산의료기술직·보건복지부

① 질병관리청장은 보건복지부장관과 협의하여 국민의 건강 상태·식품 섭취·식생활 조사 등 국민의 영양에 관한 조사(이하 '국민영양조사'라 한다)를 정기적으로 실시한다. 〈개정2020.8.11.〉

15 대구의료기술직

② 특별시·광역시 및 도에는 국민영양조사와 영양에 관한 지도 업무를 행하게 하기 위한 공무원을 두어야 한다.

③ 국민영양조사를 행하는 공무원은 그 권한을 나타내는 증표를 관계인에게 내보여야 한다.

④ 국민영양조사의 내용 및 방법 기타 국민영양조사와 영양에 관한 지도에 관하여 필요한 사항은 대통령령으로 정한다.

> **국민영양조사의 주기(국민건강증진법 시행령 제19조)**
>   법 제16조 제1항에 따른 국민영양조사(이하 '영양조사'라 한다)는 매년 실시한다.
>
> **영양조사원 및 영양지도원(동령 제22조)**
>   ① 영양조사를 담당하는 자(이하 "영양조사원"이라 한다)는 질병관리청장 또는 시·도지사가 다음 각 호의 어느 하나에 해당하는 자 중에서 임명 또는 위촉한다. <개정 2020.9.11.>
>   • 의사·치과의사(구강상태에 대한 조사만 해당한다)·영양사 또는 간호사의 자격을 가진 사람
>   • 전문대학 이상의 학교에서 식품학 또는 영양학의 과정을 이수한 사람
>   ② 특별자치시장·특별자치도지사·시장·군수·구청장은 법 제15조 및 법 제16조의 영양개선사업을 수행하기 위한 국민영양지도를 담당하는 사람(이하 "영양지도원"이라 한다)을 두어야 하며 그 영양지도원은 영양사의 자격을 가진 사람으로 임명한다. 다만, 영양사의 자격을 가진 사람이 없는 경우에는 의사 또는 간호사의 자격을 가진 사람 중에서 임명할 수 있다.
>   ③ 영양조사원 및 영양지도원의 직무에 관하여 필요한 사항은 보건복지부령으로 정한다.
>   ④ 질병관리청장, 시·도지사 또는 시장·군수·구청장은 영양조사원 또는 영양지도원의 원활한 업무 수행을 위하여 필요하다고 인정하는 경우에는 그 업무 지원을 위한 구체적 조치를 마련·시행할 수 있다. <신설 2020.9.11.>

신체활동장려사업의 계획 수립·시행(국민건강증진법 제16조의2)

국가 및 지방자치단체는 신체활동장려에 관한 사업 계획을 수립·시행하여야 한다.

신체활동장려사업(국민건강증진제16조의3)

국가 및 지방자치단체는 국민의 건강증진을 위하여 신체활동을 장려할 수 있도록 다음의 사업을 한다.
1. 신체활동장려에 관한 교육사업
2. 신체활동장려에 관한 조사·연구사업
3. 그 밖에 신체활동장려를 위하여 대통령령으로 정하는 사업

PART 08

구강건강사업(국민건강증진법 제18조)

① 국가 및 지방자치단체는 국민의 구강질환의 예방과 구강건강 증진을 위하여 다음의 사업을 행한다.

   1. 구강 건강에 관한 교육 사업

   2. 수돗물불소농도조정 사업

   3. 구강 건강에 관한 조사ㆍ연구 사업

   4. 기타 구강 건강의 증진을 위하여 대통령령이 정하는 사업

② 위의 사업내용ㆍ기준 및 방법은 보건복지부령으로 정한다.

건강증진사업 등(국민건강증진법 제19조) ^{15 대전의료기술직}

① 국가 및 지방자치단체는 국민건강증진사업에 필요한 요원 및 시설을 확보하고, 그 시설의 이용에 필요한 시책을 강구하여야 한다.

② 특별자치시장ㆍ특별자치도지사ㆍ시장ㆍ군수ㆍ구청장은 지역주민의 건강증진을 위하여 보건복지부령이 정하는 바에 의하여 보건소장으로 하여금 다음의 사업을 하게 할 수 있다. ^{17 부산ㆍ경남보건연구사}

   1. 보건 교육 및 건강 상담

   2. 영양 관리

   3. 신체활동 장려

   4. 구강건강의 관리

   5. 질병의 조기 발견을 위한 검진 및 처방

   6. 지역사회의 보건 문제에 관한 조사ㆍ연구

   7. 기타 건강 교실의 운영 등 건강증진사업에 관한 사항

검진(국민건강증진법 제20조)

국가는 건강증진을 위하여 필요한 경우에 보건복지부령이 정하는 바에 의하여 국민에 대하여 건강 검진을 실시할 수 있다.

기금의 설치 등(국민건강증진법 제22조)

① 보건복지부장관은 국민건강증진사업의 원활한 추진에 필요한 재원을 확보하기 위하여 국민건강증진기금(이하 "기금"이라 한다)을 설치한다.

② 기금은 다음의 재원으로 조성한다.

   1. 제23조 제1항의 규정에 의한 부담금

   2. 기금의 운용 수익금

국민건강증진부담금의 부과ㆍ징수 등(국민건강증진법 제23조 제1항)

① 보건복지부장관은 「지방세법」 제47조 제4호 및 제6호에 따른 제조자 및 수입판매업자가 판매하는 같은 조 제1호에 따른 담배(같은 법 제54조에 따라 담배소비세가 면제되는 것, 같은 법 제63조 제1항 제1호 및 제2호에 따라 담배소비세액이 공제 또는 환급되는 것은 제외한다)에 다음 각 호의 구분에 따른 부담금(이하 '부담금'이라 한다)을 부과ㆍ징수한다. <개정 2021.7.27>

   1. 궐련: 20개비당 841원

   2. 전자 담배

     가. 니코틴 용액을 사용하는 경우: 1밀리리터당 525원

     나. 연초 및 연초 고형물을 사용하는 경우

       1) 궐련형: 20개비당 750원

       2) 기타 유형: 1그램당 73원

3. 파이프담배 : 1그램당 30.2원

4. 엽궐련 : 1 그램당 85.8원

5. 각련 : 1그램당 30.2원

6. 씹는 담배 : 1그램당 34.4원

7. 냄새 맡는 담배 : 1그램당 21.4원

8. 물 담배 : 1그램당 1050.1원

9. 머금는 담배 : 1그램당 534.5원

기금의 사용 등(국민건강증진법 제25조 제1항)
15 인천 · 전남 · 경남 · 보건복지부 7급 / 16 경기 · 충북 · 대구 · 부산의료기술직 / 22 서울 · 지방직

① 기금은 다음 각 호의 사업에 사용한다.

1. 금연 교육 및 광고, 흡연피해 예방 및 흡연 피해자 지원 등 국민건강관리 사업

2. 건강생활의 지원 사업

3. 보건 교육 및 그 자료의 개발

4. 보건 통계의 작성 · 보급과 보건의료 관련 조사 · 연구 및 개발에 관한 사업

5. 질병의 예방 · 검진 · 관리 및 암의 치료를 위한 사업

6. 국민영양관리 사업

7. 신체활동장려 사업

8. 구강건강관리 사업

9. 시 · 도지사 및 시장 · 군수 · 구청장이 행하는 건강증진 사업

10. 공공보건의료 및 건강증진을 위한 시설 · 장비의 확충

11. 기금의 관리 · 운용에 필요한 경비

12. 그 밖에 국민건강증진사업에 소요되는 경비로써 대통령령이 정하는 사업

> ### 기금의 사용(국민건강증진법 시행령 제30조) 15 인천 · 전남 · 보건복지부7급 / 17 충북
> 법 제25조 제1항 제12호에서 "대통령령이 정하는 사업"이란 다음 각 호의 사업을 말한다. <개정 2021.11.30>
> 1. 만성 퇴행성질환의 관리사업
> 2. 법 제27조의 규정에 의한 지도 · 훈련 사업
> 3. 건강증진을 위한 체육활동 지원 사업
> 4. 금연지도원 제도 운영 등 지역사회 금연 환경 조성 사업

01 보건통계의 개념

1 정의 및 중요성

정의	출생, 사망, 질병, 인구 변동 등 인구의 특성을 연구하는 일과 생명, 건강, 질병, 의료 등 보건에 관련된 여러 가지 현상과 대상물을 측정·계측하고 이를 정리·분석하여 그 특성을 밝히는 통계를 보건통계라고 한다.
중요성	보건행정에서의 보건통계가 중요한 이유는 보건통계의 역할과 항상 표리 관계에 있기 때문이다. • 지역사회나 국가의 보건 수준 및 보건 상태를 나타내 준다. • 보건사업의 필요성을 결정해 준다. • 보전에 관한 법률의 개정이나 제정을 촉구한다. • 보건사업의 우선순위를 결정하며 보건사업의 절차, 분류 등의 기술 발전에 도움을 준다. • 보건사업의 행동 활동에 지침이 될 수 있다. • 보건사업의 성패를 결정하는 자료를 제공한다. • 보건사업에 대한 공공 지원을 촉구하게 할 수 있다. • 보건사업의 기초 자료가 된다.

2 보건통계지표

대푯값(대표)	평균치 (Mean)	산술 평균	측정치를 전부 합하여 측정치의 총 개수로 나누는 방법
		기하 평균	측정치 n개곱의 n제곱근
		조화 평균	총 수를 개의 수치의 역 수의 합으로 나눈 몫
	중앙치		• Median. 위치적 대푯값 • 어떤 집단의 개체 추정치를 크기의 순서로 나열했을 때 그 중앙에 오는 값
	최빈치		• Mode. 양적 대푯값 • 도수분포에 있어서 그 변량의 측정치 중에서 가장 많이 나타나는 수치
산포도 (Dispersion)	하나의 객관적인 값으로써 한 변수의 측정값들의 분포상태를 설명하는 값		
	표준 편차 (Standard Deviation)		• 산술 평균값에 대한 편차를 나타내는 수치로, 분산의 제곱근의 값이 표준편차이다. • 산포도의 대소를 비교하는 데 가장 잘 이용된다.
	평균 편차 (Mean Deviation)		측정치들과 평균치와의 편차에 대한 절댓값의 평균이다.
	변이 계수 (Coefficient of Variation)		표준 편차를 평균으로 나눈 값이다.
	범위(Range)		변수의 최댓값과 최솟값의 차이이다.
	분산(Variance)		편차의 제곱을 평균한 값으로 산포의 정도를 나타내는 데 많이 쓰인다.

표본추출 방법	단순확률 추출법	조사 대상의 모집단에게 일련 번호를 부여하고 그 번호를 난수표 등을 이용하여 표본을 뽑는 방법이다. 따라서 모집단의 구성 요소 하나 하나가 뽑힐 확률이 똑같다.
	계통확률 추출법	표본을 추출할 때 모집단에서 시간적으로나 공간적으로 일정한 간격을 두고 추출하는 방법을 계통화를 추출법이라고 한다. 이는 대규모 표본 조사와 실제 표본 조사에 널리 사용된다.
	층화확률 추출법	모집단이 갖고 있는 특성을 고려하여 모집단을 성별, 연령별, 지역별 특성에 따라 부분 집단인 계층으로 나누고 각 부분 집단으로부터 표본을 무작위 추출하는 방법이다.
	집락확률 추출법	구성 성질이 비슷한 단위를 집락으로 나누어 집락마다 표본 추출하는 방법이다.
표준 평균과 모평균의 추정	표준오차	• 표본 통제(평균, 비율)상의 변동 • 표준 편차를 N제곱근(N)으로 나눈 값으로, 결과를 추정하고자 하는 연구 대상 집단 전체의 특성과 표본에서 나오는 결과 사이의 차이를 의미한다.
	신뢰 구간과 신뢰도 — 신뢰 구간	신뢰구간이란 관심 집단의 모수에 대한 추정을 가능하게 하는 구간을 말한다. • 예를 들어, 95% 신뢰구간이란 대상 집단의 모수가 일정 구간에 포함될 수 있고 그 기회가 95%라는 의미가 있다. • 큰 표본 집단(정규분포 집단)에서 95% 신뢰구간은 표본 통계(평균이나 비율) + 2 표준오차와 일치한다.
	신뢰 구간과 신뢰도 — 신뢰도	• 신뢰도란 동일 대상에 대해 동일한 방법으로 반복 측정할 때에 얼마나 일정성을 가지고 일치된 결과를 나타내느냐를 의미한다. • 신뢰도는 그 측정이 객관적인 또는 주관적인 판단에 의한 것이든 간에 동일 측정도구를 반복적으로 사용하여 측정치가 동일한 것을 얻을 확률을 재는 것이다. 신뢰도는 정확도의 필수 조건이다.
상관관계 분석과 회귀 분석	서로 연관되어 있는 변수들 간의 관계를 정량화·모형화하여 변수 간의 관계를 설명하는 통계기법이 상관관계 분석과 회귀 분석이다.	
	상관관계 분석	• 어떤 모집단에서 2개의 변수 간에 한쪽 값이 변함에 따라 다른 한쪽이 변하는 관계를 상관관계(r)라 한다. • r = 1 또는 r = -1일 때는 완전 상관, r = 0.5 또는 r = -0.5일 때는 불완전 상관, r = 0일 때는 무상관이다.
	회귀 분석	• 단순회귀 분석: 하나의 독립 변수와 하나의 종속 변수 사이의 관계를 분석하는 기법이다. • 중회귀 분석: 여러 독립변수들이 종속 변수에 어떤 영향을 미치는가를 파악하는 기법이다.

PART 08

측정 수준	명명(명목)척도 측정	• 4가지 중 가장 낮은 단계의 측정법이다. • 자료를 컴퓨터에 입력하기 위해 부호화할 때 범주에 숫자를 배정한다. 예 1 = 남자, 2 = 여자 • 혈액형, 인종, 결혼상태, 진단명과 같은 자료
	서열척도 측정	• 순위를 매길 수 있는 속성의 범주이나 순위 간의 차이는 일정하지 않다. • 사회경제적 상태(상, 중, 하), 교육 수준, 동통의 강도
	등간척도 측정	• 척도 간격 사이의 숫자적 거리가 동일하나 절대적 0점은 없다. • 평균, 표준편차를 분석할 수 있다. • 학생의 성적, 물가 지수, 온도
	비율수준 측정	• 가장 높은 수준의 측정법이다. • 상호 배타적이고 완전한 범주, 서열 순위가 있고 간격이 동일, 절대적 0점이 있다. • 체중, 길이, 부피, 연령, 소득, 투표율, 방송 청취율
연구자료 분석	T 검정	동간 척도나 비율 척도로 측정된 서로 독립인 두 집단의 평균을 비교하는 분석 방법이다. 예 남자아이의 출생 시 체중과 여자아이의 출생 시 체중을 비교
	F 검정(분산분석)	등간 척도나 비율 척도로 측정된 서로 독립인 두 집단 이상의 평균을 비교하는 분석 방법
	회귀 분석	한 변수(X)로 다른 변수(Y)를 예측하는 모형을 만드는 것으로 두 변수 간의 상관관계가 높을수록 보다 더 정확하게 예측할 수 있다. 예 시간과 기억력 사이의 관계
	카이제곱 검정	명목 척도로 측정된 두 변수 사이가 서로 관계가 있는지 독립인지를 판단하는 검정방법 예 첫 출산 시 나이와 유방암 발병 사이의 상호 관련성
	Z 검정	모집단의 속성을 알기 위하여 모집단에서 추출된 표본의 통계 값인 평균과 연구자의 이론적 혹은 경험적 배경에서 얻은 특정 값을 비교하는 검정 방법

📝 측정 수준

구분	비교 방법	수학적 개념	현상
명명(명목) 측정	확인, 분류	$=, \neq$	성별, 혈액형, 종교
서열 측정	순위 비교	$<, >$	석차, 선호도, 사회 계층
등간 측정	간격 비교	$+, -$	성적, 온도, 물가 지수
비율 측정	절대적 크기 비교	$+, -, \times, \div$	시간, 거리, 키, 체중. 체온

02 측정 지표

1 비율(Rate)

비율의 특성	• 분자 : 특정 기간 내 발생한 건강 관련 사건이나 문제의 수 • 분모 : 포함된 모든 사람들(모집단)은 분자에서 고려한 특정 질병이나 사건에 대해 위험상태에 있어야 한다. • 특정 관찰기간이 분명히 제시되어야 한다. • 특정 관찰지역이 분명히 제시되어야 한다. • 인구 또는 분모의 단위가 제시되어야 한다. 예 2000년 1년간 서울시 성동구 옥수동의 결핵 발생률은 주민 1,000명당 5명이었다.

1. 발생률과 유병률

발생률 (incidence rate)	질병에 걸릴 확률 혹은 위험도를 직접 추정 가능하게 하는 측정 $$발생률 = \frac{일정\ 기간\ 중\ 발생한\ 신\ 환자의\ 수}{그\ 지역의\ 연(중앙)\ 인구수} \times 100$$
유병률 (prevalence rate)	어떤 시점 혹은 일정 기간 동안에 특정 시점 혹은 기간의 인구 중 존재하는 환자의 비율을 의미 $$유병률 = \frac{그\ 기간\ 내에\ 존재한\ 환자\ 수}{특정\ 기간의\ 중앙\ 인구수} \times 10의\ 배수$$
발생률과 유병률과의 관계	급성 감염병에서와 같이 이환 기간이 대단히 짧을 경우 유병률과 발생률은 같게 되며 만성 퇴행성질환의 경우처럼 이환 기간이 길면 유병률은 높아진다. 발생률과 이환 기간이 대체로 일정한 경우에 이 공식이 적용된다. P(유병률) = I(발생률) × D(이환 기간)
발병률	어떤 집단이 한정된 기간에 한해서만 어떤 질병에 걸릴 위험에 놓여 있을 때 전체 인구 중 주어진 집단 내에 새로 발병한 총 수의 비율 $$발병률 = \frac{같은\ 기간\ 내에\ 새로\ 발생한\ 환자수}{일정기간\ 발생위험에\ 폭로된\ 인구\ 수} \times 100$$
2차 발병률	병원체에 특이항체를 가지고 있지 않은 사람 중에서 이 병원체의 최장 잠복기간 내에 발병하는 환자의 비율 $$2차\ 발병률 = \frac{환자와\ 접촉으로\ 인하여\ 2차적으로\ 발병한\ 환자수}{환자와\ 접촉한\ 사람\ 수} \times 100$$
치명률	특정 질병에 걸린 사람 중에서 그 질병으로 인해 사망한 사람의 백분율을 측정하는 지표로 특정 질병의 위중도를 알 수 있다.

2. 사망률(mortality rate)

사망률 수준비교를 위해 대표적으로 활용되는 지표		
조사망률 (Crude death rate)	정의	특정 연도의 연간 사망자수를 그 연도의 중앙인구로 나눈 수치를 천분비로 나타낸 것으로서 한 지역사회의 사망수준을 가장 간단히 표시해 주는 지수
	공식	$$조사망률 = \frac{같은 해의 총 사망수}{특정 연도의 중앙인구} \times 1,000$$
영아 사망률 (Infant mortality rate) 12 임용	정의	생후 1년간의 출생아 수 1,000명에 대한 1년 미만 영아의 사망 수로, 일반적으로 여아보다 남아가 더 높다. 일반적으로 영아는 주위의 환경, 영양, 질병 등에 매우 민감하므로 지역사회의 건강수준을 파악하는 가장 가치있는 지표이다.
	공식	$$영아 사망률 = \frac{같은 해의 영아 사망수}{특정 연도의 출생수} \times 1,000$$
	특징	일반적으로 영아는 주위환경, 영양, 질병, 경제상태, , 산전관리, 산후관리, 교육정도, 환경위생 상태 등에 민감하게 영향을 받음 → 국제적, 지역적 보건수준 평가 지표(가장 가치있는 지표)
영아 후기 사망률 (후신생아기 사망률, 신생아 후기 사망률)	정의	생후 1년간의 출생아수 1,000명에 대한 28일(4주) 이후 첫돌이 되기 전 1년 미만에 사망하는 경우
	공식	$$\frac{같은 해 생후 28일 \sim 1년 미만에 사망한 영아수}{특정 연도의 출생수} \times 1,000$$
신생아 사망률 (Neonatal mortality rate) 12 임용	정의	생후 28일 이내의 사망률로서 그 지역사회에서 미숙아 문제를 어떻게 관리하는가에 따라 많은 영향을 받는다.
	공식	$$신생아 사망률 = \frac{같은 해의 신생아 사망수}{특정 연도의 출생수} \times 1,000$$
모성사망률 (Maternal mortality rate) 12 임용	정의	가임여성 십만명가운데 임신과 출산으로 사망한 여성의수. 모성사망률은 여성이 임신과 분만, 산욕합병증으로 사망할 위험을 측정한 점에서 모성사망비와 유사하지만, 분모가 가임기 여성으로 그해의 모성사망을 모두 포함하였으므로 모성사망률이라한다. 따라서 모성사망비와 다르게 출산 및 출생과 관계없이 가임기 모든 여성의 모성사망을 측정하는 지표
	공식	$$\frac{모성사망수(같은 해 임신, 분만, 산욕으로 인한 모성사망자수)}{15 \sim 49세 가임기 여성수} \times 100,000$$
모성사망비 (출생아 10만명당) 11 기출	정의	해당 사회의 산전관리, 분만처치, 산후관리정도를 나타내므로 사회경제적 수준을 반영한다고 불수 있다.
	공식	$$모성 사망비 = \frac{모성사망수}{출생아수} \times 100,000$$

비례 사망률 (Proportional mortality rate : PMR) 13 기출	정의	1년 동안 사망자 수 중 한 특성에 의한 사망수의 구성 비율로서 사인별 사망분포를 나타낸다.
	공식	$$비례\ 사망률 = \frac{같은\ 해의\ 특정\ 원인에\ 의한\ 사망수}{특정\ 연도의\ 총\ 사망수} \times 1,000$$
비례사망지수 (Proportional mortality indicator : PMI) 2013 기출	정의	1년 동안 총 사망자 수중에서 50세 이상의 사망자 수를 나타내는 비율이다. 비례사망지수를 통하여 한 나라의 건강수준을 파악할 수 있을 뿐만 아니라 다른 나라와 보건수준을 비교할 수도 있다.
	공식	$$비례\ 사망지수 = \frac{같은\ 해에\ 일어난\ 50세\ 이상의\ 사망수}{특정\ 연도의\ 총\ 사망수} \times 1,000$$
	특징 05, 19 국시	WHO 에서 건강수준을 비교하는 건강지표 • 비례사망지수(PMI)가 크면 50세 이상 사망자가 크므로 건강수준이 좋다. • PMI가 낮으면 어린 연령층의 사망률이 높으므로 건강수준이 낮다.
알파 인덱스(α-index) 12 기출	정의	생후 1년 미만의 사망수(영아사망수)를 생후 28일 미만의 사망수(신생아사망수)로 나눈 값이다.
	공식	$$알파\ 인덱스(\alpha\text{-}index) = \frac{생후\ 1년미만의\ 사망수(영아사망수)}{28일\ 미만의\ 사망수(신생아사망수)}$$
	특징	유아사망의 원인이 선천적 원인만이라면 값은 1에 가깝다. 1에 근접할수록 거의 모든 영아 사망이 신생아 사망으로 그 지역의 건강수준이 높은 것을 의미하고, 영아의 건강수준과 국민건강과 생활수준 및 문화수준을 파악할 수 있는 척도이다.
		알파 인덱스가 1이면 • 신생아사망률 = 영아사망률 • 영아사망의 원인이 선천적 원인만이라면 값은 1에 가깝다. • 영아사망의 대부분이 어떤 방법으로 살릴 수 없는 신생아 사망으로 보건수준이 높다.
		그 값이 클수록 • 신생아기 이후의 영아사망률이 높기 때문에 보건수준이 낮음. • 영아사망에 대한 예방대책이 필요
		알파 인덱스가 0이면 최적의 상황(신생아 사망수 0 = 보건수준이 최상의 상태)

2 비(Ratio)

정의	• 두 사건 및 상황의 빈도를 비교할 때 각각의 비율을 비교하거나 두 사건의 건수를 직접 비교하는 것 • 한 측정값을 다른 측정값으로 나눈 A : B 또는 A/B의 형태로 나타내는 지수 • 비에서 분자는 분모에 포함되지 않는다.

구분	병에 걸린 사람	병에 걸리지 않은 사람	계
폭로	a	b	a + b
비폭로	c	d	c + d
계	a + c	b + d	a + b + c + d

위험비	분석역학 중 환자−대조군 연구에서 구할 수 있는 값으로, 의심요인에 폭로 된 집단에서의 질병발생 비율과 비폭로 집단에서의 질병발생률의 대비를 말한다. 차이가 클수록 통계적 관련성은 크다.
병인 폭로 시 병에 걸릴 위험비(R_1)	a/a + b
병인 비폭로 시 병에 걸릴 위험비(R_2)	c/c + d
상대위험비 (RR)	분석 역학 중 코호트 연구에서 구할 수 있는 대비로, 병인에 폭로된 사람이 병에 걸릴 위험도 가 폭로되지 않은 사람이 병에 걸릴 위험도보다 몇 배가 되는지를 의미한다. 이 비가 클수록 폭로된 요인이 병인으로 작용할 가능성이 커진다. $$상대위험비 = \frac{의심되는\ 요인에\ 폭로된\ 집단에서의\ 특정\ 질환\ 발생률(R_1)}{의심되는\ 요인에\ 폭로되지\ 않은\ 집단에서의\ 특정\ 질환\ 발생률(R_2)}$$

	요인	질병 있다	질병 없다	계
	없다	A	B	A + B
	계	C	D	C + D
		A + C	B + D	A + B + C + D

상대 위험비 계산 공식 및 예

- 폭로군의 질병 발생률 = A / (A + B)
- 비폭로군의 질병 발생률 = C / (C + D)
- 상대 위험비 = {A / (A + B)} / {C/(C + D)}

귀속 위험비 (AR)	폭로군과 비폭로군의 발생률 차이를 귀속 위험이라고 하며, 특정 요인에 폭로된 군에서 질병 또는 건강관련사건 발생위험이 그렇지 않은 군에 비해 얼마나 더 높은가를 나타낸다. $$귀속\ 위험비 = 폭로군의\ 발생률(R_1) - 비폭로군의\ 발생률(R_2)$$
교차비 (Odds Ratio)	모집단이 없는 환자−대조군 연구에서는 사건 발생률과 비발생 확률의 비를 일컫는다. 또한 유병률이 0.03% 이하로 낮고, 발생률도 극히 낮은 질병에서 상대 위험 비공식 중 a, c는 거의 무시할 만큼 적어, 이때의 상대 위험비는 교차비로 추정할 수 있다. $$교차비 = \frac{ad}{bc}$$

3 병원 통계

1. 병원통계

📋 병원관리 지표

- 진료실적 지표 : 병상이용률, 병상회전율, 평균재원일수
- 진료권 분석지표 : 내원환자의 지역별 구성도(CI), 친화도

일일 평균 외래환자 수	일정 기간 중 하루에 평균 몇 명의 외래 환자가 내원하는가를 알아보는 지표이다. $$일일 \ 평균 \ 외래 \ 환자수 = \frac{기간 \ 중 \ 외래 \ 환자수(연인원)}{기간 \ 중 \ 외래경영일수(진료일수)}$$
평균 재원일수	기간 중 퇴원한 환자들이 평균 며칠씩 재원하였는가를 나타내는 수이다. $$평균 \ 재원일수 = \frac{기간 \ 중 \ 재원일수}{기간 \ 중 \ 퇴원자 \ 수(또는 \ 실제 \ 환자수)}$$
병원 이용률	병원의 진료서비스의 양이나 투입, 시설의 활용도를 종합적으로 설명하는 지표이다. $$병원 \ 이용률 = \frac{조정 \ 환자수}{연가동병상 \ 수} \times 1,000$$
병상 이용률 16 울산보건연구사	• 환자가 이용할 수 있도록 가동되는 병상이 실제 환자에 의해 이용된 비율로, 가동병상의 운영효율성을 나타낸다. • 병상수는 병원의 규모를 가장 잘 나타내는 변수로서 인력, 의료기기, 총비용 등 병원의 투입요소와 밀접한 관련성을 갖는다. • 병원인력과 시설의 활용도를 간접적으로 알 수 있다. $$병상 \ 이용률 = \frac{1일 \ 평균 \ 재원 \ 환자수}{병상 \ 수} \times 100$$ $$연간 \ 병상 \ 이용률 = \frac{연간 \ 총 \ 누적 \ 재원일수}{병상 \ 수 \times 365} \times 100$$
친화도 (RI : Relevance Index)	지역사회를 중심으로 특정 지역에 거주하는 주민의 총의료이용량 중 특정 병원을 이용한 의료 이용량의 비율을 나타낸다. 즉, 지역주민들의 의료기관 이용의 선호도를 보여준다. $$RIij(\%) = \frac{j \ 지역주민의 \ i \ 병원의료 \ 이용량}{j \ 지역주민의 \ 의료의용량} \times 100$$
병상 회전간격	환자 퇴원 후 다음 환자가 입원할 때까지 병상이 평균적으로 유휴 상태에 있는 기간(평균 유휴 일 수)을 의미하며 병상 회전 간격이 짧을수록 병상 이용률이 높음을 의미한다. $$병상 \ 회전 \ 간격 = \frac{연 \ 유휴상태 \ 병상수(연 \ 병상수 - 퇴원 \ 환자 \ 총 \ 재원일수)}{퇴원 \ 실제 \ 인원수}$$

내원환자의 지역별 구성도 (CI : Commitment Index)	병원을 중심으로 특정 병원을 이용한 환자의 이용량 중에서 특정 지역에 거주하는 환자가 이용한 비율을 말한다. 즉, 병원이 담당하고 있는 진료지역의 범위를 파악할 수 있게 해 준다.
	$$CIij(\%) = \frac{j\ 병원을\ 이용한\ j지역\ 환자의\ 의료\ 이용량}{i병원을\ 이용한\ 환자의\ 총\ 의료이용량} \times 100$$
병상 점유율	단위 인구가 하루에 점유하고 있는 병상의 비로, 보통 1,000명당 1일간의 재원일수로 계산된다.
	$$병상\ 점유율 = \frac{1일\ 평균\ 병상\ 점유수}{인구} \times 1,000$$
병상 회전율	일정기간 내에 한 병상을 통과해 간 평균 환자 수를 나타낸다.
	$$병상\ 회전율 = \frac{해당\ 기간의\ 퇴원\ 환자수}{해당\ 기간의\ 가동병상수} \times 1,000$$
1일 평균 환자 수	1일 평균 환자 수 = 병상 수 × 병상 이용률

2. 수익성 지표

의료수익 의료이익률	• 의료이익을 의료수익으로 나눈 비율 • 의료이익 : 병원의 의료활동에서 얻은 수익에서 소요된 의료비용을 차감한 금액을 의미 $$의료수익의\ 의료이익률(\%) = \frac{(당기의료수익 - 전기의료수익)}{전기의료수익} \times 100$$ • 의료이익의 규모를 측정하는 총자산의료이익률, 총자산순이익률, 자기자본이익률 등도 있다.
성장성 지표	의료수익 증가율 : 일정기간 동안 의료수익(입원, 외래)이 그 전에 비해 증가한 정도를 나타내는 지표로서 병원 외형의 성장 정도를 나타낸다. $$의료수익의\ 증가율(\%) = \frac{(당기의료수익 - 전기의료수익)}{전기의료수익}$$
활동성 지표	총자산회전율 : 의료수익을 총자산으로 나누어 측정하는데, 1년 동안 의료수익을 창출하는 데 총자산을 몇 회 이용하였는가를 나타낸다. $$총자산\ 회전율(회) = \frac{의료수익}{총\ 자산}$$
생산성 지표	**생산성이란** 단위당 투입량에 대한 산출량의 관계를 의미한다. 생산성 지표는 병원운영에 투입된 각 생산요소(인력, 자본, 기타 자원)가 창출한 서비스의 양이나 부가가치를 분석하여 물적 생산성과 가치적 생산성을 측정한다. **노동 생산성 (인건비 투자효율)** 직원 1인당 부가가치를 의미하는데, 부가가치를 직원 수로 나누어 계산한다. $$노동\ 생산성 = \frac{부가가치}{직원\ 수}$$

신희원

주요 약력

전) 서울시 보건교사
희소 대표강사
EBS 보건임용 전임강사
우리고시학원 대표강사
임용단기 대표강사
현) 박문각임용 대표강사
현) 박문각공무원 대표강사

저서

2024 신희원 보건행정 길라잡이 기본 이론서
2024 신희원 공중보건 길라잡이 기본 이론서
2024 신희원 지역사회간호 길라잡이 기본 이론서
2024 신희원 간호관리 길라잡이 기본 이론서

동영상강의 www.pmg.co.kr

신희원
보건행정
길라잡이
기본 이론서

초판인쇄 | 2023. 8. 10.   **초판발행** | 2023. 8. 16.   **편저자** | 신희원
발행인 | 박 용   **발행처** | (주) 박문각출판   **등록** | 2015년 4월 29일 제2015-000104호
주소 | 06654 서울특별시 서초구 효령로 283 서경 B/D 4층   **팩스** | (02) 584-2927
전화 | 교재 주문·내용 문의 (02) 6466-7202

저자와의
협의하에
인지생략

이 책의 무단 전재 또는 복제 행위를 금합니다.

정가 36,000원   ISBN 979-11-6987-426-7